Newman e Carranza
PERIODONTIA CLÍNICA ESSENCIAL

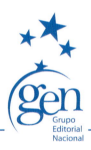

O GEN | Grupo Editorial Nacional – maior plataforma editorial brasileira no segmento científico, técnico e profissional – publica conteúdos nas áreas de ciências da saúde, exatas, humanas, jurídicas e sociais aplicadas, além de prover serviços direcionados à educação continuada e à preparação para concursos.

As editoras que integram o GEN, das mais respeitadas no mercado editorial, construíram catálogos inigualáveis, com obras decisivas para a formação acadêmica e o aperfeiçoamento de várias gerações de profissionais e estudantes, tendo se tornado sinônimo de qualidade e seriedade.

A missão do GEN e dos núcleos de conteúdo que o compõem é prover a melhor informação científica e distribuí-la de maneira flexível e conveniente, a preços justos, gerando benefícios e servindo a autores, docentes, livreiros, funcionários, colaboradores e acionistas.

Nosso comportamento ético incondicional e nossa responsabilidade social e ambiental são reforçados pela natureza educacional de nossa atividade e dão sustentabilidade ao crescimento contínuo e à rentabilidade do grupo.

Newman e Carranza
PERIODONTIA CLÍNICA ESSENCIAL

Michael G. Newman, DDS, FACD
Professor Emeritus
Section of Periodontics, School of Dentistry, University of California, Los Angeles, California

Satheesh Elangovan, BDS, DSc, DMSc
Professor
Department of Periodontics, The University of Iowa College of Dentistry, Iowa City, Iowa

Irina F. Dragan, DDS, DMD, MS
Assistant Professor and Director of Faculty Education & Instructional Development
Department of Periodontology, Tufts University School of Dental Medicine, Boston, Massachusetts

Archana K. Karan, MDS
Periodontist
Private Practice, Chennai, India Editorial Board

Conselho Editorial

Georgios Kotsakis, DDS, MS
Associate Professor
Department of Periodontics, UT Health San Antonio School of Dentistry, San Antonio, Texas

Chun-Teh Lee, DDS, MS, DMSc
Associate Professor
Department of Periodontics and Dental Hygiene, The University of Texas Health Science Center at Houston School of Dentistry, Houston, Texas

Megumi Williamson, DDS, MS, PhD
Assistant Professor
Department of Periodontics, The University of Iowa College of Dentistry, Iowa City, Iowa

Tradução e Revisão Técnica
Flávio Warol
Graduado em Odontologia pelo Instituto de Saúde de Nova Friburgo
da Universidade Federal Fluminense (ISNF/UFF).
Especialista em Implantodontia e Prótese Dentária pela Faculdade Redentor
Mestre em Clínica Odontológica pelo ISNF/UFF.
Doutor em Odontologia pela Universidade do Grande Rio (Unigranrio)
Professor Adjunto do Curso de Odontologia do ISNF/UFF.

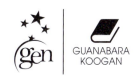

- Os autores deste livro e a editora empenharam seus melhores esforços para assegurar que as informações e os procedimentos apresentados no texto estejam em acordo com os padrões aceitos à época da publicação. Entretanto, tendo em conta a evolução das ciências, as atualizações legislativas, as mudanças regulamentares governamentais e o constante fluxo de novas informações sobre os temas que constam do livro, recomendamos enfaticamente que os leitores consultem sempre outras fontes fidedignas, de modo a se certificarem de que as informações contidas no texto estão corretas e de que não houve alterações nas recomendações ou na legislação regulamentadora.
- Data do fechamento do livro: 24/10/2022
- Os autores e a editora se empenharam para citar adequadamente e dar o devido crédito a todos os detentores de direitos autorais de qualquer material utilizado neste livro, dispondo-se a possíveis acertos posteriores caso, inadvertida e involuntariamente, a identificação de algum deles tenha sido omitida.
- **Atendimento ao cliente:** (11) 5080-0751 | faleconosco@grupogen.com.br
- Traduzido de:
  NEWMAN AND CARRANZA'S ESSENTIALS OF CLINICAL PERIODONTOLOGY: AN INTEGRATED STUDY COMPANION
  Copyright © 2022, Elsevier Inc. All rights reserved.
  This edition of *Newman and Carranza's Essentials of Clinical Periodontology: An Integrated Study Companion, 1st edition*, by Michael G. Newman, Satheesh Elangovan, Irina F. Dragan, and Archana K. Karan, is published by arrangement with Elsevier Inc.
  ISBN: 978-0-323-75456-9
  Esta edição de *Newman and Carranza's Essentials of Clinical Periodontology: An Integrated Study Companion, 1ª edição*, de Michael G. Newman, Satheesh Elangovan, Irina F. Dragan e Archana K. Karan, é publicada por acordo com a Elsevier Inc.
- Direitos exclusivos para a língua portuguesa
  Copyright © 2023 by
  GEN | Grupo Editorial Nacional S.A.
  Publicado pelo selo Editora Guanabara Koogan Ltda.
  Travessa do Ouvidor, 11
  Rio de Janeiro – RJ – 20040-040
  www.grupogen.com.br
- Reservados todos os direitos. É proibida a duplicação ou reprodução deste volume, no todo ou em parte, em quaisquer formas ou por quaisquer meios (eletrônico, mecânico, gravação, fotocópia, distribuição pela Internet ou outros), sem permissão, por escrito, do GEN | Grupo Editorial Nacional Participações S/A.
- Capa: Bruno Sales
- Imagem da capa: © Antonio Saez Caro (iStock)
- Editoração eletrônica: LE1 Studio Design

Nota

Este livro foi produzido pelo GEN | Grupo Editorial Nacional, sob sua exclusiva responsabilidade. Profissionais da área da Saúde devem fundamentar-se em sua própria experiência e em seu conhecimento para avaliar quaisquer informações, métodos, substâncias ou experimentos descritos nesta publicação antes de empregá-los. O rápido avanço nas Ciências da Saúde requer que diagnósticos e posologias de fármacos, em especial, sejam confirmados em outras fontes confiáveis. Para todos os efeitos legais, a Elsevier, os autores, os editores ou colaboradores relacionados a esta obra não podem ser responsabilizados por qualquer dano ou prejuízo causado a pessoas físicas ou jurídicas em decorrência de produtos, recomendações, instruções ou aplicações de métodos, procedimentos ou ideias contidos neste livro.

- Ficha catalográfica

CIP-BRASIL. CATALOGAÇÃO NA PUBLICAÇÃO
SINDICATO NACIONAL DOS EDITORES DE LIVROS, RJ

N461

Newman e Carranza periodontia clínica essencial / Michael G. Newman ... [et al.] ; tradução e revisão técnica Flávio Warol. - 1. ed. - Rio de Janeiro : Guanabara Koogan, 2023.

352 p. ; 28 cm.

Tradução de: Newman and Carranza's essentials of clinical periodontology : an integrated study companion
Inclui índice
ISBN 978-85-9515-945-7

1. Periodontia. 2. Doença periodontal. I. Newman, Michael G. II. Warol, Flávio.

22-78931	CDD: 617.632
	CDU: 616.314-084

Meri Gleice Rodrigues de Souza - Bibliotecária - CRB-7/6439

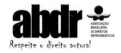

Prefácio

Com a ajuda da tecnologia avançada e do alto padrão de qualidade da Elsevier, uma equipe internacional de editores e colaboradores desenvolveu *Newman e Carranza Periodontia Clínica Essencial*, a primeira edição do guia que acompanha a 13ª edição do livro *Newman e Carranza Periodontia Clínica* (NC13). O objetivo principal dessa empreitada é desenvolver um guia centrado no exame que não apenas complemente como também suplemente o conteúdo correspondente ao livro-texto NC13. Manter o texto com um conteúdo mínimo (restringindo-se apenas a fatos essenciais) e disponibilizar as informações por meio de recursos visuais de fácil compreensão, como ilustrações, tabelas, figuras e infográficos, são os diferenciais deste livro.

Desse modo, os recursos principais disponíveis em todos os capítulos deste guia são:

- **Terminologia importante** e **informações rápidas,** que oferecem aos leitores termos importantes, informações-chave e conceitos fundamentais
- **Conhecimento fundamental**, que fornece informações fundamentais acerca do conteúdo do livro NC13, de maneira sucinta, por meio de recursos visuais, como tabelas, ilustrações, fotografias ou infográficos
- **Boxes explicativos de correlação básica ou clínica**, intercalados com o conhecimento fundamental, para enfatizar a relevância clínica das informações nos capítulos de ciência básica, e vice-versa
- **Exercícios com base em casos clínicos**, para permitir que os leitores apliquem o conhecimento obtido por meio de outros recursos em um cenário clínico relevante.

A tarefa complexa e multifacetada de produzir o NC13, principal fonte para este guia complementar, exigiu a colaboração de vários especialistas de diversas áreas, cujas contribuições foram inestimáveis. Sabemos que este novo guia para o NC13 será uma fonte valiosa para estudantes e profissionais nas áreas de odontologia e afins, em todo o mundo.

Michael G. Newman
Satheesh Elangovan
Archana K. Karan
Irina F. Dragan

Agradecimentos

Em primeiro lugar, os editores deste guia complementar agradecem a todos os editores e colaboradores do livro *Newman e Carranza Periodontia Clínica*, 13ª edição (NC13), a principal fonte de informação para este livro. É notório que a tarefa de pesquisar, preparar e montar o vasto e necessário conteúdo relacionado com a periodontia para a criação do NC13 teve de ser realizada por muitos especialistas, que compartilharam sua experiência e seu conhecimento. Assim, expressamos nossa profunda gratidão a todos aqueles cuja experiência, ideias e esforços construíram aquela fonte valiosa, que esta obra, *Newman e Carranza Periodontia Clínica Essencial*, suplementa e complementa.

O NC13 tem sido um recurso valioso e confiável sobre periodontia para alunos, residentes, acadêmicos, pesquisadores e clínicos desde o início dos anos 1950. Dr. Michael G. Newman, um dos editores seniores do NC13, também é um dos editores deste guia. Gostaríamos de agradecer a todos os outros editores seniores afiliados ao NC13, incluindo Dr. Fermin A. Carranza, Dr. Henry H. Takei e Dr. Perry R. Klokkevold.

O nível de compreensão e a prática clínica da periodontia evoluíram enormemente desde meados do século XX. Os avanços científicos e as técnicas clínicas aumentaram a base de conhecimento de maneira tão significativa que é impossível dominar e reter toda a informação.

O principal objetivo de produzir *Newman e Carranza Periodontia Clínica Essencial* foi, então, desenvolver um guia centrado no exame que complemente e suplemente o conteúdo correspondente ao NC13.

Dr. Newman e Dr. Elangovan expressam sua apreciação a suas coeditoras, Dra. Irina Dragan e Dra. Archana Karan, pelo envolvimento constante e contribuições significativas para este projeto desde sua fase de concepção; nosso agradecimento especial a Dra. Karan, por passar incontáveis horas na elaboração de infográficos para o tópico de conhecimento fundamental. Agradecimento especial também é dirigido aos seguintes colaboradores da Tufts University School of Dental Medicine: Drs. Noshir Mehta, Samar Shaikh, Kai Lei, Pooyan Refahi, Gayathri Shenoy, Sarah Almeshred, Lauren Marzouca, Jared Wirth e Charles Hawley.

Nosso agradecimento também à Elsevier e, em especial, a Alexandra Mortimer, Joslyn Dumas e Erika Ninsin. Suas experiências e sua atenção detalhada a cada palavra e a cada conceito contribuíram muito para a produção de um livro de qualidade.

Somos gratos a nossos pais, familiares, colegas, amigos e mentores, que sempre foram tão tolerantes, incentivadores e compreensivos, além de guiarem nossos primeiros passos em nossa profissão e nos ajudarem a desenvolver nossas ideias na área.

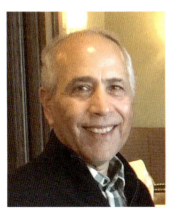
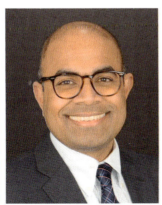
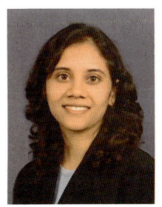
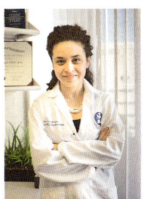

Sumário

1. Prática Clínica Baseada em Evidências 1
2. Anatomia, Estrutura e Função do Periodonto 8
3. Classificação da Doença Periodontal 23
4. Patogênese da Doença Periodontal 31
5. Microbiologia Periodontal 40
6. Interação Microbiota-Hospedeiro 49
7. Resolução da Inflamação 56
8. Fatores Predisponentes Locais para Doença Periodontal 65
9. Influência das Condições Sistêmicas e do Tabagismo na Doença Periodontal 72
10. Genética da Doença Periodontal: Risco e Tratamento 83
11. Impacto da Infecção Periodontal na Saúde Sistêmica 92
12. Gengiva: Mecanismos de Defesa e Inflamação 100
13. Gengivite e Infecção Gengival Aguda 106
14. Aumento Gengival e Gengivite Descamativa 114
15. Bolsa Periodontal, Perda Óssea e Padrão de Perda Óssea 126
16. Forças Oclusais e Distúrbios do Sistema Mastigatório que Influenciam o Periodonto 135
17. Periodontite 142
18. Periodontite Necrosante e Considerações sobre o Manejo de Pacientes com o Vírus da Imunodeficiência Humana 148
19. Avaliação Clínica e Radiográfica em Periodontia 155
20. Risco e Prognóstico Periodontal 165
21. Plano de Tratamento Periodontal e Justificativa para o Tratamento 172
22. Tratamento Periodontal em Pacientes Sistemicamente Comprometidos 177
23. Tratamento Periodontal de Idosos 183
24. Tratamento Periodontal em Pacientes do Sexo Feminino 188
25. Tratamento de Doenças Gengivais e Periodontais Agudas 194
26. Diagnóstico e Tratamento de Lesões Endodôntico-Periodontais 198
27. Controle de Placa 203
28. Terapia Periodontal não Cirúrgica 207
29. Antibióticos e Modulação do Hospedeiro para Doenças Periodontais 216
30. Avaliação e Terapia Oclusal 223
31. Indicações e Princípios Gerais da Cirurgia Periodontal 228
32. Anatomia Cirúrgica Periodontal e Peri-Implantar 236
33. Cirurgia de Redução da Bolsa: Abordagem Ressectiva 241
34. Cirurgia de Redução da Bolsa: Abordagem Regenerativa 247
35. Manejo do Envolvimento de Furca 254
36. Cirurgia Periodontal Plástica e Estética 259
37. *Lasers* em Periodontia 266
38. Inter-Relações Periodontal-Restauradoras 270
39. Resultados do Tratamento Periodontal e Cuidados Periodontais de Suporte Futuros 275

40	Anatomia, Biologia e Função Peri-Implantar.....*279*	45	Desenvolvimento do Sítio do Implante...............*303*
41	Avaliação Clínica do Paciente para Implante....*284*	46	Avanços na Implantodontia: Microcirurgia, Piezocirurgia e Cirurgia de Implante Digitalmente Assistida......................*309*
42	Diagnóstico por Imagem para o Paciente Implantado..*289*	47	Complicações em Implantodontia........................*314*
43	Implantes Dentários: Considerações Protéticas..*293*	48	Resultados do Tratamento e Cuidados Futuros de Suporte com Implantes......................*319*
44	Procedimentos Cirúrgicos em Implante..............*298*		Índice Alfabético..*325*

Newman e Carranza
PERIODONTIA CLÍNICA ESSENCIAL

1 Prática Clínica Baseada em Evidências

❖ Terminologia importante

Terminologia/abreviatura	Explicação
Cegamento	Processo pelo qual a alocação de intervenção(ões) é ocultada para um ou mais indivíduos envolvidos em um estudo clínico. Se estiver oculto apenas para o participante do estudo, é chamado de estudo cego-único, ao passo que em estudos duplo e triplo-cego, a alocação da intervenção é ocultada para dois e três indivíduos na equipe de pesquisa, respectivamente.
Ensaio clínico randomizado (ECR)	Desenho de estudo clínico para testar a eficácia das intervenções no qual os participantes da pesquisa são randomizados (por métodos estabelecidos) em dois ou mais braços, com o objetivo de minimizar o viés.[1]
Estudo caso-controle	Indivíduos com o resultado final primário de interesse (casos) são comparados com indivíduos sem o resultado final primário de interesse (controle) para identificar a exposição. A realização de estudos de caso-controle é altamente desafiadora devido ao viés inerente envolvido na seleção de casos e controles.
Estudo de coorte	Indivíduos submetidos a uma exposição específica são monitorados longitudinalmente e comparados com indivíduos não expostos para a ocorrência do resultado final primário de interesse.
Evidência	Síntese de todas as pesquisas válidas conduzidas anteriormente que respondem a uma pergunta específica PICD.
Exposição e resultado final	A exposição é um fator etiológico específico ou intervenção (p. ex., tratamento). Resultado final é o desfecho de uma doença ou intervenção.
Métodos de randomização	Os participantes do estudo são randomizados em ECRs usando uma variedade de métodos, incluindo sorteio e programas computadorizados.
Processo PICD	A pergunta formulada (o primeiro passo na odontologia baseada em evidências) deve ser simples e específica para o cenário clínico. Deve conter informações sobre os seguintes componentes principais: problema ou população (P), intervenção (I), grupo de comparação (C) e desfecho (D) e, portanto, é denominado uma pergunta PICD.
Resultados finais verdadeiros *versus* substitutos	Os resultados finais verdadeiros ou tangíveis refletem diretamente em como um paciente se sente, suas funções ou sobrevivência. Os resultados finais substitutos ou intangíveis são substitutos dos resultados finais verdadeiros. Perda dentária e mudanças na medida de profundidade de sondagem são exemplos de resultados finais verdadeiros e substitutos, respectivamente.
Temporalidade	Em estudos de causalidade, é extremamente importante estabelecer que a causa precedeu o efeito; tal critério é chamado de temporalidade.
Validade externa *versus* validade interna	A validade externa refere-se a quão bem os resultados de um estudo podem ser aplicados fora de seu contexto. A validade interna refere-se a quão bem um estudo é realizado (especialmente para evitar confundidores). Quanto melhor os confundidores forem controlados em um estudo, maior será sua validade interna.
Variável de confusão	Em estudos que exploram a associação entre uma exposição e um resultado final, é importante levar em consideração a(s) variável(is) relacionada(s) à exposição (*i. e.*, não necessariamente causal(is) e causalmente associada(s) a um resultado final. Essas variáveis são chamadas de confundidores, pois podem mascarar o efeito real da exposição no resultado final. Exemplo: fumar é uma variável de confusão na associação entre periodontite e desfechos de doenças cardiovasculares.

Informações rápidas

Componentes da odontologia baseada em evidências	Valores/preferências do paciente, experiência/julgamento clínico e evidências científicas.
Tomada de decisão clínica baseada em evidências	Tomada de decisão realizada em um ambiente clínico para um determinado cenário clínico que leva em consideração os valores/preferências do paciente, a experiência/julgamento clínico e as evidências científicas.[2]
Etapas na tomada de decisão clínica baseada em evidências	1. Formulação de uma questão clínica a ser respondida. 2. Pesquisa e incorporação da evidência. 3. Avaliação (da qualidade) da evidência. 4. Aplicabilidade da evidência em um determinado cenário clínico. 5. Avaliação dos resultados.[3]
Vantagens da odontologia baseada em evidências	Maneira eficiente de os especialistas se manterem atualizados. Maximiza o potencial para resultados clínicos bem-sucedidos.
Qualidade da evidência	Dependendo do desenho e do viés inerente a um estudo ou grupo de estudos do qual a evidência é derivada, a qualidade/nível da evidência pode variar de baixo a alto.
Ensaio randomizado controlado	Para estudos clínicos que testam uma intervenção, os ensaios clínicos randomizados e controlados adequadamente projetados e conduzidos produzirão evidências de alta qualidade com viés mínimo.
Tipos de desenho de pesquisa	Ensaios clínicos randomizados, caso-controle, coorte, pré-clínico (animal), série de casos e relatos de casos.
Fontes de evidência	Primária: evidência derivada de publicações e estudos originais de pesquisa. Secundária: evidência derivada da combinação de vários estudos originais.
Altos níveis de evidência clínica	As diretrizes de prática clínica representam o mais alto nível de evidência clínica. Metanálises e revisões sistemáticas que combinam evidências de vários estudos clínicos individuais vêm em segundo lugar na hierarquia dos níveis de evidência clínica e são exemplos de fonte secundária de evidência.
Baixos níveis de evidência clínica	Evidências derivadas de relatos de casos, séries de casos ou opiniões de especialistas.
Revisão sistemática *versus* metanálise	Revisões sistemáticas são predominantemente qualitativas, enquanto a metanálise é quantitativa por natureza. Ambas identificam e combinam estudos cuidadosamente selecionados para responder a uma pergunta de pesquisa específica. A metanálise é geralmente apresentada como um componente de uma revisão sistemática.[4]
Vantagem principal das revisões sistemáticas e metanálise	Combinam vários estudos individuais publicados anteriormente e incluem dados de todos os sujeitos desses estudos, portanto, o tamanho efetivo da amostra (poder do estudo) aumenta significativamente.

Conhecimento fundamental

Introdução

Existem várias fontes para os especialistas acessarem informações relevantes para a prática clínica diária. Os profissionais devem, desse modo, ter as habilidades necessárias para cultivar a capacidade de avaliar informações que leem e escutam. Essas habilidades de avaliação:

- São tão importantes quanto aprender sobre os procedimentos clínicos
- Devem ajudar no constante processo de aprendizagem, o que permite aos especialistas ocupados encontrar e filtrar informações relevantes, confiáveis e atualizadas para uma integração rápida ao plano de tratamento.

Princípios de tomada de decisão baseada em evidências

Há uma diferença entre solução de problemas clínicos tradicionais e solução de problemas com base nas melhores evidências. O processo de raciocínio clínico varia nas duas abordagens. Embora tradicionalmente se tome decisões clínicas usando principalmente a intuição, experiência individual e conhecimento de colegas e livros, a tomada de decisão baseada em evidências (TDBE) é um processo formalizado que permite ao especialista buscar as melhores evidências científicas atuais, que podem ser integradas rapidamente à prática (Figura 1.1).

A evidência por si só é insuficiente para a correta tomada de decisão clínica. Sem a devida consideração da experiência individual do especialista e as contribuições ou circunstâncias dos pacientes, não seria sensato seguir cegamente os resultados da pesquisa das melhores evidências. O processo de TDBE é baseado em alguns princípios básicos (Figura 1.2) ou componentes que estão bem integrados em seu fluxo, permitindo a adição bem-sucedida das melhores evidências científicas como uma dimensão importante para a tomada de decisão clínica tradicional.

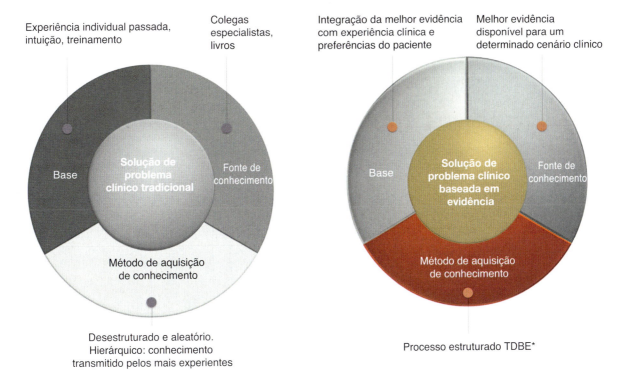

• **Figura 1.1** Solução de problemas clínicos tradicional *versus* baseada em evidências. A diferença entre as duas abordagens para a solução de problemas clínicos está no processo de raciocínio. Tradicionalmente, resolver problemas clínicos depende do raciocínio subjetivo baseado principalmente na experiência, intuição e opinião de especialistas. Na solução de problemas clínicos baseada em evidências, a abordagem é mais objetiva devido a um processo estruturado e formal de fazer as perguntas certas que filtram os resultados da pesquisa e ajudam na obtenção de evidências relevantes e atualizadas. *TDBE, tomada de decisão baseada em evidências.

Fontes e níveis de evidência

Competências fundamentais precisam ser desenvolvidas para o pensamento crítico, resolução de problemas e formação continuada. O processo de TDBE é concebido de forma estruturada para permitir o desenvolvimento dessas competências. Antes que o processo real de TDBE seja aprendido, deve-se estar ciente das fontes de evidência (Tabela 1.1).

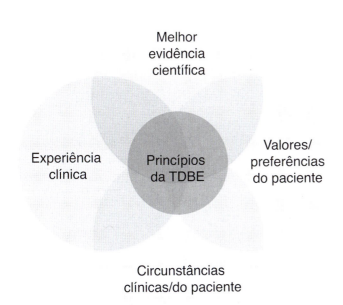

• **Figura 1.2** Princípios da tomada de decisão baseada em evidências. A tomada de decisão baseada em evidências envolve a incorporação de todos os princípios para uma abordagem holística de resolução de problemas clínicos: melhores evidências científicas, experiência e julgamento clínico, valores e preferências do paciente e circunstâncias clínicas/do paciente (American Dental Association Center for Evidence-Based Dentistry).[2]

Tabela 1.1 Fontes de evidência.

Fontes primárias	Fontes secundárias
Pesquisa científica original revisada por pares e publicações	Estudos validados e publicações reunidos para sintetizar e gerar informações clinicamente aplicáveis
Teste de eficácia	Teste de eficiência
Ensaios controlados randomizados (ECR), estudos de coorte	Diretrizes de prática clínica (DPC), revisões sistemáticas (RS), metanálise (MA)
Tenha cuidado ao confiar apenas em fontes primárias para decisões clínicas	Fontes mais confiáveis nas quais basear os planos de tratamento, pois representam níveis mais elevados de evidência

◆ CORRELAÇÃO CLÍNICA

Por que é importante para um especialista praticar a tomada de decisão baseada em evidências?

Embora existam muitas maneiras de gerenciar um problema clínico, é importante que o profissional esteja ciente sobre a melhor modalidade de tratamento possível para esse cenário específico. Estar informado envolve certa habilidade em ter a capacidade de pesquisar, filtrar, obter e aplicar boas evidências científicas em um cenário clínico. O processo de TDBE é importante para atingir esse nível de competência.

Existem hierarquias entre os tipos de estudos experimentais e observacionais e sua qualidade para orientar a tomada de decisão clínica. A qualidade/nível de evidência está diretamente relacionada ao tipo de pergunta clínica feita. Por exemplo, questões clínicas sobre *terapia* podem levar em consideração os guias para prática clínica (GPC) com base em metanálises e revisões sistemáticas de estudos ECR como os mais altos níveis de evidência, enquanto uma questão clínica sobre o *prognóstico* pode dar uma classificação mais elevada para GPC com base em metanálises e revisões sistemáticas de estudos de coorte.

É preciso conhecer os tipos de estudos que constituem os mais altos níveis de evidência para poder aplicar filtros para busca e recuperação eficientes das melhores evidências (Figura 1.3).

Processo e habilidades da TDBE

Devido aos rápidos avanços feitos, os especialistas de hoje devem desenvolver habilidades de avaliação crítica para identificar informações válidas e úteis que possam ajudar no planejamento do tratamento e no manejo do paciente. O processo formalizado de TDBE está estruturado para realizar essa tarefa desafiadora com a máxima eficiência.

O processo de TDBE envolve cinco etapas (Figura 1.4):

1. **Perguntar**: fazer a pergunta certa segue o processo PICD, que requer a definição de quatro componentes para um problema clínico (problema/população, intervenção, comparação e desfecho). Isso é importante para:
   - Forçar o clínico a identificar o resultado mais importante em que a pesquisa deve se concentrar
   - Identificar as palavras-chave necessárias para a etapa 2 do processo.
2. **Adquirir**: informações filtradas e não filtradas podem ser encontradas em bancos de dados biomédicos como PubMed, EMBASE, DARE e NCG. Por exemplo, ao usar termos PICD digitados no banco de dados MeSH (*Medical Subject Heading*) do PubMed combinado com operadores booleanos como AND e OR, é possível pesquisar com eficiência por literatura relevante. O recurso "*Clinical Queries*" do PubMed também ajuda a localizar rapidamente citações relevantes para a questão colocada.

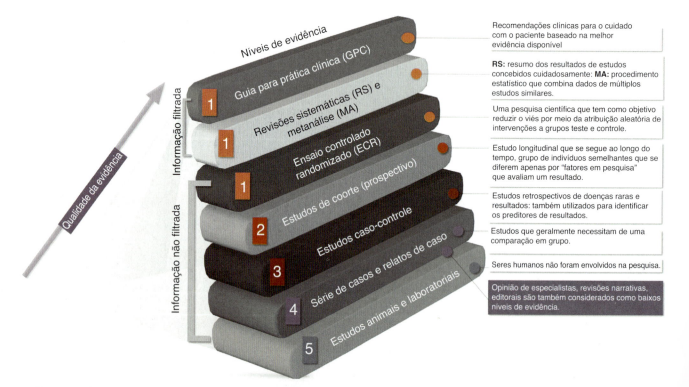

• **Figura 1.3** Níveis de evidência. A figura representa os diferentes tipos de desenhos de estudo e seus níveis de evidência que orientam as decisões clínicas. Cada nível contribui para o conjunto total de conhecimento. À medida que avançamos na pirâmide, a quantidade de literatura e o risco de viés diminuem significativamente, enquanto a relevância aumenta extraordinariamente. Informações filtradas: esses níveis representam fontes secundárias, como resumos/análises críticas e recomendações de práticas baseadas em fontes primárias de evidência. Informação não filtrada: esses níveis representam fontes primárias, como artigos em periódicos revisados por pares, que mostram evidências sobre um tópico sob investigação.[5]

3. **Avaliar:** avaliar criticamente todas as evidências coletadas é uma habilidade aprendida com o tempo. Existem listas de verificação e formulários para ajudar nessa etapa da TDBE, orientando os usuários por meio de uma série estruturada de perguntas sim/não. Algumas ferramentas comuns de avaliação utilizadas são:
   - Declaração *Consolidated Standards of Reporting Trials* (CONSORT) para revisão de ECR
   - *Preferred Reporting Items for Systematic Reviews and Meta-Analyses* (PRISMA) para revisar RS
   - *Critical Appraisal Skills Program* (CASP) para revisar outros tipos de estudos, incluindo ECR e RS.
4. **Aplicar:** nessa etapa, o profissional integra os resultados da melhor evidência científica obtida nas três primeiras etapas com bom julgamento clínico e as preferências do paciente e os aplica ao cenário clínico. Isso leva a tomada de decisão clínica a um nível totalmente novo de competência em comparação aos métodos tradicionais de resolução de problemas.
5. **Avaliar e ajustar:** a etapa final no processo de TDBE é avaliar a eficácia com que a intervenção identificada nas quatro etapas trouxe um bom resultado clínico. Dependendo se a solução funciona ou não, os resultados são compartilhados com outros profissionais por vários meios, ou ajustes são feitos nas intervenções para fornecer um melhor atendimento ao paciente.

❖ CORRELAÇÃO CLÍNICA

Quais são as vantagens de um processo formalizado de tomada de decisão baseada em evidências?

TDBE leva tempo e prática para aprender a usar. No entanto, quando seguido correta e consistentemente como um processo estruturado, traz uma compreensão de:
- O que constitui uma "boa" evidência
- Benefícios *versus* quantificação de risco de qualquer nova intervenção
- O que se encaixa bem com a experiência clínica individual e os valores/preferências do paciente.

Conclusões

Como a TDBE se integra ao processo de resolução de problemas clínicos e se torna uma prática padrão, torna-se vital para os especialistas entender a importância do pensamento crítico, da rigorosa metodologia em pesquisa, e o que constitui evidência confiável para uso clínico. O processo de TDBE leva tempo para aprender e praticar. No entanto, uma vez bem aprendido, ajuda a traduzir efetivamente os resultados das melhores evidências científicas disponíveis na prática clínica, fornecendo o conjunto de habilidades necessário para que os profissionais de saúde tomem decisões clínicas competentes.

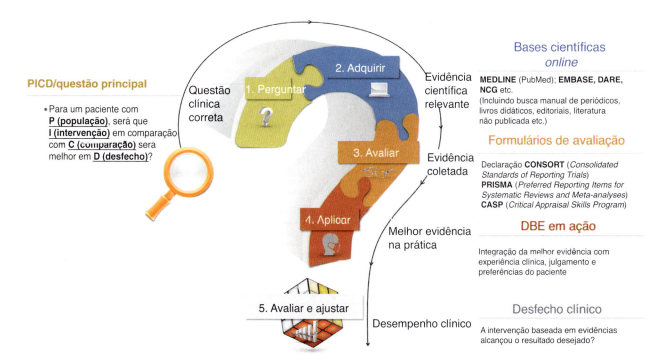

• **Figura 1.4** Processo de tomada de decisão baseada em evidências. O processo é estruturado em cinco etapas que podem ser consideradas as cinco etapas (perguntar, adquirir, avaliar, aplicar e avaliar).[6] EMBASE, Excerpta Medica dataBASE; DARE, Database of Abstracts of Reviews of Effectiveness; NCG, National Guideline Clearinghouse.

EXERCÍCIO COM BASE EM CASOS CLÍNICOS

Cenário: paciente do sexo feminino, 13 anos de idade, foi atingida no rosto por uma bola de *softball*. Após ser liberada de qualquer condição médica pelos paramédicos, o traumatismo dentário foi identificado como a lesão primária. Ela foi ao consultório odontológico 45 minutos após o trauma. Os dentes permaneceram em sua boca, e a preferência da paciente e de seus pais era "fazer qualquer coisa para manter os dentes". Ao exame clínico, havia avulsão do incisivo central superior direito e luxação lateral dos incisivos central e lateral superiores esquerdos (A). Além disso, havia uma fratura do osso alveolar envolvendo parcialmente as raízes dos incisivos central e lateral superiores esquerdos. O especialista reimplantou os dentes e reaproximou o tecido gengival com suturas. Para estabilizar os dentes, foram utilizadas fita Ribbond® e esplintagem com resina composta fluida (B), e foi realizada uma tomada radiográfica (C).

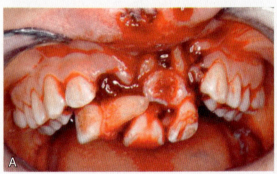 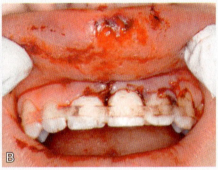 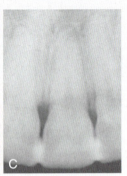

As imagens clínicas são de Newman, M.G., Takei, H.H., Klokkevold, P.R., et al. (2019). *Newman and Carranza's Clinical Periodontology* (13th ed.). Philadelphia: Elsevier.

Questões

1. Qual das alternativas a seguir *não* é um desfecho possível na seguinte pergunta PICD compilada relacionada a esta paciente? Para uma paciente com dentes reimplantados (P), a esplintagem a longo prazo (2 a 4 semanas) (I) em comparação **com a** esplintagem a curto prazo (7 a 14 dias) (C) aumentará:
    a. a satisfação da paciente.
    b. a cicatrização funcional periodontal.
    c. o risco de reabsorção dentária.
    d. a integração dentária com sucesso.
2. Antes de tratar esta paciente, o especialista lê o guia para prática clínica (GPC), a fim de tomar uma decisão clínica. GPCs são fontes:
    a. primárias.
    b. secundárias.
    c. terciárias.
3. A partir do tipo de desenho de estudo mencionado a seguir, identifique aquele com o maior nível de evidência.
    a. Estudo de caso-controle.
    b. Estudo de coorte.
    c. Estudo controlado randomizado.
    d. Revisão sistemática.
4. O especialista avaliou o desfecho do tratamento executado durante as consultas de acompanhamento. A avaliação pós-tratamento do desfecho faz parte do processo de odontologia baseada em evidências?
    a. Sim.
    b. Não.

Este capítulo foi desenvolvido com base nos Capítulos 1 e 2 do livro *Newman e Carranza Periodontia Clínica* (13ª edição) e é um resumo de muitas das seções importantes dos capítulos. O leitor está convidado a ler os capítulos de referência para uma compreensão completa deste importante tópico.

Respostas

1. Resposta: c
Explicação: a esplintagem a longo prazo facilitará a integração bem-sucedida do dente e a cicatrização periodontal funcional irá garantir a satisfação do paciente. O risco de reabsorção dentária diminuirá, e não aumentará, com esplintagem a longo prazo.

2. Resposta: b
Explicação: fontes secundárias são estudos sintetizados e publicações de pesquisas primárias que já foram realizadas. Os GPCs são baseados em estudos realizados anteriormente.

3. Resposta: d
Explicação: os desenhos de estudo mencionados orientam a decisão clínica e contribuem para o campo do saber. Das escolhas listadas, revisões sistemáticas representam o nível mais alto de evidência (ver Figura 1.3).

4. Resposta: b
Explicação: a odontologia baseada em evidências não envolve apenas a aplicação das melhores evidências em determinada situação clínica, mas também inclui a avaliação dos resultados pós-tratamento e o ajuste do processo clínico com base na avaliação do desfecho.

Referências bibliográficas

1. Kendall, J. M. (2003). Designing a research project: Randomised controlled trials and their principles. *Emergency Medicine Journal, 20*(2), 164–168.
2. Sackett, D. L., Rosenberg, W. M., Gray, J. A., Haynes, R. B., & Richardson, W. S. (1996). Evidence based medicine: What it is and what it isn't. *British Medical Journal, 312*(7023), 71–72.
3. Brignardello-Petersen, R., Carrasco-Labra, A., Glick, M., Guyatt, G. H., & Azarpazhooh, A. (2014). A practical approach to evidence-based dentistry: Understanding and applying the principles of EBD. *Journal of the American Dental Association, 145*(11), 1105–1107. https://doi.org/10.14219/jada.2014.102.
4. Carrasco-Labra, A., Brignardello-Petersen, R., Glick, M., Guyatt, G. H., & Azarpazhooh, A. (2015). A practical approach to evidence-based dentistry: VI: How to use a systematic review. *Journal of the American Dental Association, 146*(4), 255–265.e1. https://doi.org/10.1016/j.adaj.2015.01.025.
5. Forrest, J. L., & Miller, S. A. (2009). Translating evidence-based decision making into practice: EBDM concepts and finding the evidence. *Journal of Evidence-Based Dental Practice, 9*(2), 59–72.
6. Rosenberg, W., & Donald, A. (1995). Evidence based medicine: An approach to clinical problem-solving. *British Medical Journal, 310*, 1122.

2 Anatomia, Estrutura e Função do Periodonto

✦ Terminologia importante

Terminologia/abreviatura	Explicação
Acoplamento	Interdependência de osteoblastos e osteoclastos durante a remodelação óssea.

Anquilose	• Fusão do cemento e do osso alveolar com obliteração do ligamento periodontal (LP)
	• Pode se desenvolver em dentes com reabsorção de cemento (considerada reparo anormal de cemento, em que o osso preenche a cavidade de reabsorção em vez de cemento reparador), inflamação crônica, reimplante dentário, trauma oclusal e em dentes incrustados
	• Não há causa definitiva nem tratamento disponível
	• Osseointegração de implantes de titânio é considerada uma forma de anquilose
	• Caracterizada por:
	    ▪ Som metálico na percussão
	    ▪ Falta de mobilidade dentária fisiológica e propriocepção (devido à falta de LP tecidual)
	    ▪ Incapacidade do dente de se adaptar a forças alteradas, uma vez que a reabsorção fisiológica e a erupção não podem acontecer.

Aplasia de cemento	Ausência de cemento.
Atrofia por desuso/atrofia afuncional	A diminuição da função oclusal resulta na redução do número e da espessura das trabéculas, bem como em LP atrofiado.
Bainha da raiz epitelial de Hertwig	• A porção apical do EER (epitélio reduzido do esmalte); determina a forma da raiz e forma o cemento • Desaparece durante o desenvolvimento do periodonto, mas permanece como o resto da célula epitelial de Malassez • Secreta proteínas (p. ex., sialoproteína óssea, osteopontina e amelogenina).
Células de Langerhans	Células dendríticas derivadas de precursores de monócitos na medula óssea, localizadas entre as camadas suprabasais do epitélio. Servem como células apresentadoras de antígenos na resposta imune inata. Contêm grânulos de Birbeck.
Células de Merkel	Perceptores táteis conectados a células adjacentes por meio de desmossomos.
Células ósseas	As células vistas dentro do osso são principalmente de quatro tipos: • Células osteogênicas – precursoras que se desenvolvem em osteoblastos • Osteoblastos – células formadoras de osso • Osteócitos – mantêm o tecido ósseo • Osteoclastos – células de reabsorção óssea.
Deiscência	Áreas sem osso alveolar cobrindo as raízes dos dentes que se estendem pelo osso marginal.
Desmossomos	Junção adesiva envolvida na fixação célula-célula. Consiste em: • Componente intracelular – duas placas de fixação densas nas quais as tonofibrilas se inserem • Componente extracelular – linha elétron-densa intermediária no compartimento extracelular.
Endósteo	Tecido que reveste as cavidades ósseas internas. Composto por uma única camada de osteoblastos (camada osteogênica) e uma pequena quantidade de tecido conjuntivo (camada fibrosa).
Epitélio juncional (EJ)	O epitélio de esmalte reduzido se une ao epitélio oral e forma o EJ, uma estrutura continuamente autorrenovável. Uma faixa semelhante a um colar de epitélio estratificado escamoso não queratinizante, que se estreita da extremidade coronal (10 a 29 células de largura) a 1 a 2 células de largura em sua terminação apical. No periodonto saudável, EJ termina na JAC.

(Continua)

Terminologia importante (*Continuação*)

Terminologia/abreviatura	Explicação
Epitélio reduzido do esmalte (ERE)	Formado a partir do epitélio externo e interno do órgão do esmalte. A porção apical do ERE torna-se a bainha radicular epitelial de Hertwig.
Epitélio sulcular	Epitélio escamoso estratificado fino, não queratinizado e sem prolongamentos.
Fenestração	Área isolada em que a raiz está descoberta de osso e a superfície da raiz é coberta por periósteo e gengiva sobreposta.
Folículo dentário	Consiste em fibroblastos indiferenciados; a zona que está imediatamente em contato com o órgão dentário continua à papila dentária.
Hemidesmossomos	Proteínas estruturais que desempenham um papel na adesão das células epiteliais basais à membrana basal subjacente.
Hiperplasia de cemento/hipercementose	Deposição excessiva de cemento • A hipercementose de toda a dentição pode ocorrer na doença de Paget • Geralmente, pode ser localizada em dentes submetidos a supraerupção ou irritação periapical de baixo grau de doença pulpar.
Hipoplasia de cemento	Escassez de cemento.
Junção amelocementária (JAC)	Local onde o esmalte e o cemento se encontram.
Junção cementodentinária	Região apicoterminal do cemento onde se une à dentina do canal radicular interno.
Junções oclusivas	Também chamadas de zona ocludente. Envolvidas na adesão célula-célula, permitindo que pequenas moléculas passem de uma célula para outra.
Lacunas de Howship	Superfícies ósseas erodidas contendo osteoclastos; ocorrem em osso submetido a reabsorção.
Lâmina cribriforme	Estrutura perfurada por numerosos orifícios pequenos.
Lâmina dura	Aspecto radiográfico de osso compacto adjacente ao LP.
Lâmina lúcida e lâmina densa	Duas camadas de lâmina basal visíveis ao microscópio eletrônico. Sob o microscópio óptico, juntas formam a estrutura conhecida como membrana basal.
Lâmina própria	Núcleo de tecido conjuntivo gengival subjacente ao epitélio gengival.
Linha reversa de cemento	Uma linha irregular com coloração profunda, vista em cortes microscópicos e que demarca o cemento recém-formado (reparador) da raiz, delineando a borda de uma reabsorção anterior do cemento.
Linhas "de descanso" de cemento	• Linhas incrementais paralelas ao longo eixo da raiz visualizadas em cortes microscópicos separando lamelas de cemento • Indicam "linhas de repouso" que são mais mineralizadas do que o cemento adjacente e representam o padrão de crescimento aposicional do cemento.
Medula óssea	• A medula hematopoética vermelha do recém-nascido torna-se gordurosa ou medula inativa amarela com o envelhecimento • Os focos da medula vermelha podem ser vistos como áreas radiolúcidas na tuberosidade maxilar, área de molares e pré-molares superiores e inferiores, sínfise mandibular e ângulo do ramo.
Melanócitos	Células dendríticas localizadas nas camadas basal e espinhosa; sintetizam melanina.
Melanossomo	Organela encontrada nos melanócitos que é um local para síntese, armazenamento e transporte de melanina. Os melanossomos são responsáveis pela cor e fotoproteção nas células e tecidos animais.
Migração fisiológica do dente	Com o tempo e o desgaste, as áreas de contato proximal dos dentes são achatadas e os dentes tendem a se mover na direção mesial.
Ortoqueratinização	Representa a queratinização completa. Nenhum núcleo é visto no estrato córneo, em que uma camada córnea está presente sobre um estrato granuloso bem definido.
Osso alveolar	• Osso adjacente ao LP que contém um grande número de fibras Sharpey • Reabsorvido após a extração dentária • Pode ser visto em todo o sistema esquelético, onde quer que ligamentos e músculos estejam ligados.

(Continua)

Terminologia importante (*Continuação*)

Terminologia/abreviatura	Explicação
Osso alveolar propriamente dito	A parede interna do alvéolo de osso fino e compacto com a lâmina cribriforme.
Osso esponjoso	• Trabéculas envolvendo os espaços medulares • Predominantemente encontrado em espaços interdentais e inter-radiculares • Mais presente na maxila do que na mandíbula.
Osteoblastos	Células que produzem a matriz orgânica do osso, diferenciadas a partir de células foliculares pluripotentes.
Osteócitos	As células ósseas são formadas quando os osteoblastos ficam alojados nas lacunas dentro da matriz óssea. Os osteócitos estendem os processos por canalículos para a troca de oxigênio e nutrientes.
Osteoclastos	Células de origem hematopoética formadas pela fusão de células mononucleares para formar células grandes e multinucleadas. A atividade e a morfologia de sua borda ondulada podem ser reguladas pelo hormônio da paratireoide e calcitonina.
Paraqueratinização	Processo de queratinização incompleto no qual os núcleos picnóticos são retidos no estrato córneo.
Periósteo	Tecido que recobre a superfície externa do osso. Sua camada interna é composta por osteoblastos circundados por células osteoprogenitoras; a camada externa, composta por fibras de colágeno e fibroblastos, é rica em vasos sanguíneos e nervos. Feixes de fibras de colágeno periosteal penetram no osso.
Pico cementário	Excrescência em forma de espinho criada por coalescência de cementículos ou calcificação de fibras do LP no ponto de inserção do cemento à superfície radicular.
Pontilhado	• Presente na gengiva inserida ligada ao osso subjacente • Apresenta-se como protuberâncias e depressões microscópicas na superfície da gengiva devido a projeções do tecido conjuntivo dentro do tecido • Pontilhado não indica necessariamente saúde, e tecido gengival liso não necessariamente indica doença.
Proteínas de adesão celular	Osteopontina e sialoproteínas; importantes para a adesão de osteoblastos e osteoclastos.
Restos de células epiteliais de Malassez	Remanescentes da bainha da raiz de Hertwig, formando aglomerados de células dentro do LP.
Ruptura do cemento	Descolamento de um fragmento de cemento da superfície radicular (pode ocorrer em resposta a um golpe grave no dente).
Tonofilamentos	Filamentos estruturais de queratina; compõem tonofibrilas no tecido epitelial
Trauma de oclusão	Lesão ao periodonto causada por forças que excedem a capacidade adaptativa do periodonto.
Zênite gengival	Ponto mais apical do arco côncavo gengival marginal.

Informações rápidas

Três zonas da mucosa oral	• Mucosa mastigatória (gengiva, palato duro), queratinizada • Mucosa especializada (dorso da língua), queratinizada • Membrana mucosa (revestimento da mucosa), não queratinizada
Zonas de gengiva	• Gengiva marginal • Sulco gengival • Gengiva inserida • Papila interdental (formato piramidal ou em "col")
Penetração da sonda	Pode ser afetada por: • Diâmetro da sonda • Força de sondagem • Nível de inflamação
Largura da gengiva inserida	• Distância entre a junção mucogengival e a projeção da superfície externa do fundo do sulco gengival • Diferente da gengiva queratinizada • Maior na região dos incisivos e mais estreita nos segmentos posteriores (mais estreita na região dos pré-molares inferiores)

(*Continua*)

Informações rápidas (*Continuação*)

Funções do epitélio gengival	• Barreira mecânica, química, hídrica e microbiana • Funções de sinalização
Integridade arquitetônica do epitélio gengival	Mantida por: • Adesão célula-célula via desmossomos, junções aderentes, junções GAP e junções oclusivas • Ligações da lâmina basal-célula via hemidesmossomos • Suporte mecânico por citoesqueleto de queratina

Células compreendendo epitélio gengival	• Queratinócitos (tipo principal)
	• Não queratinócitos:
	  ▪ Células de Langerhans (fagócitos, células apresentadoras de antígeno)
	  ▪ Melanócitos (células produtoras de melanina)
	  ▪ Células de Merkel (perceptores táteis)

Desenvolvimento do sulco gengival	• O epitélio reduzido do esmalte se une ao epitélio oral e se transforma no epitélio juncional
Tempos de renovação do epitélio oral	• 5 a 6 dias para palato, língua e bochecha • 10 a 12 dias para gengiva • 1 a 6 dias para epitélio juncional. A rápida liberação de células remove eficazmente as bactérias e atua como parte dos mecanismos de defesa antimicrobiana
Três tipos de fibras do tecido conjuntivo em tecido conjuntivo gengival	• Fibras colágenas, principalmente do tipo I na lâmina própria; tipo IV visto na membrana basal e nas paredes dos vasos sanguíneos • Fibras reticulares • Fibras elásticas
Células do tecido conjuntivo gengival	• Fibroblastos (predominantes) • Mastócitos, liberando histamina • Macrófagos (fagócitos) • Histiócitos (fagócitos) • Células adiposas • Pequeno número de células inflamatórias (neutrófilos e células plasmáticas) observado próximo à base do sulco em gengiva clinicamente saudável
Suprimento sanguíneo para a gengiva	• Arteríolas supraperiosteais – estendem-se ao longo das superfícies vestibular e lingual do osso alveolar, emitindo capilares que alcançam o epitélio sulcular e entre os prolongamentos • Vasos do ligamento periodontal – estendem-se para a gengiva e se anastomosam com capilares na área do sulco • Arteríolas – emergem da crista óssea interdental e se estendem paralelamente à crista do osso para se anastomosar com os vasos do LP
Pigmentação fisiológica	• Pigmentação normal da gengiva, mucosa oral e pele devido à presença de um pigmento marrom não derivado da hemoglobina, a melanina, dentro do epitélio.
Fluido crevicular gengival (FCG)	• Mínimo em saúde, aumenta durante a inflamação • Limpa materiais do sulco e melhora a adesão do epitélio ao dente por meio de seu conteúdo de proteína plasmática • Tem propriedades antimicrobianas
Formação do LP	• Durante a erupção do dente, as fibras colágenas são ativadas, adquirindo gradualmente uma orientação organizada (oblíqua ao dente) • A deposição óssea alveolar ocorre simultaneamente à organização do LP • Tanto o LP em desenvolvimento quanto o maduro contêm células-tronco indiferenciadas que retêm o potencial de se diferenciar em osteoblastos, cementoblastos e fibroblastos
Células do ligamento periodontal	• Células do tecido conjuntivo (predominantemente fibroblastos, cementoblastos e osteoblastos) • Restos de células epiteliais de Malassez • Células imunológicas • Células associadas a elementos neurovasculares
Seis grupos de fibras principais do LP	• Transseptal: sem inserção óssea • Crista alveolar • Horizontal • Oblíqua: maior grupo • Apical • Inter-radicular
Fibras sensoriais que inervam o LP	• Terminações nervosas livres como nociceptores (transmissão de dor) • Mecanorreceptores Ruffini, Meissner e terminações em forma de fuso

(Continua)

Informações rápidas (*Continuação*)

Substância fundamental do LP	• 70% de água • Glicosaminoglicanos (ácido hialurônico e proteoglicanos) e glicoproteínas (fibronectina e laminina)
Funções físicas do LP	• Protege vasos e nervos de lesões mecânicas • Transmissão de forças oclusais para o osso (as fibras oblíquas sustentam a maior parte da força axial) • Fixação dos dentes ao osso • Manutenção dos tecidos gengivais em sua relação adequada com os dentes • Resistência ao impacto das forças oclusais (absorção de choque)
Movimentação dentária ortodôntica e periodonto	• Remodelação óssea específica do local na ausência de inflamação • As forças de tração estimulam a formação e a atividade das células osteoblásticas, enquanto as forças compressivas promovem a atividade osteoclástica
Eixo de rotação	• O ligamento periodontal tem o formato de uma ampulheta, sendo mais estreito na região do eixo de rotação • Dentes multirradiculares: o eixo de rotação está localizado no osso inter-radicular • Dentes unirradiculares: o eixo de rotação está localizado na área entre o terço apical e o terço médio da raiz
Quatro tipos de cemento (Schroeder)	• Cemento acelular afibrilar (mais coronal) • Cemento acelular de fibras extrínsecas (terço cervical) • Cemento celular estratificado misto (terço apical) • Cimento celular de fibras intrínsecas
Matriz orgânica do cemento	• Colágeno tipo I (90%) e colágeno tipo III (5%) • As fibras de Sharpey são predominantemente do tipo I
Reabsorção do cemento (reabsorção radicular): etiologia e patogênese	• Fatores locais: trauma de oclusão, movimento ortodôntico, pressão de dentes desalinhados, doenças periapicais e periodontais • Condições sistêmicas: deficiência de cálcio, hipotireoidismo, osteodistrofia fibrosa hereditária, doença de Paget • Células gigantes multinucleadas e macrófagos grandes são responsáveis pela reabsorção do cemento
Espessura do cemento	• Ao contrário de todos os outros tecidos periodontais (epitélio, tecido conjuntivo, osso e ligamento periodontal), o cemento não sofre renovação contínua, mas aumenta com a idade, pois pode ser continuamente depositado de forma aposicional • Aumenta mais nas regiões apicais e de furca do que nas regiões cervicais para compensar a erupção dos dentes (que acontece para compensar o atrito do dente a fim de manter o contato oclusal) • Aumenta mais nas regiões distal do que na mesial para compensar o desvio mesial fisiológico dos dentes
Junção amelocementária	Três tipos geralmente vistos: • Cemento se sobrepõe ao esmalte em 60 a 65% dos casos • Junta topo a topo em 30% • Cemento e esmalte não se encontram em 5 a 10% dos casos
Proteínas não colágenas comuns ao cemento e osso	• Sialoproteína óssea • Osteopontina
Proteínas não colágenas exclusivas do cemento	• Proteína de fixação do cemento: ajuda na adesão preferencial de osteoblastos e fibroblastos do LP à superfície radicular *versus* queratinócitos/fibroblastos gengivais • Fator de crescimento derivado do cemento: aumenta a proliferação de fibroblastos gengivais e células do LP
Funções do cemento	• Ancoragem – função primária; fornece o meio para ancorar o dente ao alvéolo via fibras do LP • Adaptação – deposição contínua de cemento (especialmente nas porções apicais) ocorre para compensar o desgaste do dente e desvio mesial • Reparo – danos às raízes (fraturas, reabsorção) podem ser reparados por nova deposição de cemento
Processo alveolar	• Porção da maxila e mandíbula que forma e aloja os alvéolos dentários • Forma-se à medida que o dente irrompe para a fixação óssea do dente e desaparece após a perda do dente
Osso esponjoso e osso cortical	Essas estruturas têm as mesmas células e matriz intercelular. Diferem na disposição básica dos componentes: • Osso compacto – o osso é compactado firmemente em folhas/lamelas concêntricas • Osso esponjoso – o osso é frouxamente organizado como uma rede de trabéculas ósseas intercaladas com cavidades medulares

(*Continua*)

Informações rápidas (*Continuação*)

Composição óssea	• Dois terços matéria inorgânica e um terço matriz orgânica • 99% dos íons de cálcio do corpo vêm dos ossos • 90% da matriz orgânica é colágeno tipo I
Remodelação óssea	A principal via responsável pelas mudanças ósseas de forma; permite resistência a forças, reparo de feridas e manutenção da homeostase de cálcio e fosfato no corpo por meio do acoplamento da reabsorção óssea pelos osteoclastos com a formação óssea pelos osteoblastos.
Regulação da remodelação óssea	• Uma diminuição do cálcio no sangue resulta na liberação do hormônio da paratireoide (HPT) • O HPT estimula a osteoclastogênese (produção de osteoclastos) • Os osteoclastos reabsorvem o osso, liberando íons de cálcio no sangue • O nível normal de cálcio no sangue interrompe a secreção de HPT por meio de um mecanismo de *feedback*
Distância do JAC à crista alveolar	• Jovens adultos 0,75 a 1,49 mm • Aumenta com a idade para uma média de 2,81 mm (não apenas devido ao envelhecimento, também pode ser devido ao efeito cumulativo da doença periodontal)
Topografia óssea	A altura e a espessura das lâminas ósseas vestibular e lingual são afetadas por: • Alinhamento dos dentes • Angulação da raiz ao osso • Força oclusal
Formação óssea alveolar	• O osso alveolar se desenvolve em torno de cada folículo dentário durante a odontogênese • Formado durante o crescimento fetal por ossificação intramembranosa • Durante a odontogênese, o osso alveolar se funde com o osso basal em desenvolvimento separado para se tornar uma estrutura contínua
Efeitos do envelhecimento na dimensão gengival	Em um periodonto saudável, livre de trauma, a largura da gengiva inserida teoricamente aumenta com a idade por meio da erupção contínua como resultado do atrito da superfície dentária, enquanto a margem gengival se move com o dente coronalmente.
Efeitos do envelhecimento na progressão das doenças periodontais e na resposta à terapia periodontal	• O envelhecimento fornece apenas um risco aumentado clinicamente insignificante de perda de periodonto e não é um verdadeiro fator de risco para doenças periodontais • O envelhecimento em si tem impacto de zero a mínimo na resposta de um indivíduo ao tratamento periodontal
Efeitos do envelhecimento no tecido conjuntivo gengival e no LP	O tecido conjuntivo gengival e o LP tornam-se mais densos e grosseiros, o que é atribuído a menos fibroblastos, mais irregulares, presentes no periodonto.
Junção mucogengival e envelhecimento	• Permanece estacionária ao longo da vida adulta, enquanto os dentes se movem em uma direção oclusal • Como resultado, a largura da gengiva inserida aumenta com a idade

Conhecimento fundamental

Introdução

O suporte normal para reter os dentes em sua função é fornecido pelos quatro componentes principais do periodonto trabalhando como uma única unidade:

- Gengiva
- Ligamento periodontal (LP)
- Cemento
- Osso alveolar.

Gengiva

A gengiva é a parte da mucosa oral que recobre o osso alveolar da maxila e da mandíbula e envolve o colo dos dentes. Macroscopicamente, a gengiva pode ser dividida em quatro zonas anatômicas:

1. **Gengiva marginal** – também chamada de "gengiva livre", forma a borda não inserida terminal da gengiva ao redor a área cervical de um dente. Às vezes é separada da gengiva inserida por um *sulco gengival livre*.
2. **Sulco gengival** – uma fenda rasa, em forma de V, ao redor de cada dente que está ligado internamente à superfície do dente, externamente ao epitélio sulcular, e na região apical, pela inserção epitelial gengival (epitélio juncional, EJ).
3. **Gengiva inserida** – firme e resiliente, a gengiva inserida continua apicalmente a partir da gengiva marginal e é firmemente ligada à superfície do dente e ao periósteo do osso alveolar. Na superfície vestibular, continua apicalmente como a mucosa alveolar e é demarcada pela *linha mucogengival* (ou junção mucogengival). Na face palatina da maxila, continua imperceptivelmente como mucosa palatina firme, enquanto, na face lingual da

mandíbula, continua como mucosa alveolar, que se funde com a membrana mucosa do assoalho da boca.
4. **Gengiva/papila interdental** – ocupa o espaço interproximal/ameia gengival dos pontos de contato dos dentes. A papila tem formato "piramidal" (ápice único/ponta cervical até o ponto de contato) entre os dentes anteriores e em forma de "col" (duas pontas, vestibular e lingual, apenas cervical na área de contato, com uma depressão em forma de vale conectando-os) entre os dentes posteriores.

Microscopicamente, a gengiva compreende:

- **Componentes epiteliais** – o tipo de célula primária de epitélio escamoso estratificado é o *queratinócito*. Três graus de queratinização (o processo de formação de escamas de queratina nas camadas superficiais) são possíveis dentro da gengiva:
    - Ortoqueratinização: completamente queratinizada, com uma camada córnea superficial bem demarcada (estrato córneo) sem núcleos e um estrato granuloso subjacente bem definido
    - Paraqueratinização: menos diferenciada e queratinizada, com núcleos picnóticos nas camadas mais superficiais; o estrato granuloso não está bem definido. Isso é mais comum na gengiva
    - Não queratinização: as células da superfície são nucleadas, sem sinais de queratinização
- **Componentes do tecido conjuntivo** – constituídos de células e fibra colágena dentro de uma matriz extracelular que forma o núcleo do tecido conjuntivo, subjacente aos componentes epiteliais.

Ver Figura 2.1 e Tabela 2.1 para características clínicas e estruturais do epitélio gengival.

A gengiva é inserida à superfície do dente por componentes do tecido epitelial e conjuntivo. O EJ e as fibras gengivais de suporte subjacentes dentro do tecido conjuntivo funcionam juntos como uma unidade chamada de unidade dentogengival (Figura. 2.2).

Funções da gengiva

- Epitélio gengival:
    - Barreira física contra agentes externos
    - Coordenação da defesa do hospedeiro
    - Rápida renovação, especialmente de células do EJ, garante a eliminação eficaz de bactérias invasoras e seu produto metabólico do sulco gengival

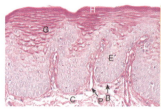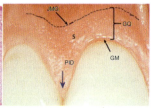

• **Figura 2.1** Estrutura da gengiva. (*À esquerda*) Gengiva humana normal corada com coloração de ácido periódico de Schiff. O epitélio (E) é separado do tecido conjuntivo subjacente (C) pela membrana basal (B). O epitélio consiste em camadas superficiais córneas (H) e camadas adjacentes granulares (G). Observe as paredes dos vasos sanguíneos nas projeções papilares do tecido conjuntivo (P). (*À direita*) Gengiva vestibular, indicando gengiva marginal (GM), gengiva queratinizada (GQ) e papila interdental (PID), que está separada da mucosa alveolar pela junção mucogengival (JMG). Observe a aparência pontilhada (S) da gengiva saudável. (De Newman, M.G., Takei, H.H., Klokkevold, P.R., et al. (2019). *Newman e Carranza's Clinical Periodontology* (13th ed.). Philadelphia: Elsevier.)

Tabela 2.1 Características estruturais e funcionais de diferentes áreas do epitélio gengival.

	Epitélio oral (EO)	Epitélio sulcular (ES)	Epitélio juncional (EJ)
Função	• Proteção	• Proteção	• Inserção e defesa do hospedeiro
Localização	• Recobre a crista da gengiva marginal • Superfície externa das gengivas marginal e inserida	• Estende-se do limite coronal do EJ até a crista da gengiva marginal	• Banda semelhante a um colarinho de epitélio estratificado ao redor do colo dos dentes
Grau de queratinização	• Principalmente paraqueratinizado; às vezes ortoqueratinizado	• Não queratinizado	• Não queratinizado
Características de diferenciação	• Prolongamentos estão presentes e interdigitam com o núcleo do tecido conjuntivo subjacente • Embora composto principalmente de queratinócitos, não queratinócitos/células claras normalmente encontradas são: ▪ **Células de Langerhans** – células apresentadoras de antígeno ajudando na defesa do hospedeiro ▪ **Melanócitos** – células produtoras de melanina ▪ **Células de Merkel** – terminações nervosas para percepção tátil	• Normalmente não contém células de Merkel ou prolongamentos • Tem potencial para queratinizar se rebatido e exposto à cavidade oral ou se o biofilme estiver completamente eliminado dentro do sulco • Semipermeável a produtos bacterianos e fluidos teciduais (menos permeável do que EJ)	• Sem prolongamentos; células afuniladas da extremidade coronal (10 a 29 células de espessura) até a extremidade apical (1 a 2 células de espessura) • Permeável ao fluido gengival crevicular (FGC) e às células inflamatórias/imunológicas • Exibe taxa de rotatividade extremamente rápida de células (autorrenovação contínua) com atividade mitótica em todas as camadas

Capítulo 2 **Anatomia, Estrutura e Função do Periodonto**   15

❖ CORRELAÇÃO CLÍNICA

Após um procedimento de retalho cirúrgico em que o epitélio juncional (EJ) é mecanicamente "separado" da superfície do dente, como a adesão epitelial é restabelecida? É o mesmo procedimento que acontece após a cirurgia de remoção de toda a gengiva inserida, por exemplo, durante a gengivectomia?

As duas situações cirúrgicas descritas são hipoteticamente para curar por meio de mecanismos diferentes. Após a separação mecânica do EJ da superfície do dente durante a cirurgia de retalho, algumas células epiteliais juncionais permanecem em contato com o dente (e, portanto, são chamadas de células DLD ou células "diretamente ligadas ao dente"); essas células podem proliferar para regenerar a adesão epitelial em cerca de 7 dias. Em casos nos quais a gengivectomia é realizada com remoção completa do EJ, não há células DLD que possam iniciar a proliferação epitelial. Em vez disso, uma nova adesão epitelial se forma a partir do epitélio oral adjacente. A migração de células ocorre da borda epitelial oral cortada em direção à superfície da raiz; leva pelo menos 2 semanas para a regeneração completa do EJ, que crescerá apicalmente sobre a superfície da raiz até encontrar fibras de colágeno firmemente presas ao cemento.

❖ CORRELAÇÃO CLÍNICA

Qual é a diferença entre erupção *ativa* e erupção *passiva*?

A erupção ativa é o movimento dos dentes na direção do plano oclusal, enquanto a erupção passiva é a exposição dos dentes por meio da migração apical da gengiva. A erupção ativa é coordenada pelo atrito; os dentes erupcionam para compensar a substância do dente que foi desgastada pelo atrito. Embora inicialmente acreditava-se ser um processo fisiológico normal, a erupção passiva atualmente é considerada um processo patológico. Envolve recessão gengival à medida que o EJ recua apicalmente de sua posição original próximo à junção amelocementária.

- Tecido conjuntivo gengival:
  - Alta renovação de células e matriz colágena garantem bom reparo e potencial regenerativo
  - O suprimento abundante de sangue e nervos garante saúde, cicatrização após a cirurgia e pouquíssima cicatriz.

Ligamento periodontal

O ligamento periodontal (LP) preenche o espaço entre os alvéolos e as raízes dos dentes. Assim:

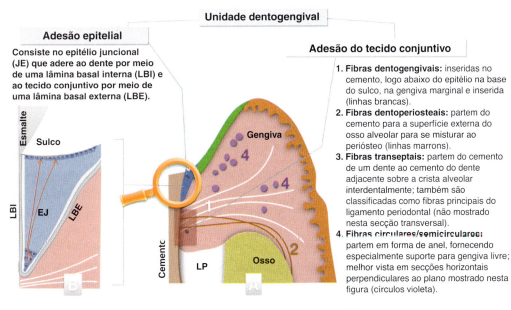

• **Figura 2.2** Unidade dentogengival. A adesão da gengiva à superfície do dente inclui tanto o epitélio quanto os componentes do tecido conjuntivo. Neste diagrama, a parte A (à direita) representa toda a unidade dentogengival, compreendendo principalmente o epitélio juncional (epitélio de fixação visto como área azul) e o grupo de fibras gengivais (inserção do tecido conjuntivo vista como área marrom-avermelhada). Os três tipos de epitélio vistos na gengiva são: epitélio oral (marrom), epitélio sulcular (verde) e epitélio juncional (azul). A parte B (à esquerda) mostra uma visão ampliada da inserção epitelial que compreende:
1. Epitélio juncional (EJ) – visto como uma área azul com células azuis entre as áreas em cinza;
2. Lâmina basal interna (LBI) – vista na direção da superfície do dente; compreende lâmina lúcida e lâmina densa; pode aderir ao esmalte, cemento ou às vezes até à dentina;
3. Lâmina basal externa (LBE) – vista distante da superfície do dente, em direção ao componente do tecido conjuntivo gengival (também contém lâmina lúcida e lâmina densa). A lâmina basal se conecta às células do EJ por meio de hemidesmossomos. O EJ é mais largo na extremidade coronal (10 a 29 células de espessura) do que em sua extremidade apical (1 a 2 células de espessura). Apicalmente à inserção epitelial, o tecido conjuntivo é visto na forma de fibras de colágeno que se inserem na superfície do dente. As setas vermelhas representam a direção do movimento das células do EJ durante a diferenciação e renovação, onde percorrem coronariamente para a parte inferior do sulco gengival e são deixados na fenda. (Todas as estruturas nas figuras são representações esquemáticas para a compreensão do conceito; não estão desenhadas em escala).

- Estende-se coronalmente para encontrar a porção mais apical da lâmina própria gengival e se funde com o tecido pulpar no forame apical
- É um tecido conjuntivo altamente vascular e celular que contém muitas fibras, sendo a maioria delas fibras de colágeno dispostas em padrões específicos para suportar as várias forças físicas encontradas pelo dente. Essas fibras colágenas (principalmente do tipo I) são chamadas de fibras principais do ligamento periodontal (Figura 2.3).

Componentes do ligamento periodontal

O tecido do LP é composto por:

- **Fibras periodontais**:
  - Fibras principais – fibras colágenas dispostas em feixes regulares com orientações específicas (Figura 2.2)
  - Fibras imaturas de elastina – fibras oxitalâmicas (correm paralelas à superfície radicular em sentido vertical e inclinam-se para se inserir no cemento próximo às porções cervicais; acredita-se que regulam o fluxo sanguíneo dentro do espaço do LP) e fibras de eluanina
- **Elementos celulares:**
  - Células do tecido conjuntivo:
    1. Fibroblastos – mais numerosos, responsáveis pela renovação do colágeno, tanto síntese quanto degradação
    2. Cementoblastos – responsáveis pela formação do cemento; na superfície do dente adjacente ao espaço do LP
    3. Osteoblastos – responsáveis pela formação óssea; na superfície do osso adjacente ao espaço do LP.
    4. Osteoclastos – responsáveis pela reabsorção óssea
  - Restos de células epiteliais de Malassez – remanescentes da bainha da raiz epitelial de Hertwig encontrados como uma rede entrelaçada ou aglomerado de células no espaço do LP próximo ao cemento. Acredita-se que proliferam quando estimulados a formar cistos radiculares periapicais e laterais e sofrem calcificação para formar cimentículos. Podem estar envolvidos no reparo e regeneração periodontal
  - Células de defesa – neutrófilos, macrófagos, eosinófilos, mastócitos etc. também são encontrados dentro do espaço LP
  - Células associadas a elementos neurovasculares
- **Substância fundamental**: preenche o espaço entre as fibras e células e é composta por:
  - Glicosaminoglicanos – ácido hialurônico e proteoglicanos
  - Glicoproteínas – fibronectina, laminina.

Funções do ligamento periodontal

- **Suporte**:
  - Formar um "invólucro" de tecido mole ao redor dos dentes
  - Transmitir forças oclusais ao osso
  - Unir dentes ao osso
  - Manter os tecidos gengivais em suas relações com os dentes
  - Resistir ao impacto das forças oclusais (ou seja, absorção de choque). Duas teorias tentam explicar esse fenômeno:

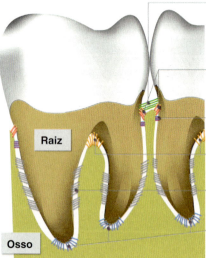

Fibras transeptais
- Pertencem tanto às fibras gengivais como às fibras periodontais.
- Estendem-se do cemento de um dente para o cemento do dente adjacente sem inserção óssea
- Reconstroem-se mesmo após a destruição óssea, sempre seguem a inclinação óssea da crista.

Fibras da crista alveolar
- Estendem-se do cemento logo abaixo do EJ apical e obliquamente para se inserir na crista alveolar
- Resistem à extrusão e aos movimentos laterais dos dentes.

Fibras horizontais
- Estendem-se perpendicularmente do cemento para se aderir à crista alveolar
- Resistem às forças horizontais e de inclinação.

Fibras inter-radiculares
- Fibras organizadas em forma de leque do cemento às regiões de bifurcação em dentes multirradiculares
- Resistem às forças de inclinação, torção e de luxação.

Fibras oblíquas
- Estendem-se do cemento em direção coronal, obliquamente para aderir ao osso
- É o tipo mais numeroso de fibra, resiste às forças verticais e intrusivas.

Fibras apicais
- Irradiam irregularmente do cemento para aderir ao osso na região apical do alvéolo
- Não encontradas em raízes sem formação completa
- Resistem às forças de inclinação e de luxação.

• **Figura 2.3** Fibras principais do ligamento periodontal. As fibras de colágeno dentro do espaço do ligamento periodontal, embebidas no cemento e osso alveolar em ambas as extremidades, fornecem uma conectividade suave entre os tecidos mineralizados do periodonto. Em geral, elas são agrupadas nos seguintes tipos com base em sua localização e orientação: (1) fibras transeptais (linhas verdes), (2) fibras da crista alveolar (linhas vermelhas), (3) fibras horizontais (linhas roxas), (4) fibras inter-radiculares (linhas laranja), (5) fibras oblíquas (linhas cinza) e (6) fibras apicais (linhas azuis). Além das fibras principais, fibras colágenas menores (plexo fibroso indiferente) partem associadas a elas em várias direções. Todas as fibras sofrem remodelação regular pelas células do ligamento periodontal para lidar com e adaptar-se às variações dos estímulos.

> ### ❖ CORRELAÇÃO CLÍNICA
>
> **Na prática da odontologia restauradora, por que é importante considerar as alterações do ligamento periodontal ao redor do dente?**
>
> A espessura do ligamento periodontal (LP) é regulada pelos movimentos funcionais do dente; nos dentes sem contato dental antagonista, o LP é fino e sem função, enquanto o efeito oposto é visto (i. e., o LP é mais largo) em torno dos dentes sob forças oclusais excessivas. No caso de dentes que estão há muito tempo fora de função, se forem escolhidos para servir de pilares para prótese removível ou fixa, ou como antagonistas de uma nova prótese, o LP será fracamente adaptado para distribuir cargas oclusais súbitas colocadas pela prótese. O paciente poderá ser incapaz de usar confortavelmente a prótese imediatamente após a instalação. Um período de ajuste deve decorrer antes de os tecidos de suporte do LP se adaptarem às novas demandas funcionais.

1. Teoria tensional – as fibras principais do LP desempenham o papel principal na absorção de choque. As forças nos dentes causam o esticamento das fibras de colágeno geralmente onduladas e são transmitidas ao osso alveolar. Quando as forças excedem a capacidade adaptativa do osso alveolar, elas são dissipadas para o osso basal.
2. Teoria viscoelástica – fluido dentro do espaço do LP desempenha o papel principal na absorção de choque, com as fibras principais desempenhando um papel secundário. Forças nos dentes causam movimento externo de fluido de dentro do espaço do LP para o osso alveolar, o que leva ao estreitamento dos feixes de fibras dentro do espaço do LP. Isso, por sua vez, pressiona os vasos sanguíneos entre as fibras, causando estenose e contrapressão, levando assim à reposição de fluido (dentro do espaço do LP) perdido para o osso.

- **Formativo** – osso, cemento e tecido conjuntivo são formados por células dentro do LP:
  - Em resposta ao movimento dentário
  - Para acomodar ou se adaptar às forças externas sobre o periodonto
  - Para reparar tecidos lesionados
- **Remodelação** – a decomposição e substituição de células e fibras antigas ocorrem no espaço do LP constantemente ao longo da vida, com a ajuda de fibroblastos e células mesenquimais que se diferenciam em osteoblastos e cementoblastos quando necessário
- **Nutricional** – os vasos sanguíneos fornecem nutrientes ao cemento, osso e gengiva a partir do espaço do LP. A drenagem linfática também está presente no LP
- **Sensorial** – as fibras nervosas seguem o curso dos vasos sanguíneos dentro do espaço do LP e terminam como um dos vários tipos de receptores:
  - Terminações nervosas livres – perdem sua bainha de mielina e terminam em uma configuração semelhante a uma árvore; transportam sensações de dor
  - Receptores do tipo Ruffini – mecanorreceptores encontrados na região apical
  - Corpúsculos de Meissner – terminações nervosas espirais; mecanorreceptores encontrados em regiões do terço médio
  - Terminações nervosas fusiformes – mostram encapsulamento fibroso; localizadas apicalmente; transmitem sensação de pressão e vibração
- **Regulação da largura do LP (homeostase)** – o metabolismo e localizações espaciais das populações de células (aquelas responsáveis pela formação do osso, cemento e tecido conjuntivo do LP) são rigidamente regulados e perfeitamente controlados para garantir que a largura dos espaços do LP ao redor dos dentes permaneça razoavelmente constante ao longo da vida.

Cemento

O cemento é um tecido avascular calcificado de origem mesenquimal que recobre a superfície radicular anatômica. O cemento da raiz é considerado parte do dente e do periodonto. Compreende principalmente:

- Conteúdo orgânico:
  - Fibras colágenas (fibras extrínsecas e intrínsecas)
  - Elementos celulares (cementoblastos e cementócitos)
  - Matriz calcificada
- Conteúdo inorgânico (45 a 50%) – hidroxiapatita; menos do que no osso (65%), dentina (70%) ou esmalte (97%).

O cemento se apresenta como duas formas principais sobre a raiz (Figura 2.4):

- Cemento acelular (primário)
- Cemento celular (secundário)

Os dois tipos de fibras colágenas dentro do cemento são:

- **Fibras extrínsecas** – também chamadas de fibras de Sharpey, representam as porções calcificadas das fibras do LP que se inserem no cemento. Dispõem-se sobretudo perpendicularmente à superfície cementária da raiz e vêm de uma fonte externa ao cemento, a saber, fibroblastos do LP
- **Fibras intrínsecas** – dispõem-se dentro do cemento paralelo à superfície cementária da raiz e vêm de uma fonte de origem cementária, a saber, cementoblastos.

> ### ❖ CORRELAÇÃO CLÍNICA
>
> **Qual seria o tipo ideal de cemento após serem realizados procedimentos periodontais regenerativos?**
>
> O cemento acelular de fibras extrínsecas é o tipo mais desejado após procedimentos periodontais regenerativos. O cemento celular estratificado misto também é importante para a ancoragem do dente no alvéolo. Isso ocorre porque ambos os tipos contêm fibras extrínsecas que, na verdade, são fibras do LP que se inserem no cemento.

A Tabela 2.2 apresenta os diferentes tipos de cemento em detalhes.

Comparação de cemento e osso

O cemento e o osso compacto são tecidos muito semelhantes; ambos são tecidos conjuntivos especializados e compartilham algumas substâncias químicas e características estruturais. No entanto, o cemento é avascular e não inervado em comparação ao tecido ósseo, que é ricamente vascularizado e inervado.

O cemento é mais resistente à reabsorção do que o osso, e é essa propriedade que torna possível a movimentação ortodôntica. As forças aplicadas no cemento e no osso durante a ativação do aparelho são as mesmas. A natureza avascular do cemento torna-o mais resistente à reabsorção do que o tecido ósseo ricamente vascularizado quando as forças ortodônticas *ideais* são aplicadas cuidadosamente.

Funções do cemento

- **Ancoragem** – alcançada principalmente pelo cemento acelular de fibras extrínsecas com alguma contribuição do cemento celular estratificado misto. Em ambos os tipos, as fibras de Sharpey permitem ancoragem do dente no alvéolo
- **Adaptação** – alcançada principalmente pelo cemento celular. Por deposição contínua, especialmente nas regiões apical e de furca, o cemento celular compensa o desgaste dentário que causa a extrusão do dente para facilitar o contato com os dentes antagonistas dentro do plano oclusal existente. O cemento também se deposita mais nas superfícies radiculares distais do que nas superfícies mesiais para compensar o deslocamento fisiológico mesial dos dentes
- **Reparo** – alcançado principalmente por cemento celular de fibras intrínsecas. A formação de cemento repa-

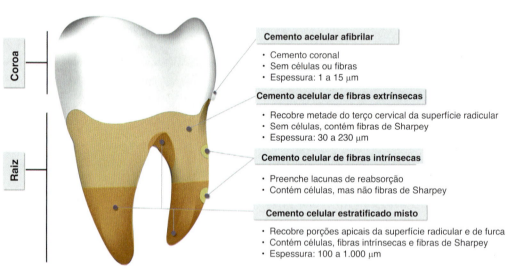

• **Figura 2.4** Tipos de cemento.

Tabela 2.2 Cemento acelular e celular.[1]

	Cemento acelular (primário)	Cemento celular (secundário)
Características gerais	• Formado lentamente antes de o dente irromper para alcançar o plano oclusal • Sem células • Recobre a metade cervical da superfície radicular • Sua principal função é a ancoragem.	• Formado rapidamente depois que o dente atinge o plano oclusal • Contém cementócitos dentro das lacunas que se comunicam via canalículos • Recobre as porções apicais da superfície radicular e furca • Suas principais funções são adaptação e reparo.

Tipos	Cemento acelular afibrilar	Cemento acelular de fibras extrínsecas	Cemento celular estratificado misto	Cemento celular de fibras intrínsecas
Células	• Nenhum	• Nenhum	• Cementócitos	• Cementócitos
Fibras colágenas	• Nenhum	• Fibras de Sharpey	• Fibras de Sharpey • Fibras intrínsecas	• Fibras intrínsecas
Origem da fibra	–	• Fibroblastos LP	• Fibroblastos LP • Cementoblastos	• Cementoblastos

LP, ligamento periodontal.

rador é vista em áreas de reabsorção cementária e linhas de fratura. O cemento deposita-se rapidamente durante o reparo e geralmente não contém fibras extrínsecas que podem desempenhar um papel na ancoragem.

> **❖ CORRELAÇÃO CLÍNICA**
>
> **O reparo do cemento pode ocorrer em dentes não vitais? Quais são os critérios mais importantes para o reparo do cemento?**
>
> O reparo do cemento pode ocorrer tanto em dentes vitais quanto desvitalizados. O processo requer tecido conjuntivo viável adjacente às áreas de reabsorção. Se o epitélio não for excluído das áreas de reabsorção durante a cicatrização, ele irá se proliferar na área de reabsorção e o reparo poderá não ocorrer.

Processo alveolar

Uma discussão sobre o osso alveolar que suporta e aloja os dentes dentro dos alvéolos será melhor compreendida após uma rápida recapitulação de certas características comuns a todo tecido ósseo.

Propriedades do tecido ósseo

Características gerais dos ossos humanos:
- Tecidos vivos com resistência e elasticidade
- Locais de fixação para tendões, ligamentos e músculos
- Locais de armazenamento de minerais (p. ex., cálcio e fósforo)
- Fornecem o meio (medula) para o desenvolvimento e armazenamento de células sanguíneas.

A classificação dos ossos pode ser baseada em suas características de desenvolvimento ou em sua estrutura microscópica:

- *Classificação baseada no desenvolvimento:*
  - Ossos endocondrais – formados pela substituição da cartilagem por tecido ósseo (p. ex., tronco, extremidades)
  - Ossos intramembranosos – formados pela substituição direta de lâminas de membranas de tecido conjuntivo com tecido ósseo sem formação de cartilagem (p. ex., mandíbula, processo alveolar)
- *Classificação baseada na estrutura microscópica:*
  - Osso maduro:
    1. Compacto/cortical/lamelar – massa óssea sólida disposta em camadas chamadas lamelas
    2. Esponjoso/trabecular – aparência de favo de mel com cavidades medulares
  - Osso imaturo/tecido ósseo primário: primeiro osso formado; osteócitos presos em uma matriz de formação rápida e orientação irregular de fibras colágenas.
  - As principais estruturas constituintes do osso são:
  - Células ósseas (células osteogênicas, osteoblastos, osteócitos e osteoclastos)

- Revestimentos ósseos (periósteo e endósteo) – sistema haversiano/ósteons (Figura 2.5).

Composição óssea O osso é uma mistura de substâncias orgânicas e inorgânicas:
- Conteúdo mineral/inorgânico (2/3) – principalmente cálcio e fósforo na forma de hidroxiapatita com traços de magnésio, potássio etc.
- Matriz orgânica (1/3):
  - Proteínas colágenas (90%) – principalmente tipo I e tipo V
  - Proteínas não colágenas (10%) – osteocalcina, osteopontina, sialoproteína óssea, osteonectina, BMP etc.

A remodelação óssea é um fenômeno biológico: refere-se ao acoplamento dos processos de reabsorção óssea (pelos osteoclastos) e formação óssea (pelos osteoblastos). É um processo de remodelação contínuo. O osso continua a mudar a fim de se adaptar às forças colocadas sobre ele, para reparar lesões de fratura e para manter a homeostase do cálcio e do fósforo. Esse processo complexo é regulado por hormônios produzidos a distância (p. ex., hormônio da paratireoide, calcitonina) e fatores liberados localmente (p. ex., fosfatase ácida e catepsina secretada por osteoclastos no local de reabsorção).

Sequência de eventos na remodelação óssea:

1. **Cone de corte** – osteoclastos derivados do "túnel" sanguíneo ósseo por meio dos canais de Havers, reabsorvendo o osso lamelar. Eles são encontrados revestindo concavidades ósseas erodidas, chamadas de lacunas de Howship, onde criam um ambiente ácido que desmineraliza o osso e expõe matriz óssea orgânica para degradação por enzimas. Esse túnel de reabsorção criado dentro do sistema haversiano é chamado de "cone de corte".

> **❖ CORRELAÇÃO CLÍNICA**
>
> **Por que o processo alveolar é reabsorvido após a exodontia?**
>
> O processo alveolar é altamente vascularizado e extremamente sensível a estímulos de tensão e pressão transmitidos por meio das fibras do LP de um dente em seu alvéolo. Ele se remodela continuamente em resposta a tais estímulos e mantém seu volume em torno dos alvéolos. Uma vez que o dente é extraído, esse estímulo deixa de existir e o processo alveolar sofre *atrofia por desuso*. Ele é reabsorvido porque não é mais necessário para suas funções básicas de suporte dentário e absorção de força.

2. **Cone de fechamento** – após cessar a reabsorção (geralmente em cerca de 3 semanas), os osteoclastos são substituídos por osteoblastos que começam a estabelecer novo osso a partir do local onde cessou a reabsorção. Essas áreas são marcadas por "linhas reversas". Toda a área do sistema haversiano/ósteon em que ocorre a formação óssea ativa é chamada de "cone de fechamento".

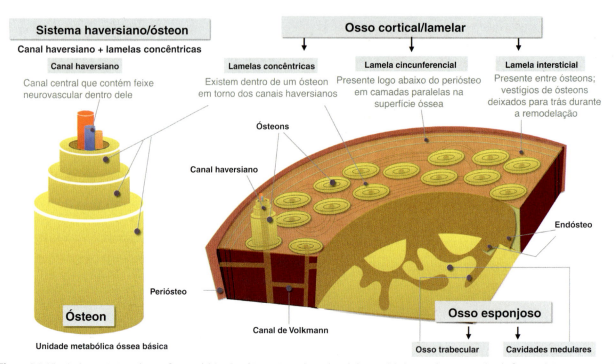

- **Figura 2.5** Histologia e estrutura óssea. O osso é feito de córtex externo (osso lamelar) e medula interna (osso esponjoso). Os seguintes componentes constituem uma estrutura óssea completa.
- **Sistema haversiano/ósteon** – unidade metabólica óssea básica (encontrada tanto no osso cortical quanto no trabecular) feito de:
  - Canal central haversiano que contém os feixes neurovasculares
  - Camadas concêntricas de osso lamelar que contêm osteócitos dentro das lacunas, comunicando-se com células próximas via canalículos
- **Canais de Volkmann** – contêm vasos sanguíneos correndo entre os canais haversianos adjacentes; responsáveis pela rica rede vascular dentro do osso compacto
- **Revestimentos ósseos** – o osso é recoberto tanto por fora quanto por dentro por tecido mole:
  - Periósteo – estrutura de duas camadas (camada fibrosa externa, camada celular interna [osteogênica]) que envolve a superfície externa do osso cortical
  - Endósteo – camada celular fina que reveste as porções internas das superfícies do osso cortical e esponjoso que faceiam as cavidades medulares
- O osso cortical é feito de ósteons e lamelas (circunferenciais, concêntricas e intersticiais)
- O osso esponjoso é composto de osso trabecular e cavidades medulares.

Propriedades do osso alveolar

O processo alveolar é a porção da maxila e da mandíbula que forma o alvéolo e abriga a raiz do dente dentro dele. Ele se forma para permitir a fixação óssea das fibras do LP ao redor da raiz e é reabsorvido quando o dente é perdido. Consiste em:

- Placa cortical externa
- Osso alveolar propriamente dito – placa óssea cortical interna fina formando o alvéolo dentário
- Osso alveolar de suporte – osso esponjoso entre as duas placas ósseas corticais.

Ver Figura 2.6 para uma descrição detalhada do osso alveolar que circunda e abriga a raiz do dente.

Funções do osso alveolar

Osso alveolar:

- Abriga raízes dentárias
- Ancora as raízes dos dentes nos alvéolos por meio das fibras de Sharpey
- Ajuda a absorver e distribuir as forças oclusais geradas durante o contato dentário
- Fornece suprimento sanguíneo para o LP
- Organiza a erupção dos dentes decíduos e permanentes.

Envelhecimento e o periodonto

É importante ter uma compreensão do impacto do envelhecimento sobre o periodonto, pois a expectativa de vida está aumentando em todo o mundo. O envelhecimento foi associado a todas as seguintes alterações periodontais:

- Diminuição da queratinização e da espessura da gengiva
- Maior largura da gengiva inserida
- Aumento do conteúdo de colágeno no tecido conjuntivo gengival
- Aumento das fibras e diminuição da celularidade dentro do espaço do LP
- Aumento da largura do cemento devido à deposição contínua (especialmente nas regiões apicais e linguais das raízes)
- Diminuição do potencial osteogênico no osso alveolar.

Os efeitos biológicos do envelhecimento, na verdade, não têm impacto ou têm impacto mínimo na resposta de um indivíduo ao tratamento periodontal. As habilidades cognitivas e motoras são prejudicadas na população idosa, levando a dificuldades na manutenção da higiene bucal; esse aspecto significativo deve ser considerado junto com as mudanças biológicas para entender as mudanças periodontais que acontecem com o envelhecimento.

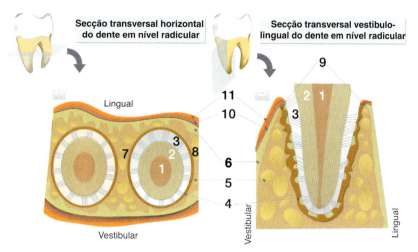

• **Figura 2.6** Estrutura do osso alveolar. O osso alveolar envolve a raiz do dente e está por trás da gengiva. A figura mostra duas secções transversais diferentes do osso alveolar no nível radicular de um molar. **A.** Secção transversal horizontal próxima ao terço médio (em que ambos os ossos, interdental e interradicular, são visíveis). **B.** Secção transversal longitudinal vestibulolingual (cuja crista alveolar é visível). Os números indicam as estruturas encontradas nessas seções:

Estruturas do dente:
1. Polpa – contém o feixe neurovascular do dente.
2. Raiz recoberta por cemento na superfície.

Estruturas do espaço do ligamento periodontal:
3. Espaço do ligamento periodontal (LP) com feixes de fibras colágenas conectando o cemento ao osso.

Estruturas do osso alveolar:
4. Osso alveolar propriamente dito – lâmina óssea cortical que reveste imediatamente o espaço do ligamento periodontal. Também conhecido como:
    - *Feixe ósseo* – uma vez que contém feixes de fibras de Sharpey inseridos nele
    - *Lâmina cribriforme* – uma descrição histológica, devido à sua natureza porosa, que permite a inserção das fibras do LP e troca neurovascular dentro do espaço do LP
    - *Lâmina dura* – uma descrição radiológica denotando a linha radiopaca fina que aparece ao redor da raiz em uma radiografia.
5. Osso esponjoso de suporte – visto ao redor do feixe ósseo. Pode estar ausente na porção vestibular dos dentes (especialmente incisivos inferiores), levando a apenas uma lâmina cortical (fundida ao osso alveolar propriamente dito e à lâmina cortical externa) nessas regiões.
6. Placa cortical externa – composta por osso lamelar compacto e sistema haversiano.
7. Osso inter-radicular – mais osso esponjoso é encontrado entre as raízes de um molar do que por vestibular ou lingual.
8. Osso interdental – compreende o osso esponjoso entre o feixe ósseo de dentes adjacentes; a migração fisiológica mesial dos dentes às vezes resulta em remodelação, e todo o espaço interdental pode, então, ser constituído de feixe ósseo em vários estágios de formação e reabsorção, com muito pouco osso esponjoso.
9. Crista alveolar – onde a placa cortical externa e o osso alveolar se encontram, geralmente em 1,5 a 2 mm abaixo do nível da junção amelocementária do dente.

Estruturas do periósteo:
10. Camada celular interna – camada osteogênica que contém células precursoras osteogênicas e células de revestimento ósseo (osteoblastos achatados que revestem a superfície óssea).
11. Camada fibrosa externa.
12. Todas as representações anatômicas são diagramáticas e destinadas à compreensão do conceito e não são desenhadas em escala.

EXERCÍCIO COM BASE EM CASOS CLÍNICOS

Cenário: uma paciente de 72 anos de idade apresentou a queixa principal "Minhas gengivas estão recuando". Ela parou de fumar há 20 anos. Ela não relatou nenhuma condição sistêmica e não estava tomando nenhum medicamento, além de suplementos de ferro. A paciente relatou usar fio dental (mas não regularmente) e escovar os dentes 2 vezes/dia. Ela havia sido tratada para periodontite no passado, e suas profundidades de sondagem atuais estavam na faixa de 1 a 3 mm com sangramento na sondagem em 15% de seus dentes. Ela também apresentou retrações gengivais generalizadas.

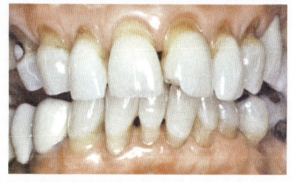

As imagens clínicas são de Newman, M.G., Takei, H.H., Klokkevold, P.R. et al. (2019). *Newman e Carranza's Clinical Periodontology* (13th ed.). Philadelphia: Elsevier.

Questões

1. Macroscópica e microscopicamente, todos os aspectos anatômicos estruturais fazem parte da gengiva, *exceto*:
   a. margem gengival.
   b. tecido conjuntivo.
   c. restos epiteliais de Malassez.
   d. papila interdental.

2. Qual das seguintes funções é característica do tecido conjuntivo gengival?
   a. Coordenação da defesa do hospedeiro.
   b. Barreira física contra agentes estranhos.
   c. Alta renovação celular e matriz colágena.

3. As principais fibras do ligamento periodontal são colágeno do tipo _____.
   a. I.
   b. II.
   c. III.
   d. V.

4. A porcentagem de conteúdo orgânico no cemento é:
   a. 30 a 35%.
   b. 40 a 45%.
   c. 50 a 55%.
   d. 60 a 65%.

5. Considerando o aumento/idade avançada da paciente, espera-se as seguintes alterações periodontais, *exceto*:
   a. maior largura da gengiva inserida.
   b. aumento do conteúdo de colágeno no tecido conjuntivo gengival.
   c. aumento do potencial osteogênico no osso alveolar.

Este capítulo foi desenvolvido com base nos Capítulos 3 e 4 do livro *Newman e Carranza Periodontia Clínica* (13ª edição) e é um resumo de muitas das seções importantes dos capítulos. O leitor está convidado a ler os capítulos de referência para uma compreensão completa deste importante tópico.

Respostas

1. Resposta: c
Explicação: macroscopicamente, a gengiva pode ser dividida em quatro zonas anatômicas: gengiva marginal, sulco gengival, gengiva inserida e gengiva/papila interdental. Os restos de células epiteliais de Malassez existem no ligamento periodontal.

2. Resposta: c
Explicação: as primeiras duas opções são específicas para o epitélio gengival. A alta renovação celular e de matriz colágena garantem bom reparo e potencial regenerativo, específico para o tecido conjuntivo gengival.

3. Resposta: a
Explicação: as principais fibras do ligamento periodontal são colágeno tipo I. Eles são organizados em feixes com orientações específicas (ver Figura 2.2).

4. Resposta: c
Explicação: o conteúdo orgânico é de 50 a 55% e é composto de fibras colágenas, elementos celulares e matriz calcificada. O conteúdo inorgânico é principalmente hidroxiapatita (45 a 50%).

5. Resposta: c
Explicação: o envelhecimento está associado a todos os itens listados de alterações periodontais, exceto a opção c. O envelhecimento está, de fato, associado à redução do potencial osteogênico.

Referência bibliográfica

1. Bosshardt, D. D., & Selvig, K. A. (1997). Dental cementum: the dynamic tissue covering of the root. *Periodontology, 2000, 13*,41–75.

3
Classificação da Doença Periodontal

❋ Terminologia importante

Terminologia/abreviatura	Explicação
Deformidades e condições mucogengivais	Desvios significativos da forma normal da gengiva e da mucosa alveolar que podem envolver o osso alveolar subjacente, por exemplo, recessões gengivais, falta de gengiva queratinizada, pseudobolsas (gengivais).
Doenças periodontais necrosantes	Caracterizadas por manifestação aguda, frequentemente acompanhadas por sintomas sistêmicos (p. ex., febre). São lesões dolorosas que invariavelmente afetam os tecidos papilares interdentais. Devido à necrose resultante e destruição do epitélio juncional, o aprofundamento da bolsa não é uma característica (um epitélio juncional viável é necessário para formação e aprofundamento da bolsa).
Gengivite	Condição inflamatória comum da gengiva, associada à placa dentária retida (biofilme) sem perda óssea alveolar.
Lesão endodôntico-periodontal	Infecção pulpar resultando na destruição do ligamento periodontal e do osso alveolar adjacente.
Lesões periodontal-endodônticas	A infecção bacteriana de uma bolsa periodontal leva à perda de inserção e exposição da raiz, em que a inflamação se espalha para a polpa por meio dos canais laterais e acessórios, resultando em necrose pulpar (pulpite retrógrada).
Periodontite	Doença inflamatória dos tecidos de suporte dos dentes iniciada por microrganismos específicos ou grupos de microrganismos, resultando na destruição progressiva induzida pelo hospedeiro do ligamento periodontal e do osso alveolar com aumento da recessão da profundidade de sondagem, ou ambos.
Periodontite agressiva	Termo usado antes do "2017 World Workshop on the Classification of Periodontal and Peri-Implant Diseases and Conditions" para caracterizar casos com rápida progressão da doença em indivíduos saudáveis: • Frequentemente aplicado a adultos jovens com destruição óssea periodontal grave estabelecida • Não deve ser confundido com a rápida taxa de progressão da doença devido a condições médicas subjacentes (ver *Periodontite como uma manifestação de doença sistêmica*) • No esquema de classificação atual, a maioria dos casos de "periodontite agressiva" seria classificada como periodontite de "grau C" • Na nova classificação, se a doença for localizada agressiva, o termo "padrão molar-incisivo" será fixado ao estágio da doença para descrever a extensão que é única a esta condição (p. ex., periodontite com padrão molar-incisivo, estágio III, grau C)
Periodontite como manifestação de doença sistêmica	Refere-se a um grupo distinto de doenças hematológicas e genéticas que têm sido associadas ao desenvolvimento de periodontite em indivíduos afetados. Essas condições não respondem à terapia periodontal convencional, a menos que a condição médica subjacente seja gerenciada (quando possível).
Pseudobolsa	Excesso gengival causado por inflamação, resultando no aprofundamento do sulco coronal à junção amelocementária que pode ser interpretado erroneamente como uma bolsa periodontal (verdadeira).

Informações rápidas

Visão geral da nova classificação	• Em 2017, a American Academy of Periodontology (AAP) e a European Federation of Periodontology (EFP) reuniram especialistas em periodontia de todo o mundo para desenvolver definições atualizadas para saúde periodontal, doença gengival, periodontite, manifestações periodontais de doenças sistêmicas e doenças peri-implantares. Esse novo sistema de classificação substitui a anterior *Classificação de Doenças e Condições Periodontais*, de 1999 • A classificação atual das doenças periodontais é baseada em um estadiamento multidimensional e sistema de classificação • O estadiamento (estágios I a IV) é predominantemente determinado pela gravidade da doença no momento de apresentação • A classificação (graus A a C) está ligada ao risco de periodontite progressiva • As condições peri-implantares fazem parte da classificação e são estratificadas como saúde peri-implantar, mucosite peri-implantar, peri-implantite e deficiências de tecidos moles e duros peri-implantares • Uma classificação de recessões mucogengivais por Cairo et al.[1] foi adotada e é baseada na avaliação do nível da margem gengival em relação aos tecidos interdentais adjacentes aos defeitos de recessão
Principais diagnósticos para doenças gengivais	• As doenças gengivais podem ocorrer em um periodonto sem perda de inserção ou em um periodonto com perda de inserção que é estável (i. e., periodonto reduzido, como em um caso tratado) e não atualmente associado à perda óssea ativa • Os principais elementos que levam ao diagnóstico de gengivite são as alterações visuais da gengiva dentária (edema, eritema, papilas bulbosas) e sinais de sangramento à sondagem sulcular com sonda periodontal • Embora mais raras, doenças gengivais não induzidas por placa podem se manifestar na gengiva com sinais de inflamação, geralmente como resultado de etiologia autoimune ou idiopática
Principais diagnósticos para doenças periodontais	• A característica clínica que distingue a periodontite da gengivite é a presença de perda de inserção detectável como resultado da destruição inflamatória do ligamento periodontal e osso alveolar • A mensuração da profundidade de sondagem por si só é inadequada para uma avaliação da periodontite, pois a recessão da gengiva marginal pode subestimar a perda de inserção. Por outro lado, se a margem gengival está localizada acima da junção amelocementária como resultado da inflamação, as mensurações da profundidade de sondagem aumentada podem não refletir a verdadeira perda óssea (ver *pseudobolsa* na lista de terminologia)
Diagnósticos-chave para doenças peri-implantares	• A saúde peri-implantar é caracterizada pela ausência de sinais visuais de inflamação e sangramento à sondagem • É um desafio definir saúde em torno de implantes, pois seus parâmetros de instalação e reabilitação determinam as dimensões do tecido peri-implantar saudável para cada local específico. Assim, o melhor preditor de doença está relacionado à alteração, determinada com base em uma linha de base abrangente de registros do implante isolado; a perda óssea progressiva em relação à avaliação radiográfica do nível ósseo 1 ano após a instalação da prótese definitiva é o sinal diagnóstico que mais pesa para o diagnóstico de peri-implantite • Na ausência de radiografias iniciais e profundidades de sondagem, evidências radiográficas de perda óssea ≥ 3 mm e/ou profundidades de sondagem ≥ 6 mm em conjunto com sangramento profuso representam peri-implantite
Periodontite associada a lesões endodônticas	• Na maioria dos casos, a infecção pulpar precede as lesões periodontais (i. e., lesões endodôntico-periodontais). É aconselhável considerar a terapia endodôntica como primeira linha de intervenção antes das intervenções periodontais
Fatores locais relacionados aos dentes	• Casos isolados de lesões periodontais em um periodonto saudável podem ser causados por fatores anatômicos dentários, restaurações ou fraturas. Antes de iniciar a terapia periodontal, deve ser considerado o possível envolvimento de fatores como projeções cervicais do esmalte, sulcos palatinos e pérolas de esmaltes
Osteonecrose da mandíbula relacionada a medicamentos (OMRM)	• Termo atualizado que substitui a frase *osteonecrose da mandíbula relacionada com bisfosfonato* (OMRB) para incluir a lista crescente de medicamentos que podem levar à osteonecrose. Como não há tratamento eficaz para OMRM, é de suma importância um histórico médico completo e uma lista de medicamentos atualizada antes de cada intervenção periodontal

Tabela 3.1 Categorias de diagnóstico de 1999 e sua incorporação ao novo sistema de classificação.[2]

	Doenças e condições periodontais			Doenças e condições peri-implantares
Sistema de classificação de 2017 (4 categorias)	Saúde periodontal, doenças e condições gengivais	Periodontite	Outras condições que afetam o periodonto	
Sistema de Classificação Internacional de 1999 (8 categorias): incorporação sob categorias no novo sistema	I. Doenças gengivais	II. Periodontite crônica III. Periodontite agressiva IV. Periodontite como uma manifestação de doenças sistêmicas V. Doenças periodontais necrosantes	VI. Abscessos do periodonto VII. Periodontite associada a lesões endodônticas VIII. Deformidades e condições de desenvolvimento ou adquiridas	– (categoria recém-introduzida em 2017)

Conhecimento fundamental

Introdução

A fim de agregar novos avanços no conhecimento e mudanças de paradigma que vieram à tona desde a classificação internacional de doenças periodontais de 1999, o sistema de classificação do "2017 World Workshop on the Classification of Periodontal and Peri-Implant Diseases and Conditions" foi elaborado como um esforço conjunto da AAP e da EFP. Os relatórios de consenso desse *workshop* propuseram um novo sistema de classificação que foi oficialmente lançado e publicado em 2018. Este capítulo fornece atualizações, percepções e justificativas para o novo sistema de classificação em comparação ao de 1999.

O novo esquema de classificação para doenças e condições periodontais e peri-implantares: objetivos e comparações com o sistema antigo

Os objetivos do novo sistema de classificação eram:

- Criar um sistema de classificação simples que possa ser implementado na prática odontológica geral
- Criar um sistema que leve em consideração o *status atual* periodontal (avaliado pelo estadiamento da doença periodontal) e a suscetibilidade futura à doença periodontal (avaliada pela classificação da doença periodontal)
- Criar um sistema que leve em consideração o plano de tratamento personalizado para cenários individuais dos pacientes
- Criar um sistema ativo/dinâmico que possa acomodar atualizações regulares e incorporar conhecimentos futuros (p. ex., biomarcadores) emergentes da pesquisa.

O sistema de classificação internacional de 1999 tinha oito principais categorias; o sistema de 2017 organiza doenças e condições periodontais e peri-implantares em quatro categorias principais:

1. Saúde periodontal, doenças e condições gengivais.
2. Periodontite.
3. Outras condições que afetam o periodonto.
4. Doenças e condições peri-implantares.

A Tabela 3.1 explica como a classificação de 1999 foi incorporada ao novo sistema de classificação.

A classificação completa de 2017 de doenças e condições periodontais e peri-implantares está discutida na Tabela 3.2.

Periodontite: classificação e diagnóstico

A principal mudança da prática atual é que um diagnóstico completo de um paciente com periodontite incluirá estadiamento e classificação da doença. Determinar o *status* atual da doença de um paciente (por estadiamento) e a suscetibilidade a doenças futuras (por classificação) representam etapas importantes, especialmente em pacientes que tenham recebido terapia periodontal no passado. Diversas considerações são empregadas nesse processo (Tabelas 3.3 e 3.4):

1. **Estágios** – a doença é categorizada em quatro estágios com base em:
    - Gravidade (medida pela perda de inserção clínica no local com maior perda ou evidência radiográfica de perda óssea/perda dentária)
    - Complexidade de manejo (medida pela profundidade de sondagem, padrão de perda óssea, lesões de furca, mobilidade dentária, número de dentes remanescentes etc.).
2. **Extensão e distribuição:**
    - Localizada (< 30% dentes)
    - Generalizada (> 30% dentes)
    - Padrão molar-incisivo.
3. **Graus** – categorizados em três classes com base no risco de progressão rápida (com o uso de medidas diretas, como perda óssea radiográfica ou perda de inserção clínica, e medidas indiretas, como relação de perda óssea/idade).

Estabelecer um diagnóstico de periodontite envolve duas etapas:

1. Determinação da extensão da periodontite seguida por estadiamento e classificação (p. ex., periodontite localizada, estágio II, grau B)
2. Documentação do fator de risco (p. ex., diabetes tipo 2 [6,9% HbA1 c] e tabagismo atual [8 cigarros/dia])

Portanto, a determinação do diagnóstico considerará todas as informações necessárias de classificação, extensão da doença atual e gravidade, suscetibilidade futura e avaliação dos fatores de risco; isso será parecido com:

Diagnóstico: periodontite localizada, estágio II, grau B modificado por diabetes tipo 2 e tabagismo.

Imagens clínicas e radiográficas que retratam os vários estágios da periodontite são apresentadas na Figura 3.1.

Conclusão

Este capítulo forneceu uma visão geral do sistema de classificação atual e a lógica por trás das categorizações mais recentes. O leitor é encaminhado para o capítulo do livro didático (ver Capítulo 5), bem como para os Anais do *workshop* oficial de classificação para leitura detalhada das entidades individuais descritas em cada categoria.

❖ CORRELAÇÃO CLÍNICA

Quais são as principais mudanças no novo sistema de classificação de que um especialista deve estar ciente ao diagnosticar e tratar as condições periodontais?

Existem quatro mudanças principais a serem consideradas:

1. Pela primeira vez, o novo sistema de classificação define a saúde periodontal e gengivite para paciente com:[3]
   - Periodonto intacto
   - Periodonto reduzido devido a outras causas além da periodontite
   - Periodonto reduzido devido à periodontite.
2. As terminologias de "periodontite crônica e agressiva" foram removidas, pois há pouca evidência para apoiar sua existência como entidades separadas. Elas agora são consideradas variações ao longo de um espectro do mesmo processo de doença: periodontite.
   - Uma exceção a tal regra é o caso da clássica periodontite juvenil localizada (agressiva). Nesse caso, existe um fenótipo clínico claramente definido; no entanto, ainda não justifica uma categoria separada. Portanto, é considerada na descrição de "extensão" da periodontite denominada "padrão molar-incisivo", além da periodontite "localizada" e "generalizada"
   - O estadiamento (processo projetado para avaliar a gravidade da doença no momento da avaliação) e a classificação (processo projetado para avaliar a suscetibilidade à doença no futuro; perfil de risco incluído) da periodontite são uma parte vital do processo de diagnóstico e classificação, pois fornecem orientação durante o planejamento do tratamento.
3. A maior alteração ocorreu na classificação das deformidades e condições mucogengivais. Por exemplo, no que diz respeito às recessões gengivais, a classificação anterior era de natureza mais descritiva e envolvia uma avaliação da relação de um defeito na junção mucogengival e avaliação radiográfica do osso interdental. A classificação atual é baseada em evidências e classifica recessões com base na previsibilidade de cobertura da recessão por meio de procedimentos contemporâneos de cirurgia plástica periodontal.
4. Uma categoria de classificação para doenças e condições peri-implantares foi incluída pela primeira vez em um sistema de classificação periodontal.

Tabela 3.2 Classificação de 2017 de doenças e condições periodontais e peri-implantares.[1]

Doenças e condições periodontais			Doenças e condições peri-implantares
Saúde periodontal, doenças e condições gengivais	Periodontite	Outras condições que afetam o periodonto	
Saúde periodontal e gengival: • Periodonto intacto • Periodonto reduzido	Doenças periodontais necrosantes: • Gengivite • Periodontite • Estomatite	Doenças/condições sistêmicas que afetam os tecidos periodontais	• Saúde peri-implantar • Mucosite peri-implantar • Peri-implantite • Deficiências de tecidos moles e duros peri-implantares
Gengivite: induzida por biofilme dentário: • Induzida por biofilme dentário • Mediada por fatores de risco sistêmicos e locais • Aumento gengival influenciado por medicamentos	Periodontite: • Estadiamento: 1 a 4 • Extensão: localizada, generalizada, padrão molar-incisivo • Grau: A, B, C	Outras condições periodontais: • Abscessos periodontais • Lesões endodôntico-periodontais	
Doenças gengivais: não dentais induzidas por biofilme: • Genéticas/de desenvolvimento • Infecções • Condições inflamatórias/imunes • Processos reativos • Neoplasias • Doenças endócrinas/metabólicas • Lesões traumáticas • Pigmentação gengival	Periodontite como uma manifestação de doença sistêmica	Deformidades mucogengivais e condições: • Fenótipo gengival • Recessão gengival • Diminuição da profundidade vestibular • Frênulo aberrante/tração muscular • Excesso gengival Forças oclusais traumáticas: • Primária • Secundária • Forças ortodônticas Fatores relacionados com o dente e com a prótese	

Adaptada com permissão de Caton et al.[2]

Tabela 3.3 Elementos-chave para o estadiamento da periodontite.

Periodontite		Estágio I	Estágio II	Estágio III	Estágio IV
Gravidade	Perda de inserção clínica	1 a 2 mm	3 a 4 mm	≥ 5 mm	≥ 5 mm
	Perda óssea radiográfica	Terço coronal da raiz	Terço coronal da raiz	Terço médio ou apical da raiz	Terço médio ou apical da raiz
	Perda dentária devido a periodontite	Sem perda dentária	Sem perda dentária	≤ 4 dentes	≥ 5 dentes
Complexidade		• PS ≤4 mm • Principalmente perda óssea horizontal	• PS ≤ 5 mm • Principalmente perda óssea horizontal	Além do estágio II: • PS ≥ 6 mm • Perda óssea vertical ≥ 3 mm • Envolvimento de furca classe II ou III • Defeitos moderados na crista	Além do estágio II: • Necessidade de reabilitação complexa devido à disfunção mastigatória, mobilidade dentária, colapso de mordida, migração patológica, < 20 dentes remanescentes
Extensão e distribuição		• Localizada (< 30% dos dentes envolvidos) • Generalizada (≥ 30% dos dentes envolvidos) • Padrão molar-incisivo			

Adaptada com permissão de Tonetti, M.S., et.al.[4]
PS, profundidade de sondagem.

Tabela 3.4 Elementos-chave de classificação da periodontite.

	Progressão		Grau A: taxa lenta	Grau B: taxa moderada	Grau C: taxa rápida
Critérios primários (evidência direta deve ser usada quando disponível)	Evidência direta de progressão	Perda óssea radiográfica ou PIC	Sem perda em 5 anos	< 2 mm em 5 anos	≥ 2 mm ao longo de 5 anos
	Evidência indireta de progressão	% perda óssea/idade	< 0,25	0,25 a 1	> 1
		Fenótipo de caso	Biofilme com baixos níveis de destruição	Destruição proporcional aos depósitos de biofilme	Destruição inconsistente com depósitos de biofilme; padrões clínicos sugestivos de períodos de rápida progressão e/ou início precoce
Modificadores de grau	Fatores de risco	Tabagismo	Não fumante	< 10 cigarros/dia	≥ 10 cigarros/dia
		Diabetes	Não diabético	Diabético com < 7% HbA1 c	Diabético com ≥ 7% HbA1 c

Adaptada com permissão de Tonetti, M.S., et.al.[4]
PIC, perda de inserção clínica.

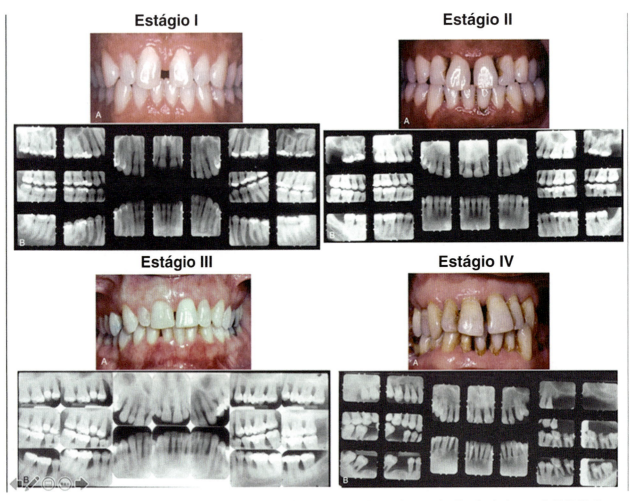

• **Figura 3.1** Imagens clínicas e radiográficas que mostram os vários estágios da periodontite com base na classificação de doenças de 2017. (De Newman, M.G., Takei, H.H., Klokkevold, P.R., et al. (2019). *Newman and Carranza's Clinical Periodontology* (13th ed.). Philadelphia: Elsevier.)

EXERCÍCIO COM BASE EM CASOS CLÍNICOS

Cenário: Uma mulher de 37 anos de idade apresentou como queixa principal: "Minhas gengivas estão sangrando e doloridas. Meus dentes também estão muito soltos". Ela trabalhava como enfermeira e havia notado grandes mudanças em seus dentes nos últimos 3 anos. Ela relatou história médica de hipertensão, que foi inicialmente tratada com anlodipino, posteriormente trocado para lisinopril. Os achados clínicos foram (A): aumento gengival generalizado com profundidades de sondagem variando de 6 a 11 mm, sangramento generalizado à sondagem, mobilidade generalizada, trauma oclusal secundário, envolvimento de furca e depósitos de biofilme e cálculo. Os achados radiográficos foram (B, C e D): áreas generalizadas de leve a moderada e áreas localizadas de perda óssea horizontal grave, especialmente na região anterior superior e inferior.

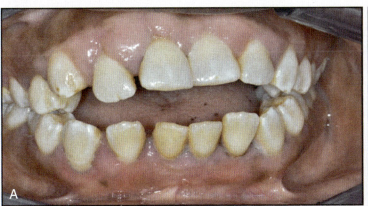
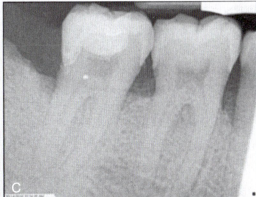
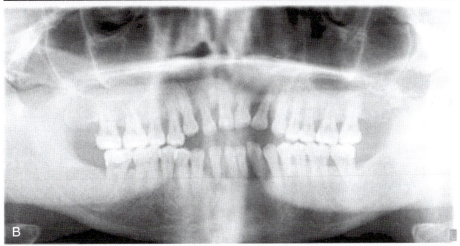
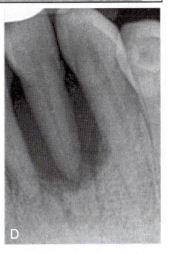

Questões

1. Identifique qual *não* é uma categoria importante na classificação de 2017.
   a. Saúde periodontal, doenças e condições gengivais.
   b. Periodontite.
   c. Manifestações periodontais de doenças sistêmicas e condições adquiridas.
   d. Trauma oclusal.

2. Ao avaliar a gravidade da periodontite, quais parâmetros clínicos consideramos?
   a. Mobilidade.
   b. Sangramento à sondagem.
   c. Perda de inserção interproximal.
   d. Envolvimento de furca.

3. Identifique o estágio de gravidade da perda óssea conforme visto na radiografia (C) para o dente 46.
   a. Estágio I.
   b. Estágio II.
   c. Estágio III.
   d. Estágio IV.

4. Com base na apresentação clínica e radiográfica (A a C), qual será a classificação adequada para esta paciente?
   a. Grau A.
   b. Grau B.
   c. Grau C.

Este capítulo foi desenvolvido com base no Capítulo 5 do livro *Newman e Carranza Periodontia Clínica* (13ª edição) e é um resumo de muitas das seções importantes do capítulo. O leitor está convidado a ler o capítulo de referência para uma compreensão completa deste importante tópico.

Respostas

1. Resposta: d

Explicação: as quatro principais categorias são A, B, C e doenças e condições peri-implantares. Trauma oclusal costumava ser uma categoria importante na classificação de 1999, mas agora foi adicionado como forças oclusais traumáticas e faz parte da categoria C (subcategoria: outras condições que afetam o periodonto).

2. Resposta: c

Explicação: a principal mudança em relação à classificação de 1999 é que um diagnóstico completo de periodontite incluirá o estadiamento e a classificação da doença. A gravidade é medida pela perda de inserção clínica interdental no local com maior perda óssea radiográfica.

3. Resposta: b

Explicação: ao revisar a radiografia, é possível notar que as porções apicais dos defeitos intraósseos ao redor do dente 46 se estendem até o terço coronal (15 a 33%) da raiz; isso é considerado estágio II, de acordo com a classificação de 2017.

4. Resposta: c

Explicação: ao avaliar a apresentação clínica e radiográfica, considerando a porcentagem de perda óssea nos últimos 3 anos e a idade relativamente jovem da paciente, é considerado progressão rápida ou grau C.

Referências bibliográficas

1. Cairo, F, Nieri, M, Cincinelli, S. The interproximal clinical attachment level to classify gingival recessions and predict root coverage outcomes: an explorative and reliability study. *J Clin Periodontol.* 2011;38(7):661–666. https://doi:10.1111/j.1600-051X.2011.01732.x.
2. Caton, J. G., Armitage, G., Berglundh, T., Chapple, I. L. C., Jepsen, S., Kornman, K. S., et al. (2018). A new classification scheme for periodontal and peri-implant diseases and conditions – Introduction and key changes from the 1999 classification. *Journal of Clinical Periodontology*, 45(Suppl 20), S1–S8.
3. Dietrich, T., et al. (2019). Periodontal diagnosis in the context of the 2017 classification system of periodontal diseases and conditions – implementation in clinical practice. *Br Dent J.* 11;226(1): 16–22.
4. Tonetti, M. S., Greenwell, H., & Kornman, K. S. (2018). Staging and grading of periodontitis: framework and proposal of a new classification and case definition. *Journal of Periodontology*, 89(Suppl 1), S159–S172. https://doi.org/10.1002/JPER.18-0006.

4
Patogênese da Doença Periodontal

Terminologia importante

Terminologia/abreviatura	Explicação
Bactéria anaeróbia	Bactéria que cresce na ausência de oxigênio.
Ácido lipoteicoico (ALT)	Componente da parede celular de bactérias gram-positivas. Também chamado de *exotoxina*.
Apresentação de antígeno	As células T reconhecem apenas antígenos fragmentados dispostos nas superfícies das células; portanto, para estimular a imunidade adaptativa, as células apresentadoras de antígenos (CAAs) devem digerir, processar e apresentar esses antígenos em conjunto com moléculas MHC-II em sua superfície.
Células apresentadoras de antígeno	As células apresentadoras de antígenos especializadas são macrófagos, células dendríticas e células de Langerhans.
Células B	Células da resposta imune adaptativa, derivadas da medula óssea, que se diferenciam em *células plasmáticas*. São responsáveis pela imunidade humoral.
Células plasmáticas	Células de resposta imune adaptativa (imunidade humoral), derivadas de células B que secretam *imunoglobulinas* (anticorpos).
Células T	Células da resposta imune adaptativa, derivadas do timo, que se diferenciam em *células auxiliares, células citotóxicas* e *células reguladoras*. São responsáveis pela *imunidade mediada por células*.
Disbiose	Desequilíbrio microbiano no qual as espécies bacterianas benéficas, geralmente dominantes, são superadas para acomodar espécies prejudiciais que crescem em influência ou número.
Epitélio da bolsa	Epitélio escamoso estratificado que forma a parede de tecido mole de um sulco ou bolsa profundos. Pode ser derivado de células do epitélio sulcular e EJ.
Epitélio juncional (EJ)	Epitélio escamoso estratificado não queratinizado que forma uma vedação gengival ao redor dos dentes. Forma a base do sulco gengival e é a principal barreira mecânica contra os microrganismos do biofilme no sulco.
Epitélio sulcular (ES)	Epitélio escamoso estratificado não queratinizado que forma o revestimento da parede lateral do tecido mole do sulco gengival e liga o EJ ao epitélio oral queratinizado.
Fagocitose	Ingestão de bactérias, células mortas *etc.* por meio de uma célula (fagócito) que elimina detritos ou a entrada de certos componentes dos materiais ingeridos como antígenos para células do sistema imunológico. Exemplos de fagócitos incluem PMNs e macrófagos.
Fibroblastos	Células que residem no tecido conjuntivo e são responsáveis pela renovação do colágeno (formação e destruição).
Fluido gengival crevicular (FGC)	Fluido tecidual que escoa por meio do EJ e do sulco; durante a inflamação, é observado aumento do fluxo.
Gingipaína	Fatores de virulência microbiana geralmente secretados pela bactéria *Porphyromonas gingivalis*. Grupo de enzimas que pode degradar as proteínas do hospedeiro (proteases). As principais formas identificadas são as gingipaínas lisina-específicas (Kgp) e as gingipaínas arginina-específicas (RgpA e RgpB).
Inibidores de tecido de MMPs (ITMP)	Moléculas que inibem MMPs.

(continua)

Terminologia importante (*Continuação*)

Terminologia/abreviatura	Explicação
Interleucinas (IL)	Citocinas. Classe de glicoproteínas produzidas por leucócitos para regular as respostas imunes. Podem ser pró-inflamatórias (p. ex., IL-1) ou anti-inflamatórias (p. ex., IL-10).
Leucócito polimorfonuclear (PMN)	Neutrófilo; leucócito granular envolvido na fagocitose. Primeira linha de defesa (imunidade inata); a ação de "explosão respiratória" libera radicais oxidativos e enzimas líticas que causam a destruição do tecido.
Ligamento periodontal (LP)	Conexão de tecido mole que liga o dente ao osso alveolar propriamente dito; composto por fibras colágenas orientadas em diferentes direções para absorver as forças exercidas sobre o dente.
Ligante do RANK (RANKL)	Receptor na superfície das células progenitoras osteoclásticas. Quando ativado por ligantes, estimula a diferenciação adicional de pré-osteoclastos em osteoclastos (células de reabsorção óssea).
Lipopolissacarídeo (LPS)	Componente da parede celular de bactérias gram-negativas. Também chamado de *endotoxina*. Extremamente antigênico.
Macrófago	Quando migram do sangue para os tecidos, os monócitos se diferenciam em macrófagos que se envolvem na fagocitose e no processamento e apresentação de antígenos.
Metaloproteinases de matriz (MMP)	Grupo de enzimas que destroem as proteínas estruturais do hospedeiro (fibras colágenas, componentes da matriz extracelular); liberadas principalmente por PMNs e fibroblastos. Inibidas por TIMPs e pelo grupo de antibióticos da tetraciclina.
Nível de inserção clínica (NIC)	Distância da junção amelocementária à ponta da sonda periodontal durante a sondagem diagnóstica periodontal.
Osteoprotegerina (OPG)	Receptor ativador que inibe a osteoclastogênese interferindo nas interações RANK-RANKL e interrompendo a diferenciação das células progenitoras em células de reabsorção óssea (osteoclastos).
Quimiotaxia	Movimento de uma célula que corresponde a um gradiente de concentração de uma substância específica. Por exemplo, os PMNs se movem de áreas com menor concentração em direção a áreas com maior concentração de IL-8.
Receptor ativador do fator nuclear kB (RANK)	Molécula que se liga à RANK em pré-osteoclastos. Também pode se ligar ao receptor ativador OPG.
Simbiose (no contexto da patogênese periodontal)	Relação entre o hospedeiro e a microbiota em que ambos se beneficiam. Normalmente, os microrganismos podem ser benéficos e prejudiciais ao hospedeiro. Uma *comunidade clímax simbiótica* é um biofilme maduro no qual os microrganismos benéficos dominam, superando os prejudiciais.
Sistema complemento	(Imunidade inata.) Moléculas efetoras de proteínas solúveis sintetizadas principalmente no fígado e que circulam no sangue; grupo de enzimas envolvidas em uma reação em cascata, produzindo, em última instância, o *complexo de ataque à membrana* (*CAM*), que causa a formação de poros nas paredes das células bacterianas (ação bactericida). Os subprodutos da reação em cascata são *opsoninas* e *quimiotaxinas*.
Virulência	O grau de nocividade (ou) gravidade da capacidade de causar doenças.

Informações rápidas

Patogênese da doença periodontal	• A palavra *patogênese* é definida como "a origem e o desenvolvimento de uma doença" • Patogênese da doença periodontal, ou etiopatogenia periodontal, refere-se ao processo passo a passo pelo qual um fator etiológico (ou fatores) causa a doença (*i. e.*, uma série de mudanças na estrutura e função do periodonto).
Gengivite *versus* periodontite	• A gengivite precede a periodontite, mas nem todos os casos de gengivite evoluem para periodontite • Na gengivite, a lesão inflamatória está confinada à gengiva; na periodontite, a lesão inflamatória envolve a gengiva, ligamento periodontal e osso alveolar.
Interação hospedeiro-microbiota	A doença periodontal é resultado de uma interação complexa entre o biofilme da placa subgengival e a resposta dos tecidos gengival e periodontal do hospedeiro (eventos imunoinflamatórios) ao desafio do biofilme. O dano tecidual resultante dessa interação é denominado clinicamente como *periodontite*.

(*continua*)

Informações rápidas (*Continuação*)

Resposta imunoinflamatória desregulada	O biofilme da placa subgengival apresenta uma infecção crônica de baixo grau, para a qual o hospedeiro normal desenvolve uma resposta inflamatória de natureza protetora de baixo grau. No entanto, um hospedeiro suscetível à doença desenvolve uma resposta imunoinflamatória excessiva ou desregulada para um desafio bacteriano semelhante, levando a um aumento da degradação do tecido em comparação a indivíduos que têm uma resposta inflamatória mais normal.
Resultado líquido da periodontite	O resultado líquido das mudanças inflamatórias nos tecidos periodontais é a quebra das fibras do ligamento periodontal, resultando em perda de inserção clínica e reabsorção do osso alveolar. Se não for tratada, a periodontite resultará na perda do dente.

Conhecimento fundamental

Introdução

A periodontite é um processo de doença complexo que se desenvolve de forma não linear; isto é, pequenas causas resultam em efeitos desproporcionalmente grandes. O processo patogenético discutido neste capítulo inclui, de maneira gradual, a série de mudanças estruturais e funcionais dentro do periodonto que causam a doença. Alguns fatores que devem ser considerados ao se discutir a patogênese da doença periodontal são:

- As bactérias devem estar presentes para iniciar a doença periodontal, mas as bactérias sozinhas não são as únicas responsáveis por essa doença.
- O que começa como uma resposta protetora do hospedeiro (reação inflamatória) ao acúmulo de biofilme, falha em resolver em indivíduos suscetíveis, resultando em uma mudança para infecção crônica.

❖ CORRELAÇÃO CLÍNICA

Por que precisamos estudar a patogênese de uma doença e permanecer atualizados sobre o que a ciência diz sobre o assunto?

Patogênese refere-se ao processo de desenvolvimento da doença. Em qualquer momento, as estratégias de tratamento usadas para controlar uma doença baseiam-se na compreensão predominante de sua patogênese. As opções de tratamento/manejo que são dadas como certas em um determinado momento podem mudar no futuro. Isso ocorre porque a lógica por trás do combate à patogênese da doença muda com mais pesquisas, e nossa compreensão de uma doença melhora com esforços focados realizados por uma comunidade científica responsável. Portanto, é vital estar a par do pensamento científico atual sobre a patogênese.

O pensamento atual, portanto, enfatiza que a destruição do tecido periodontal é mais um resultado da incapacidade do hospedeiro de resolver a inflamação do que um resultado direto da própria inflamação inicial.

Histopatologia da doença periodontal

Em 1976, Page e Schroeder tentaram descrever a aparência histológica dos tecidos periodontais em vários estágios de desenvolvimento da doença (Figura 4.1).[1] São apenas descrições histológicas e não devem fazer parte de um diagnóstico clínico. Os estágios histopatológicos descritos correspondem a aproximadamente quatro cenários clínicos:

1. Lesão inicial – gengiva clinicamente normal
2. Lesão precoce – fluido gengival crevicular (FGC) é detectável; pode durar indefinidamente em crianças, mas progride rapidamente para lesão estabelecida em adultos
3. Lesão estabelecida – ulcerações epiteliais da bolsa que se manifestam como sangramento à sondagem; pode durar indefinidamente sem progressão para o próximo estágio em adultos resistentes a doenças
4. Lesão avançada – a perda de inserção clínica se apresenta com ou sem evidência radiográfica de perda óssea.

❖ CORRELAÇÃO CLÍNICA

Como uma bolsa periodontal se desenvolve?

Etapa 1: inflamação dos tecidos gengivais causada por patógenos microbianos resulta em inchaço e aumento da profundidade de sondagem.
Etapa 2: a disseminação da resposta inflamatória causa a degradação do colágeno nos tecidos conjuntivos.
Etapa 3: a migração apical do epitélio juncional para áreas sem colágeno ocorre para manter uma barreira epitelial intacta que veda ao redor do dente; o aumento resultante na profundidade de sondagem com sulco mais profundo (que pode estar associado à perda óssea alveolar) é referido como uma bolsa periodontal.
Etapa 4: Os patógenos microbianos exploram o microambiente propício (anaeróbio) dentro do sulco profundo e perpetuam a doença com o avanço apical da bolsa.

Respostas inflamatórias no periodonto

Embora o acúmulo prolongado do biofilme subgengival intacto possa causar a liberação de moléculas inflamatórias tanto da microbiota quanto do hospedeiro (Figura 4.2), está claro que a maior parte da degradação do tecido resulta dos processos inflamatórios desregulados do hospedeiro. As respostas inflamatórias podem ser:

- **Aguda (hiperatividade PMN)** – abscessos e inflamação aguda ocorrem principalmente quando PMNs são ativados por níveis muito elevados de quimiocinas nos tecidos periodontais. Durante o processo de "explosão respiratória", liberam grandes quantidades de enzimas líticas que mediam a destruição do tecido do hospedeiro.

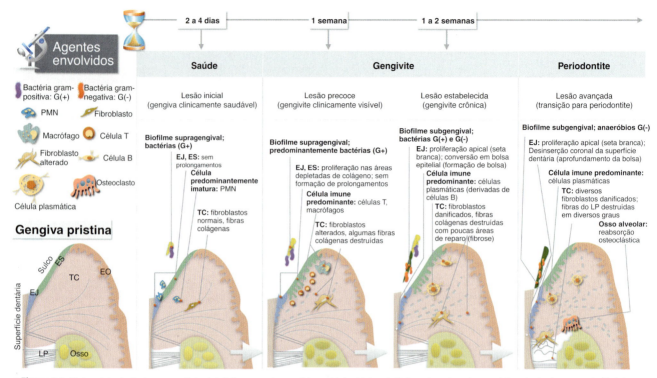

- **Figura 4.1** Histopatologia da doença periodontal. A figura mostra os vários estágios histopatológicos durante o desenvolvimento da doença periodontal.
- O boxe do canto superior esquerdo mostra a chave para as várias células envolvidas na patogênese da doença periodontal.
- O diagrama inferior esquerdo mostra a aparência histológica do periodonto em condições *originais*, exibindo a localização do epitélio juncional (EJ), epitélio sulcular (ES), epitélio oral (EO), tecido conjuntivo subepitelial (TC), ligamento periodontal (LP) e estrutura óssea alveolar.
- A figura exibe e descreve as poucas zonas principais em que ocorrem alterações histopatológicas durante a patogênese, denominadas zona do biofilme, zona do sulco gengival, zona EJ/ES, zona do tecido conjuntivo subepitelial e zona do osso alveolar/LP. Quando o biofilme é deixado intacto por um determinado período de tempo, há quatro estágios progressivos observados histologicamente: lesão inicial, lesão precoce, lesão estabelecida e lesão avançada. Essas descrições histológicas enfatizam como a infiltração progressiva maciça de tecidos por células imunes/inflamatórias levam à liberação extracelular de enzimas destrutivas, resultando na ruptura anatômica do tecido conjuntivo (depleção de colágeno) e subsequente proliferação de células do EJ em áreas depletadas, refletindo clinicamente como perda de inserção e formação de bolsas.[1] Nota: esta é apenas uma representação esquemática e não em escala exata de eventos celulares microscópicos reais.
Células B, linfócitos derivados da medula óssea; PMN, leucócitos/neutrófilos polimorfonucleares; Células T, linfócitos derivados do timo.

- **Crônico (hiperatividade de macrófagos)** – em condições crônicas, os metabólitos bacterianos estimulam o macrófago – eixo da célula T, que por sua vez altera os fibroblastos residentes e faz com que eles secretem mediadores secundários destruidores de tecido (p. ex., MMPs, PGE$_2$).

Para informações detalhadas sobre moléculas individuais e seu papel na patogênese da doença periodontal, indica-se a leitura da seção sobre resposta inflamatória no periodonto no capítulo do livro-texto (ver Capítulo 7).

Associação entre patogênese e os sinais clínicos de doença periodontal

Embora o processo de destruição do tecido conjuntivo periodontal e reabsorção óssea seja complicado e envolva muitas células, moléculas e mediadores regulatórios, os principais "atores" podem ser identificados da seguinte forma (Figura 4.3):

- **Moléculas promotoras** – LPS, LTA (origem bacteriana); IL-1, FNT□ (derivado do hospedeiro)
- **Células efetoras** – fibroblastos, osteoclastos
- **Moléculas efetoras** – MMPs (ruptura do tecido conjuntivo); PGE$_2$ (reabsorção óssea osteoclástica).

Reabsorção e remodelação óssea

Fica evidente que o RANKL e a osteoprotegerina são os principais reguladores da remodelação óssea e estão diretamente envolvidos na diferenciação, ativação e sobrevivência dos precursores dos osteoclastos e dos osteoclastos.

O sistema RANK/RANKL/OPG compreende:

- **Receptor: RANK** – receptor em pré-osteoclastos, que precisa ser ativado para sua posterior diferenciação em osteoclastos maduros
- **Ligante: RANKL** – molécula necessária para se ligar a RANK para ativar a diferenciação em osteoclastos que se adicionam ao *pool* de células de reabsorção óssea
- **Receptor ativador: OPG** – liga-se a RANKL. Impede a diferenciação de células progenitoras em osteoclastos, antagonizando a interação RANK-RANKL
- **RANKL: OPG *ratio*** – os valores relativos dessas duas moléculas regulam a renovação óssea; por exemplo, quando RANKL é maior, a proporção é maior e o equilíbrio favorece a reabsorção óssea.

Capítulo 4 Patogênese da Doença Periodontal 35

```
                    Duas fontes envolvidas na resposta inflamatória
```

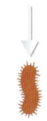
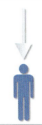

Fatores de virulência microbianos

- **Componente estrutural bacteriano:** por exemplo, LPS, ALT
- **Enzimas bacterianas:** por exemplo, *Gingipaínas* (Kgp, RgpA, RgbB)
- **Produtos bacterianos nocivos:** por exemplo, ácido bútrico, ácido propiônico, H_2S
- **Moléculas para invasão microbiana nos tecidos e células do hospedeiro:** por exemplo, fímbrias
- **DNA bacteriano e DNA extracelular (eDNA)**

Mediadores inflamatórios derivados do hospedeiro

- **Citocinas:** por exemplo, interleucinas (IL), fator de necrose tumoral (FNT), quimiocinas
- **Prostaglandinas:** PGE_2
- **Metaloproteinases da matriz (MMPs)**

• **Figura 4.2** Fontes de moléculas envolvidas nas respostas inflamatórias do periodonto. O biofilme da placa subgengival pode liberar diretamente produtos nocivos que danificam o tecido, mas mais importante para a patogênese da doença periodontal é o fato de que esse biofilme induz respostas inflamatórias imunológicas do hospedeiro dentro do periodonto, que também podem causar dano tecidual; esse dano talvez seja mais destrutivo do que aquele causado diretamente pelas bactérias. A figura lista as moléculas mais importantes envolvidas nas respostas inflamatórias dentro do periodonto, que são derivadas tanto de microrganismos quanto do hospedeiro.[2] LPS, lipopolissacarídeo/endotoxina; ALT, ácido lipoteicoico; Kgp, gingipaína lisina-específica; Rgp, gingipaína arginina-específica; H_2S, sulfeto de hidrogênio; PGE_2, prostaglandina E_2.

❖ CORRELAÇÃO CLÍNICA

O que significa o termo "perda de inserção"? Qual tecido periodontal é mais afetado quando ocorre a perda de inserção?

O termo "perda de inserção" refere-se à destruição das fibras do ligamento periodontal (LP), que começa na extremidade mais coronal e progride em qualquer direção (embora possa ser vista uma progressão predominantemente apical), e o fenômeno do dente perdendo sua ancoragem dentro do alvéolo ósseo devido à perda da inserção da fibra do ligamento periodontal. A característica crucial a ser considerada aqui é a destruição do colágeno sem posterior substituição das fibras destruídas. Embora a reabsorção óssea também possa ocorrer devido à disseminação da inflamação, essa perda óssea nem sempre precisa ser parte da perda de inserção. Portanto, o tecido periodontal mais afetado pela perda de inserção é o LP.

Resolução da inflamação

"Interromper" a inflamação é um processo ativo, não apenas uma diminuição passiva dos sinais pró-inflamatórios; é uma etapa vital para restaurar a homeostase do tecido, uma vez que os agentes agressores tenham sido tratados. Quando a inflamação não é regulada ou "interrompida", as respostas inflamatórias e imunológicas desreguladas continuam a causar danos colaterais aos tecidos do hospedeiro. A resolução da inflamação é mediada por moléculas específicas, incluindo uma classe de mediadores lipídicos endógenos com pró-resolução que podem oferecer novos tratamentos adjuvantes para o tratamento da periodontite. Recomenda-se consultar o Capítulo 7 deste livro para uma revisão posterior deste tópico.

Modo de ação:

- Inibição da infiltração e transmigração de PMN
- Estimulação da infiltração de monócitos e macrófagos fagocitados de células mortas sem estimular a liberação de citocinas inflamatórias.

Mediadores da resolução da inflamação:

- Lipoxinas
- Resolvinas
- Maresinas
- Protectinas.

Respostas imunológicas na patogênese periodontal

As respostas imunoinflamatórias são inicialmente dominadas por PMNs e macrófagos (células efetoras da imunidade inata).

As ações do PMN contra bactérias incluem:

- **Diapedese** – move-se para fora dos vasos sanguíneos e para dentro dos tecidos
- **Quimiotaxia** – move-se em direção aos locais de infecção
- **Fagocitose** – engolfa, faz a lise, digere antígenos
- **Explosão oxidativa** – liberação rápida de radicais de oxigênio com atividade bactericida
- **Secreção de mediador inflamatório** – prostaglandinas (PGE_2), leucotrienos (LTB_4), citocinas (IL-1).

As ações dos macrófagos contra as bactérias incluem:

- **Fagocitose** – envolve e faz a lise de microrganismos, complexos antígeno-anticorpo
- **Processamento e apresentação de antígenos** – macrófagos são células com antígenos profissionais (AAP) que processam e apresentam antígenos de microrganismos engolfados e lisados para as células T

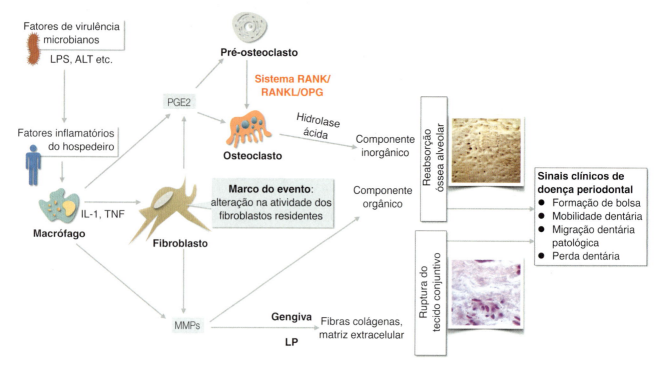

• **Figura 4.3** Perda de inserção: eventos moleculares significativos que levam a sinais clínicos de doença periodontal.[2] Quando o biofilme da placa subgengival continua presente, a inflamação crônica se instala. Produtos bacterianos (p. ex., lipopolissacarídeos/LPS) ativam os macrófagos para produzir citocinas como as interleucinas (IL-1) e fator de necrose tumoral (FNTa). Estes estimulam fibroblastos residentes e promovem mudanças internas, fazendo-os produzir quantidades excessivas de enzimas destruidoras de colágeno, como metaloproteinases da matriz (MMPs) e mediadores inflamatórios como prostaglandinas (PGE$_2$). As MMPs causam destruição das fibras de colágeno e componentes da matriz extracelular dentro da gengiva e do espaço do ligamento periodontal (LP); também causam a quebra dos componentes orgânicos do osso alveolar. A PGE$_2$ ativa as células osteoclásticas para secretar enzimas como as hidrolases ácidas que trabalham para destruir os componentes mineralizados inorgânicos do osso. A conversão de precursores osteoclásticos em osteoclastos é altamente dependente do sistema RANK/RANKL/OPG, que pode ser indiretamente aumentado pela PGE$_2$. Ao todo, as respostas inflamatórias-imunes desreguladas, induzidas por bactérias da placa e seus produtos, se unem para causar a ruptura do tecido conjuntivo e a reabsorção óssea dentro do periodonto. Isso resulta clinicamente na perda de inserção gengival/fibras de colágeno do LP à superfície do dente, levando à formação de bolsa, mobilidade dentária, migração dentária e até mesmo perda dentária. (As imagens selecionadas são de Newman, M.G., Takei, H.H., Klokkevold, P.R., et al. (2019). *Newman e Carranza's Clinical Periodontology* (13th ed.). Philadelphia: Elsevier). OPG, osteoprotegerina; RANK, receptor ativador do fator nuclear-kB; RANKL, ligante do receptor ativador do fator nuclear-kB.

- **Citotoxicidade** – elimina células hospedeiras que contêm antígenos intracelulares (para combater vírus, células tumorais, parasitas intracelulares).

Se a imunidade inata não consegue eliminar a infecção, as células efetoras do sistema de imunidade adaptativa são recrutadas (linfócitos: células T e células B). As respostas imunológicas não são, na verdade, uma "progressão linear" de eventos. As imunidades inata e adaptativa estão intimamente integradas e não funcionam isoladamente para lidar com os fatores etiológicos que contribuem para a doença periodontal (Figura 4.4).

Conceito de suscetibilidade do hospedeiro

Os indivíduos variam com relação à sua suscetibilidade à doença periodontal, levando a uma experiência desigual da doença entre a população em geral. Essas variações são afetadas por fatores genéticos, sistêmicos e ambientais. Embora as bactérias sejam necessárias para iniciar a doença, a resposta do hospedeiro é a responsável principal pela destruição tecidual em indivíduos suscetíveis à doença (Figura 4.5).

Reação inicial à placa	Ativação do macrófago e apresentação do antígeno	Reação imune crônica e perda de inserção
Recrutamento da primeira linha de defesa (imunidade inata) 1. IL-8 recruta PMNs (primeira linha de defesa) para o local da infecção • Fagocitose • Explosão respiratória • Liberação de mediadores inflamatórios PMN 2. Sistema complemento: o aumento da estase vascular permite o derramamento de proteínas séricas (sistema complemento) nos tecidos locais. Essas proteínas são responsáveis pela ação "citotóxica" da imunidade inata sobre a formação de células bacterianas do CAM (complexo de ataque à membrana) As proteínas do complemento sofrem uma cascata de reações ao final das quais o CAM é produzido O CAM cria poros, interrompe a integridade da parede celular bacteriana e ocorre a lise celular (citotoxicidade)	Transição para imunidade adaptativa: dois eventos moleculares principais ocorrem neste estágio 1. Macrófagos: Ocorre o recrutamento de monócitos para os tecidos e sua diferenciação em macrófagos. Macrófagos também são *células sentinelas* responsáveis pelo reconhecimento de padrões moleculares de antígeno e fagocitose de patógenos reconhecidos . Apresentação do antígeno: marca uma transição da resposta imune inata para a resposta imune adaptativa, pois permite o reconhecimento e a destruição de moléculas patogênicas pela imunidade adaptativa do hospedeiro (linfócitos) 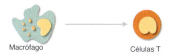 Macrófago Células T Macrófagos fagocitam microrganismos, processam antígenos e os apresentam às células T	Imunidade adaptativa 1. Células T: agem contra antígenos sequestrados dentro das células (resposta imune celular) e também estimulam a diferenciação de células B para combater antígenos solúveis fora das células 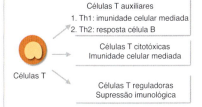 Células T auxiliares 1. Th1: imunidade celular mediada 2. Th2: resposta célula B Células T citotóxicas Imunidade celular mediada Células T Células T reguladoras Supressão imunológica 2. Células B/células plasmáticas: secreta anticorpos para acertar antígenos solúveis em material extracelular (resposta imune humoral) 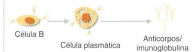 Célula B Célula plasmática Anticorpos/imunoglobulina Agora, as células plasmáticas dominam os eventos moleculares que levam à destruição do tecido

• **Figura 4.4** Respostas imunológicas na patogênese periodontal. Reações a patógenos periodontais dentro da massa da placa começam quando as células epiteliais juncionais secretam IL-8 em resposta a produtos nocivos liberados por microrganismos dentro do sulco gengival. Os neutrófilos (PMN) são recrutados como a primeira linha de defesa e se movimentam em direção ao interior do sulco do tecido conjuntivo subepitelial, seguindo um gradiente quimiotático de IL-8. Os mediadores inflamatórios secretados por PMNs e as reações vasculares subsequentes estimulam o sistema de proteína sérica (proteínas de fase aguda, sistema complemento) que também atuam contra patógenos. Subsequentemente, macrófagos são recrutados; se a imunidade inata for incapaz de conter a agressão, eles processam e apresentam os antígenos para as células efetoras mais sofisticadas e ajustadas da imunidade adaptativa: células T e B. As células T estão envolvidas principalmente na imunidade mediada por células, visando antígenos sequestrados com segurança dentro do hospedeiro e células e patógenos intracelulares tentando evitar a vigilância imunológica do hospedeiro. Antígenos extracelulares solubilizados são atacados por anticorpos secretados por células plasmáticas que são diferenciadas das células B. Nota: esta figura é simplificada para a compreensão básica e não representa mecanismos de *feedback* e relações cruzadas, que também são uma parte vital das respostas imunológicas.

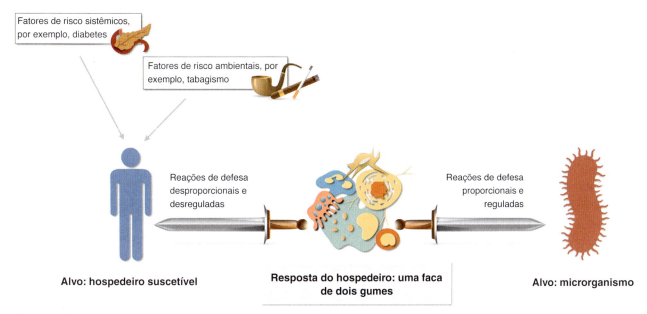

• **Figura 4.5** Suscetibilidade do hospedeiro à doença periodontal.[3] A manifestação e progressão da doença periodontal são determinadas pela natureza da resposta imune aos complexos bacterianos na placa. Dependendo da natureza da resposta imune, a doença permanecerá estável e não progredirá ou poderá progredir e resultar em doença inflamatória crônica. Um hospedeiro suscetível à doença apresenta perda de inserção clínica devido à destruição do tecido periodontal, enquanto um indivíduo não suscetível não sofre destruição tecidual, mesmo na presença de biofilme de placa persistente. A suscetibilidade de um indivíduo à doença periodontal é modulada por vários fatores, incluindo fatores de risco sistêmicos (p. ex., diabetes) e fatores de risco ambientais (p. ex., tabagismo).

EXERCÍCIO COM BASE EM CASOS CLÍNICOS

Cenário: Um homem de 56 anos de idade apresentou queixa principal de mau hálito e sangramento gengival ao escovar. Não havia histórico médico relevante, mas era ex-fumante (parou de fumar havia 6 meses, 20 cigarros/dia, por 15 anos). Tinha história de atendimento odontológico irregular (sem história anterior de tratamento periodontal) e referia o uso de escova manual, 2 vezes/dia, por, no máximo, 1 minuto cada vez. O paciente apresentou profundidades de sondagem generalizadas de 5 a 8 mm com 70% de sangramento à sondagem (SS). Foi observada mobilidade de grau 1 no dente 21 e o diastema permaneceu o mesmo entre os incisivos centrais nos últimos meses. A radiografia panorâmica revelou perda óssea avançada (> 80%) nas áreas dos molares superiores.

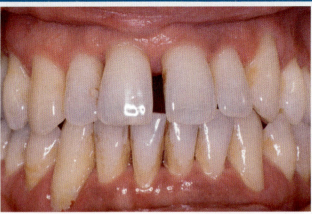

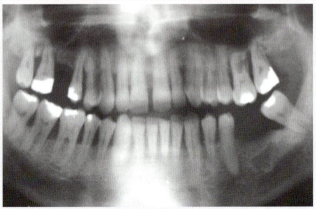

As imagens clínicas são de Newman, M.G., Takei, H.H., Klokkevold, P.R. et al. (2019). *Newman e Carranza's Clinical Periodontology* (13th ed.). Philadelphia: Elsevier.

Questões

1. Qual é o diagnóstico periodontal?
   a. Gengivite.
   b. Periodontite.
   c. Periodonto saudável.
   d. Lesão perioendontal.
2. Qual é a etiologia mais provável para a periodontite?
   a. Biofilme bacteriano.
   b. Restaurações defeituosas.
   c. Contatos abertos.
   d. Morfologia radicular.
3. Qual é a explicação mais provável para este SS alto?
   a. Antecedentes de tabagismo.
   b. *Status* atual de não fumante.
   c. Inflamação induzida por biofilme.
   d. Fatores oclusais.
4. Por que uma perda óssea mais avançada é observada nas áreas dos molares superiores?
   a. Suscetibilidade do hospedeiro.
   b. História de tabagismo.
   c. Contatos abertos.
   d. Acesso difícil para limpeza.

Este capítulo foi desenvolvido com base no Capítulo 7 do livro *Newman e Carranza Periodontia Clínica* (13ª edição) e é um resumo de muitas das seções importantes do capítulo. O leitor está convidado a ler o capítulo de referência para uma compreensão completa deste importante tópico.

Respostas

1. Resposta: b
Explicação: com base na apresentação clínica e radiográfica e na presença de fatores locais, como acúmulo generalizado de biofilme, trata-se de um caso de periodontite.

2. Resposta: a
Explicação: a higiene bucal deficiente e o desafio a longo prazo do biofilme bacteriano resultam em inflamação crônica nos tecidos periodontais. A resposta imune-inflamatória é intencionalmente protetora, mas causa o dano ao tecido que reconhecemos clinicamente como periodontite. Restaurações defeituosas, contatos abertos e morfologia radicular são considerados fatores que contribuem para a doença periodontal.

3. Resposta: c
Explicação: a má higiene bucal e a presença de biofilme subgengival resultam em inflamação gengival e dos tecidos

periodontais. A sonda periodontal penetra facilmente no epitélio juncional inflamado *e entra* no tecido conjuntivo, causando sangramento à sondagem. Nota: fumar pode ter um efeito inibitório na microcirculação, tal que os fumantes, ao pararem de fumar, frequentemente notam um aumento no sangramento gengival à medida que a circulação se recupera.

4. Resposta: d
Explicação: os molares superiores costumam ter perda óssea avançada, provavelmente devido às dificuldades de acesso a essas regiões para limpeza (especialmente limpeza interproximal). Outras dificuldades na limpeza surgem quando ocorre o envolvimento da furca, levando a uma progressão maior da doença nesses locais.

Referências bibliográficas

1. Page, R. C., & Schroeder, H. E. (1976). Pathogenesis of inflammatory periodontal disease: a summary of current work. *Laboratory Investigation*, *33*, 235–249.
2. Cekici, A., Kantarci, A., Hasturk, H., & Van Dyke, T. E. (2014). Inflammatory and immune pathways in the pathogenesis of periodontal disease. *Periodontology 2000*, *64*, 57–80.
3. Knight, E. T., Liu, J., Seymour, G. J., Faggion, C. M., Jr., & Cullinan, M. P. (2016). Risk factors that may modify the innate and adaptive immune responses in periodontal diseases. *Periodontology 2000*, *71*, 22–51.

5
Microbiologia Periodontal

Terminologia importante

Terminologia/abreviatura	Explicação
Aggregatibacter Actinomycetemcomitans	• Bastonetes não móveis anaeróbios facultativos, Gram-negativos • Pertence ao complexo verde • Altamente associado à patogênese do padrão molar-incisivo de periodontite (anteriormente *periodontite agressiva localizada*) • Um clone altamente leucotóxico é conhecido como JP2 (sorotipo b).
Cálculo	Depósito duro que se forma por meio da mineralização da placa dentária, geralmente coberto por uma camada de placa dentária não mineralizada (considerada um fator de retenção da placa).
Candida albicans	• Infecções da mucosa e da corrente sanguínea • Associada à candidíase.
Coagregação	Fenômeno de bactérias geneticamente distintas que se ligam umas às outras por moléculas específicas e influenciam o crescimento de um biofilme multiespécie.
Colonizadores primários	Espécies bacterianas (p. ex., *Streptococcus, Actinomyces, Capnocytophaga, Eikenella, Veillonella*) que aderem à película adquirida e fornecem novos locais de ligação para colonizadores secundários.
Colonizadores secundários	Nao têm a capacidade de colonizar inicialmente as superfícies limpas dos dentes, mas aderem a bactérias que já estão na massa da placa.
Complexo vermelho de Socransky	*P. gingivalis, Tannerella forsythia* e *Treponema denticola*.
Disbiose	• Mudança gradual na comunidade microbiana • Diminuição do número de espécies benéficas e aumento do número de espécies patogênicas.
Ecovírus	• Picornavírus, vírus de RNA de fita simples sem envelope • Associado à herpangina e síndrome de Guillain-Barré.
Enterovírus	• Picornavírus, vírus de RNA de fita simples sem envelope • Associado à herpangina e doença da mão, pé e boca (enterovírus 71).
Fator de virulência	Molécula específica produzida por um microrganismo que permite contornar efetivamente a imunidade do hospedeiro e colonizar um nicho dentro do hospedeiro.
Fímbrias e pili	Fibrilas poliméricas associadas à adesão de células bacterianas.
Formação de espiga de milho e escova de tubo de ensaio	Estrutura estabelecida por meio da coagregação de células cócicas (espiga de milho) ou bastonetes gram-negativos (escova de tubo de ensaio) presos ao núcleo filamentoso de gram-negativos. Exemplos de coagregação em biofilme da placa: • **Formação de espiga de milho** – observada na placa supragengival; núcleo central gram-negativo que suporta células cócicas externas • **Formação de escova de tubo de ensaio** – observada na placa subgengival; bastonetes gram-negativos se fixam em microrganismos filamentosos.
Gingipaína	Fator de virulência produzido por *Porphyromonas gingivalis*. Pertence à família da cisteína-protease, desempenha papéis importantes na adesão, degradação do tecido e evasão das respostas do hospedeiro.
Herpesvírus humano 8	• Vírus de DNA de fita dupla com envelope • Associado ao sarcoma de Kaposi.

(Continua)

Terminologia importante (*Continuação*)

Terminologia/abreviatura	Explicação
Herpes-vírus simples 1 (VHS-1)	• Vírus de DNA de fita dupla com envelope associado à gengivoestomatite herpética (infecção primária por VHS-1), lesões orolabiais recorrentes • Latência nos gânglios trigêmeos.
Herpes-vírus simples 2 (VHS-2)	• Vírus de DNA de fita dupla com envelope associado à infecção genital • Latência nos gânglios sensoriais.
Hipótese da placa específica	• Proposta no início dos anos 1960 • A placa que contém patógenos bacterianos específicos pode provocar doença periodontal.
Hipótese de placa ecológica	• Proposta na década de 1990 • Tanto a quantidade total de placa dentária quanto sua composição microbiana específica podem contribuir para a transição de saúde para doença • Relação dinâmica pela qual a resposta inflamatória resulta em uma mudança ambiental que produz uma mudança no equilíbrio da microbiota residente, predispondo um local à doença.
Hipótese de placa não específica	• Proposta em meados de 1900 • As doenças periodontais resultam da "elaboração de produtos nocivos por toda a flora da placa".
Hipótese do patógeno-chave	• Certos patógenos podem desencadear a interrupção da homeostase microbiana, levando ao desenvolvimento de doença periodontal, mesmo quando estão presentes apenas em baixo número • *P. gingivalis* é um bom exemplo de um patógeno-chave.
Leucotoxina	Fator de virulência produzido por *A. actinomycetemcomitans* que tem efeitos leucotóxicos (formadores de poros) nas células do sistema imunológico.
Lipopolissacarídeo	• Endotoxina que consiste em um lipídio e um polissacarídeo composto de antígeno O na membrana externa de bactérias gram-negativas • Reconhecido pelo receptor *toll-like* 4 • Induz forte resposta imunológica.
Matéria alba	• Acúmulo suave de proteínas salivares, bactérias, células epiteliais descamadas e restos alimentares sem estrutura organizada • Pode ser facilmente deslocada com um *spray* de água.
Nicho	Um espaço/estrutura funcional dentro de um sistema ecológico ao qual um organismo é especialmente adequado. São exemplos: • Superfícies duras intraorais e supragengivais • Regiões subgengivais adjacentes à superfície dura • Epitélio vestibular e palatino, assoalho da boca • Dorso da língua • Amígdalas • Saliva.
Papilomavírus	• Vírus de DNA de fita dupla sem envelope • Associado a verrugas genitais e cutâneas, câncer cervical e anogenital, condiloma acuminado e papilomatose respiratória recorrente.
Película adquirida	Material orgânico composto por peptídeos, proteínas e glicoproteínas que se formam na superfície do dente e serve como local de adesão bacteriana.
Placa dentária	• Biofilme altamente organizado composto principalmente por bactérias em uma matriz de glicoproteínas salivares e polissacarídeos extracelulares • Não pode ser removido por enxágue ou *spray* de água (limpeza espontânea, como mastigar comida fibrosa ou movimento da língua, é insuficiente).
Placa subgengival e cálculo	• Encontrados abaixo da margem gengival • Predominam bastonetes gram-negativos, filamentos e espiroquetas • O componente inorgânico do cálculo provém principalmente do fluido crevicular; cor verde ou marrom-escuro do cálculo indica a presença de produtos sanguíneos de hemorragia subgengival.
Placa supragengival e cálculo	• Encontrado acima da margem gengival • Predominam cocos gram-positivos e bastonetes curtos • O componente inorgânico do cálculo é principalmente da saliva.

(Continua)

Terminologia importante (*Continuação*)

Terminologia/abreviatura	Explicação

Sensi quorum	• Método de comunicação entre bactérias do biofilme
	• As bactérias secretam uma molécula sinalizadora que se acumula no ambiente local. Assim que alcançam uma concentração limite crítica, várias respostas são acionadas:
	    ■ Modulação da expressão de genes para resistência a antibióticos
	    ■ Estímulo do crescimento de espécies benéficas no biofilme
	    ■ Inibição do crescimento de concorrentes.

Sucessão alogênica	Mudança na composição da comunidade bacteriana devido a fatores externos não microbianos (p. ex., tabagismo).
Sucessão autogênica	Mudança na composição da comunidade bacteriana devido a fatores microbianos (p. ex., interações interbacterianas).
Translocação	Transmissão intraoral de bactérias de um nicho para outro via saliva, sondagem *etc*.
Vírus da imunodeficiência humana 1 (HIV-1)	• Retrovírus, vírus de RNA de fita simples com envelope • Infecção global • Infecta células que contêm receptores CD4 (células-T auxiliares e linhagem de macrófagos).
Vírus da imunodeficiência humana 2 (HIV-2)	• Retrovírus, vírus de RNA de fita simples com envelope • Infecção principalmente na África Centro-Ocidental • Menos virulento do que o HIV-1.
Vírus Epstein-Barr (VEB)	• Vírus de DNA de fita dupla com envelope associado a linfoma de Burkitt, mononucleose infecciosa, linfoma de Hodgkin e doença linfoproliferativa B.
Vírus Coxsackie A	• Picornavírus; vírus de RNA de fita simples sem envelope • Associado à herpangina e doença da mão, pé e boca.
Vírus varicela-zóster	• Vírus de DNA de fita dupla com envelope associado ao herpes-zóster (cobreiro), varicela (catapora) e síndrome de Hunt • Latência nos gânglios sensoriais.

Informações rápidas

Espécies bacterianas associadas à saúde periodontal	*Planobacterium, Cardiobacterium, Corynebacterium, Kingella, Capnocytophaga, Eubacterium, Peptostreptococcus, Alloprevotella, Hallella, Johnsonella* e *Mycoplasma*.
Espécies bacterianas associadas à periodontite	*Porphyromonas, Filifactor, Treponema, Fusobacterium, Tannerella, Streptococcus, Actinomyces* e *Veillonella*.
Remoção de microrganismos da cavidade oral	As bactérias não aderentes são removidas por meio de: • Deglutição, mastigação ou ao assoar o nariz • Práticas de higiene bucal e da língua • Efeito do enxágue salivar, nasal e fluido crevicular • Movimento ativo dos cílios nas paredes nasal e sinusal.
Adesão bacteriana em superfícies de tecidos moles	• Descamação é um mecanismo de limpeza natural dos tecidos moles • Existe uma correlação positiva entre a taxa de adesão de bactérias patogênicas a diferentes epitélios e a suscetibilidade do paciente afetado a certas infecções.
A cavidade oral como ambiente único para população de agentes microbianos	A cavidade oral fornece superfícies moles (descamação) e duras (não descamação), como dentes que são acessíveis à colonização microbiana.
Composição do biofilme subgengival	• A profundidade da bolsa periodontal afeta a composição • Espiroquetas, cocos e bastonetes dominam a parte apical da bolsa • Os filamentos dominam a parte coronal da bolsa.
Fases de acúmulo de biofilme de placa dentária	1. Formação da película na superfície do dente 2. Adesão/fixação inicial de bactérias 3. Colonização/maturação da placa.

(Continua)

Capítulo 5   Microbiologia Periodontal   43

🟦 Informações rápidas (*Continuação*)

Três fases de adesão inicial	1. Transporte para a superfície 2. Adesão reversível inicial via forças de van der Waal e forças eletrostáticas de repulsão 3. Ligação forte.
Composição microbiana da placa dentária	À medida que a placa amadurece, a composição microbiana muda de cocos para formas filamentosas e bastonetes e, posteriormente, para víbrios e espiroquetas (uma flora mais anaeróbica e outra gram-negativa).
Variáveis individuais na formação da placa	Os fatores que influenciam as formações de placa são: • Fatores locais: tabagismo, restaurações e próteses e utensílios de higiene bucal • Fatores do hospedeiro: fatores antimicrobianos na saliva, composição química da película, molhabilidade clínica das superfícies dentárias, fluxo salivar relativo • Fatores bacterianos: estabilidade do coloide de bactérias na saliva, agregação de bactérias • Outros fatores: dieta, mastigação de alimentos fibrosos.
Formação da placa: variação dentro da dentição	A formação da placa ocorre mais rapidamente: • Na mandíbula em comparação à maxila • Nas superfícies vestibulares em comparação às superfícies palatinas • Em regiões interdentais em comparação às superfícies vestibulares ou linguais.
Impacto da inflamação gengival e saliva sobre formação da placa	• A formação da placa é mais rápida em torno das superfícies dentárias voltadas para as margens gengivais inflamadas em comparação aos locais voltados às gengivas saudáveis • O aumento na produção de fluido crevicular (como na inflamação) aumenta a formação da placa.
Impacto da idade do indivíduo na formação da placa	• A idade do indivíduo não influencia a formação de novo da placa • Destreza reduzida em idosos pode afetar a quantidade de formação de placa.
Espécies benéficas de bactérias	Ação: • Passivamente, ocupando um nicho que pode ser colonizado por patógenos • Limitam ativamente a capacidade de um patógeno de aderir a superfícies de tecido adequadas • Afetam adversamente a vitalidade ou o crescimento de um patógeno • Afetam a capacidade de um patógeno de produzir fatores de virulência • Ajudam na degradação dos fatores de virulência.

Critérios para identificar patógenos na infecção clássica	• **Postulados de Koch** – o patógeno suspeito deve:
	  ■ Estar rotineiramente isolado de indivíduos doentes
	  ■ Uma vez isolado, ser cultivado em cultura pura em laboratório
	  ■ Produzir uma doença semelhante quando inoculado em animais de laboratório suscetíveis
	  ■ Ser recuperado de lesões no animal de laboratório doente.

Critérios para identificação de patógenos periodontais	Existem dificuldades em relação à aplicação dos postulados de Koch às doenças polimicrobianas, como a periodontite. Os **critérios de Socransky** são seguidos para a identificação de patógenos periodontais: • **Associação** – o agente causador deve ser encontrado em maior número nos sítios "ativos" em comparação aos sítios "inativos" • **Eliminação** – a remoção do agente causador deve interromper a "progressão" da doença • **Resposta do hospedeiro** – a resposta imune do hospedeiro ao agente causador deve ser ativada • **Fatores de virulência** – o agente causador deve ter fatores virulentos responsáveis pelo início e progressão da doença • **Modelos animais** – sintomas semelhantes de doença periodontal devem ser eliciados em experimentos com animais.
Mudança microbiana da saúde para a doença	Caracterizada por mudança de: • Gram-positivo para Gram-negativo • Cocos para bastonetes (e, em um estágio posterior, para espiroquetas) • Organismos não móveis a móveis • Anaeróbios facultativos para forçar os anaeróbios • Fermentação de carboidratos (sacarolítica) em espécies proteolíticas.
Gingipaína	• Fatores de virulência elaborados por *P. gingivalis* • Proteínas multifuncionais que desempenham papéis importantes na adesão, degradação do tecido e evasão das respostas do hospedeiro • Responsável por pelo menos 85% da atividade total de degradação da proteína do hospedeiro • Três enzimas, classificadas como "Gingipaína-arg" (RgpA e RgpB) ou "Gingipaína-lis" (Kgp) com base em sua capacidade de clivar ligações de peptídeos -arginina ou -lisina.
Leucotoxinas	Fatores de virulência associados a *A. actinomycetemcomitans* com a capacidade de inibir diretamente componentes importantes do sistema imunológico humano (p. ex., neutrófilos, imunoglobulinas, complemento).

(Continua)

Informações rápidas (*Continuação*)

Fatores de virulência que auxiliam na adesão às superfícies do hospedeiro ou a outros microrganismos (coagregação)	• Fímbrias (fímbrias maiores e menores de *P. gingivalis*) • Pili (*A. actinomycetemcomitans*) • Adesinas (principal proteína da bainha de *T. denticola*).
Fatores de virulência de patógenos periodontais que auxiliam a destruir/evadir o sistema complemento	• Gingipaína (*P. gingivalis*) • Api A (*A. actinomycetemcomitans*) • Interpaína A (*Prevotella intermedia*).

Conhecimento fundamental

Introdução

Muitas espécies bacterianas colonizam a cavidade oral desde o nascimento. As interações das bactérias variam de compartilhar dispositivos de defesa (p. ex., resistência a antibióticos) a competir por recursos disponíveis (p. ex., comensais que são benéficos para o hospedeiro por não permitirem o crescimento de espécies patogênicas). A cavidade oral também pode ser colonizada por leveduras, protozoários e vírus. Este capítulo descreve os vários microrganismos e biofilme da placa que são responsáveis pela saúde e doença no periodonto.

Bactérias e seu modo de vida no biofilme

Um tipo de defesa contra a imunidade do hospedeiro empregada por microrganismos dentro da cavidade oral é a formação da placa dentária como um biofilme. Essa estrutura de biofilme é mais complexa do que as bactérias individuais que a compõem e adere fortemente às superfícies dentárias na presença de água. Algumas das características da placa são:

- O biofilme da placa compreende células microbianas envoltas em uma matriz de substâncias poliméricas extracelulares (polissacarídeos, proteínas e ácidos nucleicos)
- As bactérias do biofilme são mil vezes menos sensíveis aos agentes antimicrobianos do que as bactérias de flutuação livre (planctônicas)
- Microrganismos formam comunidades dentro do biofilme que apresentam ecologia altamente complexa. Um sistema circulatório primitivo que consiste em canais de água correndo entre as colônias facilita a remoção de resíduos e o fornecimento de nutrientes para as camadas mais profundas do biofilme por difusão. Além disso, existem gradientes químicos íngremes (p. ex., oxigênio ou pH); estes produzem microambientes distintos dentro do biofilme
- O componente inorgânico da placa compreende principalmente cálcio e fósforo derivados predominantemente da saliva (para placa supragengival) ou fluido gengival crevicular (FGC) (para placa subgengival). Quando o biofilme da placa se mineraliza, ele forma cálculo dentário.

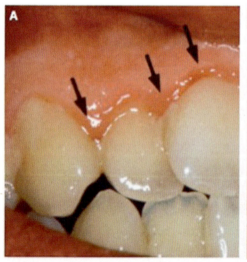
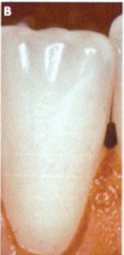
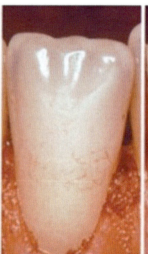
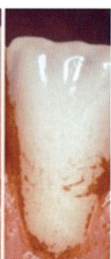

• **Figura 5.1** Acúmulo de placa supragengival. **A.** Setas pretas apontam para inflamação da gengiva marginal adjacente à placa acumulada. **B.** Fotos clínicas de um incisivo inferior mostrando o padrão de crescimento típico da placa supragengival usando solução reveladora. Observe a propagação coronal da placa da margem gengival em direção à borda incisal. (De Newman, M.G., Takei, H.H., Klokkevold, P.R., et al. (2019). *Newman and Carranza's Clinical Periodontology* (13th ed.). Philadelphia: Elsevier.)

Uma foto clínica que descreve a placa dentária supragengival, de 10 dias e com inflamação associada à gengiva, é apresentada na Figura 5.1A. O acúmulo de placa dentária começa próximo à margem gengival e espaços interdentais; com o tempo, se estende geralmente na direção coronal (Figura 5.1B), com exceção de seu padrão de crescimento individualizado seguindo irregularidades de superfície.

Composição da matriz da placa dentária

A matriz da placa dentária inclui componentes orgânicos e inorgânicos.

Componentes orgânicos:

- Proteínas (p. ex., albumina do FGC)
- Glicoproteínas – parte importante da película que inicialmente reveste a superfície limpa do dente (da saliva)
- Polissacarídeos – parte importante da matriz da placa (de bactérias)
- Lipídios – de bactérias mortas e células hospedeiras, restos alimentares
- Ácidos nucleicos.

Componentes inorgânicos:

- Minerais – cálcio e fósforo
- Traços – sódio, potássio, flúor.

As bactérias da placa relevantes para doenças dentárias podem ser classificadas como:

- Bactéria "planctônica" – de flutuação livre
- Bactéria "biofilme" – incorporada em uma matriz extracelular.

A formação e maturação da placa envolvem várias etapas, das quais as mais importantes são a formação da película, fixação e adesão bacteriana à superfície do dente, colonização bacteriana e crescimento e maturação da placa (Figura 5.2).

Especificidade microbiológica de doenças periodontais

O pensamento atual apoia o fato de que tanto o hospedeiro quanto os microrganismos têm papéis importantes

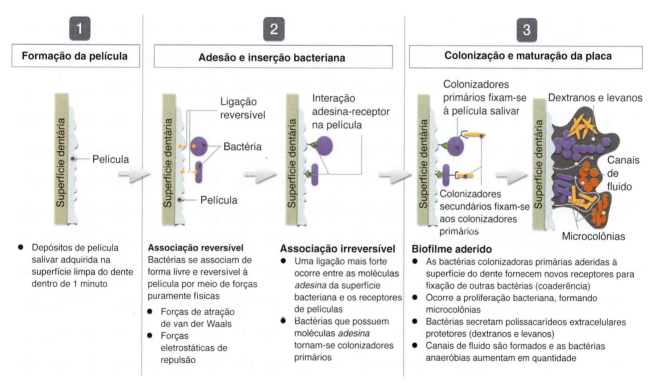

• **Figura 5.2** Placa dentária: formação do biofilme. A figura representa as várias etapas na formação do biofilme da placa. **Formação da película** – todos os tecidos duros e moles dentro da cavidade oral são revestidos com uma camada orgânica de saliva, a película, que é composta por uma camada basal mais fina (difícil de remover) e uma camada globular mais espessa (facilmente removida). Essa película, formada pela adsorção de glicoproteínas salivares na superfície do dente, contém mais de 180 proteínas, incluindo os receptores da película que servem como locais de fixação bacteriana. **Adesão e fixação bacteriana** – o transporte inicial de uma bactéria à superfície dentária ocorre por sedimentação de microrganismos, escoamento de fluido, movimento browniano etc. As bactérias inicialmente se associam livremente à película puramente por forças físicas de atração e repulsão. A soma das forças atrativas e repulsivas que causam a interação bactéria-película é representada como a *energia total de Gibbs*. Mais tarde, as ligações tornam-se mais fortes e irreversíveis devido à interação das adesinas às superfícies bacterianas com os receptores da película salivar (p. ex., glicoproteína salivar gp340). **Colonização bacteriana e maturação da placa** – bactérias que se ligam diretamente à película por meio de adesinas (colonizadores primários) agora expõem receptores para a ligação de outras bactérias (colonizadores secundários), resultando em *coadesão*. A proliferação bacteriana resulta na formação de microcolônias que são incorporadas em uma matriz de polissacarídeos extracelulares secretados por bactérias (p. ex., estreptococos). Um sistema circulatório primitivo que compreende canais de fluido entre as colônias é formado para permitir a troca de nutrientes e a remoção de resíduos. O biofilme da placa agora amadurece, apresentando mais bactérias anaeróbias nas camadas mais profundas. A transição da placa dentária supragengival inicial para placa madura crescendo abaixo da margem gengival envolve uma mudança na população microbiana de organismos primariamente gram-positivos para um grande número de bactérias gram-negativas.

a desempenhar na composição microbiana final da placa dentária. Diversas teorias foram propostas ao longo dos anos para determinar se a quantidade, qualidade, microambiente ou patógenos específicos dentro da placa são os mais importantes na patogênese da doença periodontal. Compreender as várias hipóteses de placa, sua influência na justificativa do tratamento e desvantagens é importante para o manejo adequado dos pacientes (Tabela 5.1).

Fatores de virulência de periodontopatógenos

Justificativas por trás do estudo dos fatores de virulência:

- É difícil determinar com precisão como os organismos individuais contribuem para as doenças
- Ter como alvo um ou mais "patógenos" não irá necessariamente curar doenças, pois outros organismos com atividades semelhantes podem tomar seu lugar
- Portanto, pode fazer sentido focar nas moléculas específicas que contribuem para a doença (i. e., fatores de virulência) em vez de nos microrganismos que as produzem.

A seguir, estão alguns dos mecanismos pelos quais os fatores de virulência em patógenos periodontais desempenham um papel no processo da doença periodontal:[2]

- Estabelecimento de patógenos periodontais próximos aos tecidos do hospedeiro (adesinas, fímbrias ou *pili*)
- Evasão de defesa do hospedeiro (cápsula, leucotoxinas)
- Anulação da defesa do hospedeiro (leucotoxinas, colagenases, proteases de imunoglobulina)

Tabela 5.1 Hipóteses de placa.[1]

	Hipótese da placa inespecífica	Hipótese da placa específica	Hipótese da placa ecológica	Hipótese patógeno-chave/sinergia polimicrobiana e modelo de disbiose
Hipótese	• Todas as placas são igualmente patogênicas • O aumento quantitativo na quantidade de placa causa doença	• Nem todas as placas são igualmente patogênicas • Alguns biofilmes da placa causam mais destruição devido à presença ou aumento de microrganismos específicos (questões de qualidade da placa)	• Tentativas de unificar hipóteses de placa específicas e inespecíficas • O crescimento excessivo da placa (aumento quantitativo) altera o microambiente local (p. ex., pH acídico), promovendo o crescimento de patógenos bacterianos específicos (mudança qualitativa)	• Em contraste com a ideia de que uma espécie dominante pode influenciar a inflamação por sua presença abundante, patógenos-chave (p. ex., *P. gingivalis*) podem desencadear a inflamação mesmo quando estão presentes em baixo número • Esses patógenos podem fazer com que uma microbiota normalmente benigna se torne disbiótica e causadora de doenças
Fundamentação do tratamento	• O controle da doença periodontal depende da redução da quantidade total de placa	• O controle da doença periodontal depende da eliminação da placa patogênica (p. ex., atingir microrganismos específicos usando antimicrobianos)	• Modificar o microambiente (dieta, higiene bucal, flúor tópico etc.) para prevenir a nutrição de patógenos • Aplica-se mais à prevenção da cárie do que à doença periodontal	• A modulação do hospedeiro funciona como um complemento para direcionar as medidas antimicrobianas para combater os patógenos essenciais que podem se esconder dentro das células do hospedeiro e também utilizar produtos da inflamação do hospedeiro para sua própria alimentação
Desvantagens	A hipótese não pode explicar os seguintes fatos: • Destruição avançada do tecido pode ser encontrada adjacente a locais periodontais saudáveis (especificidade do local) no mesmo indivíduo • A destruição periodontal nem sempre é proporcional à quantidade de placa	A hipótese não pode explicar os seguintes fatos: • A doença periodontal pode ocorrer mesmo na ausência de patógenos periodontais putativos, como bactérias do complexo vermelho • Os mesmos "patógenos" podem estar presentes na ausência da doença	• Não aborda o papel da genética do hospedeiro, que contribui significativamente para a composição do biofilme dental e suscetibilidade do hospedeiro	• Grande dependência de uma única bactéria periodontal (*P. gingivalis*) para explicar toda a teoria • Modelo de doença relativamente novo que requer validação adicional

❖ CORRELAÇÃO CLÍNICA

Qual dos modelos de hipóteses de placa propostos se adaptam melhor a várias doenças orais? Qual modelo é a base para decisões de tratamento em relação à doença periodontal?

Todas as hipóteses disponíveis ficam aquém da combinação dos comportamentos microbianos e do hospedeiro reais que levam à manutenção da saúde ou à mudança para doenças. Mas, se devemos escolher o melhor ajuste, alguns pontos precisam ser considerados:
- Para o processo de **cárie**, o modelo mais adequado é a hipótese da placa ecológica. Ela considera o papel dos hidratos de carbono fermentáveis e outras alterações microambientais na ecologia da placa como sendo responsáveis pelo processo de desmineralização
- O modelo de sinergia polimicrobiana e de disbiose (MSPD) descrito recentemente para a periodontite destaca a importância da ideia de que outras bactérias, além das espécies clássicas do "complexo vermelho", poderiam ter papéis-chave semelhantes na periodontite. O modelo MSPD é atualmente o mais extenso; no entanto, refere-se apenas à periodontite.

Fundamentação do tratamento: enquanto outras pesquisas são realizadas para encontrar o melhor modelo que se adapta a todas as doenças induzidas por placa oral, deve-se ter em mente que a doença periodontal não é uma infecção no sentido clássico, em que se pode identificar um organismo específico como responsável pela doença. Consequentemente, todas as placas devem ser controladas. Assim, o ponto de partida da terapia periodontal é baseado na hipótese de placa não específica.

- Colonização e proliferação de patógenos (proteases para fontes de alimentos)
- Destruição dos tecidos periodontais – fatores derivados de microrganismos (colagenases, lipopolissacarídeo, ácido lipoteicoico, invasinas, ácido butírico) ou fatores derivados do hospedeiro (metaloproteases de matriz, citocinas, prostaglandinas).

Conclusão

Atualmente, é amplamente aceito que as doenças periodontais não são infecções causadas por bactérias específicas, no sentido clássico, porque a resposta do hospedeiro às bactérias desempenha um papel vital no desenvolvimento da doença. Essa mudança de paradigma não significa que estudar os patógenos periodontais putativos, seus fatores de virulência ou papéis no desencadeamento de uma reação imunológica desregulada dentro do hospedeiro tornam-se menos importantes. Na verdade, a importância da microbiologia periodontal é ainda mais enfatizada porque:

- A sinergia polimicrobiana pode facilitar as respostas destrutivas do hospedeiro e é importante compreender melhor esse fenômeno
- O reconhecimento da atividade benéfica de vários grupos de espécies comensais pode abrir novas estratégias para o tratamento da doença periodontal, como o uso de probióticos ou terapia de reposição microbiana.

EXERCÍCIO COM BASE EM CASOS CLÍNICOS

Cenário: uma paciente de 32 anos de idade apresentou a queixa principal de "dor significativa nas gengivas nos últimos 3 dias". A dor afetou seu sono e sua capacidade de escovar os dentes. Informações contextuais: a paciente era sistemicamente saudável e sua última profilaxia havia sido há 4 anos. Ela fumava 20 cigarros por dia na época do exame. Ela foi recentemente demitida e atualmente está com problemas financeiros. Achados atuais: substância amarelo-acinzentada no topo da margem gengival no sextante anterior superior (ver imagem) com aparência de pus, sangramento espontâneo e sensibilidade à sondagem.

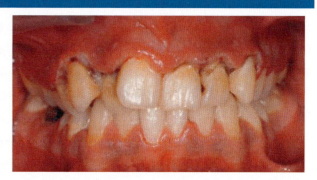

A imagem clínica é de Newman, M.G., Takei, H.H., Klokkevold, P.R., et al. (2019). *Newman and Carranza's Clinical Periodontology* (13th ed.). Philadelphia: Elsevier.

Questões

1. A substância amarelo-acinzentada na imagem clínica anterior é:
   a. Placa dentária.
   b. Matéria alba.
   c. Tecido necrótico.
   d. Restos de alimentos.

2. Qual seria a aparência de uma amostra de placa em uma visão microscópica de contraste para um caso de doença periodontal necrosante (DPN)?
   a. Todas bactérias cocoides.
   b. Todas bactérias filamentosas.

c. Combinação de bastonetes móveis e bactérias cocoides.
   d. Combinação de bactérias em espiral filamentosas e móveis.
3. Quais bactérias específicas é possível esperar primeiramente em uma amostra de placa de lesões afetadas de DPN?
   a. *P. gingivalis* e *P. intermedia*.
   b. *P. gingivalis*, *T. denticola* e *T. forsythia*.
   c. *F. nucleatuma* e *T. denticola*.
   d. *F. nucleatuma* e *P. gingivalis*.
4. Qual microrganismo específico seria esperado em uma amostra de placa de lesões afetadas por estomatite?
   a. *F. nucleatuma* e *T. denticola*.
   b. *C. albicans*.
   c. *T. tenax*.
   d. *F. nucleatuma* e *P. gingivalis*.

Este capítulo foi desenvolvido com base no Capítulo 8 do livro *Newman* e *Carranza Periodontia Clínica* (13ª edição) e é um resumo de muitas seções importantes do capítulo. O leitor é convidado a ler o capítulo de referência para uma compreensão completa deste importante tópico.

Respostas

1. Resposta: c
Explicação: os casos clínicos de doenças periodontais necrosantes (gengivite, periodontite e estomatite) são definidos por necrose e ulceração da porção coronal das papilas interdentais e margem gengival, com uma gengiva marginal vermelha brilhante e dolorosa que sangra facilmente, semelhante à apresentação clínica anteriormente.

2. Resposta: d
Explicação: tecidos afetados por DPN geralmente apresentam bactérias em espiral filamentosas e móveis. Isso se relaciona com a microbiologia específica dessas doenças.

3. Resposta: c
Explicação: embora todas as bactérias mencionadas estejam presentes, a amostra será dominada por *F. nucleatum* (filamentoso) e treponemas (espiral móvel). Essa combinação é marca microbiológica da DPN.

4. Resposta: b
Explicação: embora bactérias e células epiteliais estejam presentes na amostra, a amostra apresentará células elipsoidais alongadas e formas de hifas de espécies de cândida.

Referências bibliográficas

1. Rosier, B. T., De Jager, M., Zaura, E., & Krom, B. P. (2014). Historical and contemporary hypotheses on the development of oral diseases: are we there yet? *Frontiers in Cellular and Infection Microbiology*, 4, 92.

2. Wolf, H. F., Edith, M., Klaus, H., Rateitschak-Plüss, E., & Hassell, T. M. (2005). *Periodontology: Color atlas of dental medicine*. New York: Thieme Stuttgart.

6 Interação Microbiota-Hospedeiro

🌸 Terminologia importante

Terminologia/abreviatura	Explicação
Células da matriz extracelular (ECM)	• Fibroblastos, cementoblastos e osteoblastos.
Células-chave do sistema imunológico inato	• Neutrófilos, monócitos, macrófagos, células dendríticas e células *killer* naturais.
Células imunes adaptativas	• Linfócitos T e linfócitos B
Padrões moleculares associados a microrganismos (PMAMs)	• Padrões moleculares encontrados apenas em microrganismos, cujo reconhecimento pelo sistema imunológico do hospedeiro desempenha um papel fundamental na imunidade inata • Exemplos: macromoléculas de parede celular bacteriana, ácidos nucleicos e flagelina.
Peptídeos antimicrobianos	• Fornece defesa contra bactérias, vírus e fungos • Envolvido na resposta imune inata • Exemplos: defensinas e catelicidinas.
Receptor *Toll-like* (RTL)	• Uma família (atualmente em número de 10) de receptores de sinalização predominantemente transmembranares, envolvidos no desencadeamento da cascata pró-inflamatória de reações que ligam a imunidade inata à inflamação.
Receptores do tipo NOD	• Sensores citoplasmáticos (como NOD1 e NOD2) que desempenham um papel crítico na detecção de microrganismos invasores e no estímulo da resposta imunológica • Expressa no epitélio oral humano, células de fibroblastos gengivais e células de fibroblastos do ligamento periodontal.
Reconhecimento do receptor padrão (RRP)	• O reconhecimento de PMAM pelo RRP correspondente induz respostas imunes do hospedeiro • Receptores *toll-like*, receptores do tipo domínio de oligomerização de ligação a nucleotídios (NLR), receptores de lectina tipo C e receptores semelhantes a RIG-1 (RLR) são os principais RRPs • Expresso por células imunes inatas, células epiteliais, células da matriz extracelular e células imunes adaptativas • A sinalização no sentido do fluxo leva a um aumento na expressão de citocinas pró inflamatórias, levando à destruição do tecido periodontal.
Sistema complementar	• Um sistema de proteínas plasmáticas que pode ser ativado diretamente por patógenos ou indiretamente por anticorpos ligados a patógenos, levando a uma cascata de reações que ocorrem na superfície dos patógenos • Existem três vias principais: a via clássica, a via da lectina de ligação à manose e a via alternativa • Todas as vias convergem para a ativação C3, levando à geração de anafilatoxinas (C3a e C5a), opsonina (C3b) e complexo de ataque à membrana (C5b-9).
Terapias imunomoduladoras	• Modificam a resposta do hospedeiro, reduzindo os aspectos da resposta inflamatória que prejudicam o hospedeiro que leva à destruição do tecido • A doxiciclina em baixa dose (20 mg 2 vezes/dia) como um inibidor da metaloproteinase da matriz (MPM), atualmente usada como adjuvante da terapia periodontal, é um exemplo de terapia imunomoduladora do hospedeiro.
Tolerância	• A prevenção de uma resposta imune contra um antígeno particular • O sistema imunológico é geralmente tolerante a autoantígenos (o sistema não ataca as próprias células do corpo) e bactérias comensais orais (microrganismos benéficos para o hospedeiro).
Vigilância	• Ativação de uma resposta imune contra um antígeno particular Exemplo: sinalização RRP contra bactérias periopatogênicas.

Informações rápidas

Resposta imune inata periodontal	Primeira linha de defesa contra o desafio bacteriano por meio do reconhecimento de PMAM por RRPs de células imunes inatas (neutrófilos, monócitos, macrófagos, células dendríticas, células natural *killer*), junto com células epiteliais, células ECM.
Sinalização do receptor de reconhecimento de padrões (RRP)	Após a ligação do ligante dos RRPs, todos os RTLs resultam na ativação de genes-alvo no núcleo que, em última análise, levam ao aumento da produção de citocinas.
Significado do sistema complementar na periodontite	• A desregulação das atividades do complemento pode levar a uma falha na proteção do hospedeiro contra patógenos e a uma amplificação do dano ao tecido inflamatório • Em pacientes com periodontite, níveis aumentados de componentes do complemento são observados no fluido gengival e em amostras de biopsia gengival quando comparados a pacientes sem periodontite.
Papel dos peptídeos antimicrobianos na periodontite	• Peptídeos antimicrobianos, como a-defensinas e catelicidina LL-37, são expressos por neutrófilos e elevados no fluido gengival crevicular de pacientes com periodontite • Defensinas-b são expressas por células epiteliais em tecidos clinicamente saudáveis e doentes, com níveis aumentados em pacientes com periodontite.
Terapias imunomoduladoras	• A imunomodulação em terapias periodontais visa a resposta do hospedeiro à inflamação mediada por lipopolissacarídeos e destruição tecidual • Os inibidores da metaloproteinase de matriz (MPM) (doxiciclina em baixa dosagem) têm sido usados como um complemento à terapia periodontal não cirúrgica ou cirúrgica • A doxiciclina em baixa dosagem (20 mg, 2 vezes/dia, por 3 a 9 meses) é a única droga aprovada pela FDA dos EUA para uso como terapia moduladora do hospedeiro para periodontite
Componentes celulares da imunidade do hospedeiro	• Células inflamatórias: neutrófilos (PMN), eosinófilos, basófilos, mastócitos, trombócitos • Células hospedeiras: fibroblastos residentes, células endoteliais, células epiteliais • Células apresentadoras de antígenos: monócitos/macrófagos, células de Langerhans/células dendríticas • Células imunológicas: linfócitos T e B, células natural *killer*.
Componentes humorais (solúveis) da imunidade do hospedeiro	• Proteínas do complemento: cascata C1-9 e complexo de ataque à membrana • Enzimas: MPMs • Citocinas: interleucinas (IL), interferona (IFN), fatores de crescimento, fator de necrose tumoral (FNT) etc. • Eicosanoides: prostaglandinas (p. ex., PGE$_2$), leucotrienos (p. ex., LTB$_4$) • Receptores e antígenos: RRPs e PMAMs/PMADs.

Conhecimento fundamental

Introdução

A periodontite é induzida em hospedeiros suscetíveis por uma comunidade polimicrobiana, na qual diferentes microrganismos agem sinergicamente, causando uma inflamação destrutiva. O mediador primário da destruição do tecido periodontal é a resposta imune e inflamatória do hospedeiro, desencadeada por patógenos periodontais. Portanto, a compreensão da imunofisiopatologia da doença periodontal envolve o estudo das interações destrutivas entre:

- Hospedeiro: sistema imunológico e tecidos
- Microrganismos: patógenos periodontais putativos e seus produtos no biofilme da placa.

Fontes dos principais participantes nas interações hospedeiro-microbiota

As interações hospedeiro-microbiota envolvem a liberação de *participantes* importantes no campo de batalha periodontal por ambas as partes. A Figura 6.1 apresenta, de forma simplificada, suas principais fontes.

Rastreamento do caminho das interações hospedeiro-microbiota: do biofilme da placa à destruição do tecido periodontal

As bactérias são necessárias para iniciar a doença periodontal, mas elas sozinhas não são suficientes para causar a destruição tecidual.

Em um indivíduo "suscetível" à doença periodontal, a resposta do hospedeiro iniciada contra a bactéria às vezes se torna desproporcional ao desafio e ataca os tecidos do hospedeiro. Essa resposta desregulada do hospedeiro falha na resolução após lidar com o desafio microbiano, e o resultado é o dano colateral aos tecidos periodontais do hospedeiro. Assim, a resposta iniciada contra a microbiota dentro dos tecidos periodontais pode ligar-se ao próprio hospedeiro, resultando na perda de inserção (Figura 6.2).

Interações relevantes hospedeiro-microbiota para a doença periodontal

Idealmente, as células da resposta imune do hospedeiro deveriam agir apenas contra bactérias patogênicas, e não contra bactérias benéficas ou tecidos do hospedeiro.

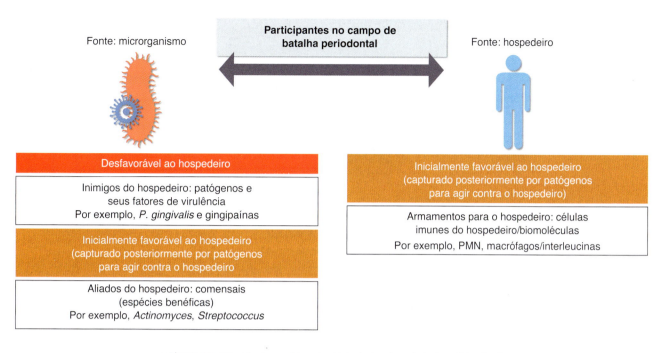

• **Figura 6.1** Interações hospedeiro-microbiota: fontes dos principais participantes.[1]

Esse importante aspecto discriminativo da imunidade inata é rigidamente regulado por interações hospedeiro-microbiota, que envolvem o reconhecimento de moléculas específicas comuns a patógenos (padrões moleculares associados a microbiota ou PMAM) que não estão presentes em células hospedeiras usando receptores especiais presentes nas células imunes do hospedeiro (receptores de reconhecimento de padrões ou RRP). Exemplos incluem:

- PMAM (ligantes) – macromoléculas de parede celular microbiana (endotoxina/lipopolissacarídeo, ácido lipoteicoico), ácidos nucleicos, flagelina
- RRP (receptores) – receptores *toll-like* (RTL), receptores semelhantes a domínios de oligomerização de ligação a nucleotídios (NLR).

Ver Figura 6.3 para compreender o papel das interações PMAM-RRP nas condições de saúde periodontal.

Localização do RRP: além das células imunes inatas (neutrófilos, monócitos, macrófagos, células dendríticas, células natural *killer*), os RRPs também são expressos por células epiteliais, células da matriz extracelular (fibroblastos, cementoblastos, osteoblastos) e células imunes adaptativas (linfócitos T e B). RRPs que reconhecem predominantemente bactérias incluem RTLs e receptores semelhantes a domínios de oligomerização de ligação a nucleotídios (NLRs):

- RTLs – receptores transmembrana (situados na membrana plasmática ou membrana endolisossômica das células hospedeiras)

- NLRs – receptores citosólicos (p. ex., NOD1/NOD2).

PMADs: os RRPs também reconhecem subprodutos imunoestimuladores derivados de tecidos danificados do hospedeiro, conhecidos como padrões moleculares associados a danos (PMADs).

Consequências das interações PMAM-RRP: embora a imunomodulação de sinalização de PMAM desempenhe um papel crítico na regulação homeostática da colonização de microrganismos comensais na saúde, ela também contribui para a destruição fisiopatológica do tecido em doenças inflamatórias crônicas, como a periodontite.

❖ CORRELAÇÃO CLÍNICA

O que acontece com as vias de sinalização PMAM-RRP durante a doença periodontal?

Na saúde periodontal, a sinalização do receptor de reconhecimento de padrões (RRP) é efetivamente modulada para regular a microbiota comensal oral (tolerância) e para proteger contra bactérias periopatogênicas (vigilância), promovendo, assim, a homeostase do tecido periodontal. A falha dos mecanismos de tolerância e vigilância em estados de doença periodontal leva a mudanças na microbiota oral benéfica para uma comunidade patogênica. Isso, por sua vez, conduz a sinalização de RRP a induzir a destruição do tecido periodontal pró-inflamatório.

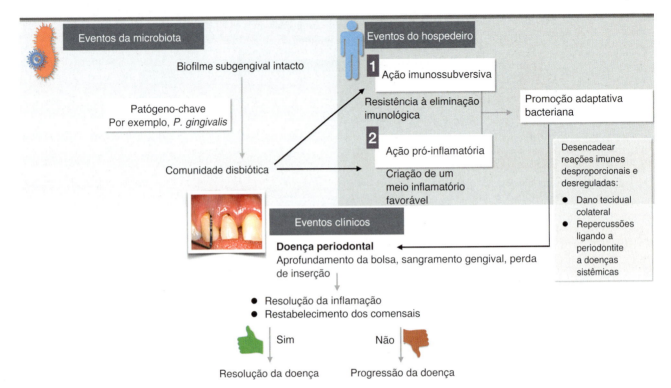

• **Figura 6.2** Interações microbiota-hospedeiro do biofilme da placa à doença periodontal. O fenótipo da periodontite é caracterizado por uma inflamação exagerada, ineficaz e não resolvida dos tecidos conjuntivos que sustentam os dentes, levando à destruição do tecido. A figura analisa os principais eventos nas interações do hospedeiro com a microbiota sob três títulos: eventos da microbiota – se o biofilme não é desorganizado com frequência e pode se acumular, as condições dentro dele começam a favorecer as espécies bacterianas (p. ex., *Fusobacterium nucleatum*) que são capazes de sensibilizar e influenciar seu ambiente, utilizando pistas químicas (*sensi quorum*). Isso, por sua vez, causa mudanças microambientais que estimulam a sucessão e a proliferação de patógenos como *Porphyromonas gingivalis* (patógeno-chave). Esse patógeno tem efeito desproporcionalmente grande em seu ambiente em relação à sua abundância; isto é, mesmo em números baixos, *P. gingivalis* pode influenciar uma comunidade microbiana comensal (simbiótica) em uma microbiota disbiótica que provoca doenças. **Eventos do hospedeiro** – a bactéria do biofilme disbiótico evita a morte imunomediada pelo hospedeiro (subversão imune) por mecanismos moleculares específicos (p. ex., subvertendo a função do complemento, de modo que interfira na morte microbiana por neutrófilos, ajuda a bactéria periodontal a sobreviver a ataques da resposta imunológica do hospedeiro. Além disso, os produtos da degradação do tecido inflamatório são usados como nutrientes pelas comunidades microbianas disbióticas, promovendo, assim, sua aptidão, que por sua vez se propaga e reforça positivamente ambos os fenômenos (i. e., disbiose e inflamação). Os padrões moleculares associados a danos (PMADs) são liberados e uma falha subsequente dos mecanismos de resolução da inflamação resulta em uma lesão inflamatória crônica. Os vírus parecem desempenhar um papel na preparação de células imunes inflamatórias, bem como subverter várias vias de sinalização dentro dessas células para criar desregulação na natureza ordenada da imunidade específica. **Eventos clínicos** – em pacientes suscetíveis, essa disbiose pode desencadear uma resposta excessiva (desregulada) do hospedeiro, resultando em dano colateral ao tecido periodontal. Clinicamente, isso se manifesta como aprofundamento da bolsa, sangramento gengival e perda de inserção dentro do periodonto. Nesse estágio de progressão da periodontite, a intervenção é necessária para remover biofilme suficiente a fim de permitir que as espécies microbianas comensais se restabeleçam. Isso também possibilita a redução da inflamação, um processo que não foi ativado naturalmente pelas vias de pró-resolução (ver Capítulo 7 deste livro para obter detalhes sobre a resolução da inflamação).[2] (De Newman, M.G., Takei, H.H., Klokkevold, P.R., et al. (2019). *Newman and Carranza's Clinical Periodontology* (13th ed.). Philadelphia: Elsevier.)

A Tabela 6.1 fornece detalhes dos RRPs do hospedeiro que interagem com PMAMs de patógenos periodontais em doença periodontal.

Terapias imunomoduladoras

Várias estratégias terapêuticas estão sendo exploradas para direcionar as interações hospedeiro-microbiota a fim de controlar a doença periodontal. Estes incluem:

- Inibição das vias de transdução de sinal envolvidas na inflamação. Por exemplo, inibidores farmacológicos de FN-kB e vias de proteinoquinase ativada por mitogênio (MAPK) mostraram inibir a perda óssea inflamatória em estudos com animais.[6]
- Inibição dos receptores do complemento CR3 e CR5. Como o C3 é um componente central do sistema complementar, o bloqueio nesse nível pode ajudar a tratar doenças associadas ao complemento, incluindo a periodontite. Por exemplo, antagonistas de CR3 e inibidores de C5aR mostraram-se promissores em estudos pré-clínicos.[8]
- Aumento da atividade do peptídeo antimicrobiano. Novos análogos das defensinas mostraram atividade antibacteriana ainda mais alta do que as b-defensinas endógenas 1 e 3, sem quaisquer efeitos citotóxicos nas células hospedeiras.[10]
- Inibição das proteases que degradam as fibras do tecido conjuntivo. Por exemplo, dose subantimicrobiana de doxiciclina tem sido usada para inibir metaloproteinases de matriz selecionadas.

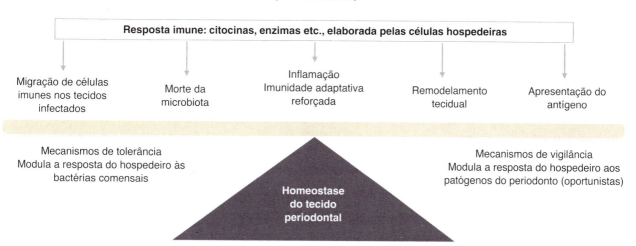

• **Figura 6.3** Papel das interações PMAM-RRP na manutenção da saúde periodontal. O hospedeiro é capaz de discernir entre bactérias comensais e patogênicas. Os padrões moleculares associados à microbiota (PMAMs) de microrganismos são reconhecidos diretamente pelos receptores de reconhecimento de padrões (RRPs) das células imunes do hospedeiro, levando à resposta imune (tolerância ou vigilância) que ajuda o hospedeiro a diferenciar entre patógenos comensais e oportunistas. As interações PMAM-RRP induzem as vias de transdução de sinal que fazem com que as células imunes secretem citocinas, enzimas e assim por diante, ajudando em muitas funções imunes, incluindo a migração de células apropriadas para tecidos infectados, morte de microrganismos, remodelação de tecido e apresentação de antígeno. De muitas maneiras, essa interação é considerada a ponte entre a imunidade inata e adaptativa; a sinalização de PMAM para células imunes inatas também regula positivamente a produção de moléculas coestimulatórias que são críticas para a ativação da imunidade adaptativa. Na saúde periodontal, a sinalização RRP é efetivamente modulada para regular a microbiota comensal oral (tolerância) e proteger contra bactérias periopatogênicas (vigilância), promovendo assim a homeostase do tecido periodontal.[3] PMA quinase, proteinoquinase ativada por mitógeno.

Tabela 6.1 Interações RRP-PMAM na periodontite.

RRP	Localização	Ligante PMAM	Origem do ligante
RTL-2/RTL-1	Membrana plasmática	Lipoproteínas triaciladas	Bactérias G-
RTL-2/RTL-6	Membrana plasmática	Lipoproteínas diaciladas Ácido lipoteicoico (ALT) Peptidoglicano	Bactéria G+ Bactéria G+ Bactéria G+
RTL-4	Membrana plasmática e endolisossomo	Lipopolissacarídeo (LPS)	Bactéria G-
RTL-9	Endolisossomo	CpG-DNA	Bacteriana e viral
NOD1	Citoplasma	Ácido gama-d-glutamil-mesodiaminopimélico (iE-DAP)	Bactéria G+ Bactéria G-
NOD2	Citoplasma	Dipeptídeo muramil (DPM)	Bactérias G+ Bactéria G-

- O conhecimento da arquitetura molecular das paredes celulares bacterianas gram-positivas *versus* gram-negativas é fundamental para uma compreensão conceitual do reconhecimento de PMAM pelo hospedeiro
- PMAMs presentes no biofilme podem ativar simultaneamente RTLs e sinalização NOD1/2, que convergem no MAPK e NF-kB vias de sinalização
- RTLs – A família RTL humana atualmente consiste em dez receptores funcionais conhecidos. Os membros da família RTL são geralmente subdivididos em dois grupos, de acordo com sua localização, na (1) membrana plasmática (RTL-1, RTL-2, RTL-4, RTL-5, RTL-6, RTL-10) ou (2) membrana endolisossômica (RTL-3, RTL-7, RTL-8, RTL-9). O RTL-4 é o único que tem a capacidade de localizar os dois tipos de membrana

(continua)

Tabela 6.1	Interações RRP-PMAM na periodontite. (*Continuação*)		
RRP	**Localização**	**Ligante PMAM**	**Origem do ligante**

- Lipoproteínas triaciladas comumente expressas por bactérias gram-negativas são reconhecidas por complexos de heterodímero RTL-2/RTL-1, enquanto as lipoproteínas diaciladas, expressas principalmente por bactérias gram-positivas ou micoplasmas, são reconhecidas por RTL-2/TR-6, complexos de heterodímero. RTLs localizados na membrana plasmática reconhecem componentes da parede celular microbiana extracelular (RTL-1, RTL-2, RTL-4, RTL-6) ou flagelina (RTL-5), enquanto os RTLs localizados na membrana endolisossômica reconhecem o ácido nucleico microbiano (RTL-3, RTL-7, RTL-8, RTL-9)
- Receptores semelhantes a domínios de oligomerização de ligação a nucleotídios (NLRs) – os NLRs estão localizados no citosol e desempenham papel crítico na detecção de microrganismos invasores e no estímulo da resposta imune. NOD1 reconhece ácido gama-d-glutamil-mesodiaminopimélico (iE-DAP), um componente de peptidoglicano presente na maioria das bactérias gram-negativas e algumas gram-positivas, enquanto NOD2 reconhece dipeptídeo muramil (DPM), que é encontrado em peptidoglicanos de todos os gramas bactérias gram-positivas e negativas.[4,5]

CpG, ligação citosina-fosfodiéster-guanina; DNA, ácido desoxirribonucleico; G+, gram-positivo; G-, gram-negativo; PMAM, padrão molecular associado à microbiota; NOD, domínio de oligomerização de ligação de nucleotídio; RRP, receptor de reconhecimento de padrões; RTL, receptor *toll-like*.
De Newman, M.G., Takei, H.H., Klokkevold, P.R. et al. (2019). *Newman and Carranza's Clinical Periodontology* (13th ed.). Philadelphia: Elsevier.

EXERCÍCIO COM BASE EM CASOS CLÍNICOS

Cenário: um homem de 36 anos de idade saudável apresentou-se dizendo: "Estou aqui apenas para fazer um exame". No entanto, sua esposa declarou: "Ele acorda com sangue no travesseiro e adia a consulta ao dentista há 2 anos". O paciente não tinha alterações médicas. Achados periodontais: gengiva com aspecto eritematoso (ver imagem clínica) e o exame clínico revelou presença de placa, cálculo generalizado, sangramento à sondagem (80%), mobilidade generalizada.

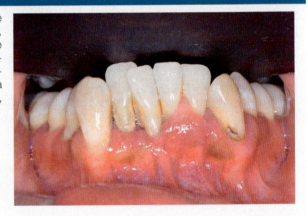

Questões

1. Se o teste microbiológico for realizado neste paciente, as possíveis espécies benéficas identificadas serão:
   a. *Porphyromonas gingivalis*.
   b. *Treponema denticola*.
   c. *Actinomyces*.
   d. *Fusobacterium*.
2. Qual das alternativas a seguir é uma estratégia terapêutica viável para interações-alvo hospedeiro-microbioma para tratar a doença periodontal?
   a. Melhorar as vias de transdução de sinal.
   b. Inibir receptores de complemento CR3 e CR5.
   c. Inibir a atividade do peptídeo antimicrobiano.
   d. Melhorar as proteases que degradam as fibras do tecido conjuntivo.
3. Qual dos seguintes receptores de reconhecimento de padrão interage com o lipopolissacarídeo de *P. gingivalis* para iniciar uma resposta imune?
   a. RTL-2.
   b. RTL-4.
   c. RTL-9.
   d. NOD-2.
4. Qual dos seguintes não é uma citocina pró-inflamatória?
   a. IL-4.
   b. IL-1.
   c. FNT-a.
   d. IL-6.
5. Qual das afirmações a seguir é verdadeira em relação aos peptídeos antimicrobianos?
   a. Eles são componentes do sistema imunológico adaptativo.
   b. Eles não existem na cavidade oral.
   c. As defensinas são exemplos de peptídeos antimicrobianos.
   d. Eles são peptídeos aniônicos.

Este capítulo foi desenvolvido com base no Capítulo 9 do livro *Newman e Carranza Periodontia Clínica* (13ª edição) e é um resumo de muitas das seções importantes do capítulo. O leitor está convidado a ler o capítulo de referência para uma compreensão completa desse importante tópico.

Respostas

1. Resposta: c
Explicação: durante o processo de inflamação da periodontite, existem espécies benéficas (aliadas do hospedeiro) e patógenos periodontais (inimigos do hospedeiro). *Actinomyces* e é reconhecida como uma espécie benéfica (ver Figura 6.1).

2. Resposta: b
Explicação: múltiplas estratégias terapêuticas visando interações hospedeiro-microbioma para doenças periodontais estão sendo exploradas: inibição das vias de transdução de sinal, inibição dos receptores do complemento CR3 e CR5, aumento da atividade do peptídeo antimicrobiano e inibição das proteases que degradam as fibras do tecido conjuntivo.

3. Resposta: b
Explicação: dos RRPs listados, RTL-4 interage com LPS, enquanto lipoproteínas e CpG-DNA de *P. gingivalis* interagem com RTL-2 e RTL-9, respectivamente.

4. Resposta: a
Explicação: das citocinas listadas, IL-4 é considerada uma citocina anti-inflamatória; o resto é pró-inflamatório.

5. Resposta: c
Explicação: defensinas e catelicidinas são exemplos de peptídeos antimicrobianos que são catiônicos por natureza e existem na cavidade oral. São componentes do sistema imunológico inato e atuam despolarizando a membrana celular bacteriana, resultando em sua morte.

Referências bibliográficas

1. Ebersole, J. L., Dawson, D., Emecen-Huja, P., Nagarajan, R., Howard, K., Grady, M. E., et al. (2017). The periodontal war: microbes and immunity. *Periodontology 2000*, 75(1), 52–115.
2. Meyle, J., & Chapple, I. (2015). Molecular aspects of the pathogenesis of periodontitis. *Periodontology 2000*, 69, 7–17.
3. Cao, X. (2016). Self-regulation and cross-regulation of pattern-recognition receptor signalling in health and disease. *Nature Reviews Immunology*, 16(1), 35–50.
4. Kawai, T., & Akira, S. (2010). The role of pattern-recognition receptors in innate immunity: update on Toll-like receptors. *Nature Immunology*, 11(5), 373–384.
5. Takeuchi, O., & Akira, S. (2010). Pattern recognition receptors and inflammation. *Cell*, 140(6), 805–820.
6. Jimi, E., Aoki, K., Saito, H, et al. (2004). Selective inhibition of NF-kappa B blocks osteoclastogenesis and prevents inflammatory bone destruction in vivo. *Nature of Medicine*, 10(6), 617–624. PMID 15156202.
7. Adams, JL., Badger, AM., Kumar, S, et al. (2001). p38 MAP kinase: molecular target for the inhibition of pro-inflammatory cytokines. *Prog Med Chem*, 38(6), 1–60. PMID 11774793.
8. Abe, T., Hosur, K. B., Hajishengallis, E, et al. (2012). Local complement-targeted intervention in periodontitis: proof-of-concept using a C5a receptor (CD88) antagonist. *Journal of Immunology*, 189(11), 5442–5448. PMID 23089394.
9. Hajishengallis, G., Shakhatreh, M. A, Wang, M., et al. (2007). Complement receptor 3 blockade promotes IL-12-mediated clearance of Porphyromonas gingivalis and negates its virulence in vivo. *Journal of Immunology*, 179(4), 2359–2367. PMID 17675497.
10. Scudiero, O., Galdiero, S., Nigro, E., et al. (2013). Chimeric beta-defensin analogs, including the novel 3NI analog, display salt-resistant antimicrobial activity and lack toxicity in human epithelial cell lines. *Antimicrobial Agents and Chemotherapy*, 57(4), 1701–1708. PMID 23357761.

7
Resolução da Inflamação

🌸 Terminologia importante

Terminologia/abreviatura	Explicação
Ácido araquidônico	Ácido graxo poli-insaturado localizado na camada fosfolipídica da membrana celular, liberado por um grupo de enzimas chamadas fosfolipases. O ácido araquidônico liberado é influenciado por enzimas ciclo-oxigenase (COX) e lipo-oxigenase (LOX) para produzir prostaglandinas (PGs) e leucotrienos (LTs), respectivamente.
Ácido graxo poli-insaturado ômega 3	Derivado principalmente da dieta (rica em mamíferos marinhos e peixes); mediadores especializados em pró-resolução (MEPRs), tais como resolvinas, protectinas e maresinas, são biossintetizados a partir dele.
Anti-inflamatório	Estratégia terapêutica voltada para o bloqueio da inflamação. Exemplo: ingestão sistêmica de medicamento anti-inflamatório não esteroide (p. ex., ibuprofeno) para controlar os sintomas de inflamação, como febre.
Ciclo-oxigenase (COX)	Enzimas envolvidas na conversão do ácido araquidônico em mediadores lipídicos, principalmente PGs. Existem dois tipos de COX, COX-1 e COX-2. A COX-1 é expressa constitutivamente e ajuda a manter os níveis basais de PGs, enquanto a COX-2 é expressa por células desafiadas por um estímulo inflamatório.
Leucotrienos (LTs)	Mediadores lipídicos produzidos por enzimas LOX. Os leucotrienos (LTs) são produzidos por células inflamatórias, como neutrófilos, mastócitos e macrófagos. LTB4, um dos LTs mais potentes, desempenha um papel importante na quimiotaxia de neutrófilos.
Lipo-oxigenase (LOX)	Enzimas que metabolizam o ácido araquidônico e, eventualmente, produzem LTs. Três tipos: 5-, 12- e 15-LOX, os quais existem em leucócitos, plaquetas e células endoteliais, respectivamente.
Mediadores especializados em pró-resolução (MEPR)	Mediadores lipídicos que desempenham um papel importante na resolução da inflamação.
Mediadores lipídicos	Moléculas derivadas de ácidos graxos poli-insaturados (AGPI) por ação enzimática específica que desempenham papéis importantes na inflamação e resolução da inflamação.
Mudança de classe	A mudança da síntese de mediadores lipídicos pró-inflamatórios para a síntese de mediadores lipídicos de pró-resolução é essencial para a resolução ativa da inflamação. Um defeito nessa "troca de classe" levará à continuação crônica da inflamação sem resolução.
Periodontite experimental	Procedimentos experimentais realizados em animais, empregados em pesquisas como modelo para testar novas intervenções quanto a sua segurança e eficácia na prevenção ou no tratamento da doença periodontal.
Pró-resolução	Estratégia terapêutica com o objetivo de aumentar a resolução da inflamação. Exemplo: entrega de MPER, como resolvina, para tratar a doença periodontal.
Prostaglandinas (PGs)	PGs são mediadores lipídicos que desempenham um papel importante na inflamação e são produzidos pela ação enzimática da COX. Têm dez subclasses, das quais PGs D a I são mediadores importantes da inflamação. Os medicamentos anti-inflamatórios atuam principalmente inibindo as PGs e suas ações.

Informações rápidas

Sinais cardinais de inflamação	Vermelhidão (rubor), dor, temperatura elevada (calor), inchaço (tumor) e perda de função.
Inflamação aguda	Resposta imediata do hospedeiro (em minutos ou horas) à lesão do tecido; benéfico quando a resposta diminui logo após o desafio patológico ser efetivamente enfrentado e tratado.
Inflamação crônica	Inflamação que dura por períodos prolongados/indefinidos (meses ou anos); ocorre predominantemente devido à eliminação ineficaz da inflamação aguda.
Resolução da inflamação	Um processo ativo (não passivo, como se pensava anteriormente).
Mediadores lipídicos	Desempenham um papel importante na resolução da inflamação e são chamados de mediadores especializados de pró-resolução (MEPR).
Exemplos de MEPRs	Lipoxinas, resolvinas, protectinas e maresinas.
Modo de atividade	Durante a inflamação, ocorre a troca da classe do mediador lipídico; como resultado, dá-se uma mudança da produção dos iniciadores da inflamação aguda (como prostaglandinas e leucotrienos) para a produção de MEPRs, resultando na resolução da inflamação.
Mecanismo	Os MEPRs retóricos bloqueiam a infiltração de neutrófilos e eosinófilos, recrutam monócitos e aumentam a fagocitose e a depuração de neutrófilos pelos macrófagos, levando à resolução da inflamação.
Lipoxinas	As lipoxinas são moléculas de pró-resolução naturais derivadas do ácido araquidônico. O ácido acetilsalicílico induz a síntese de uma classe especial de lipoxinas, chamada lipoxinas desencadeadas pelo ácido acetilsalicílico (LDAs).
Outros MEPRs	Resolvinas, protectinas e maresinas são biossintetizadas a partir de ácidos graxos poli-insaturados ômega 3 da dieta.
Séries resolvinas	As resolvinas das séries E e D são biossintetizadas a partir do ácido eicosapentaenoico (EPA) e do ácido docosa-hexaenoico (DHA), respectivamente. EPA e DHA são ácidos graxos poli-insaturados ômega 3.
Patologia plausível	Na periodontite, ocorre uma falha dos sinais que ativam a resolução da inflamação e retornam à homeostase; assim, a inflamação crônica persiste.
Potencial terapêutico	Estudos pré-clínicos (animais) recentes indicam que os MEPRs são excelentes candidatos para prevenir e/ou tratar condições inflamatórias crônicas, como a periodontite.
Potencial de regeneração	Estudos em animais usando um modelo experimental de periodontite indicam que, além de resolver efetivamente a inflamação, os MEPRs também promovem a regeneração de tecidos periodontais perdidos.
Abordagens	As estratégias de pró-resolução e anti-inflamatórias são terapêuticas completamente diferentes.
Benefícios dos MEPRs	A estimulação da resolução *versus* o bloqueio convencional da inflamação ativa (anti-inflamatória) é uma área nova e estimulante que tem implicações clínicas potentes com menos efeitos adversos.

Conhecimento fundamental

Introdução

A resolução da inflamação é um processo ativo que resulta em um retorno à homeostase do tecido. A *interrupção* da inflamação é um importante fenômeno restaurador da saúde mediado por uma classe de mediadores lipídicos endógenos (lipoxinas, resolvinas, protectinas, maresinas). A falha em *interromper* a resposta inflamatória do hospedeiro pode resultar em dano continuado aos tecidos do hospedeiro muito depois da eliminação do desafio microbiano que iniciou a inflamação em primeiro lugar.
É importante revisar certos aspectos do fenômeno da inflamação antes que sua resolução possa ser compreendida.

Inflamação

A inflamação é uma resposta fisiológica protetora que defende o hospedeiro de infecção ou lesão e retorna o corpo ao normal, garantindo a homeostase do tecido. É protetor apenas enquanto cessa após a ameaça de lesão/lesão/infecção ter sido tratada e resolvida (Figura 7.1).

CORRELAÇÃO CLÍNICA

Por que é vital para o especialista estar ciente da importância da resolução da inflamação e seus mediadores?

Novas evidências indicam que condições inflamatórias crônicas como a periodontite podem estar associadas à resolução *frustrada* de inflamação, e não apenas a presença de inflamação inicial. É importante distinguir entre *protetor* e inflamação *destrutiva*. Esse novo conhecimento força a comunidade científica a repensar as abordagens existentes para controle terapêutico da inflamação crônica. Por isso, é importante para o profissional estar ciente dos avanços na pesquisa sobre resolução da inflamação, pois uma abordagem modulatória do hospedeiro é uma grande promessa.

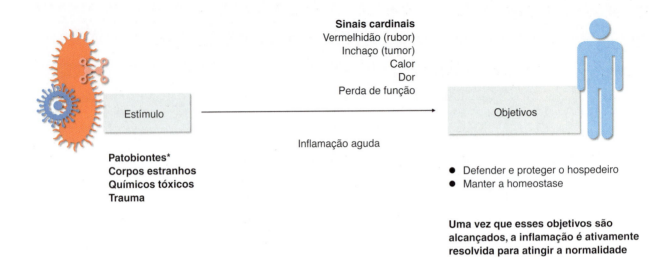

• **Figura 7.1** Inflamação protetora: sinais cardinais e objetivos. A inflamação aguda é considerada uma resposta protetora quando os sinais cardinais são ativamente resolvidos após o cumprimento dos principais objetivos de defesa contra estímulos patogênicos. *Um patobionte é qualquer organismo potencialmente causador de doenças que, em circunstâncias normais, é benéfico (simbiótico) para o hospedeiro.

A inflamação aguda é autolimitada

Uma resposta inflamatória localizada a uma lesão ou infecção – aquela que é *espacialmente* (restrita a uma área/espaço limitado) e *temporalmente* (cessa em tempo hábil) regulada por mediadores lipídicos de pró-resolução especializados (MEPRs) – é considerada benéfica para a restauração da saúde do tecido.

A sequência de respostas vasculares e celulares na fase aguda da inflamação é:

1. **Resposta vascular**, cujo resultado clínico é vermelhidão, calor e edema/inchaço devido ao aumento do fluxo sanguíneo, vasodilatação e aumento da permeabilidade dos vasos.
2. **Recrutamento de neutrófilos polimorfonucleares (PMN)** de dentro dos vasos sanguíneos e infiltração de neutrófilos no tecido afetado. O resultado clínico é dor, dano ao tecido e formação de pus.
3. **Recrutamento de monócitos** a partir de vasos sanguíneos e diferenciação em macrófagos. O resultado clínico é a reparação/cura do tecido após a resolução da inflamação. Se a inflamação não se resolver, os macrófagos iniciam uma imunidade adaptativa disfuncional e agravam a inflamação persistente, e a doença crônica se instala. A Figura 7.2 mostra uma representação dos três principais eventos em casos agudos autolimitados de inflamação.

Uma melhor compreensão dos mecanismos complexos dos mediadores lipídicos (pró-inflamatórios *versus* pró-resolução) nos permite usar essas informações e desenvolver novas estratégias terapêuticas para controlar doenças inflamatórias crônicas, como a periodontite. A Tabela 7.1 lista as diferenças entre mediadores lipídicos pró-inflamatórios e pró-resolução.

A resolução da inflamação, iniciada por uma mudança de classe ativa de mediadores lipídicos pró-inflamatórios para a produção de mediadores de pró-resolução, resulta em:

- Cessação da infiltração de leucócitos – devido à interação seletiva de MEPRs com receptores em células imunes inatas
- Permeabilidade vascular/edema voltando ao normal, com morte de neutrófilos (apoptose)
- Eferocitose – a infiltração não flogística de monócitos e macrófagos que efetuam a remoção de detritos necróticos, microrganismos mortos e neutrófilos apoptóticos do local inflamatório.

Ver Figura 7.3 para uma representação esquemática dos eventos que ocorrem durante a mudança de classe.

> **◆ CORRELAÇÃO CLÍNICA**
>
> **Qual é a limitação das estratégias terapêuticas de pró-resolução?**
>
> Existem várias vias de resolução heterogênea que são tanto específicas do tecido quanto de estímulo. Isso torna difícil identificar um único mediador de pró-resolução como uma panaceia terapêutica ou solução universal para vários estados de doença.

Mediadores especializados pró-resolução (MEPR) – os MEPRs são derivados de ácidos graxos (ver Tabela 7.1) e incluem lipoxinas, resolvinas, protectinas e maresinas. Eles exibem atividades sobrepostas que atuam para resolver ativamente a inflamação. A Tabela 7.2 fornece uma visão geral das funções dos MEPRs individuais conhecidos até agora. Embora todos os MEPRs possam esti-

Capítulo 7 Resolução da Inflamação

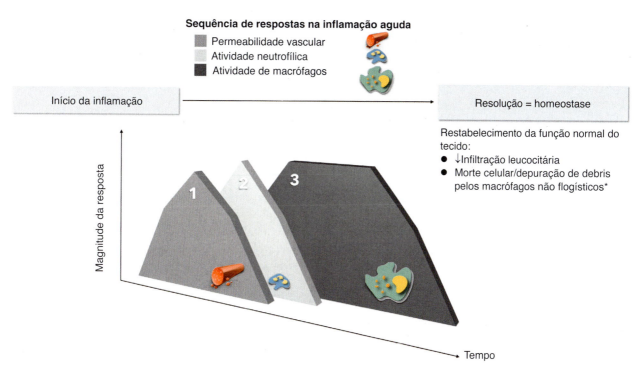

• **Figura 7.2** Inflamação autolimitante. A inflamação autolimitada inclui três eventos principais que exibem atividade de pico em sequência (com algum grau de sobreposição antes do início da resolução ativa): eventos vasculares, atividade de neutrófilos e atividade de macrófagos. O gráfico mostra o aumento e a queda normais nesses fenômenos em resposta a estímulos patogênicos, desde o início da inflamação até sua resolução. A resolução da inflamação é considerada falha quando as respectivas atividades celulares/moleculares não diminuem efetivamente após atingir seus picos. Quando a inflamação aguda não se resolve, o tecido não atinge a homeostase e a doença crônica se instala.[1] *Não flogístico: não produz febre.

Tabela 7.1 Diferenças entre mediadores lipídicos pró-inflamatórios e pró-resolução.

	Mediadores pró-inflamatórios	Mediadores de pró-resolução
Objetivo	Induzir inflamação como defesa imediata do hospedeiro	Limitar a inflamação para restaurar a homeostase do tecido
Derivados de ácidos graxos poli-insaturados (DAGP)	Do ácido araquidônico: prostaglandinas, leucotrienos, prostaciclinas, tromboxano, endoperoxidase	Do ácido araquidônico: lipoxinas Do ácido eicosapentanoico (EPA): resolvina série E Do ácido docosa-hexanoico (DHA): resolvina série D, protectinas, maresinas
Funções celulares provocadas	↑ quimiotaxia Diapedese Ativação NF-☐B Produção de citocinas inflamatórias Apoptose	↓ quimiotaxia Fagocitose não flogística Inibição de NF-☐B Mudança de classe de enzimas e atividade celular Eferocitose
Resposta do tecido	Vasodilatação Dor Inchaço, calor	Vasoconstrição Analgésico Retorna à homeostase

Apoptose: morte celular. Quimiotaxia: movimento de uma célula imunológica em resposta ao gradiente de concentração de uma substância (pode ser uma citocina, um produto químico etc.). Diapedese: saída das células sanguíneas de dentro dos capilares para os espaços extravasculares. Eferocitose: fagocitose de neutrófilos apoptóticos por "resolução" de macrófagos que não induzem uma resposta inflamatória concomitante.[2] NF-☐B: fator nuclear *kappa* intensificador da cadeia de células B ativadas, é um complexo proteico que controla as vias de sinalização pró-inflamatórias. Não flogístico: não produz febre.

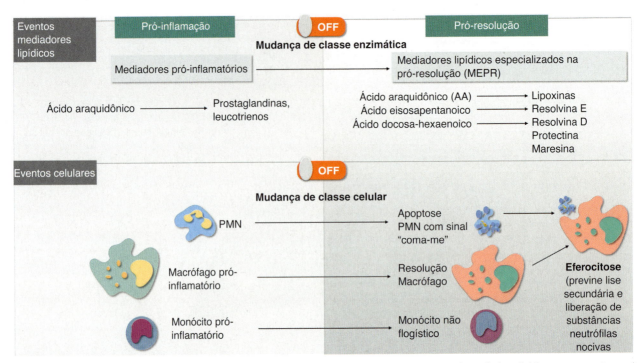

- **Figura 7.3** "Mudança de classe" durante a resolução da inflamação. Ocorrem dois tipos de eventos: eventos de mediadores lipídicos, em que as trocas de classes de enzimas resultam na produção de MEPRs em vez de mediadores pró-inflamatórios. A seguir, os MEPRs começam a resolver ativamente a inflamação, diminuindo a infiltração de leucócitos e eliminando as células mortas e os resíduos, restaurando assim a homeostase do tecido. Eventos celulares:
1. Alterações de PMN – após a luta contra desafios patogênicos por meio de inflamação aguda, os neutrófilos sofrem apoptose (morte celular) e eferocitose. Na eferocitose, as células mortas são removidas antes que sua integridade de membrana seja perdida, evitando o vazamento de conteúdo tóxico para os tecidos.
2. Alterações de monócitos/macrófagos – os monócitos recrutados dos vasos sanguíneos para o tecido-alvo durante a resolução da inflamação não produzem febre (são não flogísticos). Macrófagos residentes dentro dos tecidos se convertem em "macrófagos em resolução" a partir do fenótipo "pró-inflamatório".

Tabela 7.2 Ações de mediadores especializados pró-resolução.

	Lipoxinas	Resolvinas	Protectinas	Maresina
Diminui a infiltração de PMN	✔	✔	✔	
Estimula a eferocitose	✔	✔	✔	✔
Promove a regeneração/remodelação do tecido		✔		✔
Controla a dor	✔	✔	✔	✔
Ação de proteção aos tecidos neurais			✔	

mular a eferocitose e controlar a dor, foi demonstrado que as resolvinas sozinhas afetam todas as funções marcantes que contribuem para a resolução da inflamação.

Inflamação crônica não resolvida na doença periodontal

As bactérias iniciam a doença periodontal, mas não são as únicas responsáveis por sua progressão. Em indivíduos suscetíveis, a progressão para a cronicidade é caracterizada por falha do sistema imunológico em remover microrganismos patogênicos e eliminação ineficiente de neutrófilos mortos. Quando a resposta aguda do hospedeiro que defende o periodonto contra desafios patológicos continua como uma inflamação exacerbada crônica, a integridade do tecido é ameaçada (Figura 7.4).

Ligação sistêmica – a resposta inflamatória excessiva às lesões patológicas resulta na produção local sustentada de mediadores pró-inflamatórios (IL-1, FNT□, PGE_2 etc.) nos tecidos periodontais. Seu escoamento na circulação sistêmica pode levar a impactos prejudiciais à saúde geral, contribuindo para o agravamento das condições médicas existentes. A resposta hiperinflamatória que contribui para muitas doenças, como Alzheimer, diabetes, síndrome metabólica etc., pode refletir em uma falha na mudança de classe de mediadores lipídicos (Figura 7.5).

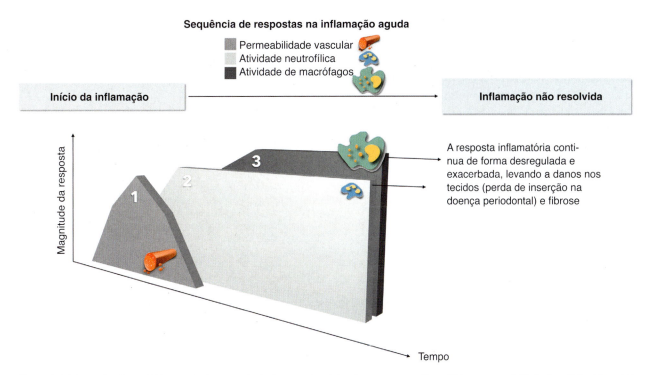

• **Figura 7.4** Inflamação não resolvida: sequência e magnitude da resposta celular. Compare com a Figura 7.2, em que a atividade das células inflamatórias (PMNs e macrófagos) é autolimitada. A falha na resolução da inflamação é uma explicação plausível para a transição patológica de gengivite reversível para periodontite irreversível.[3]

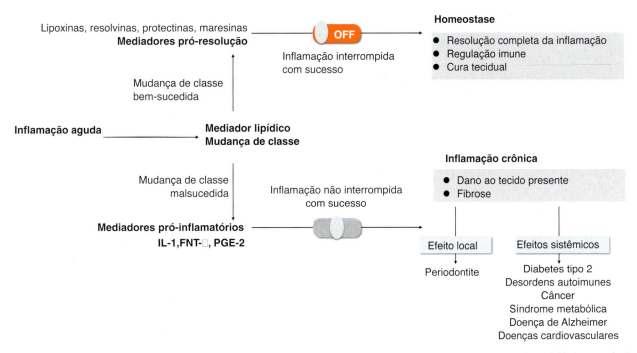

• **Figura 7.5** Consequências da mudança de classe ineficaz/falha de mediadores lipídicos. O resultado da inflamação aguda – seja cronicidade ou resolução – é influenciado pela mudança de classe de mediadores lipídicos. Quando essa mudança de classe de mediador lipídico não ocorre, eventos imunoinflamatórios desregulados levam à liberação de mediadores pró-inflamatórios. A inflamação não resolvida também é uma marca registrada de outras condições (p. ex., diabetes, distúrbios autoimunes, síndrome metabólica); a doença periodontal pode agravar essas condições devido ao escoamento de mediadores pró-inflamatórios excessivos na circulação sistêmica.[1] PGE2: prostaglandina E2; FNT-□: fator de necrose tumoral-□.

Ações terapêuticas de mediadores de resolução

A biossíntese de MEPRs por enzimas-chave induzindo uma *mudança de classe* de ações pró-inflamatórias para pró-resolutivas é uma intervenção terapêutica potencial para tratar condições inflamatórias crônicas, incluindo doença periodontal.

Estratégias terapêuticas anti-inflamatórias e de pró-resolução – terapêutica pró-resolução e anti-inflamatória são estratégias completamente diferentes. Enquanto os mediadores anti-inflamatórios bloqueiam e suprimem as vias que iniciam a inflamação aguda, os mediadores de pró-resolução são lipídios especializados que exercem seus efeitos após a inflamação aguda ter desempenhado seu papel na defesa do hospedeiro (Figura 7.6).

❖ CORRELAÇÃO CLÍNICA

Quais são as diferenças entre as estratégias terapêuticas anti-inflamatória e de pró-resolução?

Estratégias de pró-resolução podem ser benéficas e talvez superiores às estratégias anti-inflamatórias devido ao seu potencial para melhorar a cicatrização e a função do tecido com o mínimo de efeitos adversos.
Momento de ação: mediadores pró-resolução (MEPRs) agem *após* permitir para a resposta inflamatória normal, enquanto os mediadores anti-inflamatórios atuam para bloquear ou suprimir a própria inflamação.

Estudos em animais de periodontite experimental foram capazes de identificar poucas intervenções de tratamento possíveis usando a aplicação de mediadores lipídicos exógenos (ver Tabela 7.3).

Tabela 7.3 Ações terapêuticas de MEPRs na periodontite (modelos animais).[4,5]

MEPRs	Ações terapêuticas
Lipoxina A4	Redução (↓) na perda de inserção (óssea e tecido conjuntivo)
Lipoxina desencadeada por ácido acetilsalicílico (LDA)	Aumento (↑) na cicatrização do tecido ↓ infiltração de PMN
Resolvina E1	↓ Perda óssea
Maresina 1	↓ Número do osteoclasto ↑ Regeneração de tecido

❖ CORRELAÇÃO CLÍNICA

Que outras estratégias de pró-resolução potenciais (além dos MEPRs) foram identificadas?

Além dos MEPRs, que são mediadores de lipídios, outras classes de mediadores são proteínas (anexina, melanocortina), mediadores gasosos e purinas (adenosina).

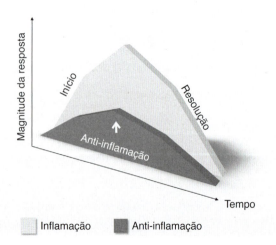 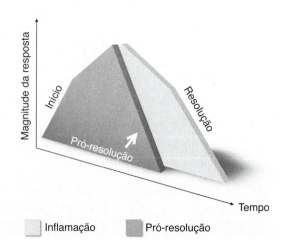

• **Figura 7.6** Diferenças entre as estratégias terapêuticas anti-inflamatórias e de pró-resolução.

Conclusões

O término da inflamação aguda, anteriormente reconhecido como um declínio *passivo* e natural dos sinais pró-inflamatórios, agora é entendido como um programa bioquímico *ativo* e rigidamente regulado que retorna os tecidos à homeostase:

- Respostas desproporcionais do hospedeiro que continuam de maneira exacerbada resultam em um ambiente inflamatório crônico dentro do periodonto, o que resulta em dano ao tecido
- A cronicidade da lesão modifica as respostas gerais do tecido em regiões remotas do corpo, com uma evolução transitória ou impacto permanente na saúde geral
- A terapêutica baseada em MEPR é eficaz na utilização de mediadores lipídicos exógenos para restaurar a homeostase do tecido, limitando e resolvendo ativamente a inflamação. O potencial para uso clínico de tal terapia moduladora do hospedeiro em muitas condições de doença, incluindo periodontite, é promissor e precisa ser investigado mais detalhadamente.

❖ CORRELAÇÃO CLÍNICA

Como lidar com a resolução defeituosa da inflamação pode ajudar na terapia periodontal?

Quando a resolução endógena defeituosa da inflamação está subjacente ao fenótipo inflamatório na periodontite, a aplicação de moléculas terapêuticas de MEPR exógenas tem o potencial de evitar mais perda de inserção e aumentar a regeneração de tecido perdido, levando ao ganho de inserção.

EXERCÍCIO COM BASE EM CASOS CLÍNICOS

Cenário: "Minhas gengivas estão inflamadas." Um paciente saudável de 30 anos de idade, com apinhamento, apresentou placa localizada e inflamação generalizada. O paciente, estudante de pós-graduação, relatou estresse que afetava seu sono. Seu índice de higiene oral era médio. Ele evitou escovar as áreas nas quais a inflamação e o sangramento persistiam.

Ele queria que suas gengivas estivessem "saudáveis" antes do tratamento ortodôntico. O exame clínico revelou profundidades de sondagem na faixa de 2 a 3 mm, BOP foi de 42%. Foi observada recessão no canino esquerdo inferior, incisivo lateral e incisivos centrais.

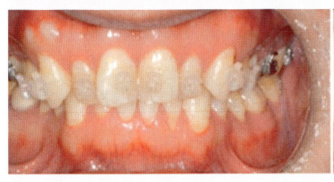
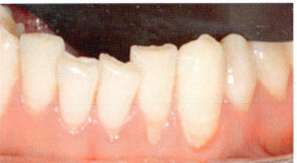

Questões

1. Todos os fatores a seguir estão associados à gengivite, exceto:
   a. Deficiência nutricional.
   b. Alterações hormonais (em mulheres).
   c. Biofilme.
   d. Medicamentos.
   e. Perda óssea.

2. Todos os fatores a seguir são mediadores de resolução da inflamação, exceto:
   a. Resolvinas.
   b. Protectinas.
   c. Lipoxinas.
   d. Maresinas.
   e. Prostaglandinas.

3. Por que a inflamação não se resolveu por conta própria neste caso?
   a. Dentes não alinhados.
   b. Distúrbio do sono.
   c. Placa microbiana.
   d. Braquetes ortodônticos.

4. Estratégias de pró-resolução podem ser _____ a estratégias anti-inflamatórias:
   a. Inferiores.
   b. Semelhantes.
   c. Superiores.

Este capítulo foi desenvolvido com base no Capítulo 10 do livro *Newman e Carranza Periodontia Clínica* (13ª edição) e é um resumo de muitas das seções importantes do capítulo. O leitor está convidado a ler o capítulo de referência para uma compreensão completa deste importante tópico.

Respostas

1. Resposta: e
Explicação: a perda óssea não é característica de gengivite. A gengivite é um mecanismo inflamatório reversível modulado por hormônios, fatores genéticos, medicamentos e fatores ambientais. Após a remoção do desafio etiológico, ocorre a resolução da inflamação, que retorna o tecido a um estado saudável.

2. Resposta: e
Explicação: as prostaglandinas são mediadores pró-inflamatórios derivados da COX-2 e responsáveis por aumentar a inflamação. Mediadores lipídicos de pró-resolução são lipídios ativos responsáveis por ativar as células para retornar à homeostase. Após ligação às células, os lipídios de resolução são capazes de aumentar a fagocitose e ativar a depuração de células mortas e microrganismos.

3. Resposta: c
Explicação: o fator etiológico da gengivite, neste caso, são os microrganismos da placa dentária. Devido à presença do fator etiológico, a inflamação é sustentada, não permitindo que a fase de resolução ocorra. Assim que a causa da inflamação for tratada, ela permitirá que a resolução siga seu curso.

4. Resposta: c
Explicação: as estratégias de pró-resolução podem ser superiores às estratégias anti-inflamatórias por causa de seu potencial para melhorar a cicatrização e a função do tecido com o mínimo de efeitos adversos.

Referências bibliográficas

1. Freire, M. O., & Van Dyke, T. E. (2013). Natural resolution of inflammation. *Periodontology 2000, 63,* 149–164.
2. Serhan, C. N. (2011). The resolution of inflammation: the devil in the flask and in the details. *FASEB Journal: Official Publication of The Federation of American Societies For Experimental Biology, 25,* 1441–1448.
3. Van Dyke, T. E., & Kornman, K. S. (2008). Inflammation and factors that may regulate inflammatory response. *Journal of Periodontal Research, 79,* 1503–1507.
4. Van Dyke, T. E., Hasturk, H., Kantarci, A., Freire, M. O., Nguyen, D., Dalli, J., et al. (2015). Proresolving nanomedicines activate bone regeneration in periodontitis. *Journal of Dental Research, 94,* 148–156.
5. Hasturk, H., Kantarci, A., Goguet-Surmenian, E., Blackwood, A., Andry, C., Serhan, C. N., et al. (2007). Resolvin E1 regulates inflammation at the cellular and tissue level and restores tissue homeostasis in vivo. *Journal of immunology (Baltimore, MD: 1950), 179,* 7021–7029.

8
Fatores Predisponentes Locais para Doença Periodontal

Terminologia importante

Terminologia/abreviatura	Explicação
Cálculo	• Placa dentária mineralizada • Não contribui diretamente para a inflamação gengival sozinho.
Cálculo subgengival	• Localizado apicalmente à margem gengival, detectado por percepção tátil ou radiografias • Normalmente, duro e denso, marrom-escuro ou preto-esverdeado • Firmemente aderido à superfície do dente.
Cálculo supragengival	• Localizado coronalmente à margem gengival • De cor branca ou amarelo-esbranquiçada; duro com uma consistência argilosa • Facilmente destacado da superfície do dente.
Cúspides êmbolo	• Cúspides que tendem a apertar forçosamente os alimentos nas ameias interproximais Pode ser visto quando os dentes ausentes não são substituídos e a relação entre os contatos proximais dos dentes adjacentes é alterada.
Fenômeno de reversão	• A formação do cálculo continua até atingir um máximo, após o qual pode ser reduzido em quantidade. O tempo necessário para atingir o nível máximo foi relatado entre 10 semanas e 6 meses • O cálculo volumoso é vulnerável ao desgaste mecânico causado pelos alimentos e pelos movimentos das bochechas, dos lábios e da língua. O declínio do acúmulo máximo de cálculo é conhecido como fenômeno de reversão.
Impactação de alimentos	• Penetração vigorosa de alimentos no periodonto por forças oclusais.
Matéria alba	• Um acúmulo de microrganismos, células epiteliais descamadas, leucócitos, proteínas salivares e lipídios • Sem padrão interno, menos aderente do que a placa dentária.
Pressão da língua	• Pressão lateral excessiva nos dentes anteriores, a qual pode resultar em expansão e inclinação dos dentes anteriores • Fator que contribui para a migração do dente e o desenvolvimento de uma mordida aberta anterior • A respiração pela boca pode ser observada com esse hábito.

Informações rápidas

Composição do cálculo dentário	• 70 a 90% de conteúdo inorgânico • As quatro principais formas de cristal são hidroxiapatita (58%), magnésio whitlockita (21%), fosfato octacálcio (12%) e brushita (9%) • A brushita é comum nas regiões anteriores da mandíbula, o magnésio whitlockita é comum nas regiões posteriores.
Formação de cálculo	• As primeiras áreas a exibir formação de cálculo são as superfícies vestibulares dos molares superiores e as superfícies linguais dos incisivos inferiores • A precipitação de minerais inicia em 1 a 14 dias da formação da placa; a calcificação pode começar após 4 a 8 h • A calcificação começa na superfície interna adjacente à estrutura do dente.
Fixação do cálculo ao cemento	A fixação do cálculo ocorre por meio de: • Película orgânica • Travamento mecânico • Estreita adaptação às depressões ou às suaves elevações do cemento inalterado • Penetração bacteriana na superfície do cemento.

(Continua)

Informações rápidas (*Continuação*)

Fatores predisponentes locais que afetam o periodonto	• Margens de restaurações (margens abertas, margens salientes, margens subgengivais) • Cimento retido • Perfurações radiculares, fraturas radiculares verticais, falhas endodônticas • Coroas sobrecontornadas, contatos abertos • Resina acrílica autopolimerizável • Desenho da prótese parcial removível • Procedimentos restauradores (grampo para isolamento absoluto, brocas, fios retratores etc.) • Maloclusão.
Dentes posteriores com contato aberto	• Os dentes posteriores com contato aberto e impactação alimentar exibem maior profundidade de sondagem e perda de inserção clínica do que locais sem impactação alimentar
Sobremordida anterior excessiva	• Causa comum de impactação de alimentos nas superfícies linguais dos dentes anteriores superiores e nas superfícies vestibulares dos dentes inferiores antagonistas • Pode resultar em perda de inserção com recessão gengival
Oclusão traumática	• Desarmonias oclusais podem causar lesões no periodonto de suporte, aumento no espaço do ligamento periodontal (LP), uma redução no conteúdo de colágeno das fibras do LP, aumento da vascularização e aumento da infiltração de leucócitos e osteoclastos no osso alveolar • Dentes com discrepâncias oclusais iniciais mostram pior prognóstico e mais mobilidade do que os dentes sem discrepâncias oclusais iniciais.
Tratamento ortodôntico e perda óssea alveolar	• O tratamento ortodôntico tem pouco efeito sobre o nível ósseo em adolescentes • O tratamento ortodôntico em adultos com periodontite ativa (profundidade de sondagem profunda com sangramento à sondagem) pode acelerar o processo da doença periodontal.
Fatores de risco para reabsorção radicular	• Duração do tratamento • Magnitude da força aplicada • Direção do movimento dentário • Aplicação de força contínua *versus* intermitente.
Extração de terceiros molares impactados	• A extração de terceiros molares impactados geralmente resulta em um defeito ósseo vertical distal aos segundos molares, independentemente do desenho do retalho. Observado com mais frequência em pacientes com > 25 anos de idade • A presença da placa, sangramento à sondagem, reabsorção radicular, folículo alargado e inclinação do terceiro molar estão associados a defeitos verticais.
Lesões autoinfligidas que afetam o periodonto	• Uso impróprio de escovas de dentes • Aperto de palito de dente entre os dentes • Aplicação de pressão da unha contra a gengiva • Queimadura por ingestão de pizza • Lesão química causada por ácido acetilsalicílico, cocaína, reação alérgica ao dentifrício ou goma de mascar, mascar tabaco, enxaguatórios bucais concentrados.
Queimadura química induzida por ácido acetilsalicílico	• Exibe vacúolos com exsudatos serosos e um infiltrado inflamatório no tecido conjuntivo.
Tabaco sem fumaça	• Lesão leucoplásica (hiperqueratose do tabaco sem fumaça) • Um padrão tipo listras de hiperqueratose com áreas focais de inflamação • Hiperplasia na camada celular basal • Aumento da incidência de recessão gengival, abrasão radicular cervical e cárie radicular.
Trauma associado a joias orais	• *Piercing* no lábio ou na língua está associado a lesão gengival ou recessão; danos aos dentes, restaurações e próteses fixas de cerâmica; formação de tecido cicatricial; e potencial de hipersensibilidade a metais.
Escovação agressiva dos dentes	• Trauma agudo por escovação: úlcera gengival dolorosa e abrasões gengivais • Trauma crônico por escovação: recessão gengival nas superfícies vestibular e lingual • Uso impróprio de fio dental pode resultar na laceração da papila interdental.
Radioterapia	• Dose típica para cabeça e pescoço: 5.000 a 8.000 cGy, geralmente administrada com dose incremental (fracionamento); 100-1.000 cGy por semana • Efeitos: isquemia e fibrose dos tecidos moles, o osso se torna hipovascular e hipóxico • Dermatite e mucosite se desenvolvem 5 a 7 dias após o início da radioterapia • Enxaguatórios com clorexidina contendo álcool podem irritar e intensificar a dor • Moldeira personalizada para aplicação de flúor é usada para prevenção de cárie.

(*Continua*)

Informações rápidas (*Continuação*)

Osteorradionecrose	• Permite a cura completa do tecido mole antes do início da radioterapia • Os fatores de risco para o desenvolvimento de osteorradionecrose incluem locais com profundidade de sondagem > 5 mm, índice de placa > 40%, perda óssea alveolar > 60% • Dentes não restauráveis e dentes com problemas periodontais significativos devem ser extraídos antes da radioterapia • A cirurgia periodontal eletiva deve ser realizada em consulta com o oncologista • A administração de pentoxifilina com vitamina E como terapia antioxidante pode promover a revascularização e o tratamento dos locais de osteorradionecrose • A oxigenoterapia hiperbárica tem eficácia limitada para osteorradionecrose.

Conhecimento fundamental

Introdução

A principal causa da inflamação gengival é o biofilme da placa dentária, e há vários fatores (locais e sistêmicos) que predispõem um indivíduo ao acúmulo de placa. Este capítulo enfoca os fatores locais dentro da cavidade oral que predispõem ao acúmulo de placa e consequente inflamação gengival e doença das estruturas periodontais. Podem ser categorizados como:

- *Fatores fisiopatológicos* – cálculo dentário
- *Fatores iatrogênicos* – restaurações defeituosas, complicações periodontais associadas à terapia ortodôntica, extração de terceiros molares
- *Fatores anatômicos* – fatores relacionados aos dentes, à mucosa e aos arcos dentários.

Cálculo dentário

O cálculo dentário é formado como resultado da mineralização (calcificação) do biofilme da placa. Biofilmes mineralizados, penetrados por fosfatos de cálcio cristalinos de vários tipos, podem se desenvolver acima (cálculo supragengival) ou abaixo (cálculo subgengival) da margem gengival livre como depósitos moderadamente duros nas superfícies dos dentes e próteses dentárias. A Tabela 8.1 lista as diferentes características de ambos os tipos de cálculo.

Adesão do cálculo dentário à superfície dentária

A forma de adesão do cálculo dentário à superfície do dente afeta a facilidade de sua remoção durante a instrumentação. Quatro modos de adesão foram identificados e são descritos na Figura 8.1.

Formação de cálculo dentário

- A presença de biofilme da placa é um pré-requisito para a formação de cálculo; é dentro desse depósito macio que ocorre a mineralização. No entanto, nem todas as placas sofrem necessariamente calcificação. A placa que não se desenvolve em cálculo atinge um platô de conteúdo mineral máximo em 2 dias
- A saliva e o fluido gengival crevicular (FGC) fornecem os minerais necessários para a formação do cálculo supragengival e subgengival, respectivamente
- O fósforo pode ser mais crítico do que o cálcio para mineralização da placa
- A calcificação requer a ligação de íons de cálcio aos complexos de carboidratos-proteínas da matriz orgânica da placa e a precipitação de sais de fosfato de cálcio cristalino. Isso começa ao longo da superfície interna do biofilme adjacente à estrutura do dente
- Os cristais se formam inicialmente na matriz intercelular e, em seguida, as superfícies bacterianas e, finalmente, dentro das bactérias
- Focos separados de calcificação aumentam em tamanho e coalescem para formar massas sólidas de cálculo
- O cálculo é formado em camadas, que muitas vezes são separadas por uma cutícula fina que fica embutida no cálculo conforme a calcificação progride.

Fotos clínicas de cálculo supragengival e subgengival são mostradas na Figura 8.2.

Teorias sobre a mineralização do cálculo

O mecanismo exato de mineralização da placa que leva a formação do cálculo ainda é desconhecido. Várias teorias foram apresentadas, as quais se relacionam principalmente com as proposições de precipitação mineral e semeadura mineral.

Precipitação mineral

Baseia-se na teoria de que os sais de fosfato de cálcio precipitam, levando à formação de cálculo. A precipitação de sais pode ser atribuída à:

- **Redução da constante de precipitação por um aumento local no pH (ambiente alcalino)** – isso pode ser provocado por:
  - Perda de dióxido de carbono quando a saliva flui para fora dos orifícios dos ductos (daí a rápida formação de cálculo oposto às aberturas dos ductos das glândulas salivares)
  - Formação de amônia pela placa bacteriana
- **Estagnação da saliva** – isso, por sua vez, faz com que as proteínas coloidais (anteriormente ligadas aos íons cálcio e fosfato na saliva) se acomodem, resultando na precipitação do sal de fosfato de cálcio

Tabela 8.1 Cálculo supragengival e subgengival.

	Cálculo supragengival	Cálculo subgengival
Fonte primária de minerais	Saliva	Fluidos gengival crevicular (FGC)
Localização	Coronal à crista da gengiva marginal e visível na cavidade oral	Apical à crista da gengiva marginal e não visível no exame clínico de rotina; o desvio da margem gengival para longe da superfície do dente (p. ex., assoprando) pode expor depósitos subgengivais
Cor	Branco/amarelo-esbranquiçado; influenciada pelo tabagismo e pigmentos alimentares	Marrom-escuro/preto-esverdeado
Consistência	Duro, semelhante à argila	Denso, como pedra
Força de adesão à superfície do dente/prótese	Facilmente destacável	Firmemente aderido
Taxa de recorrência	Rápido	Não tão rápido quanto o cálculo supragengival
Formas cristalinas predominantes de minerais encontrados dentro da estrutura	Hidroxiapatita, fosfato octacálcio	Hidroxiapatita, magnésio whitlockita
Relação de cálcio-fosfato	Menor do que cálculo subgengival	Maior do que cálculo supragengival
Perfil microbiano	Microrganismos filamentosos dominam e são orientados perpendicularmente à superfície dos dentes	Cocos, bastonetes e filamentos encontrados sem nenhum padrão distinto de orientação
Outras características notáveis	Comumente notado em relação às superfícies linguais dos incisivos inferiores e superfícies vestibulares dos molares superiores devido à proximidade dos orifícios dos ductos das glândulas salivares. Também notado recobrindo as superfícies oclusais de dentes sem antagonistas funcionais	Quando os tecidos gengivais se retraem, o cálculo subgengival fica exposto e é reclassificado como cálculo supragengival

Quatro modos de adesão do cálculo à superfície dentária

Película orgânica
Adesão por meio de uma película orgânica no cemento

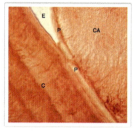

Cálculo (CA) aderido à película (P) na superfície do esmalte e no cemento (C); sem esmalte (E)

Travamento mecânico
Travamento mecânico em irregularidades superficiais, como lesões de cárie ou lacunas de reabsorção

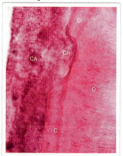

Cálculo aderido a uma área de reabsorção cementária (CR) com cemento adjacente à dentina

Estreita adaptação
Estreita adaptação da subsuperfície do cálculo às depressões ou elevações suaves da superfície inalterada do cemento

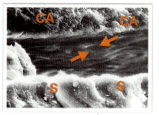

Subsuperfície do cálculo subgengival (CA) previamente aderido à superfície do cemento (S). Note a impressão de montículos de cemento no cálculo (setas)

Penetração bacteriana
Bactérias podem penetrar na superfície do cemento

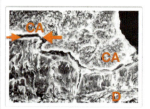

Cálculo subgengival (CA) embutido abaixo da superfície do cemento (setas) e penetrando na dentina (D), dificultando a remoção

• **Figura 8.1** Modos de fixação do cálculo à superfície do dente. O cálculo pode se ligar ao cemento por meio de: (1) película orgânica, (2) travamento mecânico nas irregularidades da superfície, (3) estreita adaptação à depressão suave ou elevações da superfície inalterada do cemento ou (4) penetração bacteriana na superfície do cemento.[1,2] (De Newman, M.G., Takei, H.H., Klokkevold, P.R., et al. (2019). *Newman and Carranza's Clinical Periodontology* (13th ed.). Philadelphia: Elsevier.)

Capítulo 8 Fatores Predisponentes Locais para Doença Periodontal   69

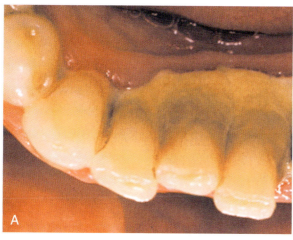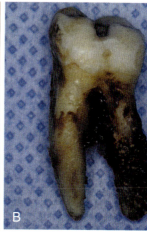

• **Figura 8.2** Imagens clínicas de cálculo supragengival e subgengival. Depósitos de cálculo supragengival extensos no sextante anterior mandibular (**A**) e depósitos de cálculo subgengival em uma raiz de dente molar extraído (paciente diferente) (**B**). (De Newman, M.G., Takei, H.H., Klokkevold, P.R., et al. (2019). *Newman and Carranza's Clinical Periodontology* (13th ed.). Philadephia: Elsevier.)

- **Ações enzimáticas** – as fosfatases secretadas pelas bactérias da placa aumentam a disponibilidade de íons fosfato livres. Esterases secretadas por bactérias da placa aumentam os ácidos graxos livres que se combinam com íons cálcio e magnésio para formar detergentes primeiro e depois causar precipitação de sais de fosfato de cálcio.

Semeadura mineral
- Também chamado de *conceito epitático* ou *nucleação heterogênea*
- Os agentes semeadores (placa intercelular sendo uma possível candidata) induzem pequenos focos de calcificação dentro da matriz da placa que aumentam e coalescem para formar massa calcificada.

Outros fatores predisponentes

Os fatores locais (além do cálculo) que predispõem um indivíduo à formação de placa e consequente inflamação gengival incluem:

Fatores iatrogênicos retentivos de placa:

- Restaurações defeituosas com:
    - Margens salientes
    - Localização da margem subgengival
    - Lacunas entre as margens da restauração e as linhas de acabamento nos dentes
    - Restauração com sobrecontorno
    - Discrepâncias da crista marginal e contatos proximais inadequados
    - Ranhuras e arranhões na superfície de próteses de resina acrílica, cerâmica ou ouro
    - Cimento retido dentro do sulco gengival
    - Contato excessivo do pôntico com o tecido
    - O uso de grampos para isolamento absoluto, matriz metálica e brocas de maneira a lacerar a gengiva
- Complicações periodontais associadas à terapia ortodôntica. A terapia ortodôntica pode afetar o periodonto, favorecendo a retenção da placa, por lesar diretamente a gengiva como resultado de bandas estendidas excessivamente, ou pela criação de forças excessivas ou desfavoráveis (ou ambos) no dente e suas estruturas de suporte
- Extração de terceiros molares retidos. Isso geralmente resulta na criação de defeitos verticais distais aos segundos molares.

Fatores anatômicos retentivos de placa:

- Fatores relacionados com os dentes (p. ex., sulcos de desenvolvimento, projeções do esmalte cervical)
- Fatores relacionados com a mucosa (p. ex., recessão gengival, aumento gengival, tração anormal do freio)
- Fatores relacionados aos arcos (apinhamento, maloclusão).

Conclusão

Embora muitos fatores causem retenção de placa, isso não significa que eles sejam os principais fatores etiológicos da doença periodontal. Seu papel é principalmente desencadear o acúmulo de biofilme da placa e alterar o microambiente local, de forma que o indivíduo se torne predisposto a desenvolver doença periodontal. Mesmo assim, a remoção do cálculo e outros fatores predisponentes locais ainda é considerada um dos os principais pontos de partida de uma abrangente terapia periodontal.

❖ CORRELAÇÃO CLÍNICA

Qual é o papel do cálculo dentário no desenvolvimento da doença periodontal?

O cálculo por si só não contribui diretamente para a inflamação gengival. Após o processo de mineralização, as bactérias dentro do cálculo perdem sua virulência, pois os microrganismos mineralizados dificilmente são capazes de qualquer atividade metabólica. Assim como outros fatores retentivos, como a margem aberta da coroa ou uma restauração saliente, o cálculo retém a placa dentária, que contribui para a inflamação gengival.

❖ CORRELAÇÃO CLÍNICA

Quais fatores podem contribuir para a patogenicidade do cálculo dentário?

O cálculo dentário fornece um ambiente ideal para o crescimento do biofilme bacteriano e é um importante fator local predisponente no desenvolvimento e na progressão da periodontite. A patogenicidade do cálculo pode ser atribuída aos seguintes fatores:
1. Ação retentiva da placa – *in vivo*, o cálculo sempre tem uma camada superficial de placa ligada a ele e, portanto, contribui para o desenvolvimento da doença periodontal.
2. *Obstrução mecânica às medidas de higiene bucal individual* – o cálculo evita a remoção adequada da placa.
3. *Natureza porosa* – o cálculo pode absorver e atuar como reservatório de material antigênico, toxinas e fatores de absorção óssea de origem bacteriana.[3]

EXERCÍCIO COM BASE EM CASOS CLÍNICOS

Cenário: uma mulher de 50 anos de idade saudável apresentou a queixa principal: "Preciso muito de trabalho – não vou ao dentista há algum tempo". Ela não tinha alterações médicas, nenhuma alergia e não estava tomando medicamentos. Achados periodontais: gengiva parecia aumentada e eritematosa (A), cálculo generalizado (B), sangramento à sondagem, mobilidade localizada e envolvimento de furca. Foi observado frêmito no dente 21. Achados radiográficos: perda óssea horizontal generalizada com afunilamento e alargamento do LP (C).

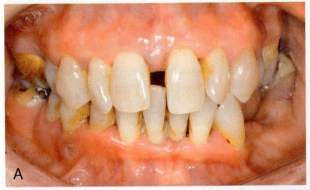
A

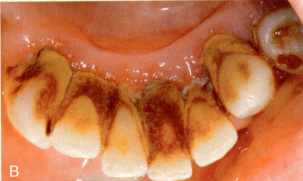
B

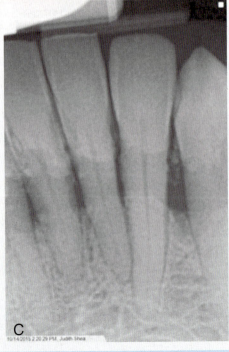
C

Questões

1. Todas as seguintes características estão associadas a cálculo supragengival, exceto:
   a. Consistência dura, semelhante a argila.
   b. Taxa de recorrência rápida.
   c. Composto principalmente por hidroxiapatita e fases inorgânicas de magnésio whitlockita.
   d. O perfil microbiano é dominado por bactérias filamentosas.

2. Que tipo de patógenos microbianos são encontrados no cálculo subgengival?
   a. Cocos, bastonetes e filamentos.
   b. Cocos e bastonetes.
   c. Bastonetes e filamentos.

3. Qual dos seguintes não é um fator iatrogênico retentivo de placa?
   a. Margens salientes.
   b. Localização da margem supragengival.
   c. Discrepância da crista marginal em restaurações.
   d. Braquetes ortodônticos.

4. Qual das alternativas a seguir é um modo de adesão do cálculo à superfície lingual da estrutura dentária (Figura B)?
   a. Película inorgânica.
   b. Intertravamento mecânico.
   c. Adaptação aberta.

Este capítulo foi desenvolvido com base no Capítulo 13 do livro *Newman e Carranza Periodontia Clínica* (13ª edição) e é um resumo de muitas das seções importantes do capítulo. O leitor está convidado a ler o capítulo de referência para uma compreensão completa deste importante tópico.

Respostas

1. Resposta: c
Explicação: todas são características de cálculo supragengival, exceto a opção c. O cálculo supragengival é predominantemente composto de hidroxiapatita e fases de fosfato octacálcio; magnésio whitlockita está presente no cálculo subgengival. Uma comparação direta entre o cálculo supragengival e subgengival é apresentada na Tabela 8.1.

2. Resposta: a
Explicação: vários tipos de patógenos microbianos estão presentes no cálculo subgengival, incluindo cocos, bastonetes e filamentos. O cálculo supragengival é dominado por filamentos.

3. Resposta: b
Explicação: todos os fatores mencionados são considerados fatores iatrogênicos retentivos de placa, exceto a opção b. A colocação da margem subgengival, não supragengival, é considerada um fator iatrogênico retentivo de placa.

4. Resposta: b
Explicação: o travamento mecânico nas irregularidades da superfície (lacunas de reabsorção) é um dos quatro modos de adesão do cálculo à superfície do dente. As outras modalidades incluem película orgânica, estreita adaptação e penetração bacteriana.

Referências bibliográficas

1. Zander, H. A. (1953). The attachment of calculus to root surfaces. *Journal of Periodontology*, 24(1), 16–19.
2. Selvig, K. A. (1970). Attachment of plaque and calculus to tooth surfaces. *Journal of Periodontal Research*, 5(1), 8–18.
3. Patters, M. R., Landesberg, R. L., Johansson, L. A., Trummel, C. L., & Robertson, P. B. (1982). Bacteroides gingivalis antigens and bone resorbing activity in root surface fractions of periodontally involved teeth. *Journal of Periodontal Research*, 17(2), 122–130.

9
Influência das Condições Sistêmicas e do Tabagismo na Doença Periodontal

Terminologia importante

Terminologia/abreviatura	Explicação
Agranulocitose	• Forma mais grave de neutropenia envolvendo neutrófilos, basófilos e eosinófilos • Contagem absoluta de neutrófilos < 100 células/mℓ • Infecções graves, lesões ulcerativas necrosantes da mucosa oral da pele e dos tratos gastrintestinal e geniturinário.
Anemia	• Redução do número de eritrócitos e da quantidade de hemoglobina • A anemia perniciosa resulta em língua vermelha, lisa e brilhante como resultado da atrofia das papilas e palidez acentuada da gengiva • Anemia por deficiência de ferro – semelhante à anemia perniciosa • Anemia falciforme – forma hereditária de anemia hemolítica crônica com maior prevalência em afro-americanos. Caracterizada por palidez, icterícia, fraqueza, manifestações reumatoides, úlceras de perna, alinhamento de trabéculas em escada • Anemia aplásica – causada por drogas tóxicas; aumento da suscetibilidade à infecção devido à neutropenia concomitante.
Bisfosfonatos	Agentes antirreabsortivos usados para tratar osteoporose, doença de Paget, metástases ósseas, mieloma múltiplo e outras condições que envolvem osso frágil e quebrável.
Deficiência de adesão de leucócitos (DAL)	• Desordem genética autossômica recessiva caracterizada por imunodeficiência, resultando em infecções recorrentes • Incapacidade de produzir ou não expressar normalmente a integrina na superfície do leucócito (CD18) que é necessária para a adesão à parede do vaso, resultando em defesa prejudicada contra o desafio bacteriano.
Deficiência de vitamina C	• Resulta em *escorbuto*, caracterizado por tendência hemorrágica (sangramento) e retardo na cicatrização de feridas • Sinais orais comuns de escorbuto: sangramento gengival, gengiva edemaciada e perda dentária.
Diabetes tipo I	• Anteriormente conhecido como diabetes insulinodependente • De 5 a 10% de todos os casos de diabetes • Causado pela destruição autoimune mediada por células ☐ pancreáticas.
Diabetes tipo II	• Anteriormente conhecido como diabetes não insulinodependente • de 90 a 95% de todos os casos de diabetes • Causado por resistência à ação da insulina, secreção prejudicada de insulina e produção aumentada de glicose no fígado, sem destruição das células ☐ pancreáticas • Frequentemente associado à obesidade.
Eixo hipotálamo-pituitária-adrenal (eixo HPA)	• Papel central na regulação dos sistemas homeostáticos • O fator de liberação de corticotropina desempenha um papel central na resposta ao estresse, regulando o eixo HPA.
Ex-fumante	Indivíduo que fumou ≥ 100 cigarros na vida e não fuma atualmente.
Fumante	Indivíduo que fumou ≥ 100 cigarros na vida e que fuma atualmente.

(Continua)

Terminologia importante (*Continuação*)

Terminologia/abreviatura	Explicação
Leucemia	• Neoplasia maligna de precursores de glóbulos brancos • Pode ser classificada em linfocítica ou mieloide, aguda, subaguda ou crônica • Fraca defesa celular e maior suscetibilidade a infecções • São manifestações orais comuns infiltração leucêmica, sangramento, ulcerações orais e infecções.
Maços-ano	• Maço-anos = número de maços por dia × número de anos fumando • Avalia o efeito cumulativo do tabagismo.
Não fumante	Indivíduo que fumou ≥ 100 cigarros na vida e não fuma atualmente.
Neutropenia	• Baixos níveis de neutrófilos circulantes • Pode ser causada por infecção, produtos químicos ou ser idiopática ou hereditária • Pode ser crônica ou cíclica • Neutropenia grave – contagem absoluta de neutrófilos (CAN) < 500 células/mℓ; é comum destruição periodontal grave nessa condição.
Osteonecrose dos maxilares relacionada ao bisfosfonato (OMRB)	Exposição e necrose de porções dos ossos maxilares em pacientes expostos a bifosfonatos que persistiram por mais de 8 semanas sem história de radioterapia nos arcos.
Osteoporose e osteopenia	• Caracterizado por baixa massa óssea e deterioração estrutural com aumento do risco de fratura óssea • T-*score* é uma comparação da densidade mineral óssea do paciente com a de um adulto saudável de 30 anos de idade com pico de massa óssea, usando o desvio padrão para definir osteopenia e osteoporose • Osteopenia: baixa densidade mineral óssea (T-*score* de -1 a -2,5) • Osteoporose: T-*score* £ -2,5.
Produto final da glicação avançada (PFGA)	A glicosilação não enzimática de proteínas e moléculas da matriz resulta no acúmulo de PFGAs.
Púrpura trombocitopênica	• Aparência arroxeada da pele ou membranas mucosas em que ocorreu o sangramento • Baixa contagem de plaquetas, retração prolongada do coágulo, tempo de sangramento e tempo de coagulação normal ou ligeiramente prolongado • Sangramento espontâneo da pele ou das membranas mucosas • Petéquias e vesículas hemorrágicas ocorrem na cavidade oral • A remoção de fatores irritantes locais (placa ou cálculo) alivia a inflamação gengival e o sangramento.
Queilite angular	• A causa pode ser deficiência de riboflavina • Associado a saliva ou candidíase.
RPFGA	Receptor para produto final da glicação avançada (PFGA).
Síndrome de Chediak-Higashi	• Desordem genética autossômica recessiva causada por uma mutação da proteína reguladora do tráfego lisossomal que leva a diminuição na fagocitose e morte retardada de microrganismos • É comum destruição periodontal grave.
Síndrome de Down	Trissomia 21; caracterizada por deficiência intelectual e retardo de crescimento. Fraca quimiotaxia de neutrófilos, fagocitose e morte intracelular são as prováveis causas subjacentes da destruição periodontal.
Síndrome de Papillon-Lefèvre	• Desordem genética autossômica recessiva sem predileção por sexo, caracterizada por hiperqueratose palmoplantar e destruição grave do periodonto • Diminuição da função neutrofílica.

Informações rápidas

Tabagismo e periodontite	• Tabagismo é um importante fator de risco para periodontite • Tabagismo tem efeitos sobre a prevalência, gravidade, etiologia e patogênese da doença periodontal e um impacto negativo no tratamento.
Produtos químicos tóxicos da fumaça do tabaco	• Fase gasosa – monóxido de carbono, amônia, formaldeído, cianeto de hidrogênio e toxinas carcinogênicas • Fase particulada – alcatrão • Nicotina – altamente viciante, causa aumento da pressão arterial, aumento das frequências cardíaca e respiratória e vasoconstrição local.
Toxicidade da fumaça do tabaco	Atribuída à produção de alcatrão.

(*Continua*)

Informações rápidas (*Continuação*)

Dependência do tabagismo	• Atribuído à nicotina (o composto mais farmacologicamente ativo na fumaça do tabaco) • A nicotina imita a ação da acetilcolina devido à sua semelhança estrutural, causando vasoconstrição periférica.
Avaliação do *status* de tabagista	Monóxido de carbono exalado ou mensuração da cotinina (o principal metabólito da nicotina) no soro, na saliva ou na urina.
Efeitos do fumo	Redução da inflamação gengival e sangramento à sondagem (SS), maior prevalência e gravidade da destruição periodontal, aumento da profundidade de sondagem, perda de inserção e perda dentária.
Resultados do NHANES III (Association of Periodontitis and Smoking)[1]	• Fumantes tinham quatro vezes mais probabilidade de ter periodontite em comparação aos não fumantes • Os ex-fumantes têm menos risco de periodontite do que os fumantes atuais, mas mais risco do que os não fumantes • As chances de ter periodontite em ex-fumantes que pararam de fumar ≥ 11 anos antes foram estatisticamente semelhantes às de não fumantes.
Programa de cessação do tabagismo	• Programa de intervenção breve composto por cinco passos: pergunte, aconselhe, avalie, ajude e organize • A prevalência e a gravidade da periodontite diminuem com a cessação do tabagismo.
Métodos de cessação do tabagismo	• Força de vontade individual • Materiais de autoajuda • Programa de intervenção breve na atenção primária • Terapia de reposição de nicotina • Vareniclina – agonista parcial dos receptores nicotínicos de acetilcolina • Bupropiona – usada em dose menor para parar de fumar; em dose mais alta, usada como antidepressivo • Outros métodos – meditação, aconselhamento, terapia cognitivo-comportamental, hipnose, acupuntura etc.
Efeitos do tabagismo na terapia com implantes	• O risco de falha do implante é o dobro em não fumantes • O risco é maior em implantes instalados na maxila com osso de má qualidade
Efeitos do tabagismo na terapia periodontal (resumo)	Os fumantes podem: • Apresentar doença periodontal em tenra idade • Ser difíceis de tratar de forma eficaz com terapias convencionais • Continuar a ter periodontite progressiva ou recorrente • Correr maior risco de perda dentária ou perda óssea peri-implantar, mesmo quando o controle de manutenção adequado é estabelecido.
Doenças endócrinas e alterações hormonais associadas à periodontite	Diabetes, síndrome metabólica, flutuações dos hormônios sexuais femininos e hiperparatireoidismo.
Influência do diabetes não controlado no periodonto	• Gengiva aumentada, pólipos gengivais sésseis ou pediculados, proliferações gengivais polipoides, formação de abscesso, periodontite e dentes com mobilidade • O diabetes não controlado ou mal controlado está associado ao aumento da suscetibilidade e gravidade das infecções, incluindo periodontite.
Manifestação oral de diabetes não controlado	• Queilose • Ressecamento e fissura da mucosa • Queimação na boca e na língua • Fluxo salivar diminuído • Alteração na flora (aumento de *Candida albicans*, estreptococos hemolíticos e estafilococos) • Aumento da incidência de cárie.
Estudo epidemiológico sobre diabetes e periodontite em indígenas do povo pima em AZ	• 40% dos indígenas adultos do povo pima em AZ têm diabetes tipo 2 • A prevalência de periodontite destrutiva e edentulismo aumentou significativamente entre indivíduos com diabetes em comparação com indivíduos não diabéticos • O risco de desenvolver periodontite era três vezes maior em indivíduos diabéticos do que em não diabéticos.
Síndrome metabólica	• Descreve uma condição de obesidade abdominal combinada com dois ou mais dos seguintes fatores: 　▪ Hipertensão 　▪ Dislipidemia 　▪ Hiperglicemia • Aumenta o risco de desenvolver diabetes tipo 2 e doenças cardiovasculares.

(*Continua*)

Informações rápidas (*Continuação*)

Síndrome metabólica e periodontite	• Obesidade, características relacionadas à obesidade e síndrome metabólica podem ser indicadores de risco para a gravidade e progressão da periodontite • A obesidade está associada ao aumento de citocinas pró-inflamatórias (p. ex., IL-6 e FNT-a) produzidas por macrófagos no tecido adiposo e disfunção de células T e monócitos/macrófagos.
Efeitos da puberdade e menstruação	• Mudanças hormonais durante a puberdade e o ciclo menstrual causam exacerbação da gengivite preexistente com inflamação pronunciada, edema e aumento gengival • Podem ser evitados ou minimizados com uma boa higiene bucal.
Gravidez e gengivite	• A gravidez propriamente não causa gengivite • Tumor da gravidez – uma inflamação inespecífica, vascularizante e proliferativa da gengiva que ocorre em algumas mulheres grávidas • *Prevotella intermedia* aumenta significativamente durante a gravidez, associado aos níveis máximos de estradiol e progesterona • Maior gravidade observada no segundo e no terceiro trimestre • Pode ser evitado ou minimizado com uma boa higiene bucal.
Interações bacteriano-hormonais	*P. intermedia* aumenta significativamente durante a gravidez e está associada a níveis elevados de estrogênio e progesterona e sangramento gengival.
Efeito da menopausa	• A flutuação hormonal pode causar gengivoestomatite menopáusica • Ressecamento, sensação de queimação com extrema sensibilidade às mudanças térmicas.
Hiperparatireoidismo	• Desmineralização generalizada do esqueleto, aumento de osteoclastos com proliferação de tecido conjuntivo no espaço medular, formando cistos ósseos e tumor de células gigantes (osteíte fibrosa cística ou doença óssea de von Recklinghausen) • Tumor marrom – cistos ósseos cheios de tecido fibroso com abundantes macrófagos carregados de hemossiderina e células gigantes • Maloclusão, mobilidade dentária, evidência radiográfica de osteoporose, ligamento periodontal alargado, ausência de lâmina dura, espaços radiolúcidos semelhantes a cistos.
Distúrbios sanguíneos associados à doença periodontal	Neutropenia, agranulocitose, leucemia, anemia, trombocitopenia, distúrbio de deficiência de anticorpos.
Desordens genéticas associadas à destruição periodontal	Síndrome de Chédiak-Higashi, síndrome do leucócito preguiçoso, deficiência de adesão de leucócitos, síndrome de Papillon-Lefèvre, síndrome de Down.
Estresse e doenças periodontais	• O estresse por si só não causa doença periodontal • A maneira pela qual um indivíduo lida com o estresse afeta a destruição periodontal na presença de patógenos periodontais • Pacientes com doença periodontal são menos propensos a usar habilidades ativas de enfrentamento (i. e., controle da situação) e mais propensos a lidar com o estresse evitando a culpa (emocional) do que pacientes periodontalmente saudáveis.
Imunossupressão induzida por estresse	• O aumento da produção de cortisol em resposta ao estresse reduz a resposta imune por meio da supressão da atividade dos neutrófilos, produção de IgG e secreção de IgA salivar • Neurotransmissores induzidos por estresse (epinefrina, norepinefrina, neurocinina e substância P) podem causar destruição de tecidos pela ativação de linfócitos, neutrófilos, monócitos e macrófagos.
Influência do estresse nos resultados da terapia periodontal	O estresse prejudica a resposta inflamatória e a degradação da matriz, resultando em uma recuperação mais dolorosa, mais pobre e mais lenta.
Influências nutricionais	• Deficiência de riboflavina – glossite, queilite angular, dermatite seborreica e ceratite vascularizante superficial • Deficiência de tiamina – edema, perda de apetite e hipersensibilidade e erosão da mucosa oral • Deficiência de niacina – pelagra (dermatite, distúrbios gastrintestinais e distúrbios neurológicos/mentais) • Deficiência de vitamina C (ácido ascórbico) – escorbuto.
Deficiência de vitamina C (ácido ascórbico) e doença periodontal	• Influencia o metabolismo do colágeno dentro do periodonto • Interfere na formação óssea • Aumenta a permeabilidade da mucosa oral • A deficiência de ácido ascórbico por si só não causa periodontite (necessários fatores bacterianos locais).

(Continua)

Informações rápidas (*Continuação*)

Características dos bisfosfonatos	• Alta afinidade por hidroxiapatita • Inibe o metabolismo ósseo por meio da inibição dos osteoclastos • Também pode prejudicar a cicatrização de feridas em tecidos moles, inibindo a migração epitelial e o fechamento da ferida • A meia-vida dos bifosfonatos aprisionados no osso é estimada em 10 anos ou mais.
Estadiamento da ONMRB	• Estágio 0 – pacientes em risco que foram tratados com bisfosfonatos intravenosos ou orais, mas que não têm osso aparente exposto ou necrótico • Estágio 1 – osso exposto ou necrótico em pacientes assintomáticos sem infecção • Estágio 2 – osso exposto ou necrótico com dor e evidência clínica de infecção • Estágio 3 – além dos sinais do estágio 2, fratura patológica, fístula extraoral ou osteólise que se estende até a borda inferior • *Osteonecrose dos maxilares relacionada com medicamentos* (ONMRM) é um termo mais recente para ONMRB.
Riscos de ONMRB	• ONMRB ocorre espontaneamente ou após um evento traumático, como um procedimento odontológico (p. ex., exodontias, tratamento endodôntico, infecções periodontais, cirurgia periodontal e cirurgia de implante dentário) • Pacientes que são tratados para câncer com bifosfonatos IV têm maior risco do que pacientes tratados para osteoporose com bifosfonatos orais.
Efeitos dos corticosteroides no periodonto	• A cortisona exógena pode ter um efeito adverso na qualidade e fisiologia óssea • O nível de cortisol endógeno induzido por estresse pode ter efeito adverso sobre o periodonto, diminuindo a resposta imunológica às bactérias periodontais.
Correlação entre osteoporose e periodontite	Os estudos são transversais por natureza; a associação entre osteoporose e periodontite é apenas sugestiva
Doença cardíaca congênita	• Erupção retardada • Anormalidades posicionais • Hipoplasia de esmalte • Aspecto branco-azulado dos dentes com grande câmara pulpar • A doença cardíaca congênita por si só não aumenta o risco de doenças periodontais • Risco de endocardite infecciosa; antibióticos profiláticos podem ser necessários antes do procedimento odontológico.
Outras condições sistêmicas associadas à destruição periodontal	• Osteopenia e osteoporose – associação sugestiva • Hipofosfatasia – perda dentária sem evidência clínica de inflamação gengival, doença que se assemelha a uma condição anteriormente chamada de periodontite agressiva localizada.

Conhecimento fundamental

Introdução

O periodonto, que é propenso a respostas inflamatórias, é muito influenciado por fatores sistêmicos que alteram a resposta do hospedeiro. Alguns exemplos incluem:

Fatores sistêmicos que afetam os tecidos periodontais:

- Efeito no colágeno:
  - Escorbuto – associado a formação e maturação de colágeno defeituoso
  - Síndrome de Down – associada a padrões anormais de síntese de colágeno
  - Medicamentos – associados à superprodução de colágeno e (possível) colapso lento
- Efeito na permeabilidade epitelial e endotelial:
  - Gravidez – associada à resposta inflamatória ampliada devido ao aumento da permeabilidade vascular e tecidual.

Fatores sistêmicos que afetam a resposta do hospedeiro:

- Disfunção fagocitária está associada à síndrome de Down, diabetes melito e tabagismo.

Fatores sistêmicos que afetam a prática rotineira de higiene bucal:

- Síndrome de Down, depressão e ansiedade.

Este capítulo revisa a influência do tabagismo e outras principais condições sistêmicas na doença periodontal e nos resultados do tratamento.

Tabagismo e doença periodontal

Embora a crença inicial fosse de que a pobre higiene bucal do tabagista contribui para a doença periodontal, sabe-se agora que o tabagismo causa imunossupressão. As consequências periodontais do tabagismo incluem:

- Diminuição do sangramento à sondagem (SS) e à inflamação subdiagnosticada
- Maior perda de inserção, profundidade de sondagem (PS) e perda óssea
- Resposta pobre ao tratamento periodontal.

Ver Figura 9.1 para os cenários clínicos associados ao uso do tabaco.

Capítulo 9 Influência das Condições Sistêmicas e do Tabagismo na Doença Periodontal   77

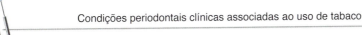
Condições periodontais clínicas associadas ao uso de tabaco

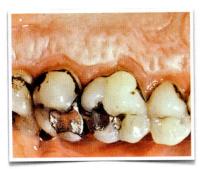
Pigmentação preta/marrom causada por produtos de alcatrão

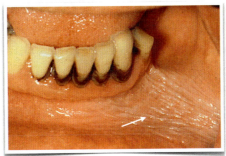
Uso de tabaco sem fumaça levando a recessão gengival, perda de inserção clínica, bem como leucoplasia oral (seta branca)

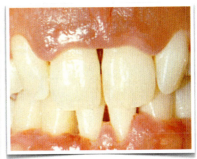
Gengivite ulcerativa necrosante (GUN) com papila interdental perfurada entre os incisivos centrais

• **Figura 9.1** Condições periodontais clínicas associadas ao uso de tabaco. (As imagens são de Newman, M.G., Takei, H.H., Klokkevold, P.R., *et al.* (2019). *Newman and Carranza's Clinical Periodontology* (13th ed.). Philadelphia: Elsevier.)

◆ CORRELAÇÃO CLÍNICA

A nicotina é carcinogênica? Qual é o status atual da pesquisa clínica sobre os efeitos da nicotina nas células e tecidos?

A nicotina não é carcinogênica, e os pesquisadores agora aceitam amplamente que ela provavelmente foi injustamente culpada. O papel potencial da nicotina no desenvolvimento da periodontite não está definido. Os estudos *in vitro* com nicotina costumam apresentar resultados conflitantes no que diz respeito à viabilidade e às funções celulares. São necessários estudos clínicos para determinar a relevância clínica desses resultados *in vitro*.

◆ CORRELAÇÃO CLÍNICA

Quais são os prováveis benefícios da cessação do tabagismo no periodonto?

Os benefícios da cessação do tabagismo sobre o periodonto provavelmente serão uma mudança para um microbioma menos patogênico, a recuperação da microcirculação gengival e melhorias em certos aspectos da resposta imune-inflamatória.

Os efeitos do tabagismo nas doenças periodontais são mais significativos do que os de qualquer outro fator sistêmico, incluindo diabetes (Tabela 9.1).

Influência de condições sistêmicas na doença periodontal

É importante reconhecer que doenças sistêmicas, distúrbios ou condições não causam periodontite; em vez disso, elas predispõem, aceleram ou, em última instância, aumentam a progressão da doença. Essas condições incluem:

- **Distúrbios endócrinos e alterações hormonais** – diabetes melito, síndrome metabólica, hormônios sexuais femininos, hiperparatireoidismo
- **Distúrbios hematológicos e deficiências imunológicas** – distúrbios leucocitários (neutrófilos), leucemia, anemia, trombocitopenia, distúrbios de deficiência de anticorpos
- **Distúrbios genéticos** – síndrome Chédiak-Higashi, síndrome do leucócito preguiçoso, deficiência da adesão de leucócitos (DAL), síndrome de Papillon-Lefèvre, síndrome de Down
- **Estresse e distúrbios psicossomáticos** – estresse psicossocial, depressão e *coping* ruins; imunossupressão induzida pelo estresse
- **Influências nutricionais** – deficiências vitaminas, deficiência de proteína
- **Medicamentos** – bisfosfonatos, corticosteroides.

Diabetes melito e doença periodontal

A doença periodontal em indivíduos com diabetes não segue um padrão distinto de apresentação clínica. Efeitos orais vistos (embora não patognomônicos) incluem:

- Xerostomia (boca seca)
- Queimação na boca ou na língua
- Infecções oportunistas (p. ex., *Candida albicans*)
- Queilose (rachadura no canto da boca)
- Aumento da incidência de cárie dentária.

Um paciente com diabetes bem controlado não tem maior risco de destruição periodontal do que um indivíduo normal sem diabetes. No entanto, um diabético mal controlado, especialmente quando se apresenta com outras complicações sistêmicas como retinopatia ou nefropatia, parece ter maior risco de doença periodontal do que aqueles sem diabetes ou com diabetes bem controlado. Ver Figura 9.2 para as condições clínicas gengivais e dos tecidos periodontais comumente associados à diabetes melito.

Tabela 9.1 — Efeitos do tabagismo na etiopatogênese da doença periodontal e na resposta à terapia periodontal.

Efeitos do tabagismo na etiopatogênese da doença periodontal

Componentes microbianos afetados	Altamente diverso, rico em patógenos, pobre comensal, microbioma anaeróbico (patógenos periodontais dos complexos laranja e vermelho); mais semelhante ao microbioma observado em pacientes com periodontite avançada do que em não fumantes periodontalmente saudáveis.
Componentes do hospedeiro afetados	• Quimiotaxia neutrofílica alterada, fagocitose e explosão oxidativa • ↓ Níveis de anticorpos contra patógenos periodontais (especificamente IgG2), essenciais para a fagocitose e morte de bactérias • ↑ Liberação de enzimas destrutivas de tecidos e mediadores químicos (p. ex., MPM-8, PGE2).
Componentes do tecido afetados	Microcirculação alterada (p. ex., ↓ vasos sanguíneos).
Aspectos fisiológicos afetados	• ↓ Temperatura subgengival • ↓ FGC e SS na presença de inflamação induzida por placa • ↑ Tempo necessário para se recuperar da anestesia local.

Efeitos do tabagismo na resposta à terapia periodontal

Terapia não cirúrgica	• ↓ Redução na PS • ↓ ganho em níveis de inserção clínica
Terapia cirúrgica e implantes	• ↓ Redução da PS e ↓ ganho em níveis de inserção clínica após a cirurgia de acesso com retalho • ↑ Deterioração das furcas após cirurgia • ↓ Ganho em níveis de inserção clínica, ¯ preenchimento ósseo, recessão e exposição de membrana após a regeneração guiada de tecidos • ↓ Cobertura da raiz após procedimentos de enxerto para recessão gengival localizada • ↓ Redução da PS após procedimentos de enxerto ósseo • ↑ Risco de falha e peri-implantite do implante
Terapia de manutenção	• ↑ PS e perda de inserção durante a terapia de manutenção • ↑ Recorrência da doença em tabagistas • ↑ Necessidade de retratamento em tabagistas • ↑ Perda dentária em tabagistas após terapia cirúrgica.

↑, aumentado; ↓, diminuído; SS, sangramento em sondagem; FGC, fluido gengival crevicular; MPM, metaloproteinase de matriz; PS, profundidade de sondagem; PGE 2, prostaglandina E2. (Adaptada de Newman, M.G., Takei, H.H., Klokkevold, P.R., et al. (2019). *Newman and Carranza's Clinical Periodontology* (13th ed.). Philadelphia: Elsevier (*Tables 12.3 and 12.4*).)

Condições periodontais clínicas associadas ao diabetes melito

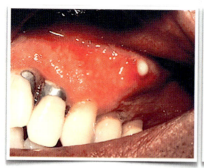

Abscesso periodontal

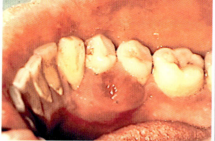

Gengiva edemaciada

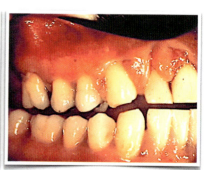

Periodontite: bolsa profunda, perda de inserção, destruição óssea alveolar, mobilidade dentária e migração patológica

• **Figura 9.2** Condições periodontais clínicas associadas ao diabetes melito.[2,3] A doença periodontal foi proposta como a sexta complicação do diabetes, com base na presença altamente frequente das duas doenças no mesmo paciente. Inflamação gengival grave, bolsas periodontais profundas, rápida perda óssea e abscessos periodontais frequentes ocorrem comumente em pacientes com diabetes mal controlado e higiene bucal deficiente. (A foto clínica é de Newman, M.G., Takei, H.H., Klokkevold, P.R., et al. (2019). *Newman and Carranza's Clinical Periodontology* (13th ed.). Philadelphia: Elsevier.)

Mecanismos propostos para efeitos do diabetes na saúde periodontal

Acredita-se que o diabetes afeta o estado periodontal por meio de (Figura 9.3):

- Efeitos diretos da hiperglicemia – por exemplo, o estado hiperglicêmico leva a mudanças na microflora da placa
- Modulação indireta por produtos finais de glicação avançada (PFGAs) – levando a um comprometimento geral de respostas imunes e cicatrização de feridas (p. ex., metabolismo de colágeno alterado) e mudanças nos tecidos periodontais (microangiopatia).

> ### ◆ CORRELAÇÃO CLÍNICA
>
> **Quais são as consequências periodontais para pacientes diabéticos quando os PFGAs interagem com macrófagos e outras células hospedeiras?**
>
> Os PFGAs iniciam e amplificam a inflamação quando se ligam a seus receptores celulares, PFGAs (receptores de superfície celular encontrados em monócitos/macrófagos, células endoteliais e epiteliais). A ligação de PFGAs a RPFGAs ativa a via regulada pelo fator nuclear FN-kB, resultando em suprarregulação de citocinas pró-inflamatórias. Daí as interações PFGA-RPFGA convertem respostas inflamatórias transitórias em sustentadas e respostas imunes disfuncionais.

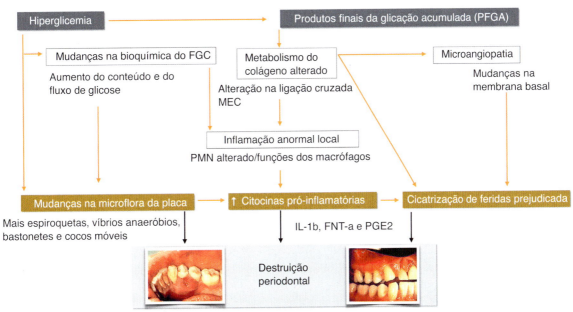

- **Figura 9.3** Mecanismos propostos para a destruição periodontal mediada pelo diabetes.[4,5] A interação de vários fatores pode causar destruição periodontal em diabéticos. A hiperglicemia e os produtos finais da glicação acumulada (PFGAs) têm papéis importantes a desempenhar, causando três repercussões principais (observadas nos boxes marrons): (1) alterações na microflora da placa; (2) aumento de citocinas pró-inflamatórias que causam destruição tecidual; e (3) cicatrização de feridas prejudicada. Esses fatores têm consequências diretas no desenvolvimento da doença periodontal; a via proposta que leva à destruição periodontal direta é mostrada por setas pretas. Outros fatores (p. ex., mudanças na bioquímica FGC, metabolismo do colágeno alterado, microangiopatia), que são um resultado de hiperglicemia e acúmulo de PFGA, podem causar indiretamente a destruição periodontal pelas vias diretas mencionadas anteriormente. Os efeitos indiretos que contribuem para a destruição periodontal são mostrados pelas setas laranja. Os mecanismos destrutivos propostos podem ser entendidos na seguinte sequência simplificada (embora ocorra uma considerável sobreposição e interação): hiperglicemia: no estado hiperglicêmico, numerosas proteínas e moléculas de matriz sofrem glicosilação não enzimática, resultando no acúmulo excessivo de AGEs. Um aumento na concentração de glicose também contribui para alterações no perfil microbiano em bolsas periodontais.

1. **Mudanças na bioquímica do FGC** – o aumento da concentração de glicose e a taxa de fluxo do FGC se correlacionam com o aumento da inflamação gengival.
2. **Mudanças na microflora da placa** – ter mais glicose no microambiente da bolsa favorece o crescimento de patógenos periodontais como *Capnocytophaga spp.*, *Aggregatibacter actinomycetemcomitans*, *Prevotella intermedia* e *Porphyromonas gingivalis*.
3. **Acúmulo de PFGA** – altera a resposta inflamatória e prejudica a cicatrização de feridas. Leva a:
   a. **Metabolismo do colágeno alterado** – o colágeno é reticulado pela formação de AGE, tornando-o menos solúvel e menos provável de ser reparado ou substituído normalmente. A migração celular por meio do colágeno reticulado também é impedida.
   b. **Microangiopatia (alterações vasculares)** – metabolismo prejudicado do colágeno tipo IV (o principal componente das membranas basais) causa ruptura da membrana basal que pode interferir na difusão do oxigênio e na quimiotaxia PMN.
4. **Inflamação local anormal** – em pacientes com diabetes mal controlado, as funções dos PMNs, monócitos e macrófagos são prejudicadas. Levam a:
   a. **Funções PMN alteradas** – quimiotaxia prejudicada, fagocitose defeituosa, diminuição intracelular *killing*, ou aderência prejudicada.
   b. **Macrófagos hiper-responsivos** – as interações PFGA-R PFGA fazem com que os macrófagos mudem para um fenótipo destrutivo em vez de um fenótipo de resolução de inflamação.
   c. **Liberação de citocinas pró-inflamatórias** – macrófagos estimulados por PFGA e células PMN mostram uma hiper-resposta à progressão do biofilme bacteriano, liberando mais citocinas e mediadores solúveis que produzem a destruição do tecido conjuntivo. A disfunção das citocinas no diabetes desempenha um papel maior do que as alterações microbianas na destruição periodontal.

PFGA, produto final de glicação avançada; MEC, matriz extracelular; FGC, fluido gengival crevicular; IL-1b, interleucina-1 beta; PGE$_2$, prostaglandina E2; *PMN*, leucócitos polimorfonucleares ou neutrófilos; RAGE, receptor para PFGA; FNTa, fator de necrose tumoral alfa. (A foto clínica é de Newman, M.G., Takei, H.H., Klokkevold, P.R., et al. (2019). *Newman and Carranza's Clinical Periodontology* (13th ed.). Philadelphia: Elsevier.)

Estresse e doença periodontal

Atualmente classificado como um *indicador de risco* para doença periodontal, o *estresse* tem caráter psicológico e componente fisiológico. A palavra *estresse* é usada para descrever emoções ou experiências desagradáveis que podem provocar tais reações. A palavra *estressor* denota qualquer estímulo, situação ou circunstância com potencial para induzir reações de estresse.[6]

O estresse pode causar desregulação do sistema imunológico, mediada principalmente por:

- Eixo hipotálamo-hipófise-córtex adrenal (HPA)
- Eixo medular simpático-adrenal.

Ver Figura 9.4 para os efeitos propostos do estresse na doença periodontal.

Conclusão

Atualmente, é bem entendido que o estado médico de um indivíduo pode influenciar significativamente seu risco de desenvolvimento de doença periodontal, bem como sua chance de cura após a terapia apropriada. Por exemplo, o tabagismo pode comprometer em grande medida o prognóstico periodontal após a terapia. É vital para o profissional ter consciência e compreensão atualizadas sobre as várias interações das principais condições sistêmicas com a saúde e os estados de doença periodontal, para que esses fatores possam ser contabilizados no planejamento do tratamento periodontal e na rechamada para manutenção.

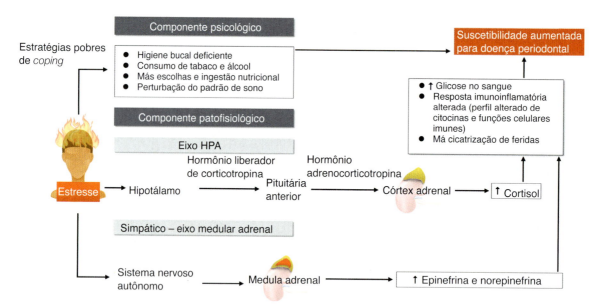

- **Figura 9.4** Resposta ao estresse e implicações periodontais.[6] Estímulos estressantes (eventos negativos da vida, doença sistêmica, depressão, aborrecimentos diários etc.) podem induzir reações que afetam praticamente todos os sistemas do corpo. Nos indivíduos com mecanismos de enfrentamento deficientes, esses efeitos são mediados por:
  a. Comportamentos prejudiciais à saúde induzidos pelo estresse – comportamentos induzidos pelo estresse, como perturbação do padrão de sono, afetam a secreção do hormônio do crescimento, desregulando a reparação dos tecidos. Quando isso é acompanhado por más escolhas nutricionais, abuso de álcool e tabagismo, há maior prejuízo no processo de cicatrização de feridas.
  b. Reações fisiopatológicas via eixo córtex hipotálamo-pituitária-adrenal e eixo medular simpático-adrenal – mecanismos fisiopatológicos que causam níveis aumentados de cortisol e epinefrina interrompem a homeostase e aumentam a suscetibilidade à doença periodontal por uma ampla gama de mecanismos: perfis alterados de citocinas inflamatórias, imunidade prejudicada, aumento dos níveis de glicose no sangue e má cicatrização de feridas.
HPA, eixo córtex hipotálamo-hipófise-adrenal.

Capítulo 9 Influência das Condições Sistêmicas e do Tabagismo na Doença Periodontal

EXERCÍCIO COM BASE EM CASOS CLÍNICOS

Cenário: um homem de 62 anos de idade apresentou a queixa principal: "Tenho sensibilidade ao redor dos implantes dentários que foram colocados há 1 ano e noto sangramento quando os escovo." O paciente tinha história de hipertensão e hipotireoidismo. Ele relatou que fumava de 10 a 15 cigarros enrolados à mão por dia e fumava intermitentemente por mais de 40 anos. Ele conseguiu parar por um período, próximo ao momento da instalação do implante, mas recentemente voltou a fumar. O paciente ia ao dentista regularmente, era edêntulo havia 10 anos e tinha dificuldade para usar uma prótese total superior antes de receber os implantes. Ele relatou o uso de uma escova de dentes elétrica 2 vezes/dia para escovar os implantes dentários. Achados atuais (1 ano após a instalação do implante): profundidades de sondagem generalizadas de 5 a 6 mm ao redor de todos os implantes. Índice de SS de 80%. Evidência de perda óssea radiográfica de 2 a 4 mm dos registros iniciais. Em geral, má higiene bucal.

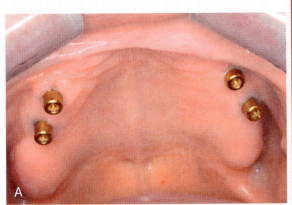
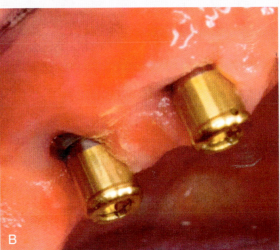

As imagens clínicas são de Newman, M. G., Takei, H. H., Klokkevold, P.R. et al. (2019). *Newman and Carranza's Clinical Periodontology* (13th ed.). Philadelphia: Elsevier.

Questões

1. Fumantes que recebem implantes dentários correm maior risco para todos os seguintes, *exceto*:
   a. Falha de osseointegração.
   b. Peri-implantite.
   c. Complicações de cicatrização de feridas.
   d. Aumento do sangramento à sondagem.

2. Se o paciente era fumante na época de instalação do implante dentário, ele teria tido maior risco de ter uma falha no implante dentário?
   a. Sem risco aumentado.
   b. 1,2 vezes a mais de risco.
   c. 2 vezes a mais de risco.
   d. 5 vezes a mais de risco.

3. Se um paciente para de fumar com sucesso, quanto tempo você deve esperar até instalar implantes dentários?
   a. 1 semana.
   b. 2 meses.
   c. 2 anos.
   d. Ainda a ser determinado.

4. Que conselho você deve dar aos usuários de cigarros eletrônicos (antigo tabagista) que estão considerando o tratamento com implantes dentários?
   a. Pare imediatamente com os cigarros eletrônicos.
   b. Considere parar.
   c. Use e-liquidos sem nicotina.
   d. Mude o sabor do e-líquido.

Este capítulo foi desenvolvido com base nos Capítulos 12 e 14 do livro *Newman e Carranza Periodontia Clínica* (13ª edição) e é um resumo de muitas das seções importantes dos capítulos. O leitor está convidado a ler os capítulos de referência para uma compreensão completa deste importante tópico.

Respostas

1. Resposta: d
Explicação: fumar tem uma miríade de efeitos que influenciarão o prognóstico de um implante dentário em curto e longo prazo. Fumar tem os mesmos efeitos sobre os tecidos ao redor dos implantes – incluindo seus efeitos negativos sobre a vasculatura, respostas imunológicas e inflamatórias e microbiologia – que sobre o periodonto (ver Tabela 9.1).

2. Resposta: c

Explicação: tem havido inúmeros comentários sistemáticos sobre este tópico. No geral, eles descobrem que os fumantes têm aproximadamente o dobro do risco de falha do implante em comparação a não fumantes. Os pacientes devem estar cientes desse risco aumentado e de todos os esforços feitos para apoiá-los em seus esforços para parar de fumar.

3. Resposta: d

Explicação: alguns protocolos iniciais sugeriram que a abstinência por 1 semana antes e 8 semanas após a colocação do implante dentário resultou em resultados iniciais significativamente melhorados em comparação a pacientes que continuaram a fumar. Estudos mais contemporâneos sugeriram que um corte de 2 anos é mais útil, com aqueles que tiveram a colocação de implantes dentários antes de 2 anos a partir do momento da cessação, tendo 2,7 vezes maior risco de falha do implante do que aqueles que estiveram abstinentes por mais de 2 anos. Portanto, um cronograma claro ainda não foi estabelecido.

4. Resposta: b

Explicação: há um crescente corpo de evidências que sugere que os cigarros eletrônicos têm um impacto negativo nos resultados dos implantes. Dada essa evidência inicial, os usuários de cigarros eletrônicos que estão considerando implantes dentários devem ser encorajados a reduzir a frequência de uso. No entanto, é importante considerar não pressionar o paciente a parar imediatamente, por medo de recaída no tabagismo regular.

Referências bibliográficas

1. Tomar, S. L., & Asma, S. (2000). Smoking-attributable periodontitis in the United States: findings from NHANES III. National Health and Nutrition Examination Survey. *Periodontology 2000*, *71*(5), 743–751.
2. Hirschfeld, I. (1934). Periodontal symptoms associated with diabetes. *Journal of Periodontal Research*, *5*, 37.
3. Ainamo, J., Lahtinen, A., & Uitto, V. J. (1990). Rapid periodontal destruction in adult humans with poorly controlled diabetes. A report of two cases. *Journal of Clinical Periodontology*, *17*, 22–28.
4. Bascones-Martinez, A., Matesanz-Perez, P., Scribano-Bermejo, M., González-Moles, M. A., Bascones-Ilundain, J., & Meurman, J. H. (2011). Periodontal disease and diabetes-review of the literature. *Medicina Oral, Pathologia Oral Y Cirugia Bucal*, *16*(6), 722–729.
5. Chang, P., & Lim, L. P. (2012). Interrelationships of periodontitis and diabetes: a review of the current literature. *Journal of Dental Sciences*, *7*, 272–282.
6. Boyapati, L., & Wang, H. L. (2007). The role of stress in periodontal disease and wound healing. *Periodontology 2000*, *44*, 195–210.

10
Genética da Doença Periodontal: Risco e Tratamento

❀ Terminologia importante

Terminologia/abreviatura	Explicação
Alelo	• Forma alternativa de um gene • Os seres humanos têm dois alelos em cada *locus* genético.
Análise de gene candidato	• Uma abordagem de mapeamento de genes que testa se um alelo específico de um gene ocorre com mais frequência em pacientes com a doença do que em indivíduos sem a doença • Genes candidatos são escolhidos com base em sua função conhecida ou presumida.
Análise de ligação	• Uma técnica usada para mapear um gene responsável por uma característica em um local específico em um cromossomo • Como muitas doenças complexas são causadas por vários genes de efeito "menor", esse método tem poder limitado para a identificação de genes.
Análise de segregação	• O processo de ajuste de modelos genéticos formais para expressar características da doença (*fenótipo*) em membros biológicos da família para determinar o modo mais provável de herança para a característica ou doença • Método útil para características simples em que a mutação em um único gene faz com que a doença se desenvolva com quase 100% de certeza nos portadores (100% de *penetrância*).
Autossômico dominante	Variação de DNA em um gene localizado em um *autossomo* que tem efeito dominante sobre outras formas de variação neste local dentro do gene.
Autossômico recessivo	Variação do DNA em um gene localizado em um *autossomo* que tem efeito sobre a função genética apenas quando a pessoa herdou as cópias materna e paterna do mesmo alelo.
Autossomo	Qualquer cromossomo que não seja um cromossomo sexual.
Cromossomo	• Uma estrutura nuclear que contém informações genéticas • As células humanas têm 22 pares de autossomos e um par de cromossomos sexuais (XX ou XY), um total de 46 cromossomos.
Desequilíbrio de ligação	A ocorrência de alelos específicos em diferentes locais do DNA que ocorrem relativamente próximos uns dos outros (i. e., estão ligados) com maior frequência do que seria esperado apenas pelo acaso (desequilíbrio).
DNA	• Ácido desoxirribonucleico • Forma o material hereditário de todas as células.
Epidemiologia genética	O estudo do papel da genética na distribuição populacional de uma doença e a maneira como esses fatores genéticos interagem com o meio ambiente para fundamentar as diferenças individuais na suscetibilidade à doença.
Epigenética	Mudanças no fenótipo ou na expressão gênica que resultam de outros mecanismos além das alterações na sequência de DNA subjacente.
Estudo caso-controle	• Estudo em que a composição genética é comparada entre pacientes que têm a doença e controles que não têm • Fatores de confusão precisam ser combinados.
Estudo do genoma de ampla associação (GWAS, do inglês *genome wide association studies*)	• Uma abordagem que envolve a varredura de marcadores em todo o *genoma* de muitas pessoas para encontrar variações genéticas associadas a uma doença específica • Não depende de nenhuma hipótese prévia sobre a patologia molecular da doença.

(Continua)

Terminologia importante (*Continuação*)

Terminologia/abreviatura	Explicação
Éxon	Região codificadora de proteína de um gene.
Fenótipo	• As características clinicamente observáveis exibidas por um organismo • Influenciado pela expressão gênica e fatores ambientais.
Gene	• A unidade básica de hereditariedade que ocupa uma posição específica (*locus*) em um cromossomo e que tem um ou mais efeito(s) específico(s) sobre o fenótipo do organismo • Consiste em DNA suficiente para codificar uma proteína • Compreende *íntrons* e *éxons*.
Genoma	• O conjunto completo de genes ou material genético presente em uma célula ou organismo • Todo o DNA do organismo.
Genótipo	A composição genética de um organismo ou célula, que é distinta de suas características expressas ou *fenotípicas*.
Haplótipo	• Uma contração do termo *genótipo haploide* • Refere-se a uma combinação de alelos em múltiplos *loci*, que geralmente são transmitidos juntos em uma mesma região cromossômica.
Heterozigoto	Presença de dois alelos diferentes em uma posição específica em um gene.
Homozigoto	Presença de alelos idênticos em uma posição específica em um gene.
Íntron	Região não codificadora de um gene removida da sequência codificadora final durante o processamento do RNA.
Isoforma	• Qualquer uma das várias formas diferentes da mesma proteína • Pode ser produzido a partir de genes relacionados ou do mesmo gene por meio de *splicing* alternativo. As isoformas são frequentemente causadas por polimorfismos de nucleotídio simples.
Ligação	A tendência de certos genes serem transmitidos juntos de pais para filho por estarem localizados próximos uns dos outros no mesmo cromossomo.
Ligante	Uma molécula que se liga a um receptor.
Locus (plural: *loci*)	A localização física que um gene ocupa dentro de um cromossomo.
Mutação	Alterações na sequência de DNA do genoma.
Mutação *frameshift*	Uma mutação que resulta da inserção ou deleção de um ou mais nucleotídios em um gene, fazendo com que as regiões codificantes sejam lidas de maneira incorreta e geralmente fazendo com que a proteína produzida seja funcionalmente defeituosa.
Nucleotídios (bases)	• Moléculas que constituem as unidades estruturais de RNA e DNA • Compostos por um grupo fosfato; adenina, citosina, guanina ou timina; e um açúcar pentose • Frequentemente referidos como A, C, G e T • A base da timina é substituída por uracila no RNA.
Odontologia de precisão	• Tratamento individualizado ou personalizado otimizado para as características genômicas de cada paciente • Abordagem de tentativa e erro (não precisão) pode causar despesas desnecessárias e não fornece uma qualidade ideal de atendimento.
Penetrância	A proporção de indivíduos com um alelo/genótipo específico que expressam uma característica associada (fenótipo).
Polimorfismo de nucleotídio único (SNP, do inglês *single nucleotide polymorphysm*)	Variação em um gene causada por uma mudança em um único nucleotídio.
Sequenciamento	Determinação da sequência linear de nucleotídios (RNA ou DNA) ou aminoácidos (proteínas).
Sequenciamento de DNA de última geração (sequenciamento de alto rendimento)	• Técnica que permite o sequenciamento de todo o genoma humano • Pode ser usado para identificar variantes genéticas menos comuns, previstas para ter efeitos genéticos individuais sobre o risco de doença que não podem ser encontradas por GWAS ou análise de ligação.

(*Continua*)

Capítulo 10 Genética da Doença Periodontal: Risco e Tratamento

Terminologia importante (*Continuação*)

Terminologia/abreviatura	Explicação
Síndrome de Chédiak-Higashi	• Desordem autossômica recessiva causada por uma mutação em um gene regulador de tráfego lisossomal • Caracterizada pela diminuição da fagocitose nas células do sistema imunológico, tornando os indivíduos afetados significativamente propensos a infecções.
Síndrome de Ehlers-Danlos	• Desordem autossômica dominante que afeta os tecidos conjuntivos que sustentam a pele, os ossos, os vasos sanguíneos e muitos outros órgãos e tecidos • Frouxidão articular e hiperextensibilidade da pele, cicatrizes e hematomas são características clínicas comuns • As características clínicas na cavidade oral incluem gengivite, seguida por periodontite de início precoce, levando à perda de inserção e perda dentária.
Síndrome de Papillon-Lèfevre	• Desordem autossômica recessiva causada por uma mutação no gene da catepsina C que resulta em disfunção de neutrófilos • Caracterizada por queratose palmoplantar e periodontite avançada que afeta as dentições decídua e permanente, levando à perda prematura do dente • Tratadas com sucesso com próteses implantossuportadas.
Splicing	Remoção dos íntrons do RNA transcrito.
Tradução	• A primeira fase da síntese de proteínas • Ocorre no citoplasma.
Transcrição	Síntese de RNA que ocorre no núcleo.

Informações rápidas

Exemplos de adaptação genética ao meio ambiente	• Variante da hemoglobina falciforme que protege um indivíduo contra a doença infecciosa malária • Capacidade de digerir o açúcar do leite, quando adulto, que evoluiu nos europeus em conjunto com a domesticação do gado leiteiro.
Técnicas para estudar a genética da doença periodontal	• Abordagem do gene candidato • Estudos de caso-controle • Estudos de gêmeos • Agregação familiar e risco relativo • Análise de segregação • Análise de ligação • Análise completa do genoma.
Formas sindrômicas da periodontite	• Síndrome de Chédiak-Higashi • Síndrome de Ehlers-Danlos • Síndrome de Papillon-Lefèvre.
Formas não sindrômicas da periodontite	• Periodontite (estágio, grau) com envolvimento molar incisivo (anteriormente chamada de "periodontite agressiva") • A forte associação de um SNP no gene da glicosiltransferase (*GLT6D1*) com a periodontite agressiva foi demonstrada em uma análise completa do genoma.[1]
Genes candidatos possivelmente relacionados ao risco de periodontite crônica ou agressiva	• Agrupamento de genes da interleucina (IL)-1, IL-4, IL-6 e IL-10 • FNT-a • Receptores de leucócitos para a parte constante (Fc) da imunoglobulina (FcgR) • Receptor de vitamina D • Genes de receptores de reconhecimento de padrões (receptores *Toll-like*, CD-14) • Metaloproteinase de matriz (MPM)-1.
Teste genético para previsão de risco de periodontite	• O teste genético de IL-1 está disponível comercialmente • Existem limitações: estudos demonstraram que de três fatores de risco – tabagismo, diabetes e polimorfismo de IL-1 – apenas o tabagismo e o diabetes mostraram efeitos significativos nos riscos de perda dentária.

Conhecimento fundamental

Introdução

A periodontite é uma doença multifatorial. Dos muitos fatores contribuintes (locais, sistêmicos, genéticos e ambientais), é difícil distinguir a influência precisa de fatores genéticos no desenvolvimento da doença periodontal. Uma tendência geral observada é que pacientes mais velhos com periodontite tendem a ter fatores locais, ambientais e de estilo de vida que contribuem mais para o desenvolvimento da doença, enquanto em crianças e indivíduos mais jovens, a contribuição de fatores genéticos é maior.[2]

A base genética da doença periodontal

O genoma humano é estimado em 20.000 a 25.000 genes e as diferentes formas de determinado gene (geneticovariantes) são chamadas de *alelos*. Uma equação simplificada para entender a contribuição de uma variante genética para uma doença complexa como a periodontite seria:[3]

Fenótipo = genótipo + ambiente + interações biológicas:

- "Fenótipo" é uma manifestação clínica – nesse caso, presença/ausência de doença periodontal
- "Genótipo" é a composição genética do indivíduo (inclui variantes alélicas e mutações suspeitas de contribuir para a doença periodontal)
- "Ambiente" inclui a presença de fatores de estilo de vida prejudiciais (p. ex., tabagismo ou higiene bucal deficiente)
- "Interações biológicas" inclui interações gene-ambiente e modificações epigenéticas.

Compreender como genes individuais podem contribuir para doenças genéticas em geral é vital para avaliar as contribuições específicas de variantes/alelos genéticos para o desenvolvimento de doenças periodontais. As doenças genéticas são tradicionalmente divididas em dois grandes grupos com base no padrão de transmissão da doença: *doenças mendelianas simples* são causadas por mutações em um único gene e doenças *complexas* são causadas por polimorfismos genéticos. Portanto, os dois tipos de influências genéticas que podem contribuir para o desenvolvimento da doença periodontal são:

- Mutações de um único gene – aqui, o defeito genético é poderoso o suficiente para desencadear a doença por si só. Por exemplo, a síndrome de Papillon-Lefèvre é causada pela mutação do gene do receptor da catepsina C e resulta em periodontite
- Polimorfismos de nucleotídeo único (SNP) – quando o defeito genético em si não leva a manifestações da doença, mas aumenta a suscetibilidade à doença ao longo do tempo, quando muitos outros fatores também contribuem para o risco de doença, é chamado de polimorfismo genético. Um SNP (pronuncia-se "*snip*") é um polimorfismo genético causado por uma mudança em um único nucleotídeo na sequência de DNA. Inicialmente, isso pode surgir como uma mutação rara, mas é considerado um SNP, uma vez que ocorre em pelo menos 1% da população (p. ex., polimorfismo do gene IL-1).

❖ CORRELAÇÃO CLÍNICA

Quais são os efeitos das mutações gênicas e polimorfismos gênicos em proteínas envolvidas no desenvolvimento de doença periodontal?

A periodontite é uma doença multifatorial na qual fatores genéticos desempenham um papel, cuja extensão exata ainda não é clara. Genes são trechos de DNA nos cromossomos, com uma ordem (um início e um fim); com a ajuda de enzimas e outras moléculas, eles direcionam a produção de proteínas. As proteínas são vitais para o funcionamento normal do corpo e para a formação de estruturas saudáveis, incluindo dentes e periodonto. As proteínas também podem transportar sinais entre células, por serem componentes do sistema imunológico, têm atividade e/ou controle de reações bioquímicas.

Efeitos de mutações de um único gene: se o DNA de uma célula sofre mutação, ocorre um defeito genético, causando a produção de uma quantidade e/ou forma anormal da proteína codificada. Isso perturba dramaticamente o funcionamento normal – o suficiente para resultar em doença.

Efeitos dos polimorfismos gênicos (SNP): alterações em um único nucleotídeo em uma sequência de DNA (gene) podem resultar em uma versão diferente (isoforma) da proteína que está sendo sintetizada. Esse polimorfismo genético pode resultar em uma série de mudanças (de nenhuma mudança observável a uma pequena mudança funcional para perda absoluta de função) atribuída à isoforma da proteína.[3]

Polimorfismos *versus* mutações

A Tabela 10.1 mostra as principais diferenças entre polimorfismos e mutações.

❖ CORRELAÇÃO CLÍNICA

Qual é a importância de estudar a herdabilidade de uma doença? Qual é a herdabilidade (contribuição de variantes genéticas do hospedeiro) para a periodontite em seres humanos?

A *herdabilidade* mensura até que ponto os fatores genéticos podem ser responsáveis por uma doença observada em uma população. Na era da medicina de precisão, o conhecimento da herdabilidade de doenças pode ajudar a:

- Estimar o risco de doença individual devido a um SNP
- Informar a prevenção e o tratamento com base na suscetibilidade individual a doenças.

Alguns estudos estimam que a *herdabilidade para doenças periodontais* é de cerca de 0,3 a 0,5 (30 a 50%), enquanto outros rejeitam a hipótese de que a herdabilidade pode contribuir substancialmente para o desenvolvimento da periodontite. No entanto, existe algum consenso em torno de certos aspectos da herdabilidade:

- Herdabilidade para periodontite e outras doenças inflamatórias crônicas podem compartilhar alguns caminhos da patogênese
- Uma parte substancial das diferenças na apresentação clínica da periodontite em uma população é devido à genética
- A contribuição da herdabilidade será relativamente maior para periodontite grave em indivíduos mais jovens que ainda serão expostos a fatores de risco ambientais
- A herdabilidade aumenta consideravelmente quando as interações genomas-tabagismo são levadas em consideração.[4]

Métodos de análise genética usados para estudar a doença periodontal

Para avaliar a qualidade dos estudos genéticos que apoiam a associação de mutações e polimorfismos com a patogênese da doença periodontal, é necessária uma compreensão dos métodos analíticos genéticos utilizados. Dos muitos métodos disponíveis, duas abordagens são muito importantes para estudar a base genética da doença periodontal: a abordagem do gene candidato e estudos do genoma de ampla associação (GWAS). A Tabela 10.2 fornece uma visão geral dos métodos relevantes de análise genética atualmente usados para estudar a doença.

Formas sindrômicas de periodontite

A periodontite grave pode se apresentar como parte de uma série de síndromes monogênicas (i. e., aquelas herdadas como traços mendelianos simples devido a mutações em um único gene). Padrões de herança para distúrbios de um único gene podem ser autossômicos dominantes, autossômicos recessivos ou ligados ao X (herdado no cromossomo sexual X). Essas formas mendelianas de periodontite podem ser agrupadas da seguinte forma:

Periodontite associada a distúrbios de neutrófilos – o fenótipo clínico está associado a infecções bacterianas recorrentes, comprometimento da mielopoese, formas agressivas de periodontite, ulcerações orais recorrentes e infecções por cândida. Isso pode ser devido a:

- Número deficiente de neutrófilos/neutropenia: descreve números anormalmente baixos de leucócitos polimorfonucleares circulantes (PMNs). Neutropenias hereditárias associadas à periodontite são: neutropenia congênita, neutropenia cíclica, agranulocitose infantil e neutropenia crônica benigna familiar
- Funções neutrófilas aberrantes: essa categoria inclui adesão prejudicada às paredes dos vasos (deficiência de adesão leucocitária, DAL), quimiotaxia prejudicada e atividade bactericida prejudicada (síndrome de Chédiak-Higashi).

Tabela 10.1 Polimorfismos genéticos *versus* mutações na doença periodontal.[2]

	Mutações	Polimorfismos
Efeito na patogênese da doença periodontal	A alteração de um único gene pode resultar na aparente interrupção de um produto proteico (p. ex., as formas mendelianas de periodontite na síndrome de Papillon-Lefèvre são causadas por mutação no gene da catepsina C).	A alteração de um gene pode resultar em perturbações muito sutis da função da proteína. Consequentemente, os produtos proteicos específicos de variantes alélicas podem funcionar de forma anormal e essas anormalidades podem ser agravadas por fatores ambientais, como tabagismo ou fatores microbianos (p. ex., polimorfismo do gene composto de IL-1 aumenta o risco de suscetibilidade à periodontite em fumantes).
	Nenhuma compensação no sistema biológico pode superar o efeito do defeito genético subjacente.	As vias biológicas que envolvem respostas imunoinflamatórias têm muitos aspectos compensatórios que tornam difícil quantificar o efeito de qualquer variante genética única no estado da doença.
Associação de alteração genética com fenótipo da doença	Forte e previsível	Fraco porque a periodontite é uma doença complexa e multifatorial com uma única causa forte (em vez disso, os indivíduos doentes exibem polimorfismos específicos com mais frequência do que as pessoas não afetadas).
Modo de herança	Mendeliano clássico (autossômico dominante, autossômico recessivo, ligado ao X)	Resultado complexo de interações "gene-epigenética" e "gene-ambiente".
Prevalência da população	Raro (normalmente < 0,1%)	Mais comum (normalmente > 1%; às vezes tão alto quanto 20 a 50%)
Implicações clínicas	Quando o gene responsável pela doença é identificado, é possível desenvolver um teste diagnóstico.	Identificar um único polimorfismo fortemente associado à doença não é suficiente para desenvolver um teste diagnóstico. Esse conhecimento deve ser avaliado juntamente com outras facetas da etiologia (fatores de risco ambientais, do hospedeiro, microbianos) para um diagnóstico completo.

Tabela 10.2 Métodos de análise genética usados para estudar a doença periodontal.[2]

Método	Objetivo	Limitações
Agregação familiar	Para sugerir etiologia genética, por meio do estudo de famílias e pela procura de agrupamento de características específicas.	Os resultados são confundidos por fatores ambientais comuns compartilhados pelas famílias (p. ex., dieta, nutrição, exposição a poluentes, como tabagismo ativo e passivo, exposição a agentes infecciosos).
Estudos de gêmeos	Para avaliar as contribuições relativas de genes e ambiente para um traço de doença. Com base na suposição de que se uma doença tem alta herdabilidade, gêmeos idênticos (monozigotos) terão maior probabilidade de serem afetados ou não afetados (concordância).	A suposição básica é complicada em muitas situações: • Quando uma mutação genética não tem penetrância completa, os fatores ambientais, como tabagismo, podem levar ao desenvolvimento de doenças • Essa abordagem pode não fornecer bons resultados em uma doença poligênica causada por alterações em vários genes.
Análise de segregação	Para estudar o padrão de transmissão da doença (autossômica, ligada ao X, dominante, recessiva, complexa, multilocal ou ambiental aleatória)	• Não é possível encontrar um gene específico responsável por um traço da doença • As análises de segregação são comparações entre dois modelos de transmissão e, portanto, os resultados são tão bons quanto os modelos comparados e testados. Se as suposições incorretas dos modelos testados forem feitas em aspectos importantes, isso prejudicará a qualidade dos resultados.
Análise de ligação	Para localizar o gene de uma característica em uma localização cromossômica específica.	• Apenas a primeira etapa para determinar a localização aproximada de um gene de interesse. Os testes subsequentes são necessários para identificar as mutações/variantes genéticas responsáveis por uma característica da doença • Eficaz em traços mendelianos, mas não tão poderoso em traços genéticos complexos, que são devidos aos efeitos combinados de múltiplos "genes de efeito menor" • Oneroso.
Abordagem do gene candidato; abordagem de teste de hipótese	• Para testar se um alelo de um gene ocorre com mais frequência em pacientes com a doença do que em indivíduos sem a doença • Os genes nessa abordagem são escolhidos com base em sua função conhecida ou presumida (i. e., eles têm algum papel plausível no processo da doença, como a produção de uma proteína que é importante na patogênese).	Tipo de *análise de associação* que requer algum conhecimento do gene candidato para procurá-lo.
Estudos dos genomas de ampla associação (GWAS); abordagem de geração de hipóteses	• Para investigar a variação genética em *todo* o genoma simultaneamente, com o objetivo de identificar variantes alélicas associadas a uma característica ou à doença de interesse • Realizado como um estudo aberto, sem nenhum gene candidato em mente.	Os resultados de um GWAS precisam ser posteriormente validados por uma coorte com um estudo de abordagem de gene candidato.

Periodontite associada a doenças metabólicas, estruturais ou defeitos de proteínas imunológicas:

- Defeitos da catepsina C – a catepsina C é uma protease lisossomal de neutrófilos, importante para trazer a resolução da inflamação ao interromper o recrutamento de mais PMNs para os tecidos. Isso é conseguido pela clivagem da proteína-1☐ inibidora de macrófagos (que é quimiotática para PMNs) por enzimas neutrófilas. Quando a catepsina C é deficiente, ocorre um acúmulo excessivo de PMN nos tecidos, levando à destruição dos tecidos periodontais associada à inflamação. A periodontite grave acontece no início da vida e está associada à hiperqueratose planto-palmar (síndrome de Papillon-Lefèvre e síndrome de Haim-Munk)

- Defeitos de colágeno – a má cicatrização de feridas é um componente de um grupo heterogêneo de doenças do tecido conjuntivo caracterizadas por "flacidez articular e hiperextensibilidade da pele, cicatrizes e hematomas". Essas são conhecidas coletivamente como síndromes de Ehlers-Danlos (existem 17 tipos); formas graves de periodontite de início precoce foram associadas aos subtipos dos tipos IV e VIII.

CORRELAÇÃO CLÍNICA

Quais são as implicações clínicas importantes do estudo das formas sindrômicas da periodontite?

A associação de periodontite grave com alguma doença traz implicações importantes:
- Como muitas dessas condições não respondem bem às terapias periodontais convencionais, identificar os genes responsáveis e direcionar o tratamento para superar/compensar os defeitos biológicos subjacentes pode ser mais eficaz (i. e., odontologia de precisão – usando a genética para tratamento personalizado)
- Sempre que uma mutação genética é identificada como associada à periodontite sindrômica, ela fornece um ponto de partida para entender melhor o papel exato da proteína para a qual o gene codifica. Isso, por sua vez, permite uma compreensão mais clara da patogênese da doença periodontal e facilita a identificação de novos alvos terapêuticos para tratar a doença.[5]

- Deficiência de fosfatase alcalina – isso leva à mineralização anormal dos tecidos ósseo e dentários. Tal condição é chamada de hipofosfatasia e é caracterizada por esfoliação prematura dos dentes decíduos, presumivelmente secundária ao cemento defeituoso, esmalte hipoplásico e formas agressivas de periodontite.

Exemplos de condições monogênicas associadas à periodontite são fornecidos na Tabela 10.3.

Formas não sindrômicas de periodontite

Uma relação de causa e efeito simples entre determinado SNP (polimorfismo gênico) e periodontite são bastante difíceis de estabelecer, pois vários genes podem contribuir para o risco geral de doença nessas condições complexas.

Variações genéticas podem resultar em mudanças na:

- Estrutura do tecido (imunidade inata)
- Respostas de anticorpos (imunidade adaptativa)
- Mediadores inflamatórios (inflamação inespecífica).

Ao tentar provar uma associação entre uma doença e um SNP, os seguintes requisitos devem ser considerados:[3]

- Qualquer polimorfismo do gene em estudo deve alterar o produto gênico (proteína)
- O viés de seleção em casos/grupos-controle deve ser reconhecido e relatado
- Tabagismo, padrão socioeconômico e outros fatores de confusão devem ser levados em consideração nos resultados do estudo
- A proteína codificada pelo gene candidato deve ser reproduzida uma parte na via fisiopatológica.

A Tabela 10.4 lista os candidatos mais promissores de polimorfismo genético do ponto de vista de um diagnóstico genético com abordagem à periodontite.

Tabela 10.3 Formas mendelianas de periodontite.[5]

Periodontite associada a distúrbios de neutrófilos		
Números anormais (neutropenia)	**Anormalidade característica**	**Modo de herança**
Neutropenia congênita	Elastase neutrófila	AD
Neutropenia cíclica	Elastase neutrófila	AD
Agranulocitose infantil (síndrome de Kostmann)	Catelicidina LL-37	AR
Neutropenia crônica benigna familiar	Defeito desconhecido	AD
Função neutrofílica anormal	**Anormalidade característica**	**Modo de herança**
Deficiência de adesão leucocitária tipo 1	Molécula de adesão da cadeia de leucócitos (subunidade da integrina B) CD 18	AR
Deficiência de adesão leucocitária tipo 2	transportador-1 de difosfato de glicose-fucose	AR
Síndrome de Chédiak-Higashi	Gene regulador de tráfego lisossomal	AR
Periodontite associada a defeitos metabólicos, estruturais ou de proteínas imunológicas		
	Anormalidade característica	**Modo de herança**
Síndrome de Papillon-Lefèvre	Catepsina C	AR
Síndrome de Haim-Munk	Catepsina C	AR
Síndrome de Ehlers-Danlos tipo IV	Colágeno III	AD
Síndrome de Ehlers-Danlos tipo VIII	Desconhecida	AD
Hipofosfatasia	Fosfatase alcalina	AD ou AR

AD, autossômico dominante; AR, autossômico recessivo.

Tabela 10.4 — Polimorfismos genéticos associados à periodontite.[2,6]

Categoria	Gene/proteína afetada por SNP
Mediadores inflamatórios e polimorfismos nos genes de citocinas	Grupo de genes da interleucina (IL) -1 (IL-1A, IL-1B, antagonista do receptor de IL-1), IL-4, IL-6 e IL-10. FNTa b-defensina 1
Polimorfismos no gene receptor	Receptores de leucócitos para a parte constante (Fc) da imunoglobulina (FcgR) Receptor de vitamina D Receptores de reconhecimento de padrões (RTLs, CD-14)
Polimorfismos no gene da enzima	Metaloproteinase de matriz 1 (MPM-1) Glucosil transferase Ciclo-oxigenase 2 (COX2)

SNP, polimorfismo de nucleotídio único.

❖ CORRELAÇÃO CLÍNICA

Quais são os problemas em estudar polimorfismos genéticos em uma doença complexa como a periodontite, do ponto de vista diagnóstico?

A presença de um alelo associado à doença em um indivíduo não é diagnóstico de periodontite porque:
- É difícil estabelecer ligações causais
- Frequentemente, o único suporte para uma ligação é a associação estatística de um alelo com um estado de doença
- Os alelos da doença também podem estar presentes em indivíduos não afetados
- Os indivíduos com características complexas de doença não precisam ter todos os alelos associados à doença.[6]

EXERCÍCIO COM BASE EM CASOS CLÍNICOS

Cenário: uma mulher de 37 anos de idade apresentou a queixa principal: "Minhas gengivas estão sangrando e doloridas. Meus dentes também estão com muita mobilidade". Ela relatou história médica de hipertensão que foi inicialmente tratada com anlodipino e posteriormente trocada para lisinopril. A paciente tinha uma história de tabagismo de 10 maços/ano. Achados clínicos: aumento gengival generalizado com grande profundidade de sondagem, sangramento à sondagem, mobilidade, envolvimento de furca e depósitos de placa e cálculo. Achados radiográficos: áreas generalizadas leves a moderadas e localizadas de perda óssea horizontal grave, especialmente nas regiões anteriores superior e inferior (imagens A e B).

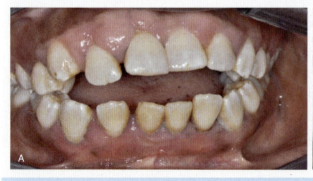
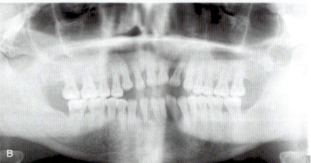

Questões

1. Identifique a equação correta para compreender a contribuição da genética para a doença periodontal no caso apresentado anteriormente:
   a. Genótipo = fenótipo + ambiente + interações biológicas.
   b. Fenótipo = genótipo + ambiente + interações biológicas.
   c. Genótipo = fenótipo + ambiente.
   d. Fenótipo = genótipo + ambiente.

2. Essa paciente passou por um teste genético, que mostrou que ela tem um polimorfismo no gene da IL-1. Qual o efeito do polimorfismo do gene IL-1, somado ao tabagismo, sobre o processo da doença periodontal?
   a. Nenhuma mudança no risco de periodontite.
   b. Aumento do risco de periodontite.
   c. Risco reduzido de periodontite.

3. Identifique a síndrome, da qual a doença periodontal grave é um componente, associada a um defeito em um

gene que codifica proteínas que desempenham um papel na imunidade.
a. Neutropenia cíclica.
b. Síndrome de Kostmann.
c. Síndrome de Papillon-Lefèvre.
d. Síndrome de Chédiak-Higashi.

4. Quais são as possíveis consequências de um polimorfismo genético?
a. Nenhum efeito na função da proteína.
b. Efeito menor na função da proteína.
c. Efeito principal na função da proteína.
d. Todas as alternativas.

Este capítulo foi desenvolvido com base nos Capítulos 11 e 14 do livro *Newman e Carranza Periodontia Clínica* (13ª edição) e é um resumo de muitas das seções importantes dos capítulos. O leitor está convidado a ler os capítulos de referência para uma compreensão completa deste importante tópico.

Respostas

1. Resposta: b
Explicação: uma equação simplificada para entender a contribuição de uma variante genética para uma doença complexa como a periodontite pode ser:
Fenótipo = genótipo + ambiente + interações biológicas

2. Resposta: b
Explicação: vários estudos clínicos apontam para um risco aumentado de periodontite quando existe um polimorfismo do gene IL-1 em um fumante. Trata-se de um bom exemplo de interação gene-ambiente influenciando um processo de doença.

3. Resposta: c
Explicação: a periodontite grave pode ser uma manifestação clínica de várias síndromes monogênicas. Essas formas de periodontite podem estar associadas a distúrbios de neutrófilos (opções a, b e d) ou a defeitos metabólicos, estruturais ou de proteínas imunológicas (opção c) (ver Tabela 10.3). Na síndrome de Papillon-Lefèvre, o defeito está no gene da catepsina C, que codifica uma peptidase envolvida na resolução da inflamação.

4. Resposta: d
Explicação: o efeito de um polimorfismo genético pode variar de nenhum efeito na função da proteína a defeitos importantes na função da proteína.

Referências bibliográficas

1. Schaefer, A. S., Richter, G. M., Nothnagel, M., Manke, T., Dommisch, H., Jacobs, G., et al. (2010). A genome-wide association study identifies GLT6D1 as a susceptibility locus for periodontitis. *Human Molecular Genetics*, 19(3), 553–562.
2. Loos, B. G., Papantonopoulos, G., Jepsen, S., & Laine, M. L. (2015). What is the contribution of genetics to periodontal risk? *Dental Clinics of North America*, 59(4), 761–780.
3. Kinane, D. F., Shiba, H., & Hart, T. C. (2005). The genetic basis of periodontitis. *Periodontology*, 39, 91–117.
4. Nibali, L., Bayliss-Chapman, J., Almofareh, S. A., Zhou, Y., Divaris, K., & Vieira, A. R. (2019). What is the heritability of periodontitis? A systematic review. *Journal of Dental Research*, 98(6), 632–641.
5. Hart, T. C., & Atkinson, J. C. (2007). Mendelian forms of periodontitis. *Periodontology*, 45, 95–112.
6. Yoshie, H., Kobayashi, T., Tai, H., & Galicia, J. C. (2007). The role of genetic polymorphisms in periodontitis. *Periodontology*, 43, 102–132.

11
Impacto da Infecção Periodontal na Saúde Sistêmica

Terminologia importante

Terminologia/abreviatura	Explicação
Bacteriemia	A presença de bactérias no sangue.
Baixo peso ao nascer (BPN)	• Recém-nascidos com peso < 2.500 g ao nascer • Bebês com BPN têm 40 vezes mais probabilidade de morrer durante o período neonatal do que bebês com peso normal ao nascer • Aumento do risco de anomalias congênitas, distúrbios respiratórios e deficiências de neurodesenvolvimento • Causada por trabalho de parto prematuro ou ruptura prematura de membranas; as prostaglandinas estão implicadas nesse processo.
Controle glicêmico	• Para aqueles com diabetes, o controle glicêmico é a meta principal • O controle glicêmico rígido é a prática clínica de controlar a glicose no sangue dentro de uma faixa normal estabelecida, com o objetivo de evitar quaisquer efeitos deletérios potenciais da hiperglicemia.
Descontaminação seletiva	Combina antibióticos sistêmicos com antibióticos não absorvíveis administrados por via oral na tentativa de erradicar patógenos respiratórios potenciais do trato digestivo e da orofaringe, minimizando assim o risco de infecções respiratórias nosocomiais.
Doença pulmonar obstrutiva crônica (DPOC)	• Obstrução do fluxo de ar resultante de bronquite crônica ou enfisema • Caracterizada por glândulas mucosas brônquicas aumentadas e acúmulo de neutrófilos e células inflamatórias no tecido pulmonar • Tabagismo é o principal fator de risco.
Epitélio sulcular	• Frequentemente ulcerado e descontínuo em pacientes com periodontite • As bactérias e seus subprodutos entram nos tecidos do hospedeiro e na circulação sanguínea por meio do epitélio sulcular ulcerado.
Glicemia	A presença de glicose no sangue.
Hemoglobina glicosilada/glicosilada (HbA1c)	• A glicose permanece ligada à hemoglobina (Hb glicada) por todo o ciclo de vida dos glóbulos vermelhos (2 a 3 meses) • O teste de hemoglobina glicosilada mostra qual foi o nível médio de glicose no sangue de uma pessoa nos últimos 2 a 3 meses.
Marcadores inflamatórios sistêmicos	• A proteína C reativa (PCR) e o fibrinogênio são produzidos no fígado em resposta a estímulos inflamatórios ou infecciosos • A PCR induz monócitos e macrófagos a produzirem fatores teciduais, que contribuem para a via de coagulação • Os níveis séricos de PCR e fibrinogênio são frequentemente elevados em indivíduos com periodontite em comparação aos indivíduos sem periodontite, aumentando indiretamente a resposta inflamatória sistêmica.
Medicina periodontal	• Campo da periodontia que estuda a ligação entre a condição periodontal e a saúde sistêmica • A doença periodontal inflamatória pode ter efeitos sistêmicos abrangentes e atua como um fator independente que afeta a saúde sistêmica.

(Continua)

Terminologia importante (*Continuação*)

Terminologia/abreviatura	Explicação
Pneumonia bacteriana adquirida em hospital (nosocomial)	• A causa mais comum é a aspiração de conteúdo orofaríngeo e a placa dentária, que serve como reservatório de potenciais patógenos respiratórios • Morbidade e mortalidade muito altas • Incidência mais alta entre pacientes gravemente enfermos em unidades de terapia intensiva ou com suporte ventilatório.
Pneumonia bacteriana adquirida na comunidade	• Causada pela inalação de aerossóis infecciosos ou aspiração de microrganismos orofaríngeos (*Streptococcus pneumoniaea* e *Haemophilus influenzae*).
Vias respiratórias inferiores	• Local de troca de gás • Geralmente mantido livre de microrganismos por uma combinação de fatores imunológicos e depuração mecânica por meio do reflexo da tosse, transporte ciliar e movimento de secreções das vias respiratórias inferiores para a traqueia.

Informações rápidas

Periodontite	A periodontite é uma doença infecciosa associada a um pequeno número de microrganismos predominantemente Gram-negativos (presentes no biofilme subgengival) em um hospedeiro suscetível.
Suscetibilidade do hospedeiro	• Bactérias patogênicas são necessárias, mas não suficientes para causar doenças • Em um hospedeiro que tem suscetibilidade relativamente baixa à doença, os patógenos bacterianos podem não ter efeito clínico • Em um hospedeiro com suscetibilidade a doenças relativamente alta, pode resultar em destruição acentuada dos tecidos periodontais • Nem todos os indivíduos são igualmente vulneráveis aos efeitos destrutivos dos patógenos periodontais e à resposta inflamatória a esses organismos.
Efeitos da infecção periodontal na aterosclerose e doença cardiovascular	• As bactérias periodontais que se disseminam da cavidade oral para a vasculatura sistêmica podem viver dentro de tecidos distantes • A bacteriemia de baixo nível pode iniciar respostas do hospedeiro que alteram a coagulabilidade, a integridade endotelial e da parede do vaso e a função plaquetária, resultando em alterações aterogênicas e possíveis eventos tromboembólicos.
Doença periodontal e disfunção erétil (DE)	• DE está associada à disfunção endotelial • Níveis elevados de estresse oxidativo e inflamação sistêmica são comuns à doença periodontal e à DE • A relação ainda é especulativa; o mecanismo de interação entre DE e doença periodontal precisa de mais pesquisas.
Doença periodontal e acidente vascular cerebral	• A doença periodontal está associada a um risco aumentado de acidente vascular cerebral: foi sugerido um risco aumentado de aproximadamente três vezes[1,2] • A doença periodontal fornece um desafio bacteriano persistente ao endotélio arterial, contribuindo assim para o processo inflamatório conduzido por monócitos e macrófagos que resulta em ateromatose e estreitamento do lúmen do vaso (mecanismo direto) • A doença periodontal também aumenta os marcadores sistêmicos, como proteína C reativa (PCR) e fibrinogênio (mecanismo indireto) • Patógenos periodontais podem aumentar a agregação plaquetária.
Doença periodontal e diabetes melito	• Ter periodontite pode piorar o controle glicêmico de pacientes diabéticos • O tratamento periodontal pode ter efeitos benéficos no controle glicêmico • Antibióticos sistêmicos como um complemento para raspagem e alisamento radicular (RAP) podem beneficiar pacientes com DM não controlado e periodontite grave • As tetraciclinas são conhecidas por suprimir a glicação de proteínas e diminuir a atividade de enzimas que degradam os tecidos (p. ex., metaloproteinases de matriz) e podem ser úteis nesses pacientes.
Complicações comuns do diabetes melito (DM)	• Retinopatia • Nefropatia • Neuropatia • Doença macrovascular • Cicatrização de feridas alterada • Doença periodontal.

(*Continua*)

Informações rápidas (*Continuação*)

Mecanismo potencial pelo qual a terapia periodontal afeta HbA1c	• A infecção periodontal por Gram-negativos aumenta a resistência à insulina, resultando em piora do controle glicêmico • A redução da inflamação sistêmica por meio do tratamento periodontal resulta em melhora da sensibilidade à insulina, levando a um melhor controle glicêmico.
Mecanismo potencial de trabalho de parto prematuro	• A infecção bacteriana materna leva à presença de produtos bacterianos amnióticos (p. ex., lipopolissacarídeos), que estimulam a produção de citocinas pró-inflamatórias, incluindo prostaglandina E_2 (PGE_2) • Aumento prematuro de PGE_2 é característico do trabalho de parto prematuro.
Doença periodontal e parto prematuro	Embora não sejam conclusivos, alguns estudos demonstraram que a periodontite foi associada a um risco significativamente aumentado de nascimento prematuro e BPN.[3,4] Os mecanismos propostos incluem: • Microrganismos orais se disseminam para a unidade feto-placentária (via direta) • Inflamação sistêmica com aumento de citocinas inflamatórias (via indireta).
Efeitos da terapia periodontal no resultado da gravidez	• O impacto da terapia periodontal no resultado da gravidez é controverso • A RAP durante o segundo e o terceiro trimestre da gestação é segura. O uso de anestésico local é aceitável durante esse tratamento.
Doença periodontal e doença pulmonar obstrutiva crônica (DPOC)	• A resposta inflamatória do hospedeiro em resposta ao desafio crônico por bactérias e os efeitos do tabagismo são comuns tanto na doença periodontal quanto na DPOC • O tabagismo pode ser um grande modificador de efeito na relação entre DPOC e doença periodontal • Em pacientes com DPOC e periodontite, a terapia periodontal pode afetar a saúde respiratória.
Doença periodontal e infecções respiratórias agudas	• A orofaringe é o principal local de colonização potencial de patógenos respiratórios • Melhorar a higiene bucal tem o potencial de diminuir o risco de pneumonia nosocomial em pacientes de alto risco (p. ex., aqueles em unidades de terapia intensiva e ventiladores).
Doença periodontal e asma	• Pacientes com periodontite podem ser mais propensos a ter asma grave do que aqueles sem periodontite • A resposta inflamatória pode ser a ligação entre periodontite e asma.

Conhecimento fundamental

Introdução

A periodontite é uma doença multifatorial. Embora os profissionais de higiene bucal possam reconhecer facilmente as condições da doença periodontal, o manejo bem-sucedido dessas condições envolve a compreensão dos fatores sistêmicos, que podem ser a causa e o efeito da doença periodontal. Este capítulo analisa os vários efeitos sistêmicos associados à doença periodontal e discute nossa compreensão atual do impacto do tratamento periodontal nas condições sistêmicas.

Condições sistêmicas influenciadas pela doença periodontal

A literatura recente sugere que a inflamação crônica, como a desencadeada na doença periodontal, pode influenciar uma série de doenças sistêmicas (Figura 11.1). Acredita-se que as bactérias e seus produtos da placa dentária entrem na circulação sanguínea geral por meio de descontinuidades nos tecidos orais (como o epitélio sulcular ulcerado) e viajem pela corrente sanguínea para causar infecções e propagar a inflamação em locais distantes.

Doença periodontal: associação com aterosclerose, doença cardiovascular e AVC

Há evidências epidemiológicas consistentes e robustas para apoiar a associação de periodontite com aumento do risco de doença cardiovascular e cerebrovascular futura devido ao espessamento das paredes dos vasos que obstruem o fluxo sanguíneo (aterosclerose):

- Há fortes evidências de que as bactérias periodontais disseminadas da cavidade oral para a vasculatura sistêmica podem ser encontradas em tecidos distantes e podem viver dentro desses tecidos afetados. Os ateromas obtidos em humanos durante a *endarterectomia* (procedimento cirúrgico para remoção do material da placa ateromatosa) mostraram que mais da metade das lesões continha patógenos periodontais
- A bacteriemia de baixo nível pode resultar em alterações aterogênicas e possíveis eventos tromboembólicos (Figura 11.2) por ter efeitos significativos em:
  - Células endoteliais
  - Coagulação do sangue
  - Metabolismo lipídico
  - Eventos inflamatórios associados a monócitos e macrófagos.

Tratamento periodontal: efeitos nos fatores de risco para doenças cardiovasculares e cerebrovasculares

- As terapias periodontais podem melhorar os desfechos de doenças cardiovasculares e cerebrovasculares *substitutas*, como biomarcadores séricos e disfunção endotelial. Quaisquer efeitos diretos do tratamento periodontal nos desfechos reais, como ataques cardíacos e acidente

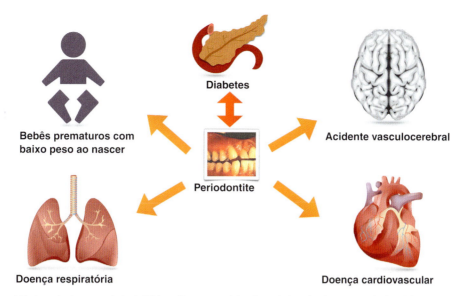

• **Figura 11.1** Efeitos sistêmicos da doença periodontal.[5,6] Acredita-se que a infecção periodontal tenha consequências de longo alcance em diferentes partes do corpo, principalmente devido aos efeitos diretos da bacteriemia e aos efeitos indiretos das reações imunoinflamatórias do hospedeiro aos patógenos periodontais e seus produtos. Evidências recentes enfocam a saúde bucal precária, particularmente a doença periodontal, como uma importante influência na iniciação e progressão de várias doenças e condições sistêmicas, por exemplo:
- Diabetes melito
- Acidente vascular cerebral
- Doenças cardiovasculares (aterosclerose e doenças isquêmicas do coração)
- Resultados adversos da gravidez (p. ex., bebês prematuros e com baixo peso ao nascer)
- Doenças respiratórias (p. ex., doença pulmonar obstrutiva crônica, asma e doenças respiratórias agudas).

(De Newman, M.G., Takei, H.H., Klokkevold, P.R., et al. (2019). *Newman and Carranza's Clinical Periodontology* (13th ed.). Philadelphia: Elsevier.)

vascular cerebral, ainda não foram avaliados de maneira convincente
- A terapia periodontal demonstrou reduzir os níveis de citocinas pró-inflamatórias, PCR e fibrinogênio, e para melhorar o perfil lipídico, a pressão arterial, a massa ventricular esquerda e a velocidade pulso-onda (medida da função arterial)
- Aumento da espessura arterial íntima-média (EΛIM) é um marcador de aterosclerose e está associada ao aumento do risco de eventos cardiovasculares futuros. O tratamento periodontal leva à diminuição da EAIM da artéria carótida e, portanto, à melhora da função endotelial.[6]

❖ CORRELAÇÃO CLÍNICA

Qual é a associação entre doença cardiovascular (DCV) e doença periodontal de acordo com as pesquisas atuais? A terapia periodontal diminui o risco de aterosclerose e eventos isquêmicos?

Existe uma associação estatisticamente significativa entre DCV e doença periodontal, e acredita-se que a doença periodontal seja um fator de risco independente para aterosclerose. Em outras palavras, fatores de risco comuns compartilhados entre doença periodontal e DCV (p. ex., diabetes, tabagismo, hereditariedade, obesidade) não explicam completamente a associação entre as duas condições; acredita-se que a própria doença periodontal contribui para o risco de aterosclerose. No entanto, ainda não foi estabelecido se a terapia periodontal diminui o risco de aterosclerose e eventos isquêmicos associados ao coração e ao cérebro.[7]

Doença periodontal e diabetes melito

A elevação dos níveis de glicose no sangue ocorre como parte de qualquer resposta inflamatória; a doença periodontal não é exceção a esse fenômeno. A infecção periodontal contribui para vários aspectos, muitas vezes de forma dose-resposta:

Em indivíduos não diabéticos:

- Aumento dos níveis de açúcar no sangue em tabagistas e até em indivíduos saudáveis pode ocorrer
- O diabetes gestacional e o diabetes tipo 2 podem se desenvolver
- Pode ocorrer tolerância à glicose prejudicada.

Em indivíduos diabéticos:

- Pode ser observado um controle menos eficaz da condição hiperglicêmica no diabetes tipo 2
- Pode ocorrer manifestação de alguns componentes da síndrome metabólica (um conjunto de condições incluindo aumento da pressão arterial, alto nível de açúcar no sangue, excesso de gordura corporal ao redor da cintura e níveis anormais de colesterol/triglicerídeos que podem causar diabetes e doenças cardíacas)
- Pode ocorrer o desenvolvimento de complicações diabéticas (retinopatia, neuropatia, nefropatia, pé diabético, doença cardíaca subclínica, complicações renais e microvasculares).

Ver Figura 11.3 para entender como a inflamação periodontal leva à hiperglicemia.

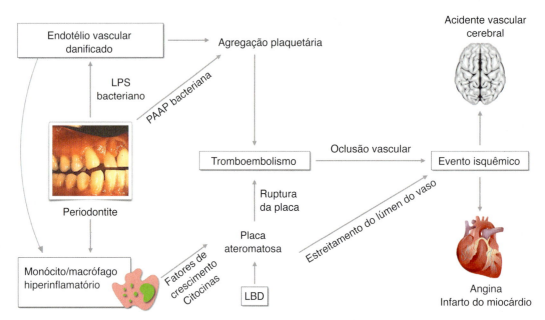

• **Figura 11.2** Associação de inflamação periodontal com aterosclerose, doença cardiovascular e acidente vascular cerebral. A figura fornece um modelo conceitual que rastreia o caminho da inflamação periodontal aos eventos isquêmicos do coração e do cérebro. Uma lesão de "periodontite" é um reservatório de bactérias e seus produtos.
Efeitos no endotélio vascular – lipopolissacarídeos bacterianos (LPS/endotoxina) podem passar para a circulação sistêmica a partir do periodonto. Em casos de acúmulo de placa/cálculo grave ou periodontite grave, isso pode acontecer mesmo com atividades normais, como mastigar, escovar os dentes ou durante procedimentos odontológicos, como raspagem. A bacteriemia e a liberação de toxinas bacterianas dentro da circulação podem causar perda de integridade da parede do vaso, induzindo danos ao endotélio vascular.
Efeitos na coagulabilidade do sangue – algumas cepas de patógenos periodontais (p. ex., *Streptococcus sanguis* e *Porphyromonas gingivalis*) expressam proteína associada à agregação plaquetária (PAAP). As plaquetas se ligam a essas bactérias e se agregam; a agregação de plaquetas circulantes causa tromboembolismo. Danos ao endotélio vascular também causam agregação plaquetária.
Efeitos em monócitos/macrófagos – monócitos na circulação aderem ao endotélio vascular danificado via moléculas de adesão (p. ex., MACI-1, MALE-1, MACV-1), que são reguladas positivamente por LPS, prostaglandinas e citocinas pró-inflamatórias. Monócitos de dentro do lúmen do vaso entram na parede do vaso danificado sob a camada íntima arterial e se tornam macrófagos (fenótipo hiperinflamatório). Em seguida, eles ingerem e ficam cheios de lipoproteínas de baixa densidade da circulação, formando células espumosas. Os macrófagos hiperinflamatórios liberam fatores de crescimento que causam o espessamento da parede dos vasos, estimulando o colágeno e o crescimento das fibras musculares. Esse espessamento forma um ateroma rico em colesterol ou placa de ateroma, que estreita o lúmen dos vasos sanguíneos e diminui o fluxo sanguíneo, levando à isquemia. Marcadores inflamatórios compartilhados por doenças cardiovasculares e doença periodontal (IL-1, IL-6, IL-18, PCR, FNT☐) contribuem para a ruptura da placa de ateroma.
Todos esses eventos juntos contribuem para a formação de *êmbolos* que podem causar bloqueio ou oclusão do vaso sanguíneo; a isquemia ocorre devido a perda de suprimento sanguíneo e oxigenação. Se placas ateromatosas e êmbolos se acumulam significativamente o suficiente para obstruir as artérias do cérebro, resultam em acidente vascular cerebral; uma ocorrência semelhante nas artérias coronárias resulta em infarto do miocárdio. PCR, proteína C reativa; MALE, molécula de adesão de leucócitos endoteliais; MACI, molécula de adesão celular intercelular; IL, interleucina; LBD, lipoproteína de baixa densidade; LPS, lipopolissacarídeo; PAAP, proteína associada à agregação plaquetária; FNT, fator de necrose tumoral; MACV, molécula de adesão celular vascular. (De Newman, M.G., Takei, H.H., Klokkevold, P.R., et al. (2019). *Newman and Carranza's Clinical Periodontology* (13th ed.). Philadelphia: Elsevier.)

Tratamento periodontal no diabetes melito: efeitos no controle glicêmico

Parece lógico supor que o tratamento da infecção periodontal diminuiria as respostas inflamatórias e, assim, reduziria os níveis elevados de glicose no sangue. Isso porque o tratamento periodontal reduz a IL-6 e o FNT☐, os mediadores inflamatórios que podem interferir na produção e função da insulina. Há evidências de que o tratamento periodontal não cirúrgico atinge os seguintes efeitos em pacientes diabéticos:[6]

- Diminuição da inflamação sistêmica
- Níveis reduzidos de hemoglobina glicada (HbA1c) por um valor médio de 0,4% e melhor controle glicêmico a curto prazo (3 meses)
- Menor impacto no controle glicêmico em pacientes com diabetes tipo 1 do que naqueles com doença tipo 2. (Diabetes tipo 1 não está fortemente associado à resistência à insulina; portanto, a redução da inflamação após a terapia periodontal pode não ter um efeito importante na sensibilidade à insulina em pacientes com doença do tipo 1; isso minimizaria o impacto do tratamento periodontal em diabéticos tipo 1).

Nota: a terapia periodontal tem maior probabilidade de resultar em melhora da glicemia a curto prazo, em pacientes diabéticos com periodontite grave e controle metabólico deficiente, que também demonstram redução acentuada na inflamação periodontal após o tratamento. Por outro lado, os indivíduos com diabetes e periodontite

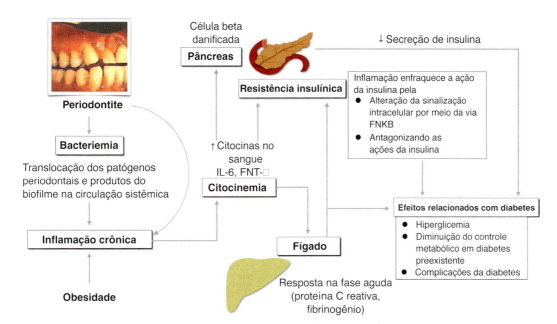

• **Figura 11.3** Papel da inflamação na indução da hiperglicemia.[6] Esta figura fornece um modelo conceitual que traça o caminho da inflamação periodontal à hiperglicemia. Ele também integra a inflamação decorrente da obesidade central/visceral dentro dessa via, para demonstrar o papel hipotético de eventos comuns que levam ao desenvolvimento de hiperglicemia como parte da patogênese do diabetes e da doença cardiovascular aterosclerótica. As principais etapas que levam da infecção periodontal aos eventos diabéticos são:

1. A periodontite não tratada leva à inflamação crônica, com liberação resultante de mediadores inflamatórios e citocinas na circulação sistêmica (citocinemia).
2. As bactérias em bolsas periodontais profundas também penetram facilmente em ulcerações no epitélio inflamado da bolsa e entram na corrente sanguínea (bacteriemia). Uma vez no sangue, dirigem-se para locais convidativos (p. ex., placa aterosclerótica) e se multiplicam nesses locais. A disseminação frequente e consistente de patógenos periodontais por meio da corrente sanguínea causa respostas inflamatórias crônicas. Em casos de periodontite não tratada, isso pode acontecer até mesmo devido às atividades diárias, como mastigar alimentos duros, escovar os dentes ou passar fio dental.
3. O aumento da inflamação reduz a produção de insulina no pâncreas e também enfraquece a ação da insulina, criando "resistência à insulina" (i. e., as células hospedeiras tornam-se resistentes à ação da insulina, causando redução da captação de glicose do sangue pelas células).
4. Quando as células hospedeiras são resistentes à insulina, o açúcar se acumula no sangue (hiperglicemia).
5. O aumento da concentração de mediadores inflamatórios na circulação geral também faz com que o fígado libere proteínas na fase aguda (proteína C reativa, fibrinogênio etc.) que podem agravar a hiperglicemia.

Finalmente, a falta de insulina, a resistência à insulina e a liberação de proteínas na fase aguda pelo fígado contribuem para os efeitos relacionados ao diabetes dentro do corpo: desenvolvimento de um novo diabetes tipo 2 em pessoas anteriormente não diabéticas, controle metabólico diminuído em diabetes preexistente, risco aumentado de complicações diabéticas e talvez até diabetes gestacional. IL, interleucina; FNT, fator de necrose tumoral; FN-kB, via de sinalização intracelular do fator nuclear kappa beta. (De Newman, M.G., Takei, H.H., Klokkevold, P.R., et al. (2019). *Newman and Carranza's Clinical Periodontology* (13th ed.). Philadelphia: Elsevier.)

bem controlados mostram menor redução na inflamação e apenas mudanças mínimas no controle glicêmico após o tratamento periodontal.

Conclusão

O objetivo da terapia periodontal, muitas vezes esquecido, é melhorar ou manter a qualidade de vida do paciente; isso é conseguido garantindo que eles tenham uma dentição funcional rodeada por um periodonto saudável. Isso, por sua vez, evita o início e a propagação de várias doenças crônicas sistêmicas, eliminando um foco de infecção. Os especialistas e os pacientes devem estar bem informados sobre as associações consistentes entre a doença periodontal e as doenças sistêmicas, bem como sobre os potenciais benefícios preventivos das intervenções periodontais.

✦ CORRELAÇÃO CLÍNICA

A redução na HbA1c alcançada pelo tratamento periodontal (uma redução de 0,4%) é clinicamente significativa?

No diagnóstico de diabetes melito tipo 2, o tratamento típico começa com modificações dietéticas e exercícios, geralmente suplementado por um agente de hipoglicemia oral como a metformina. O efeito esperado da metformina na HbA1c é uma redução de cerca de 1%. Também deve ser considerado que:
- A redução média nos valores de HbA1c após o início da terapia periodontal é semelhante às reduções estimadas alcançadas com inibidores de a-glucosidase (AGIs; p. ex., acarbose, miglitol, voglibose), que são amplamente utilizados no tratamento de pacientes com diabetes tipo 2. AGIs reduzem os níveis de HbA1c em 0,5%
- Cada redução de 0,2% em HbA1c implica uma redução de 10% na taxa de mortalidade
- Estima-se que cada redução de 1% na HbA1c cause uma redução de 35% na taxa de complicações.

Portanto, a diminuição de 0,4% em HbA1c que ocorre devido à terapia periodontal não cirúrgica pode ser clinicamente significativa no tratamento de indivíduos com diabetes e periodontite mal controlados.[6,7]

EXERCÍCIO COM BASE EM CASOS CLÍNICOS

Cenário: uma mulher de 38 anos de idade apresentou-se à clínica com a queixa principal "Tenho inchaço e dor nas gengivas". Informações básicas: a paciente era não tabagista com DM mal controlada (HbA1c = 8,4) e estava com sobrepeso, IMC de 27. Ela relatou escovar os dentes 1 a 2 vezes/dia, mas não usava fio dental. Ela relatou visitas ao dentista pouco frequentes. Sua última profilaxia dentária profissional foi há pelo menos 3 anos. Achados atuais: as profundidades de sondagem estavam, em geral, na faixa de 2 a 4 mm com 5 a 7 mm localizado (anterior superior) e SS de 43% (imagem a seguir).

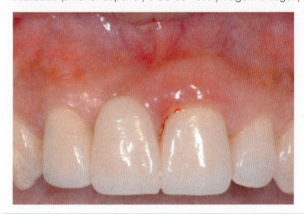

Perguntas

1. Qual das seguintes doenças *não* demonstrou ser adversamente afetada pela doença periodontal?
   a. Doença cardíaca coronariana.
   b. Diabetes.
   c. Hipotireoidismo.

2. A terapia periodontal tem _____ no controle glicêmico.
   a. Um efeito favorável.
   b. Nenhum efeito.
   c. Um efeito desfavorável.

3. Para este cenário clínico, é recomendado ter o valor de HbA1c registrado a cada _____ meses:
   a. 2.
   b. 3.
   c. 4.
   d. 6.

4. A síndrome metabólica inclui quais dos seguintes fatores?
   a. Pressão alta.
   b. Glicose alta.
   c. Gordura abdominal elevada com níveis anormais de colesterol.
   d. Todas as anteriores.

A imagem clínica é de Newman, M.G., Takei, H.H., Klokkevold, P.R., et al. (2019). *Newman and Carranza's Clinical Periodontology* (13th ed.). Philadelphia: Elsevier.

Este capítulo foi desenvolvido com base nos Capítulos 14 e 15 do livro *Newman e Carranza Periodontia Clínica* (13ª edição) e é um resumo de muitas das seções importantes dos capítulos. O leitor está convidado a ler os capítulos de referência para uma compreensão completa deste importante tópico.

Respostas

1. Resposta: c
Explicação: a doença periodontal tem sido associada à doença cardíaca coronariana e ao diabetes, mas não ao hipotireoidismo; no entanto, estudos causais ainda precisam ser realizados. Provar uma associação pode ser difícil, porque esses processos de doença compartilham muitos dos mesmos fatores de risco; portanto, a associação pode estar entre os fatores de risco, e não entre as próprias doenças (ver Figura 11.1).

2. Resposta: a
Explicação: os pacientes que melhoraram a saúde periodontal com o tratamento também experimentaram melhorias no controle glicêmico. Esse efeito é pronunciado em pacientes com controle glicêmico deficiente e com destruição periodontal mais avançada.

3. Resposta: b
Explicação: a hiperglicemia leva à glicosilação de proteínas, incluindo hemoglobina, resultando na forma-

ção de hemoglobina glicosilada. Como a vida útil dos glóbulos vermelhos é de 120 dias, o valor de HbA1c deve ser registrado a cada 3 meses para avaliar o estado glicêmico dos pacientes.

Referências bibliográficas

1. Janket, S. J., Baird, A. E., Chuang, S. K., & Jones, J. A. (2003). Meta-analysis of periodontal disease and risk of coronary heart disease and stroke. *Oral Surgery, Oral Medicine, Oral Pathology, Oral Radiology, And Endodontics*, 95(5), 559–569.
2. Wu, T., Trevisan, M., Genco, R. J., Dorn, J. P., Falkner, K. L., & Sempos, C. T. (2000). Periodontal disease and risk of cerebrovascular disease: the first national health and nutrition examination survey and its follow-up study. *Archives of Internal Medicine*, 160(18), 2749–2755.
3. Offenbacher, S., Katz, V., Fertik, G., Collins, J., Boyd, D., Maynor, G., et al. (1996). Periodontal infection as a possible risk factor for preterm low birth weight. *Journal of Periodontology*, 67 (10 Suppl), 1103–1113.

4. Resposta: d
Explicação: síndrome metabólica, por definição, inclui todas as condições listadas.

4. Jeffcoat, M. K., Geurs, N. C., Reddy, M. S., Cliver, S. P., Goldenberg, R. L., & Hauth, J. C. (2001). Periodontal infection and preterm birth: results of a prospective study. *The Journal of the American Dental Association*, 132(7), 875–880.
5. Scannapieco, F. A. (2005). Systemic effects of periodontal diseases. *Dental Clinics of North America*, 49(3), 533–550.
6. Borgnakke, W. S. (2015). Does treatment of periodontal disease influence systemic disease? *Dental Clinics of North America*, 59(4), 885–917.
7. Otomo-Corgel, J., Pucher, J. J., Rethman, M. P., & Reynolds, M. A. (2012). State of the science: chronic periodontitis and systemic health. *The Journal of Evidence-Based Dental Practice*, 12(3 Suppl), 20–28.

12
Gengiva: Mecanismos de Defesa e Inflamação

Terminologia importante

Terminologia/abreviatura	Explicação
Anoxemia	Matiz azulado na gengiva avermelhada causada por fluxo sanguíneo prejudicado e baixos níveis de oxigênio; visto em locais inflamados.
Defensinas alfa e beta	Peptídeos antimicrobianos de baixo peso molecular produzidos por várias células hospedeiras.
Diapedese	A passagem das células sanguíneas pelas paredes intactas dos capilares durante a inflamação.
Estase	Diminuição do fluxo sanguíneo, com vasodilatação e exsudação de fluido.
Fluido gengival crevicular (FGC)	• Fluido no sulco gengival que é considerado mais um exsudato inflamatório do que um transudato sérico contínuo • Fluido que contém uma variedade de mediadores biológicos (biomarcadores), células e bactérias • Bom potencial para uso em diagnósticos e gerenciamento de doenças.
Lisozima	Enzima hidrolítica encontrada na saliva que cliva os componentes estruturais da parede celular de certas bactérias.
Mieloperoxidase	Enzima produzida por leucócitos que é bactericida para espécies de *Actinobacillus*.
Orogranulócitos	Células polimorfonucleares vivas (PMNs) na saliva.
Sistema lactoperoxidase-tiocianato na saliva	• Bactericida para algumas cepas de *Lactobacillus* e *Streptococcus*.
Xerostomia	Condição de boca seca devido ao fluxo salivar reduzido ou ausente.

Informações rápidas

Mecanismos de defesa gengival	• A saúde gengival é mantida pela barreira epitelial, resposta imune, fluido crevicular e saliva.
Métodos de coleta de FGC	Tiras de papel/celulose absorvente, pontas de micropipetas, lavagens intracreviculares e fios trançados pré-pesados.
Técnica de Brill de coleta de FGC	Envolve a inserção de uma tira de papel na bolsa até que seja encontrada resistência (método intrassulcular). Esse método produz um grau de irritação do epitélio sulcular que por si só pode desencadear o fluxo do fluido.
Composição do FGC	• Proteínas, metabólitos, anticorpos específicos (predominância de IgG), antígenos e enzimas de várias especificidades • Elementos celulares: bactérias, células epiteliais descamadas e leucócitos • Eletrólitos: potássio, sódio e cálcio • Compostos orgânicos: carboidratos, proteínas, glicose, hexosamina e ácido hexurônico.
Níveis leucocitários na gengiva saudável	• Pequenos números de leucócitos (predominantemente PMNs) são observados em sulcos gengivais clinicamente saudáveis • 58% de linfócitos B, 24% de linfócitos T, 18% de fagócitos mononucleares no FGC em saúde gengival • Células T: células B = 3:1 no sangue periférico • Células T: células B = 1:3 no FGC.

(Continua)

Informações rápidas (*Continuação*)

Funções da saliva	• Lubrificação • Proteção física • Limpeza • Capacidade tampão • Manutenção da integridade do dente • Ação antibacteriana
Saliva reduzida	• Um fator de risco para cárie e doença periodontal • A xerostomia é definida como boca seca resultante do fluxo salivar reduzido ou ausente (taxa de fluxo < 0,1 mℓ/min) • A xerostomia pode resultar de sialolitíase, sarcoidose, síndrome de Sjögren, doença de Mikulicz, irradiação, remoção cirúrgica de glândulas salivares e efeitos colaterais de medicamentos.
Anticorpos salivares	• Predominantemente IgA (IgG predominante no FGC) • As glândulas salivares maiores e menores contribuem para todos os níveis de secreção de IgA • IgA prejudica a capacidade das bactérias de se aderirem às superfícies mucosas e dentárias.
Enzimas salivares	• Amilase (da glândula parótida) é a enzima principal • Concentrações de hialuronidase, lipase, β-glucuronidase, condroitina sulfatase, aspartato aminotransferase, fosfatase alcalina, descarboxilase de aminoácidos, catalase, peroxidase e aumento de colagenase na doença periodontal.
Capacidade tampão-salivar e fatores de coagulação	• O sistema de bicarbonato-ácido carbônico é o sistema de tamponamento antiácido • A saliva contém fatores de coagulação (fatores VIII, IX e X, tromboplastina plasmática antecedente e fator de Hageman) que aceleram a coagulação do sangue e protegem as feridas da invasão bacteriana.
Leucócitos na saliva	• Os principais leucócitos na saliva são leucócitos polimorfonucleares (PMNs) • A taxa de migração de orogranulócitos (PMNs vivos na saliva) é referida como taxa de migração orogranulocítica, podendo ser usado como índice para avaliação de gengivite; o aumento da taxa está associado a uma inflamação mais grave.
Estimulantes salivares	• Pilocarpina • Cevimelina • Anetol tritiona • A saliva artificial *não* é um estimulante, mas um substituto.
Inflamação gengival: lesão inicial	• De 2 a 4 dias • Dilatação vascular • Infiltração predominante por neutrófilos • Degradação do epitélio juncional e tecido conjuntivo perivascular • Aumento da exsudação de fluido do sulco gengival.
Inflamação gengival: lesão precoce	• De 4 a 7 dias • Proliferação vascular • Infiltração predominante por linfócitos (predominância de células T) • Prolongamentos atróficos • Maior perda de tecido conjuntivo perivascular • Eritema e sangramento à sondagem.
Inflamação gengival: lesão estabelecida	• De 14 a 21 dias • Proliferação vascular e estase • Infiltração imunológica predominante por células plasmáticas • Perda contínua de tecido conjuntivo • Mudanças de tamanho, cor, textura etc. • Algumas lesões estabelecidas duram meses ou anos, enquanto outras podem se tornar mais ativas e se converter em lesões progressivamente destrutivas.
Inflamação gengival: lesão avançada	• Fase de colapso periodontal (periodontite) • Ocorre apenas em hospedeiro suscetível • Predominância de células plasmáticas no tecido conjuntivo e neutrófilos no epitélio juncional.

Os defeitos funcionais incluem:

- Aumento da produção de proteínas da matriz
- Diminuição da atividade da colagenase, para que ocorra menos destruição de fibras colágenas durante a renovação e duplicação do tecido, permitindo seu acúmulo dentro do tecido conjuntivo.

Outras formas clinicamente distintas de aumento gengival associadas a condições e doenças sistêmicas

Esta seção descreve resumidamente as características clínicas e histopatológicas do aumento gengival associado a condições e doenças sistêmicas e/ou hereditárias.

Tabela 14.1 Aumentos gengivais influenciados por fármacos: diferentes formas e características diferenciais.

	Categorias de fármacos que comumente influenciam o aumento gengival		
	Anticonvulsivantes ou antiepilépticos	**Anti-hipertensivos (bloqueadores dos canais de cálcio)**	**Imunossupressores**
Nome do fármaco	Fenitoína	Nifedipino	Ciclosporina A
Indicações de fármaco	• Fármaco de escolha para o tratamento do grande mal, lobo temporal e convulsões psicomotoras	• Hipertensão, angina de peito, espasmo da artéria coronária e arritmia cardíaca	• Fármaco de escolha para prevenir a rejeição de órgãos sólidos e medula óssea transplantados • Condições autoimunes
Prevalência de aumento gengival em usuários de fármacos	50%	6 a 83%	30% (mais alto em crianças)
Outras drogas do mesmo grupo capazes de influenciar o aumento gengival	• Fenobarbital, ácido valproico	• Derivados de benzodiazepina (diltiazem) • Derivados de fenilalquilamina (verapamil) • Di-hidropiridinas (anlodipino, felodipino etc.)	–
Apresentação clínica	• Início clínico rápido, logo em 1 mês de uso do fármaco • Regiões maxilares/mandibulares anteriores mais afetadas • Papila interdental aumentada com superfície áspera • Gengiva marginal espessada	• Segmentos anteriores maxilares/mandibulares mais afetados • Papilas interdentais aumentadas • Crescimento excessivo do tecido restrito à gengiva marginal e inserida, não se estendendo além da junção mucogengival	• Aumento comumente restrito às superfícies gengivais vestibulares • Mais inflamado do que outras formas de CGEIF • A gengiva sangra mais facilmente do que em outras formas de CGID
Efeito na perda óssea	Menor perda óssea observada em comparação com outras formas de CGEIF devido à "resistência" à posterior destruição óssea	Pode coexistir com periodontite e perda de inserção, que é diferente de outras formas de CGID	–
Histopatologia	• Epitélio escamoso espesso e estratificado com prolongamentos delgados, estendendo-se profundamente no tecido conjuntivo • Fibrose e componentes do tecido conjuntivo expandido	• Epitélio escamoso estratificado espesso com prolongamentos longos e delgados que se estendem profundamente no tecido conjuntivo • Fibrose e componentes do tecido conjuntivo expandido	• Epitélio espessado, formação de prolongamentos e fibras colágenas irregulares • Caracterizado por mais infiltração inflamatória e vascularização em comparação à fenitoína e a bloqueadores dos canais de cálcio
Inflamação	Moderada	Moderada	Alta
Fibrose e FCTC em lesões CGID3	Alta	Moderada	Baixa

CGEIF, crescimento gengival excessivo induzido por fármacos; FCTC, fator de crescimento do tecido conjuntivo.

Capítulo 14 Aumento Gengival e Gengivite Descamativa

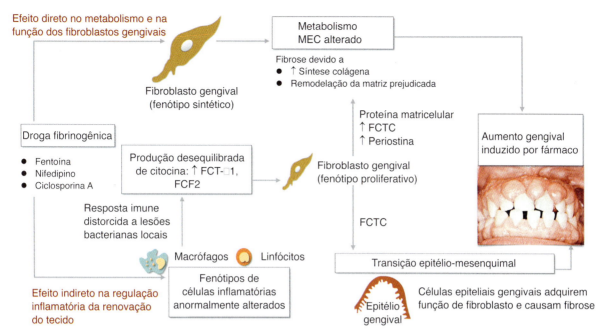

• **Figura 14.2** Aumento gengival induzido por fármacos: vias patogênicas propostas.[2,3] O aumento gengival induzido por fármacos é uma consequência das interações entre fibroblastos gengivais, mediadores inflamatórios celulares e bioquímicos e o fármaco ou seus metabólitos. A heterogeneidade dos fibroblastos (variações na distribuição e fenótipo dos fibroblastos) pode contribuir para formas hereditárias e influenciadas por fármacos de aumento gengival. Uma diminuição nos fibroblastos gengivais em apoptose (talvez junto com uma preponderância para fenótipos sintéticos/proliferativos) permite seu acúmulo dentro dos tecidos em CGEIF. Fármacos fibrogênicos (fenitoína, nifedipino e ciclosporina A) podem funcionar de duas maneiras possíveis para induzir CGE:

1. Via efeitos diretos no metabolismo e função dos fibroblastos gengivais: aqui, o fármaco (p. ex., ciclosporina A) afeta diretamente a síntese de colágeno pelos fibroblastos gengivais com um aumento concomitante nos níveis de colágeno tipo I.
2. Via efeitos indiretos na regulação inflamatória da renovação do tecido: aqui, os fármacos fibrogênicos (fenitoína, nifedipino e ciclosporina A) alteram os fenótipos das células inflamatórias (principalmente linfócitos e macrófagos), resultando em respostas imunes distorcidas às lesões das bactérias periodontais. Isso leva à secreção de um subconjunto de citocinas que influenciam o metabolismo e a proliferação da MEC. O FGF2 aumentado estimula a proliferação de fibroblastos gengivais. A via do eixo FCT-b1-FCTC regula diretamente a fibrose, o fibroblasto gengival lisil-oxidase (uma enzima que catalisa a etapa final na reticulação de colágeno e elastina na síntese de uma matriz extracelular funcional) e a produção de colágeno. FCTC é um marcador confiável de fibrose e contribui para o desenvolvimento de fibrose iniciada por FCT-b1. A periostina, como o FCTC, é uma proteína matricelular que contribui para a fibrose e é regulada positivamente no CGE induzido pela nifedipino. Além disso, as células epiteliais gengivais humanas sofrem uma transição genética epitélio-mesenquimal em resposta ao FCT-b1. Essa conversão é regulada pelo FCTC e resulta em fibrose devido às células epiteliais desempenhando adicionalmente a função de fibroblastos. FCTC (também denominado CCN2), fator de crescimento do tecido conjuntivo; CGEIF, crescimento excessivo gengival induzido por fármacos; MEC, matriz extracelular; FCF2, fator de crescimento de fibroblastos; CGE, crescimento gengival excessivo; FCTb1, fator de crescimento transformador. As proteínas matricelulares são uma família de proteínas de matriz não estrutural que regulam uma variedade de processos biológicos em situações normais e patológicas.

(Adaptada de Newman, M.G., Takei, H.H., Klokkevold, P.R., et al. (2019). Newman and Carranza's Clinical Periodontology (13th ed.). Philadelphia: Elsevier.)

❖ CORRELAÇÃO CLÍNICA

Qual é a necessidade de estudar os mecanismos celulares e moleculares subjacentes à patogênese do aumento gengival induzido por fármacos?

Existe uma necessidade crítica de melhor compreensão do sistema celular e mecanismos moleculares que conduzem a especificidade do tecido de aumento gengival induzido por fármacos porque:[2]

- O aumento gengival interfere na manutenção adequada da higiene bucal e subsequente retenção de placa. Aumenta o risco de complicações inflamatórias sistêmicas. É particularmente problemático em casos de epilepsia, doença cardiovascular ou transplante de órgãos. Quando a substituição de fármacos não é viável em tais indivíduos, as lesões aumentadas requerem intervenções cirúrgicas repetidas devido ao alto índice de recorrência decorrente do uso continuado do medicamento
- O aumento gengival limita a qualidade de vida e a obtenção de conhecimentos sobre novas vias celulares/moleculares exclusivas pode permitir o manejo conservador dessa condição no futuro, bem como aumentar o conhecimento sobre outras doenças do tecido conjuntivo que afetam a cavidade oral, como neurofibromatose, câncer oral metastático etc. O conhecimento atual aponta para a interferência da indução de FCT-b de FCTC como potencial alvo terapêutico para reduzir o crescimento excessivo fibrótico. CGEIF, crescimento gengival excessivo induzido por fármacos; FTC, fator transformador de crescimento; FCTC (também denominado CCN2), fator de crescimento do tecido conjuntivo.

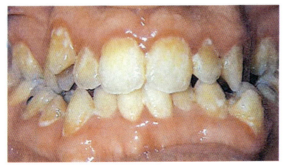

• **Figura 12.2** Gengivite induzida por placa generalizada. (De Newman, M.G., Takei, H.H., Klokkevold, P.R., et al. (2019). *Newman and Carranza's Clinical Periodontology* (13th ed.). Philadelphia: Elsevier.)

Os quatro estágios (histológicos) da inflamação gengival são:

- **Estágio I (lesão inicial):** gengivite subclínica; a primeira resposta envolve mudanças vasculares (dilatação dos capilares, aumento do fluxo sanguíneo) e migração de leucócitos (principalmente PMNs) no sulco gengival
- **Estágio II (lesão precoce):** gengivite precoce; são evidentes os sinais clínicos de eritema e sangramento à sondagem. Os linfócitos predominam no tecido conjuntivo gengival
- **Estágio III (lesão estabelecida):** gengivite crônica; vasos sanguíneos aumentados e congestionados com drenagem de sangue venoso prejudicada. Os glóbulos vermelhos são extravasados para o tecido conjuntivo e ocorre a degradação da hemoglobina. As células plasmáticas predominam no tecido conjuntivo gengival
- **Estágio IV (lesão avançada):** transição para periodontite; fase de degradação periodontal.

EXERCÍCIO COM BASE EM CASOS CLÍNICOS

Cenário: uma mulher de 52 anos de idade apresentou-se à clínica com a queixa principal: "Tenho dificuldade em dormir porque minha boca e garganta estão extremamente secas" (imagens A a C). Informações básicas: a paciente era fumante inveterada que relatou dificuldade para dormir, dormindo apenas 4 horas por noite, além de etilista social. A paciente tinha história de rinite alérgica, para a qual fazia uso de anti-histamínicos e descongestionantes sem receita. Achados atuais: as profundidades de sondagem estavam na faixa de 3 a 4 mm, o sangramento à sondagem era de 38% e a paciente apresentava higiene bucal deficiente.

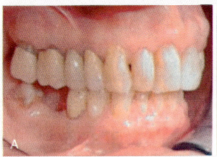
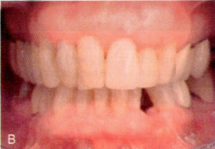
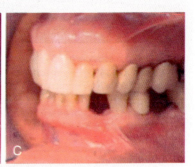

As imagens clínicas são de Newman, M.G., Takei, H.H., Klokkevold, P.R., et al. (2019). *Newman and Carranza's Clinical Periodontology* (13th ed.). Philadelphia: Elsevier.

Questões

1. Qual das alternativas a seguir não é uma consequência provável da xerostomia?
   a. Cárie.
   b. Gengivite.
   c. Carcinoma de células escamosas.
   d. Candidíase.
2. Todos os seguintes são estimulantes da saliva, exceto:
   a. Pilocarpina.
   b. Cevimelina.
   c. Anetol tritiona.
   d. Saliva artificial.
3. Identifique o(s) mecanismo(s) que desempenha(m) um papel importante na influência da saliva na composição da microbiota oral:
   a. Formação de película.
   b. Função imune.
   c. Regulação homeostática.
   d. Todas as anteriores.
4. Em um paciente que respira pela boca, a inflamação gengival geralmente é observada em que parte da cavidade oral?
   a. Anterior superior (face vestibular).
   b. Anterior superior (face lingual).
   c. Anterior inferior (face vestibular).
   d. Anterior inferior (face lingual).

Este capítulo foi desenvolvido com base nos Capítulos 16 e 17 do livro *Newman e Carranza Periodontia Clínica* (13ª edição) e é um resumo de muitas das seções importantes dos capítulos. O leitor está convidado a ler os capítulos de referência para uma compreensão completa deste importante tópico.

Respostas

1. Resposta: c
Explicação: o resto são consequências potenciais de xerostomia. Pacientes com boca seca ou xerostomia não têm a função de limpeza da saliva, o que pode resultar nas condições listadas.

2. Resposta: d
Explicação: a saliva artificial é um substituto da saliva, não um estimulante. A saliva artificial ou substitutos da saliva podem ser usados para repor a umidade e lubrificar a boca, enquanto os estimulantes da saliva, como a pilocarpina, atuam como agentes parassimpaticomiméticos colinérgicos, com ação predominantemente muscarínica do M3, que causa estimulação das glândulas exócrinas funcionais residuais.

3. Resposta: d
Explicação: a saliva desempenha um papel importante na determinação da composição e da atividade da microbiota oral, por meio de uma variedade de mecanismos: formação de película, colonização bacteriana comensal, função imunológica e regulação homeostática. Mais detalhes sobre cada mecanismo são apresentados no segundo boxe "Correlação clínica".

4. Resposta: a
Explicação: em respiradores bucais, devido à constante exposição da face vestibular gengival anterior superior ao ar e à secura que resulta dela, a inflamação é tipicamente confinada apenas a este local.

Referências bibliográficas

1. Curtis, M. A., Gillett, I. R., Griffiths, G. S., Maiden, M. F., Sterne, J. A., Wilson, D. T., et al. (1989). Detection of high-risk groups and individuals for periodontal diseases. *Journal of Clinical Periodontology*, *16*, 1–11.

2. Marsh, P. D., Do, T., Beighton, D., & Devine, D. A. (2016). Influence of saliva on the oral microbiota. *Periodontology 2000*, *70*(1), 80–92.

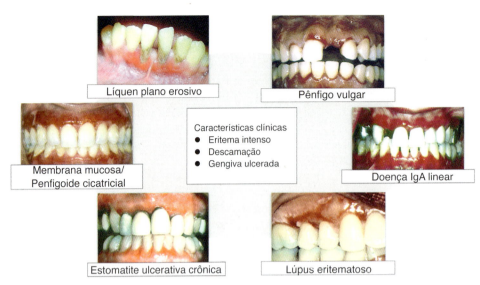

• **Figura 14.5** Características clínicas da gengivite descamativa. A figura mostra algumas das doenças sistêmicas mais comuns que podem se manifestar como gengivite descamativa; a maioria pode ou não estar acompanhada de dor e lesões extraorais. Como todas as fotos clínicas mostram, todas as condições compartilham as mesmas características inespecíficas de eritema intenso, descamação e ulceração da gengiva, portanto, uma biopsia do tecido afetado, seguida por estudos histopatológicos e de imunofluorescência, são extremamente importantes para estabelecer o diagnóstico e o prognóstico corretos para planejar a terapia. A maioria das doenças é tratada por meio da ajuda ao paciente para manter uma boa higiene bucal e pela prescrição de esteroides tópicos; casos graves são acompanhados por atendimento interdisciplinar, com o envolvimento de médicos especialistas (p. ex., dermatologistas, oftalmologistas). (Adaptada de Newman, M.G., Takei, H.H., Klokkevold, P.R., et al. (2019). *Newman and Carranza's Clinical Periodontology* (13th ed.). Philadelphia: Elsevier.)

Tabela 14.2 Achados histopatológicos e de imunofluorescência em amostras de tecido e sangue de pacientes com gengivite descamativa.

Doença	Achados histopatológicos	Achados da imunofluorescência direta (IFD)	Achados da imunofluorescência indireta (IFI)
Líquen plano (LP)	• Degeneração hidrópica/liquefação da camada basal • Prolongamento de dente de serra • Infiltrado denso em forma de banda, principalmente de linfócitos T na lâmina própria • Corpos coloides (corpos de Civatte) estão presentes na interface epitélio-tecido conjuntivo	• Depósitos lineares, fibrilares ("peludos") de fibrina na junção dermoepidérmica (setas vermelhas) • Coloração de imunoglobulina de corpos citoides espalhados nas áreas superiores da lâmina própria	• Negativo

(continua)

Capítulo 14 **Aumento Gengival e Gengivite Descamativa** 123

Tabela 14.2 Achados histopatológicos e de imunofluorescência em amostras de tecido e sangue de pacientes com gengivite descamativa. *(Continuação).*

Doença	Achados histopatológicos	Achados da imunofluorescência direta (IFD)	Achados da imunofluorescência indireta (IFI)
Membrana mucosa/ penfigoide cicatricial	• Fenda subepitelial (estrela vermelha) Uma camada de células basais intacta permanece ligada ao epitélio 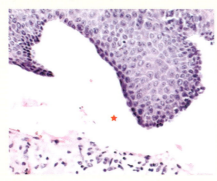	• Depósitos lineares de C3 (setas vermelhas) com ou sem IgG na zona da membrana basal em quase todos os casos 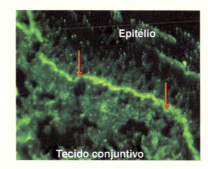	• Anticorpos da zona da membrana basal (IgG) em 10% dos casos
Pênfigo vulgar	• Fenda intraepitelial (estrela vermelha) acima da camada de células basais intacta que permanece ligada ao tecido conjuntivo • As células basais têm uma aparência característica de "lápide" (setas verdes) • Acantólise está presente, com células Tzanck na fenda (setas vermelhas) 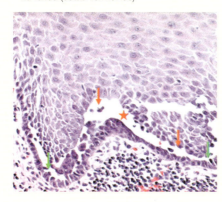	• Depósitos intercelulares de IgG em todos os casos e C3 na maioria dos casos, dentro do epitélio 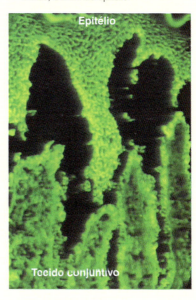	• Anticorpos intercelular (IgG) em ≥ 90% dos casos

C3, depósito complemento 3; IFD, imunofluorescência direta; IgG, imunoglobulina G; IFI, imunofluorescência indireta; Células de Tzanck, células epiteliais arredondadas (diferentes dos queratinócitos poliédricos usuais), que perderam suas pontes intercelulares. Adaptada da Tabela 22.1 em Newman, M.G., Takei, H.H., Klokkevold, P.R., et al. (2019). *Newman e Carranza's Clinical Periodontology* (13th ed.). Philadelphia: Elsevier. Figuras de Newman, M.G., Takei, H.H., Klokkevold, P.R., et al. (2019). *Newman e Carranza's Clinical Periodontology* (13th ed.). Philadelphia: Elsevier.

c) Leucemia
d) Tabagismo
e) Desnutrição
- Fatores orais que aumentam o acúmulo de placa:
    a) Margens proeminentes de restauração subgengivais*
    b) Hipossalivação
- C. Aumento gengival influenciado por drogas.

Baseada na ocorrência de inflamação gengival induzida por placa em um periodonto intacto ou reduzido:

- Gengivite em um periodonto intacto
- Gengivite em um periodonto reduzido em um indivíduo sem periodontite (p. ex., em casos de recessão ou aumento de coroa)
- Inflamação gengival em um periodonto reduzido em um paciente com periodontite tratada com sucesso (observe que a periodontite recorrente não pode ser descartada nesse caso).

CORRELAÇÃO CLÍNICA

Quais são as características clínicas comuns a todas as condições gengivais induzidas por placa?

As características clínicas presentes em todas as condições inflamatórias gengivais induzidas pela placa dentária incluem:
- Sinais e sintomas clínicos de inflamação restritos à gengiva (sangramento, eritema, ulceração)
- Reversibilidade da inflamação gengival pela remoção/desorganização do biofilme
- Alta carga de placa bacteriana que inicia a inflamação
- Fatores sistêmicos (p. ex., hormônios, distúrbios sistêmicos, drogas) que modificam a gravidade da indução de placa inflamatória
- Níveis de inserção estáveis (i. e., inalteráveis) em um periodonto com/sem perda anterior de inserção ou perda óssea.[2]

A classificação atual também propõe o acréscimo do termo *gengivite incipiente*, uma condição caracterizada por apenas alguns locais afetados por inflamação leve e eritema leve e/ou apresentando uma linha de sangramento interrompida e retardada. A gengivite incipiente, considerada como uma condição de "saúde clínica", pode rapidamente evoluir para gengivite localizada se não tratada.

Características clínicas da gengivite

A gengivite crônica, uma condição inflamatória inespecífica induzida pela placa dentária, pode ser caracterizada por qualquer um dos seguintes sinais clínicos de inflamação, que estão restritos à gengiva livre e inserida e não se estendem além da junção mucogengival (Figura 13.1):

- Sangramento e ulceração
- Eritema/vermelhidão

---
*Outros fatores locais retentivos de placa (p. ex., cálculo, braquetes ortodônticos, margens em excesso) também podem influenciar o acúmulo de placa.

- Mudanças de contorno e consistência
- Presença de cálculo ou placa sem evidências radiográficas de perda óssea crestal.

CIÊNCIA BÁSICA CORRELACIONADA

Quais são as características comuns histológicas e moleculares a todas as condições de gengivite induzida por placa?

- As alterações histopatológicas incluem inflamação da vasculatura adjacente ao epitélio juncional, destruição progressiva da rede de fibras de colágeno, alongamento dos prolongamentos no tecido conjuntivo gengival e infiltrado celular imune-inflamatório progressivo no tecido conjuntivo subepitelial (ver Capítulo 12 e Figura 4.1 para uma descrição detalhada dos quatro estágios histopatológicos da inflamação gengival)[2]
- Na inflamação gengival induzida por placa, as alterações moleculares envolvem o *transcriptoma* gengival (refere-se à soma total de todas moléculas de mRNA expressas por genes na gengiva), levando à ruptura de vários componentes da resposta do hospedeiro, incluindo:
    - Moléculas de reconhecimento de padrões microbianos
    - Quimiotaxia
    - Fagocitose
    - Sinalização de citocinas
    - Resposta de linfócitos T
    - Angiogênese
    - Resposta imune epitelial.

Infecções gengivais agudas

Doenças de curta duração, início recente ou rápido e que se apresentam com certo grau de desconforto e dor são denominadas "agudas". Embora a gengivite em sua forma clássica seja bastante comum, é de natureza crônica e não está realmente associada à dor. As infecções gengivais agudas não são especialmente comuns e estão mais frequentemente associadas à dor no momento do surgimento. Estas incluem:

- Gengivite necrosante (GN) – anteriormente chamada de gengivite ulcerativa necrosante aguda (GUNA) e gengivite ulcerativa necrosante (GUN)
- Gengivoestomatite herpética primária
- Pericoronarite.

Gengivite necrosante (GN)

Embora essas lesões não sejam causadas diretamente pela placa, seu curso clínico pode ser impactado pelo acúmulo da placa e subsequente inflamação gengival. As principais características que diferenciam essa condição aguda da gengivite crônica são:[3]

- Presença de dor
- Necrose central das papilas interdentais, resultando em considerável destruição de tecido, com formação de uma cratera como defeito de tecido mole em áreas proximais entre os dentes

Capítulo 13 Gengivite e Infecção Gengival Aguda

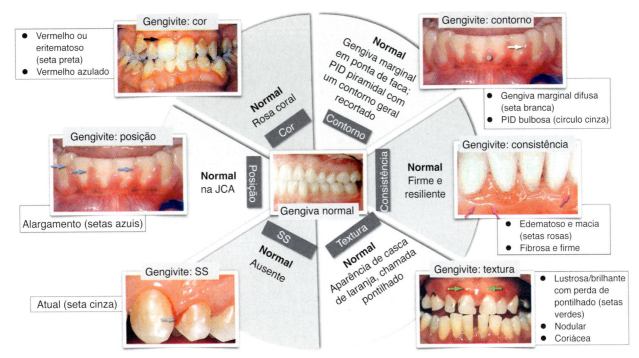

• **Figura 13.1** Sinais clínicos clássicos de inflamação na gengivite. A figura lista as características clínicas da gengiva normal (dentro dos segmentos do círculo) e da inflamação gengival (imagens fora do círculo). Uma abordagem sistemática para a avaliação da gengivite requer um exame ordenado da gengiva quanto a cor, contorno, consistência, textura, posição da margem gengival e facilidade e gravidade do sangramento: **Cor**: embora a gengiva normal seja de cor rosa coral (com alguma pigmentação melânica), a gengiva inflamada torna-se vermelha ou eritematosa devido ao aumento da vascularização. A estase venosa contribui com uma tonalidade azulada na gengivite crônica. As alterações começam nas papilas interdentais e margem gengival se espalham para a gengiva inserida. **Contorno**: a gengiva normal mostra um contorno recortado, de modo que envolve firmemente o colo dos dentes, com as margens gengivais seguindo o curso de suas junções amelocementárias. Quando saudável, a margem gengival aparece como uma ponta de faca na secção transversal; durante a inflamação, ela perde essa borda afiada e torna-se "difusa" quando próxima à placa ou cálculo. Mudanças no contorno gengival estão principalmente associadas ao aumento gengival, que faz com que as papilas interdentais normalmente triangulares (formato "piramidal" na parte anterior) se tornem bulbosas no contorno. **Consistência**: a gengiva saudável é firme e resiliente. Em pacientes com gengivite crônica, coexistem alterações destrutivas (*i. e.*, edematosas) e reparativas (*i. e.*, fibróticas) e a consistência da gengiva é determinada por sua predominância relativa. **Textura**: na inflamação crônica, a superfície gengival é lisa e brilhante ou firme e nodular, dependendo de as alterações dominantes serem exsudativas ou fibróticas, respectivamente. A hiperqueratose resulta em uma textura de couro. A perda de pontilhado ocorre em pacientes que normalmente apresentam pontilhado. **Sangramento à sondagem (SS)**: o SS aparece mais cedo e é um sinal mais objetivo de gengivite do que as mudanças de cor. Embora a gengiva clinicamente saudável geralmente não exiba SS, na gengivite a gravidade do sangramento e a facilidade de sua provocação dependem da intensidade da inflamação. **Posição**: normalmente, a margem gengival é vista posicionada no nível da junção amelocementária. Tanto a recessão gengival (exposição da superfície radicular por um deslocamento apical na posição da gengiva) quanto o alargamento (deslocamento coronal na posição da gengiva) podem ser encontrados na inflamação gengival, embora o último seja mais comum como uma consequência direta de gengivite. SS, sangramento à sondagem; JAC, junção amelocementária; PID, papila interdental. (Adaptada de Newman, M.G., Takei, H.H., Klokkevold, P.R., et al. (2019). *Newman and Carranza's Clinical Periodontology* (13th ed.). Philadelphia: Elsevier.)

- Presença de uma etiologia bacteriana clara, provavelmente uma infecção fusoespiroquetal com um achado constante de microflora cujo conteúdo é constituído principalmente por *Treponema spp.*, *Selenomonas spp.*, *Fusobacterium spp.* e *Prevotella intermedia*. Ver Figura 13.2 para uma descrição detalhada da GN.

❖ CORRELAÇÃO CLÍNICA

Quais são as razões para a mudança na terminologia de gengivite ulcerativa necrosante aguda (GUNA) para gengivite necrosante (GN)?

Apesar de as doenças necrosantes frequentemente apresentarem um curso rapidamente destrutivo, o termo *agudo* não foi incluído nos diagnósticos desde 1999 porque:[4]
- Estudos têm sugerido que a GN e a periodontite necrosante (PN) podem representar estágios diferentes da mesma doença; elas apresentam etiologia e manifestações clínicas semelhantes. Também respondem a intervenções clínicas semelhantes. Como podem progredir para formas mais graves, como estomatite necrosante e noma (*Cancrum oris*), em 1999 ambas as condições foram classificadas como doenças periodontais necrosantes (DPN). Se a lesão é de fato capaz de progredir de gengivite para periodontite, tecnicamente ela não pode permanecer exclusivamente *aguda*
- A DPN pode recorrer com frequência e fazer com que se torne uma condição crônica, embora com uma taxa de destruição mais lenta. Porque a necrose superficial sempre envolve uma úlcera, o uso do termo *ulcerativo* pode ser um tanto supérfluo. Além disso, a terminologia foi eliminada porque a ulceração foi considerada secundária à necrose
- Observe a terminologia anterior adicional:
- GUN, gengivite ulcerativa necrosante, antiga terminologia para GN, gengivite necrosante
- PUN, periodontite ulcerativa necrosante, antiga terminologia para PN, periodontite necrosante.

15
Bolsa Periodontal, Perda Óssea e Padrão de Perda Óssea

Terminologia importante

Terminologia/abreviatura	Explicação
Abscesso periodontal	• Uma inflamação localizada com supuração nos tecidos periodontais • Também conhecido como abscesso lateral ou abscesso parietal • Geralmente causada pela extensão da infecção da bolsa periodontal • Microrganismos que colonizam o abscesso periodontal foram relatados como sendo principalmente bastonetes anaeróbicos Gram-negativos.
Arquitetura reversa (negativa)	Situação em que o nível ósseo interdental é mais apical do que o nível ósseo radicular. É o padrão inverso da arquitetura normal.
Bolsa gengival	Também chamada de pseudobolsa. É formada pelo aumento gengival e alongamento do sulco sem destruição do tecido periodontal e geralmente é induzida por inflamação ou medicamentos (como no aumento gengival induzido por drogas).
Bolsa periodontal	Sulco gengival patologicamente aprofundado com destruição do tecido periodontal subjacente. Pode ser classificada em *bolsa supraóssea* ou *bolsa intraóssea*, com base na localização apicocoronal da base do sulco em relação à crista alveolar.
Bolsa periodontal intraóssea	Também chamada de bolsa periodontal infraóssea, subcrestal ou intra-alveolar. A base da bolsa e as respostas inflamatórias associadas estão localizadas apicalmente à crista óssea alveolar subjacente.
Bolsa periodontal supra-óssea	Também chamada de bolsa periodontal supracrestal ou supra-alveolar. A base da bolsa e as respostas inflamatórias associadas estão localizadas na região coronal do osso alveolar subjacente.
Citocinas	• Proteínas secretadas por células que levam a respostas celulares específicas • Pode ser pró-inflamatória (p. ex., IL-1, FNT-□) ou anti-inflamatória (p. ex., IL-4, IL-10) na natureza.
Crateras ósseas	Tipo específico de defeito de duas paredes, caracterizado por concavidades na crista óssea interproximal. As crateras constituem cerca de um terço de todos os defeitos ósseos.
Defeitos verticais (angular)	Os defeitos verticais apresentam perda óssea em uma direção oblíqua e são circundados por paredes ósseas. Os defeitos angulares geralmente apresentam bolsas periodontais intraósseas.
Especificidade do local da doença periodontal	Fenômeno característico da doença periodontal, em que: • A destruição periodontal não ocorre em todas as partes da boca ao mesmo tempo • Locais de destruição periodontal são frequentemente encontrados ao lado de locais com pouca ou nenhuma destruição.
Inibidores de tecido de metaloproteinases (ITMPs)	Proteínas que inibem a atividade das MPMs. O equilíbrio entre MPMs e ITMPs é muito importante para a remodelação da matriz extracelular. O excesso de MPMs nos tecidos periodontais pode resultar na perda de inserção e na formação de bolsas.
Metaloproteinase de matriz (MPM)	Grupo de proteinases (enzimas que degradam proteínas) envolvidas na degradação da matriz extracelular, que é composta principalmente por colágeno.
Perda óssea horizontal	O padrão de perda óssea mais comum na periodontite. O nível do osso é reduzido e permanece aproximadamente perpendicular à superfície do dente.

(Continua)

Capítulo 15 Bolsa Periodontal, Perda Óssea e Padrão de Perda Óssea

Terminologia importante (*Continuação*)

Terminologia/abreviatura	Explicação
Raio de ação	• Refere-se a uma faixa de eficácia de cerca de 1,5 a 2,5 mm na qual a placa bacteriana pode induzir a perda óssea • Se o biofilme bacteriano estiver a mais de 2,5 mm de distância do osso alveolar, pode haver pouca ou nenhuma perda óssea • Defeitos angulares interproximais podem aparecer apenas em espaços maiores que 2,5 mm, uma vez que os espaços mais estreitos seriam totalmente destruídos.
Sulco gengival	A fissura rasa entre a gengiva circunferencial e a superfície do dente. Quando o sulco se aprofunda devido à migração apical do epitélio juncional, ele se torna uma bolsa periodontal. Portanto, uma bolsa é uma contrapartida patológica do sulco.

Informações rápidas

Formação da bolsa	A bolsa periodontal se forma como resultado do aprofundamento do sulco gengival devido à migração apical da base do sulco e/ou movimento coronal da margem gengival. Essas alterações geralmente são induzidas por inflamação.
Alterações microbianas na transição do sulco gengival normal para bolsa periodontal patológica	• O sulco gengival saudável está associado a poucos microrganismos – principalmente células cocoides e bastonetes retos • A bolsa periodontal está associada ao aumento do número de espiroquetas e bastonetes móveis • No entanto, a microbiota de locais doentes não pode ser usada como um preditor de inserção futura ou perda óssea.
Dois mecanismos associados à perda de colágeno durante a formação de bolsa	• Destruição enzimática do colágeno extracelular por colagenases e outras enzimas • Fagocitose de fibras de colágeno por fibroblastos por meio de processos citoplasmáticos que se estendem para a interface ligamento-cemento e degradam as fibrilas de colágeno inseridas e as fibrilas da matriz do cemento.
Microtopografia da parede gengival	A microscopia eletrônica de varredura identificou várias áreas na parede do tecido mole (gengival) da bolsa periodontal. Existem áreas de: • Quiescência relativa • Acúmulo bacteriano • Emergência de leucócitos • Interação leucócito-bactéria • Descamação epitelial intensa • Ulceração • Hemorragia.
Morfologia superficial da parede dentária da bolsa	As seguintes zonas podem ser encontradas na bolsa periodontal, conforme nos movemos na direção coronoapical ao longo da parede dentária da bolsa: 1. Cemento coberto por cálculo 2. Zona de placa aderida, que cobre o cálculo 3. Zona de placa não aderida 4. Zona de inserção do epitélio juncional ao dente 5. Zona de fibras de tecido conjuntivo semidestruídas.
Conteúdo da bolsa periodontal	• Bolsas periodontais contêm resíduos que consistem principalmente em bactérias e seus produtos (p. ex., endotoxinas), fluido gengival, mucina salivar, restos alimentares, células epiteliais descamadas e leucócitos • O exsudato purulento, se presente, consiste em leucócitos vivos, degenerados e necróticos, bactérias vivas e mortas, soro e uma quantidade escassa de fibrina.
Atividade da doença periodontal	As bolsas periodontais passam por períodos de exacerbação (aumento da perda de colágeno e osso alveolar, bolsas aprofundadas) e quiescência (redução da resposta inflamatória e diminuição da taxa de perda tecidual).
Perda óssea na periodontite	A perda óssea é a consequência final da periodontite e é o resultado da extensão da inflamação gengival aos tecidos periodontais.
Taxa de perda óssea	Em pacientes com periodontite não tratada, a taxa de perda óssea pode ser categorizada em:[1] • Rápida (aproximadamente 8% dos indivíduos) • Moderada (aproximadamente 81% dos indivíduos) • Mínima ou nenhuma progressão (11% restantes dos indivíduos).

(*Continua*)

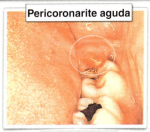

Etiologia
Dente parcialmente irrompido ou impactado (principalmente terceiro molar inferior) sujeito a fatores agravantes

Sintomas clínicos
- Dor
- Sabor desagradável
- Inabilidade de fechar a boca
- Trismo
- Edema na região do ângulo da mandíbula
- Dor, linfadenopatia e mal-estar

Pericoronarite aguda

Complicações potenciais
- Abscesso pericoronal
- Abscesso peritonsilar
- Celulite

Fatores agravantes
Oclusão traumática ou um corpo estranho retido sob o retalho gengival (p. ex., casca de pipoca, fragmento de noz)

Sinais clínicos
Lesão supurante, edemaciada e vermelha no retalho gengival (opérculo) que recobre a coroa do dente parcialmente irrompido ou impactado (círculo branco)

• **Figura 13.4** Pericoronarite aguda. A pericoronarite aguda é identificada por vários graus de envolvimento inflamatório do retalho pericoronal (opérculo) e estruturas adjacentes, e também por complicações sistêmicas. O líquido inflamatório e o exsudato celular aumentam o volume do retalho, o que pode interferir no fechamento completo da mandíbula. Também pode ser traumatizado pelo contato com a dentição antagonista, agravando o envolvimento inflamatório. (Adaptada de Newman, M.G., Takei, H.H., Klokkevold, P.R., et al. (2019). *Newman and Carranza's Clinical Periodontology* (13th ed.). Philadelphia: Elsevier.)

EXERCÍCIO COM BASE EM CASOS CLÍNICOS

Cenário: uma mulher de 18 anos de idade apresentou-se à clínica com uma queixa principal "Minhas gengivas sangram às vezes e meu ortodontista me pediu para vê-la antes de iniciar o tratamento". Informações básicas: a paciente não tem nenhuma condição médica subjacente que pudesse afetar sua saúde bucal. Sua última profilaxia foi feita há 3 anos. A paciente relata escovação pelo menos 1 vez/dia, mas não utiliza fio dental. Ela relata sensibilidade e sangramento da gengiva no sextante anterior inferior durante a escovação. O exame visual revelou inflamação da gengiva marginal, especialmente no sextante anterior inferior (imagem ao lado).

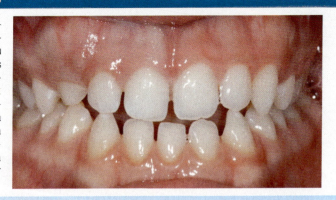

Questões

1. Os primeiros sinais de inflamação gengival que precedem a gengivite localizada estabelecida incluem quais fatores a seguir?
   a. Aumento da produção de fluido gengival.
   b. Sangramento à sondagem suave do sulco gengival.
   c. Supuração em sondagem suave.
   d. Todas as anteriores.
   e. (a) e (b) apenas.

2. Gengivite marginal localizada geralmente:
   a. Afeta a gengiva terminal solta que circunda os dentes como um colar em áreas limitadas.
   b. Afeta a gengiva terminal solta que circunda os dentes como um colar em toda a boca.
   c. Estende-se apenas às áreas interpapilares.
   d. Estende-se apenas nas superfícies linguais.

3. Qual é a causa mais provável desse problema gengival?
   a. Restaurações extensas.
   b. Placa dentária.
   c. Lesão química.
   d. Diabetes não controlado.

4. Qual das alternativas a seguir não é um modificador sistêmico estabelecido da gengivite induzida por placa?
   a. Puberdade.
   b. Desnutrição.
   c. Hipertensão.
   d. Gravidez.

Este capítulo foi desenvolvido com base nos Capítulos 18 e 20 do livro *Newman e Carranza Periodontia Clínica* (13ª edição) e é um resumo de muitas das seções importantes dos capítulos. O leitor está convidado a ler os capítulos de referência para uma compreensão completa deste importante tópico.

Respostas

1. Resposta: e
Explicação: supuração (*i. e.*, descarga de purulência) em uma sondagem suave é um sinal precoce incomum de gengivite. Supuração indica infecção ativa e é um sinal comum de abscesso gengival ou periodontal.

2. Resposta: a
Explicação: a gengivite marginal localizada é normalmente restrita à gengiva marginal, a borda terminal não aderida à gengiva que envolve os dentes (como um colar) em áreas localizadas da dentição.

3. Resposta: b
Explicação: nessa paciente sem condições sistêmicas subjacentes conhecidas e apresentando placa e higiene bucal inadequada, a placa dentária parece ser a causa primária.

4. Resposta: c
Explicação: exceto para hipertensão, as condições listadas são fatores modificadores para gengivite induzida por placa.

Referências bibliográficas

1. Chapple, I. L. C., Mealey, B. L., Van Dyke, T. E., Bartold, P. M., Dommisch, H., Eickholz, P., et al. (2018). Periodontal health and gingival diseases and conditions on an intact and a reduced periodontium: Consensus report of workgroup 1 of the 2017 World Workshop on the Classification of Periodontal and Peri-Implant Diseases and Conditions. *Journal of Periodontology*, *89*(Suppl. 1), S74–S84.
2. Murakami, S., Mealey, B. L., Mariotti, A., & Chapple, I. L. C. (2018). Dental plaque–induced gingival conditions. *Journal of Periodontology*, *89*(Suppl. 1), S17–S27.
3. Holmstrup, P., Plemons, J., & Meyle, J. (2018). Non-plaque-induced gingival diseases. *Journal of Periodontology*, *89*(Suppl. 1), S28–S45.
4. Herrera, D., Retamal-Valdes, B., Alonso, B., & Feres, M. (2018). Acute periodontal lesions (periodontal abscesses and necrotizing periodontal diseases) and endo-periodontal lesions. *Journal of Periodontology*, *89*(Suppl. 1), S85–S102.

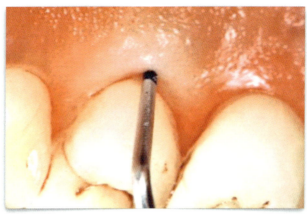

Todo o comprimento da sonda periodontal foi inserido na base da bolsa na superfície palatina do primeiro pré-molar.

- **Figura 15.3** Aparência clínica de uma bolsa periodontal. Existem correlações entre alguns aspectos clínicos e características histopatológicas da bolsa periodontal. Esses incluem:
  - Descoloração vermelho-azulada – causada por estagnação circulatória
  - Flacidez gengival – causada pela destruição das fibras gengivais e dos tecidos adjacentes
  - Superfície lisa e brilhante – causada por atrofia do epitélio e edema
  - Pontilhado sob pressão – causada por edema e degeneração das fibras do tecido conjuntivo
  - Paredes gengivais rosadas e firmes – causadas por alterações fibróticas que predominam sobre o exsudato e a degeneração, particularmente em relação à superfície externa da parede da bolsa. Porém, apesar da aparência externa de saúde, a parede interna da bolsa invariavelmente apresenta alguma degeneração e muitas vezes está ulcerada
  - Sangramento à sondagem – causado pelo aumento da vascularização, do adelgaçamento, da degeneração do epitélio e da proximidade dos vasos obstruídos da superfície interna
  - Dor à sondagem – causada pela ulceração do aspecto interno da parede da bolsa (sondar o sulco gengival saudável causa mínimo ou nenhum desconforto)
  - Descarga de pus na pressão digital (dedo) – causada por inflamação supurativa da parede interna.

(De Newman, M.G., Takei, H.H., Klokkevold, P.R., et al. (2019). *Newman and Carranza's Clinical Periodontology* (13th ed.). Philadelphia: Elsevier.)

◆ CIÊNCIA BÁSICA CORRELATA

Quais são as superfícies da parede radicular clinicamente que se modificam de modo significativo durante a formação da bolsa?

A parede da superfície radicular das bolsas periodontais frequentemente sofre alterações importantes, pois podem perpetuar a infecção periodontal, causar dor e complicar o tratamento periodontal.

1. **Perpetuação da infecção, proporcionando um ambiente nutricionalmente favorável para patógenos em superfícies não cariosas de cemento e com doença periodontal**: conforme a bolsa se aprofunda, as fibras colágenas embutidas no cemento são destruídas e o cemento fica exposto ao meio bucal. Os restos de fibras colágenas das fibras de Sharpey no cemento sofrem degeneração, criando um ambiente favorável à penetração de bactérias.
2. **Perpetuação da dor**: a degeneração das fibras de colágeno se manifesta clinicamente como um amolecimento da superfície do cemento; geralmente é assintomático, mas pode ser doloroso quando uma sonda ou explorador penetra na área.
3. **Perpetuação de complicações pós-terapia**: a exposição do cemento radicular (uma consequência comum da terapia periodontal) ao fluido oral e à placa bacteriana resulta na proteólise dos remanescentes incorporados das fibras de Sharpey; o cemento amolecido pode sofrer fragmentação e cavitação, levando à cárie radicular e à hipersensibilidade dentinária; pode constituir um possível reservatório para reinfecção da área após o tratamento.[2]

- Resistência do hospedeiro a esta extensão da inflamação inclui:
  - Resposta imune do hospedeiro
  - Amplitude da gengiva inserida
  - Fibrogênese reativa e osteogênese que ocorrem *periféricas* à lesão inflamatória.

◆ CORRELAÇÃO CLÍNICA

Qual é a razão para a falta de correlação entre o nível do osso alveolar e as alterações da parede da bolsa?

O nível do osso é consequência de experiências patológicas anteriores, ao passo que as alterações no tecido mole da parede da bolsa refletem a condição inflamatória atual. Portanto, o grau de perda óssea não está necessariamente relacionado com:
- A profundidade das bolsas periodontais
- A gravidade da ulceração da parede da bolsa
- A presença ou ausência de pus.

Vias da inflamação na destruição óssea

O estudo das vias de disseminação da inflamação (Figura 15.4) é importante, pois a maneira como ela se espalha afeta o padrão de destruição óssea. Os padrões característicos de disseminação são:

- A inflamação gengival se estende ao longo da fibra de colágeno, agrupa e segue o curso dos vasos sanguíneos no osso alveolar

- O infiltrado inflamatório frequentemente atinge o osso e provoca uma resposta antes de evidências clínicas ou radiográficas de reabsorção crestal ou perda de inserção
- Depois que a inflamação atinge o osso, ela se dissemina para os espaços da medula e substitui a medula por um exsudato leucocítico e fluido, novos vasos sanguíneos e proliferação fibroblastos
- Nos espaços medulares, a reabsorção procede de dentro, causando um adelgaçamento do osso circundante e um aumento dos espaços medulares, seguido pela destruição óssea e uma redução da altura óssea.

Fatores que determinam a morfologia dos defeitos ósseos na doença periodontal

- Espessura e angulação crestal dos septos interdentais
- Espessura das placas alveolares vestibular e lingual
- Presença de fenestrações e deiscências
- Alinhamento dos dentes e posição da raiz dentro do processo alveolar
- Anatomia radicular
- Proximidade com outra superfície dentária.

Ver Figura 15.5 para uma revisão de vários padrões de perda óssea comumente encontrados como resultado da doença periodontal.

Vias de destruição óssea devido à extensão da inflamação gengival

Interproximalmente, da gengiva para o osso (1), do osso para o ligamento periodontal (2) e da gengiva para o ligamento periodontal (3)

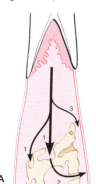

A

Vestibular e lingualmente, da gengiva ao longo do periósteo externo (1), do periósteo ao osso (2) e da gengiva ao ligamento periodontal (3)

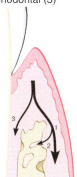

B

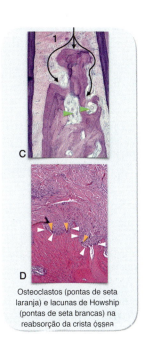

Osteoclastos (pontas de seta laranja) e lacunas de Howship (pontas de seta brancas) na reabsorção da crista óssea

- **Figura 15.4** Vias de inflamação da gengiva aos tecidos periodontais de suporte na periodontite. A inflamação pode entrar no osso por meio de mais de um canal. A figura mostra duas representações diagramáticas para disseminação interproximal (**A**) e vestibular/lingual (**B**) do infiltrado inflamatório, e dois cortes histológicos reais (**C** e **D**). As representações diagramáticas mostram três caminhos possíveis de extensão da inflamação levando à destruição óssea (numerados 1, 2 e 3 em **A** e **B**).

A. **Vias interproximais**:
  1. Da gengiva para o osso
  2. Do osso para o ligamento periodontal
  3. Da gengiva diretamente para o ligamento periodontal.

B. **Via vestibular e lingual**:
  1. Da gengiva ao longo do periósteo externo
  2. Do periósteo para o osso
  3. Da gengiva para o ligamento periodontal.

Em A e B, a extensão direta da inflamação da gengiva ao ligamento periodontal (3) ocorre com menos frequência do que as vias 1 e 2.[3]

C. Secção histológica de um septo interdental. O infiltrado inflamatório extenso invadiu os espaços medulares, entrando pelas faces mesial e distal do osso crestal. Medula óssea gordurosa é substituída por células inflamatórias e medula fibrosa (pontas de seta verdes).

D. Secção histológica da destruição óssea crestal com revestimento de osteoclastos revestindo as lacunas de Howship. Diferentemente das doenças periodontais necrosates, a destruição óssea na doença periodontal não é um processo de necrose óssea; envolve a atividade de células vivas (osteoclastos) ao longo do osso viável. Quando a necrose do tecido e o pus estão presentes na doença periodontal, eles ocorrem nas paredes dos tecidos moles das bolsas periodontais, em vez de ao longo da margem de reabsorção do osso subjacente.

(De Newman, M.G., Takei, H.H., Klokkevold, P.R., et al. (2019). *Newman and Carranza's Clinical Periodontology* (13th ed.). Philadelphia: Elsevier.)

Informações rápidas (Continuação)

Tratamento para CGEIF	A suspensão ou substituição de medicamentos é o tratamento mais eficaz. Também é importante receber manutenção periodontal, melhorar a higiene bucal e controlar os fatores locais que induzem a inflamação. Nos casos em que o CGE afeta a estética ou a função, é realizada a excisão cirúrgica (gengivectomia).
Patogênese da gravidez associada ao CGE	Níveis mais elevados de progesterona e estrogênio resultam em aumento da permeabilidade vascular, levando a edema gengival e respostas inflamatórias, que causam CGE.
Etiologia da gengivite descamativa (GD)	Líquen plano, penfigoide cicatricial (i. e., penfigoide da membrana mucosa) e pênfigo vulgar são as causas mais comuns de GD.
Características clínicas da GD	• Pênfigo vulgar – são mais frequentes bolhas epidérmicas e da membrana mucosa na cavidade oral, palato mole e mucosa bucal • Penfigoide cicatricial – bolhas subepiteliais que envolvem a cavidade oral, conjuntiva, outras mucosas e pele • Líquen plano – estrias brancas bilaterais na mucosa vestibular. As formas atróficas ou erosivas estão associadas à dor e à sensação de queimação.
Tratamento da GD	O controle rigoroso da placa é um tratamento necessário. O uso de esteroides tópicos ou sistêmicos pode reduzir os sintomas. Com base no diagnóstico, um dentista pode encaminhar o paciente a outros especialistas (p. ex., um oftalmologista para tratar a lesão ocular do penfigoide cicatricial).

Conhecimento fundamental

Introdução

O espectro das doenças periodontais inclui duas doenças gengivais distintas com apresentações clínicas únicas – aumento gengival e descamação gengival – que, como a febre, não pode ser considerada um "diagnóstico" no verdadeiro sentido da palavra. Isso ocorre porque ambas as condições podem ser a manifestação clínica de uma série de processos patológicos locais e sistêmicos subjacentes; eles requerem um histórico cuidadoso e uma avaliação antes que um diagnóstico ou plano de tratamento possa ser feito. Este capítulo revisa etiologia, classificação, patogênese e apresentação clínica dessas duas condições.

Aumento gengival

A inflamação nos tecidos periodontais pode resultar em três tipos de resultados:

1. Resolução completa da inflamação e restauração da integridade do tecido (i. e., homeostase)
2. Destruição dos tecidos periodontais e perda de inserção (i. e., periodontite)
3. Fibrose (um componente do mecanismo de defesa que atua contra a progressão da inflamação periodontal).

"Fibrose" é um achado característico em aumento gengival e pode ou não ser acompanhada por edema e defeitos ósseos subjacentes (p. ex., periodontite) ou lesões ósseas (p. ex., exostoses). Pode ser definida como uma *lesão patológica*, enquanto a hiperplasia e a hipertrofia podem ser vistas como *processos* patológicos. Neste capítulo, por uma questão de consistência, o termo *aumento gengival* será usado principalmente para descrever essa apresentação clínica (embora o *crescimento gengival excessivo*, CGE, ainda seja uma nomenclatura aceitável e também usada ocasionalmente).

Classificação dos aumentos gengivais

A classificação dessas condições é baseada em sua etiologia subjacente:

- Aumentos inflamatórios:
  - Crônico (p. ex., resposta inflamatória induzida por placa, gengivite de células plasmáticas)
  - Agudo (p. ex., abscesso gengival devido a trauma da cerda da escova de dentes)
- Aumentos fibróticos:
  - Induzidos por fármacos: devido ao uso de anticonvulsivantes (fenitoína), bloqueadores dos canais de cálcio (nifedipino) e imunossupressores (ciclosporina)
  - Fibromatose gengival idiopática ou hereditária
- Aumento combinado:
  - (inflamatório + fibrótico)
- Aumento associado a doenças sistêmicas/condições:
  - Aumento influenciado por condições sistêmicas (p. ex., gravidez, puberdade, escorbuto)
  - Aumento causado por doenças sistêmicas (p. ex., doenças granulomatosas como a granulomatose de Wegener e sarcoidose)
- Aumento neoplásico:
  - Aumento benigno (p. ex., devido a fibroma, papiloma, granuloma de células gigantes, cistos gengivais)
  - Aumento maligno (p. ex., leucemia, carcinoma celular escamoso)
- Aumento falso:
  - Decorrente de lesões ósseas subjacentes (p. ex., toros, exostoses, doença de Paget, osteossarcoma)
  - Decorrente de condições de desenvolvimento subjacentes (p. ex., coroa dentária em irrupção).

Diagnóstico do aumento gengival

- Os aumentos podem ser localizados (restritos à papila interdental), generalizados (incluem gengiva marginal

e papila interdental), discretos (semelhantes a um tumor, séssil ou pediculado) ou difusos (envolvem gengiva marginal, papilar e inserida)
- Os índices são importantes para quantificar a extensão e a gravidade do aumento gengival. A seguir, é possível ver um exemplo de um índice que avalia o grau de aumento gengival:[1]
  - Grau 0: sem sinais de aumento gengival
  - Grau I: aumento confinado à papila interdental
  - Grau II: o aumento envolvendo a papila e a gengiva marginal
  - Grau III: o aumento que recobre três quartos ou mais da coroa.

Tipos de aumento gengival

Como discutido na seção de classificação, há muitos tipos de aumento gengival. Em geral, o grau de inflamação, fibrose e celularidade dependem de muitos fatores, dos quais os mais importantes são:

- Higiene bucal
- Duração do medicamento, dose e química
- Suscetibilidade individual com base nas influências genéticas e ambientais.

A seguinte revisão é restrita aos mais importantes e distintos tipos da condição.

Aumento inflamatório da gengiva

Embora todas as alterações nos tecidos gengivais se manifestem com algum grau de inflamação, em alguns casos, o aumento gengival é um resultado da gengivite sem quaisquer fatores de complicação ou envolvimento de condições sistêmicas. Ver Figura 14.1 para uma revisão das características clínicas comuns e histopatologia dessa condição.

Aumento gengival influenciado por fármacos

Essa condição também é chamada de crescimento gengival excessivo induzido por fármacos (CGEIF). É uma lesão tecidual específica com aumento gengival que ocorre em aproximadamente um terço a metade dos indivíduos que tomam regularmente os medicamentos fenitoína (anticonvulsivante), nifedipino (bloqueador dos canais de cálcio) ou ciclosporina A (imunossupressor). As lesões influenciadas pela fenitoína são as mais fibróticas; as lesões influenciadas pela ciclosporina são altamente inflamadas e exibem pouca fibrose; as lesões influenciadas pelo nifedipino são mistas.

A Tabela 14.1 lista os fármacos mais comuns que influenciam o aumento gengival e descreve suas características de diferenciação.

Patogênese do aumento gengival induzido por fármacos

A complexa patogênese do aumento gengival induzido por fármacos (Figura 14.2) é mediada principalmente por funcionamento defeituoso dos fibroblastos gengivais responsáveis pela deposição da matriz nos tecidos gengivais.

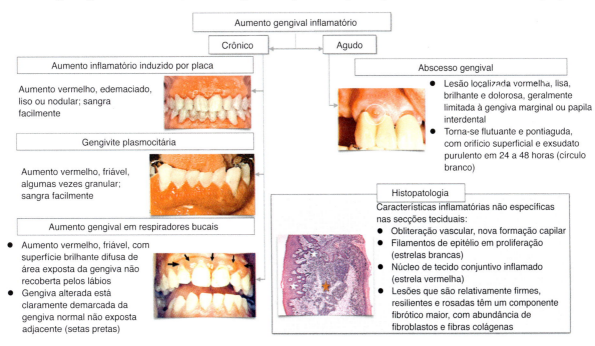

• **Figura 14.1** Aumento gengival inflamatório: apresentação clínica e características histopatológicas. O aumento gengival inflamatório origina-se de um leve balonamento da papila interdental e da gengiva marginal, produzindo um edema ao redor dos dentes envolvidos, que pode aumentar de tamanho até cobrir parte das coroas. O aumento progride lentamente e sem dor, a menos que seja complicado por infecção aguda ou trauma. O aumento inflamatório pode ser agudo (abscesso gengival devido a trauma) ou crônico (aumento inflamatório induzido pelo biofilme dentário, gengivite de células plasmáticas, aumento gengival associado ao hábito de respiração bucal e lábios incompetentes), mas a apresentação histológica comum é um quadro de inflamação inespecífica, com apenas gengivite de plasmócitos mostrando tecido conjuntivo subjacente densamente infiltrado com plasmócitos que também se estendem ao epitélio oral. (Adaptada de Newman, M.G., Takei, H.H., Klokkevold, P.R., et al. (2019). *Newman e Carranza's Clinical Periodontology* (13th ed.). Philadelphia: Elsevier.)

Os defeitos funcionais incluem:

- Aumento da produção de proteínas da matriz
- Diminuição da atividade da colagenase, para que ocorra menos destruição de fibras colágenas durante a renovação e duplicação do tecido, permitindo seu acúmulo dentro do tecido conjuntivo.

Outras formas clinicamente distintas de aumento gengival associadas a condições e doenças sistêmicas

Esta seção descreve resumidamente as características clínicas e histopatológicas do aumento gengival associado a condições e doenças sistêmicas e/ou hereditárias.

Tabela 14.1 Aumentos gengivais influenciados por fármacos: diferentes formas e características diferenciais.

	Categorias de fármacos que comumente influenciam o aumento gengival		
	Anticonvulsivantes ou antiepilépticos	Anti-hipertensivos (bloqueadores dos canais de cálcio)	Imunossupressores
Nome do fármaco	Fenitoína	Nifedipino	Ciclosporina A
Indicações de fármaco	• Fármaco de escolha para o tratamento do grande mal, lobo temporal e convulsões psicomotoras	• Hipertensão, angina de peito, espasmo da artéria coronária e arritmia cardíaca	• Fármaco de escolha para prevenir a rejeição de órgãos sólidos e medula óssea transplantados • Condições autoimunes
Prevalência de aumento gengival em usuários de fármacos	50%	6 a 83%	30% (mais alto em crianças)
Outras drogas do mesmo grupo capazes de influenciar o aumento gengival	• Fenobarbital, ácido valproico	• Derivados de benzodiazepina (diltiazem) • Derivados de fenilalquilamina (verapamil) • Di-hidropiridinas (anlodipino, felodipino etc.)	–
Apresentação clínica	• Início clínico rápido, logo em 1 mês de uso do fármaco • Regiões maxilares/mandibulares anteriores mais afetadas • Papila interdental aumentada com superfície áspera • Gengiva marginal espessada	• Segmentos anteriores maxilares/mandibulares mais afetados • Papilas interdentais aumentadas • Crescimento excessivo do tecido restrito à gengiva marginal e inserida, não se estendendo além da junção mucogengival	• Aumento comumente restrito às superfícies gengivais vestibulares • Mais inflamado do que outras formas de CGEIF • A gengiva sangra mais facilmente do que em outras formas de CGID
Efeito na perda óssea	Menor perda óssea observada em comparação com outras formas de CGEIF devido à "resistência" à posterior destruição óssea	Pode coexistir com periodontite e perda de inserção, que é diferente de outras formas de CGID	–
Histopatologia	• Epitélio escamoso espesso e estratificado com prolongamentos delgados, estendendo-se profundamente no tecido conjuntivo • Fibrose e componentes do tecido conjuntivo expandido	• Epitélio escamoso estratificado espesso com prolongamentos longos e delgados que se estendem profundamente no tecido conjuntivo • Fibrose e componentes do tecido conjuntivo expandido	• Epitélio espessado, formação de prolongamentos e fibras colágenas irregulares • Caracterizado por mais infiltração inflamatória e vascularização em comparação à fenitoína e a bloqueadores dos canais de cálcio
Inflamação	Moderada	Moderada	Alta
Fibrose e FCTC em lesões CGID3	Alta	Moderada	Baixa

CGEIF, crescimento gengival excessivo induzido por fármacos; FCTC, fator de crescimento do tecido conjuntivo.

Capítulo 14 Aumento Gengival e Gengivite Descamativa

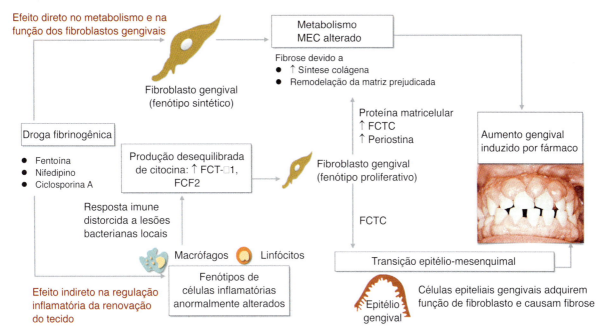

• **Figura 14.2** Aumento gengival induzido por fármacos: vias patogênicas propostas.[2,3] O aumento gengival induzido por fármacos é uma consequência das interações entre fibroblastos gengivais, mediadores inflamatórios celulares e bioquímicos e o fármaco ou seus metabólitos. A heterogeneidade dos fibroblastos (variações na distribuição e fenótipo dos fibroblastos) pode contribuir para formas hereditárias e influenciadas por fármacos de aumento gengival. Uma diminuição nos fibroblastos gengivais em apoptose (talvez junto com uma preponderância para fenótipos sintéticos/proliferativos) permite seu acúmulo dentro dos tecidos em CGEIF. Fármacos fibrogênicos (fenitoína, nifedipino e ciclosporina A) podem funcionar de duas maneiras possíveis para induzir CGE:

1. Via efeitos diretos no metabolismo e função dos fibroblastos gengivais: aqui, o fármaco (p. ex., ciclosporina A) afeta diretamente a síntese de colágeno pelos fibroblastos gengivais com um aumento concomitante nos níveis de colágeno tipo I.
2. Via efeitos indiretos na regulação inflamatória da renovação do tecido: aqui, os fármacos fibrogênicos (fenitoína, nifedipino e ciclosporina A) alteram os fenótipos das células inflamatórias (principalmente linfócitos e macrófagos), resultando em respostas imunes distorcidas às lesões das bactérias periodontais. Isso leva à secreção de um subconjunto de citocinas que influenciam o metabolismo e a proliferação da MEC. O FGF2 aumentado estimula a proliferação de fibroblastos gengivais. A via do eixo FCT-b1-FCTC regula diretamente a fibrose, o fibroblasto gengival lisil-oxidase (uma enzima que catalisa a etapa final na reticulação de colágeno e elastina na síntese de uma matriz extracelular funcional) e a produção de colágeno. FCTC é um marcador confiável de fibrose e contribui para o desenvolvimento de fibrose iniciada por FCT-b1. A periostina, como o FCTC, é uma proteína matricelular que contribui para a fibrose e é regulada positivamente no CGE induzido pela nifedipino. Além disso, as células epiteliais gengivais humanas sofrem uma transição genética epitélio-mesenquimal em resposta ao FCT-b1. Essa conversão é regulada pelo FCTC e resulta em fibrose devido às células epiteliais desempenhando adicionalmente a função de fibroblastos. FCTC (também denominado CCN2), fator de crescimento do tecido conjuntivo; CGEIF, crescimento excessivo gengival induzido por fármacos; MEC, matriz extracelular; FCF2, fator de crescimento de fibroblastos; CGE, crescimento gengival excessivo; FCTb1, fator de crescimento transformador. As proteínas matricelulares são uma família de proteínas de matriz não estrutural que regulam uma variedade de processos biológicos em situações normais e patológicas.

(Adaptada de Newman, M.G., Takei, H.H., Klokkevold, P.R., et al. (2019). Newman and Carranza's Clinical Periodontology (13th ed.). Philadelphia: Elsevier.)

❖ CORRELAÇÃO CLÍNICA

Qual é a necessidade de estudar os mecanismos celulares e moleculares subjacentes à patogênese do aumento gengival induzido por fármacos?

Existe uma necessidade crítica de melhor compreensão do sistema celular e mecanismos moleculares que conduzem a especificidade do tecido de aumento gengival induzido por fármacos porque:[2]

- O aumento gengival interfere na manutenção adequada da higiene bucal e subsequente retenção de placa. Aumenta o risco de complicações inflamatórias sistêmicas. É particularmente problemático em casos de epilepsia, doença cardiovascular ou transplante de órgãos. Quando a substituição de fármacos não é viável em tais indivíduos, as lesões aumentadas requerem intervenções cirúrgicas repetidas devido ao alto índice de recorrência decorrente do uso continuado do medicamento

- O aumento gengival limita a qualidade de vida e a obtenção de conhecimentos sobre novas vias celulares/moleculares exclusivas pode permitir o manejo conservador dessa condição no futuro, bem como aumentar o conhecimento sobre outras doenças do tecido conjuntivo que afetam a cavidade oral, como neurofibromatose, câncer oral metastático etc. O conhecimento atual aponta para a interferência da indução de FCT-b de FCTC como potencial alvo terapêutico para reduzir o crescimento excessivo fibrótico. CGEIF, crescimento gengival excessivo induzido por fármacos; FTC, fator transformador de crescimento; FCTC (também denominado CCN2), fator de crescimento do tecido conjuntivo.

Embora existam muitas causas subjacentes para o aumento gengival nessas categorias, a revisão é restrita aos tipos mais distintos clinicamente (Figuras 14.3 e 14.4).

Gengivite descamativa

A gengivite descamativa não é estritamente um diagnóstico, mas sim uma apresentação clínica que pode ocorrer devido a uma série de razões subjacentes. O procedimento

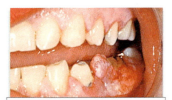

Aumento gengival associado à gravidez

Características clínicas
- Massa única (tumor gravídico) ou múltiplas massas semelhantes a tumor na margem gengival, sésseis ou pediculados
- Vermelho brilhante e magenta, liso, friável, com sangramento provocado
- Aparência achatada devido à pressão da língua e da bochecha
- Geralmente indolor, a menos que ulcerado devido à coleção de detritos ou oclusão traumática

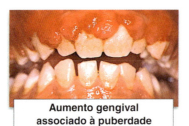

Aumento gengival associado à puberdade

Características clínicas
- Papila interproximal proeminente bulbosa
- Frequentemente, apenas as gengivas vestibulares são aumentadas e as superfícies linguais, relativamente inalteradas

Histopatologia

As características inflamatórias crônicas inespecíficas são comuns em todos os três tipos de lesões, com certas características para cada condição:
- Alterações vasculares proeminentes na gravidez (chamadas *angiogranulomas*)
- Edema proeminente na puberdade
- Degeneração proeminente do colágeno na deficiência de vitamina C.

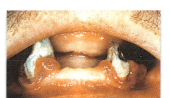

Aumento gengival associado à deficiência de vitamina C

Características clínicas
- Não é mais muito comum
- Aumentos gengivais marginais vermelho-azulados com superfície lisa e brilhante
- Hemorragia espontânea ou sangramento por leve provocação
- Necrose de superfície com formações de pseudomembrana

• **Figura 14.3** Aumentos gengivais condicionados. Aumentos condicionados incluem lesões associadas a fatores etiológicos hormonais e nutricionais. A inflamação gengival devido a fatores microbianos é um requisito ainda mais influenciado por mudanças nutricionais e hormonais – e alguns pesquisadores classificam essas lesões como patologias associadas à gengivite. (Adaptada de Newman, M.G., Takei, H.H., Klokkevold, P.R., et al. (2019). *Newman and Carranza's Clinical Periodontology* (13th ed.). Philadelphia: Elsevier.)

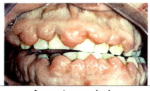

Aumento gengival

Características clínicas
- Aumento difuso ou massa interproximal discreta semelhante a um tumor
- Moderadamente firme, com hemorragia espontânea
- Envolvimento inflamatório ulcerativo necrosante doloroso agudo pode ocorrer na fenda formada entre a junção da gengiva aumentada e as superfícies dentárias contíguas
- O verdadeiro aumento leucêmico geralmente ocorre com leucemia aguda, mas raramente com leucemia crônica

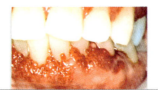

Granulomatose de Wegener

Características clínicas
- Aumento papilar granulomatoso
- Púrpura avermelhada, sangra facilmente com estímulo

Histopatologia

As características inflamatórias crônicas inespecíficas são comuns em todos os três tipos de lesões com certas características para cada condição:
- Leucemia: vários graus de infiltração leucocitária; áreas isoladas com uma malha pseudomembranosa de fibrina, células epiteliais necróticas, leucócitos polimorfonucleares e bactérias frequentemente vistas
- Granulomatose de Wegener: células gigantes espalhadas, pequenos vasos sanguíneos e microabscessos recobertos por um epitélio acantótico fino
- Fibromatose gengival: tecido conjuntivo relativamente avascular com feixes de colágeno densamente arranjados e numerosos fibroblastos. O epitélio da superfície é espessado e acantótico, com prolongamentos alongados

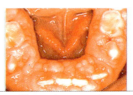

Fibromatose gengival

Características clínicas
- Rosa, firme e de consistência quase coriácea, com uma superfície característica de pedrinhas minúsculas
- Dentes estão quase completamente recobertos
- Pode ser hereditária ou idiopática

• **Figura 14.4** Aumentos gengivais associados a doenças sistêmicas. (Adaptada de Newman, M.G., Takei, H.H., Klokkevold, P.R., et al. (2019). *Newman and Carranza's Clinical Periodontology* (13th ed.). Philadelphia: Elsevier.)

diagnóstico após a descoberta de uma lesão de gengivite descamativa deve envolver:

- Histórico médico completo
- Exame clínico
- Histopatologia (coloração com hematoxilina e eosina) e imunofluorescência (direta ou indireta) de tecidos biopsiados das lesões.

❖ CORRELAÇÃO COM A CIÊNCIA BÁSICA

Qual é a "imunopatologia" das doenças gengivais descamativas orais?

A integridade e a continuidade da mucosa são mantidas por proteínas de adesão que ligam célula a célula ou uma célula à matriz. Doenças imunoinflamatórias que destroem células epiteliais (queratinócitos) ou adversamente afetam a adesão celular ao complexo de tecido conjuntivo da membrana basal subjacente (ou mesmo a outra célula) levam a descontinuidades na estrutura da mucosa que se apresentam como erosões, ulcerações ou descamações. Os processos de doença que causam essa destruição de tecido mediada por imunologia incluem:[4]
- Hipersensibilidade mediada por células T (líquen plano)
- Imunidade humoral-mediada a moléculas de adesão intercelular caderina (um componente das junções desmossomais entre as células epiteliais) que são importantes no processo de acantólise (pênfigo vulgar)
- Defeitos genéticos e processos mediados por anticorpos que dão origem à separação juncional (epidermólise bolhosa e penfigoide da membrana mucosa, respectivamente)
- Um mecanismo imunocomplexo (eritema multiforme).

Etiologia subjacente

Aproximadamente 75% dos casos de gengivite descamativa têm origem dermatológica, das quais mais de 95% são responsáveis pelo líquen plano penfigoide da membrana mucosa cicatricial. Outras condições que podem causar gengivite descamativa e devem ser incluídas no diagnóstico diferencial são:

- Pênfigo vulgar
- Estomatite ulcerativa crônica
- Penfigoide bolhoso
- Doença linear da imunoglobulina A (IgA)
- Lúpus eritematoso
- Eritema multiforme
- Dermatite herpetiforme
- Erupções por fármacos
- Doença do enxerto contra o hospedeiro.

Apresentação clínica

- Essa condição peculiar é caracterizada por elementos inespecíficos, como eritema intenso e descamação (às vezes precedida por lesões vesicobolhosas que se desprendem para produzir superfícies cruas e ulceradas) da gengiva livre e inserida
- Os pacientes podem ser assintomáticos; quando sintomáticos, entretanto, suas queixas variam de uma leve sensação de queimação a uma dor intensa
- Lesões extraorais também podem estar presentes (Figura 14.5).

Biopsia

É de grande importância identificar a doença responsável pela gengivite descamativa, a fim de estabelecer a adequada abordagem terapêutica. Para tanto, o histórico médico e o exame clínico devem ser complementados com análise histológica e de imunofluorescência, embora mesmo com biopsia, até um terço das lesões de gengivite descamativa permaneçam inexplicadas por qualquer etiologia subjacente clara.

Diretrizes para procedimentos de biopsia:

- Seleção do local da biopsia – uma biopsia incisional perilesional deve ser feita para evitar áreas de ulceração, uma vez que a necrose e o desnudamento epitelial dificultam gravemente o processo diagnóstico
- Avaliação do tecido biopsiado – após o tecido ser excisado da cavidade oral, a amostra pode ser cortada ao meio e submetida a exame microscópico por dois métodos:
  1. **Avaliação histológica:** formalina tamponada (10%) deve ser usada para fixar o tecido para avaliação convencional de hematoxilina-eosina (HE)
  2. **Estudos de imunofluorescência:** inclui estudos diretos (EID) e indiretos (EII):
     - A EID é realizada em amostras de biopsia que são colocadas em um meio especial (não formalina) chamado tampão de Michel (tampão de sulfato de amônio, pH 7,0) para transporte. É uma técnica de imagem celular que se baseia no uso de anticorpos para marcar um antígeno-alvo específico no tecido biopsiado com um corante fluorescente. EID usa um único anticorpo direcionado contra o antígeno de interesse
     - A EII não é realizada no tecido biopsiado, mas usa soro da amostra de sangue do paciente. EII detecta anticorpos circulantes contra antígenos alvo.

Observação: o termo *antígeno-alvo* refere-se a proteínas estruturais no tecido gengival direcionadas pelo próprio sistema imunológico (anticorpos) do paciente.

A Tabela 14.2 descreve os achados histopatológicos e de imunofluorescência (direta e indireta) em condições selecionadas que podem se apresentar clinicamente como gengivite descamativa.

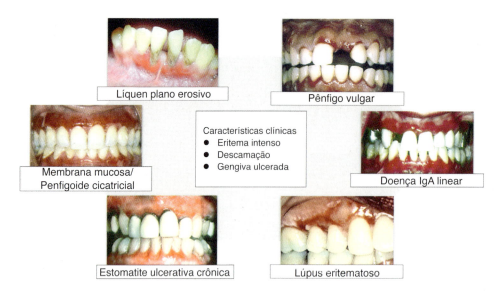

• **Figura 14.5** Características clínicas da gengivite descamativa. A figura mostra algumas das doenças sistêmicas mais comuns que podem se manifestar como gengivite descamativa; a maioria pode ou não estar acompanhada de dor e lesões extraorais. Como todas as fotos clínicas mostram, todas as condições compartilham as mesmas características inespecíficas de eritema intenso, descamação e ulceração da gengiva, portanto, uma biopsia do tecido afetado, seguida por estudos histopatológicos e de imunofluorescência, são extremamente importantes para estabelecer o diagnóstico e o prognóstico corretos para planejar a terapia. A maioria das doenças é tratada por meio da ajuda ao paciente para manter uma boa higiene bucal e pela prescrição de esteroides tópicos; casos graves são acompanhados por atendimento interdisciplinar, com o envolvimento de médicos especialistas (p. ex., dermatologistas, oftalmologistas). (Adaptada de Newman, M.G., Takei, H.H., Klokkevold, P.R., et al. (2019). *Newman and Carranza's Clinical Periodontology* (13th ed.). Philadelphia: Elsevier.)

Tabela 14.2 Achados histopatológicos e de imunofluorescência em amostras de tecido e sangue de pacientes com gengivite descamativa.

Doença	Achados histopatológicos	Achados da imunofluorescência direta (IFD)	Achados da imunofluorescência indireta (IFI)
Líquen plano (LP)	• Degeneração hidrópica/liquefação da camada basal • Prolongamento de dente de serra • Infiltrado denso em forma de banda, principalmente de linfócitos T na lâmina própria • Corpos coloides (corpos de Civatte) estão presentes na interface epitélio-tecido conjuntivo	• Depósitos lineares, fibrilares ("peludos") de fibrina na junção dermoepidérmica (setas vermelhas) • Coloração de imunoglobulina de corpos citoides espalhados nas áreas superiores da lâmina própria	• Negativo

(continua)

Capítulo 14 **Aumento Gengival e Gengivite Descamativa** 123

> **Tabela 14.2** Achados histopatológicos e de imunofluorescência em amostras de tecido e sangue de pacientes com gengivite descamativa. *(Continuação)*.

Doença	Achados histopatológicos	Achados da imunofluorescência direta (IFD)	Achados da imunofluorescência indireta (IFI)
Membrana mucosa/penfigoide cicatricial	• Fenda subepitelial (estrela vermelha) Uma camada de células basais intacta permanece ligada ao epitélio 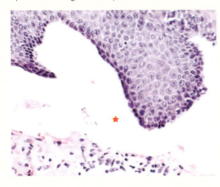	• Depósitos lineares de C3 (setas vermelhas) com ou sem IgG na zona da membrana basal em quase todos os casos 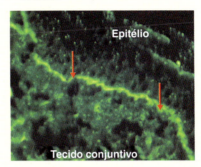	• Anticorpos da zona da membrana basal (IgG) em 10% dos casos
Pênfigo vulgar	• Fenda intraepitelial (estrela vermelha) acima da camada de células basais intacta que permanece ligada ao tecido conjuntivo • As células basais têm uma aparência característica de "lápide" (setas verdes) • Acantólise está presente, com células Tzanck na fenda (setas vermelhas) 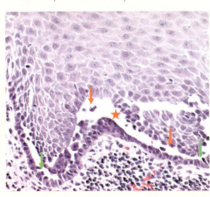	• Depósitos intercelulares de IgG em todos os casos e C3 na maioria dos casos, dentro do epitélio 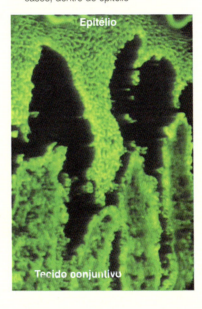	• Anticorpos intercelular (IgG) em ≥ 90% dos casos

C3, depósito complemento 3; IFD, imunofluorescência direta; IgG, imunoglobulina G; IFI, imunofluorescência indireta; Células de Tzanck, células epiteliais arredondadas (diferentes dos queratinócitos poliédricos usuais), que perderam suas pontes intercelulares. Adaptada da Tabela 22.1 em Newman, M.G., Takei, H.H., Klokkevold, P.R., et al. (2019). *Newman e Carranza's Clinical Periodontology* (13th ed.). Philadelphia: Elsevier. Figuras de Newman, M.G., Takei, H.H., Klokkevold, P.R., et al. (2019). *Newman e Carranza's Clinical Periodontology* (13th ed.). Philadelphia: Elsevier.

EXERCÍCIO COM BASE EM CASOS CLÍNICOS

Cenário: uma paciente de 29 anos de idade apresentou a seguinte queixa principal: "Minhas gengivas estão inchadas e meus dentes, com mobilidade". Ela não estava tomando nenhum medicamento. O exame intraoral revelou crescimento gengival excessivo (CGE) moderado a grave, principalmente nas áreas anteriores inferiores. Profundidades generalizadas significativas de sondagem periodontal (5 a 6 mm) e perda óssea horizontal leve generalizada foram observadas nas radiografias. A paciente relatou que sua mãe e seu irmão mais novo tinham CGE semelhante.

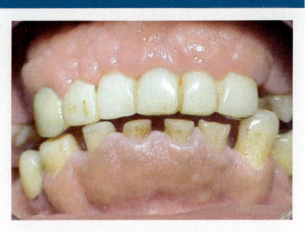

Perguntas

1. Com base na história e no exame clínico, qual é o seu diagnóstico preliminar?
   a. Crescimento gengival excessivo induzido por fármacos.
   b. Fibromatose gengival hereditária.
   c. Crescimento gengival excessivo idiopático.
2. Qual seria o tratamento mais provável na fase 2 para abordar a condição periodontal?
   a. Terapia ressectiva.
   b. Regeneração tecidual guiada.
   c. Enxerto gengival livre.
   d. Tratamento com implantes.
3. Com base na apresentação clínica, este é um _____ grau de crescimento gengival na face vestibular de incisivos centrais inferiores.
   a. Grau 0.
   b. Grau I.
   c. Grau II.
   d. Grau III.
4. Qual é a forma mais comum de crescimento gengival?
   a. Crescimento gengival excessivo induzido por fármacos.
   b. Fibromatose gengival hereditária.
   c. Crescimento gengival excessivo idiopático.

As imagens clínicas são de Newman, M.G., Takei, H.H., Klokkevold, P.R., et al. (2019). *Newman and Carranza's Clinical Periodontology* (13th ed.). Philadelphia: Elsevier.

Este capítulo foi desenvolvido com base nos Capítulos 19 e 22 do livro *Newman e Carranza Periodontia Clínica* (13ª edição) e é um resumo de muitas das seções importantes dos capítulos. O leitor está convidado a ler os capítulos de referência para uma compreensão completa deste importante tópico.

Respostas

1. Resposta: b
   Explicação: a fibromatose gengival hereditária é uma forma fibrótica induzida de crescimento gengival excessivo que não relacionado a fármacos, mas tem forte ligação familiar.

2. Resposta: a
   Explicação: este é um caso complexo de fibromatose gengival hereditária. O planejamento do tratamento deve ser realizado por meio de uma abordagem multidisciplinar. Das opções apresentadas, terapia ressectiva (gengivectomia) provavelmente será recomendada para corrigir a fibromatose gengival.

3. Resposta: c
   Explicação: o grau de crescimento gengival pode ser pontuado da seguinte forma:[1]
   Grau 0: sem sinais de aumento gengival
   Grau I: aumento confinado à papila interdental
   Grau II: aumento envolvendo papila e gengiva marginal
   Grau III: aumento recobre três quartos ou mais da coroa.

4. Resposta: a
   Explicação: as formas mais comuns de aumento gengival resultam do uso sistêmico de vários fármacos, particularmente anticonvulsivantes, bloqueadores dos canais de cálcio e imunossupressores.

Referências bibliográficas

1. Buchner, A., & Hansen, A. S. (1979). The histomorphologic spectrum of the gingival cyst in the adult. *Oral Surgery, Oral Medicine, and Oral Pathology, 48*, 532.
2. Trackman, P. C., & Kantarci, A. (2015). Molecular and clinical aspects of drug-induced gingival overgrowth. *Journal of Dental Research, 94*, 540–546.
3. Trackman, P. C., & Kantarci, A. (2004). Connective tissue metabolism and gingival overgrowth. *Critical Reviews in Oral Biology and Medicine, 15*, 165–175.
4. Eversole, L. R. (1994). Immunopathology of oral mucosal ulcerative, desquamative, and bullous diseases. Selective review of the literature. *Oral Surgery, Oral Medicine, and Oral Pathology, 77*(6), 555–571.

15
Bolsa Periodontal, Perda Óssea e Padrão de Perda Óssea

❦ Terminologia importante

Terminologia/abreviatura	Explicação
Abscesso periodontal	• Uma inflamação localizada com supuração nos tecidos periodontais • Também conhecido como abscesso lateral ou abscesso parietal • Geralmente causada pela extensão da infecção da bolsa periodontal • Microrganismos que colonizam o abscesso periodontal foram relatados como sendo principalmente bastonetes anaeróbicos Gram-negativos.
Arquitetura reversa (negativa)	Situação em que o nível ósseo interdental é mais apical do que o nível ósseo radicular. É o padrão inverso da arquitetura normal.
Bolsa gengival	Também chamada de pseudobolsa. É formada pelo aumento gengival e alongamento do sulco sem destruição do tecido periodontal e geralmente é induzida por inflamação ou medicamentos (como no aumento gengival induzido por drogas).
Bolsa periodontal	Sulco gengival patologicamente aprofundado com destruição do tecido periodontal subjacente. Pode ser classificada em *bolsa supraóssea* ou *bolsa intraóssea*, com base na localização apicocoronal da base do sulco em relação à crista alveolar.
Bolsa periodontal intraóssea	Também chamada de bolsa periodontal infraóssea, subcrestal ou intra-alveolar. A base da bolsa e as respostas inflamatórias associadas estão localizadas apicalmente à crista óssea alveolar subjacente.
Bolsa periodontal supra-óssea	Também chamada de bolsa periodontal supracrestal ou supra-alveolar. A base da bolsa e as respostas inflamatórias associadas estão localizadas na região coronal do osso alveolar subjacente.
Citocinas	• Proteínas secretadas por células que levam a respostas celulares específicas • Pode ser pró-inflamatória (p. ex., IL-1, FNT-☐) ou anti-inflamatória (p. ex., IL-4, IL-10) na natureza.
Crateras ósseas	Tipo específico de defeito de duas paredes, caracterizado por concavidades na crista óssea interproximal. As crateras constituem cerca de um terço de todos os defeitos ósseos.
Defeitos verticais (angular)	Os defeitos verticais apresentam perda óssea em uma direção oblíqua e são circundados por paredes ósseas. Os defeitos angulares geralmente apresentam bolsas periodontais intraósseas.
Especificidade do local da doença periodontal	Fenômeno característico da doença periodontal, em que: • A destruição periodontal não ocorre em todas as partes da boca ao mesmo tempo • Locais de destruição periodontal são frequentemente encontrados ao lado de locais com pouca ou nenhuma destruição.
Inibidores de tecido de metaloproteinases (ITMPs)	Proteínas que inibem a atividade das MPMs. O equilíbrio entre MPMs e ITMPs é muito importante para a remodelação da matriz extracelular. O excesso de MPMs nos tecidos periodontais pode resultar na perda de inserção e na formação de bolsas.
Metaloproteinase de matriz (MPM)	Grupo de proteinases (enzimas que degradam proteínas) envolvidas na degradação da matriz extracelular, que é composta principalmente por colágeno.
Perda óssea horizontal	O padrão de perda óssea mais comum na periodontite. O nível do osso é reduzido e permanece aproximadamente perpendicular à superfície do dente.

(Continua)

Terminologia importante (*Continuação*)

Terminologia/abreviatura	Explicação
Raio de ação	• Refere-se a uma faixa de eficácia de cerca de 1,5 a 2,5 mm na qual a placa bacteriana pode induzir a perda óssea • Se o biofilme bacteriano estiver a mais de 2,5 mm de distância do osso alveolar, pode haver pouca ou nenhuma perda óssea • Defeitos angulares interproximais podem aparecer apenas em espaços maiores que 2,5 mm, uma vez que os espaços mais estreitos seriam totalmente destruídos.
Sulco gengival	A fissura rasa entre a gengiva circunferencial e a superfície do dente. Quando o sulco se aprofunda devido à migração apical do epitélio juncional, ele se torna uma bolsa periodontal. Portanto, uma bolsa é uma contrapartida patológica do sulco.

Informações rápidas

Formação da bolsa	A bolsa periodontal se forma como resultado do aprofundamento do sulco gengival devido à migração apical da base do sulco e/ou movimento coronal da margem gengival. Essas alterações geralmente são induzidas por inflamação.
Alterações microbianas na transição do sulco gengival normal para bolsa periodontal patológica	• O sulco gengival saudável está associado a poucos microrganismos – principalmente células cocoides e bastonetes retos • A bolsa periodontal está associada ao aumento do número de espiroquetas e bastonetes móveis • No entanto, a microbiota de locais doentes não pode ser usada como um preditor de inserção futura ou perda óssea.
Dois mecanismos associados à perda de colágeno durante a formação de bolsa	• Destruição enzimática do colágeno extracelular por colagenases e outras enzimas • Fagocitose de fibras de colágeno por fibroblastos por meio de processos citoplasmáticos que se estendem para a interface ligamento-cemento e degradam as fibrilas de colágeno inseridas e as fibrilas da matriz do cemento.
Microtopografia da parede gengival	A microscopia eletrônica de varredura identificou várias áreas na parede do tecido mole (gengival) da bolsa periodontal. Existem áreas de: • Quiescência relativa • Acúmulo bacteriano • Emergência de leucócitos • Interação leucócito-bactéria • Descamação epitelial intensa • Ulceração • Hemorragia.
Morfologia superficial da parede dentária da bolsa	As seguintes zonas podem ser encontradas na bolsa periodontal, conforme nos movemos na direção coronoapical ao longo da parede dentária da bolsa: 1. Cemento coberto por cálculo 2. Zona de placa aderida, que cobre o cálculo 3. Zona de placa não aderida 4. Zona de inserção do epitélio juncional ao dente 5. Zona de fibras de tecido conjuntivo semidestruídas.
Conteúdo da bolsa periodontal	• Bolsas periodontais contêm resíduos que consistem principalmente em bactérias e seus produtos (p. ex., endotoxinas), fluido gengival, mucina salivar, restos alimentares, células epiteliais descamadas e leucócitos • O exsudato purulento, se presente, consiste em leucócitos vivos, degenerados e necróticos, bactérias vivas e mortas, soro e uma quantidade escassa de fibrina.
Atividade da doença periodontal	As bolsas periodontais passam por períodos de exacerbação (aumento da perda de colágeno e osso alveolar, bolsas aprofundadas) e quiescência (redução da resposta inflamatória e diminuição da taxa de perda tecidual).
Perda óssea na periodontite	A perda óssea é a consequência final da periodontite e é o resultado da extensão da inflamação gengival aos tecidos periodontais.
Taxa de perda óssea	Em pacientes com periodontite não tratada, a taxa de perda óssea pode ser categorizada em:[1] • Rápida (aproximadamente 8% dos indivíduos) • Moderada (aproximadamente 81% dos indivíduos) • Mínima ou nenhuma progressão (11% restantes dos indivíduos).

(*Continua*)

Informações rápidas (*Continuação*)

Características dos períodos de destruição óssea durante a doença periodontal ativa	• Clínica: ulceração subgengival e rápida perda óssea alveolar • Histopatologia: coincide com a conversão de uma lesão predominantemente de linfócitos T em uma com um infiltrado predominantemente de linfócitos B-células plasmáticas • Microbiologia: associada a um aumento de perdas, deinserção, móveis, Gram-negativas, flora anaeróbia de bolsa.
Destruição óssea causada por trauma de oclusão	A destruição óssea causada por trauma de oclusão pode ocorrer na ausência ou na presença de inflamação. Na ausência de inflamação, o trauma oclusal persistente pode aumentar a atividade dos osteoclastos, resultando em perda óssea, que é reversível. Na presença de inflamação, o trauma oclusal persistente pode exacerbar a perda óssea.

Conhecimento fundamental

Introdução

Independentemente da combinação específica de fatores etiológicos e de risco que levam à ocorrência de periodontite, certas características patogênicas são comuns a todas as formas dessa doença. Tais apresentações clínicas comuns envolvem a formação de bolsa periodontal devido à perda de inserção e à perda óssea. Diferentes padrões de perda óssea também são vistos. Este capítulo fornece uma revisão abrangente dos tipos comumente encontrados de bolsas e padrões de perda óssea.

Bolsa periodontal

A bolsa periodontal é um sulco gengival patologicamente profundo.

Patogênese da formação de bolsos

A transformação de um sulco gengival saudável em uma bolsa periodontal envolve as seguintes etapas:

- O acúmulo de placa e a consequente inflamação gengival destroem as fibras do tecido conjuntivo dentogengival logo abaixo do epitélio juncional (EJ) na base da bolsa
- Isso permite que células viáveis do EJ migrem apicalmente ao longo da superfície radicular para áreas com depleção de colágeno para manter a continuidade com a superfície do dente
- Tal migração apical, combinada com a separação coronal concomitante de células do EJ da superfície do dente na base do sulco (devido ao aumento da infiltração de neutrófilos entre as células do EJ e a perda resultante de coesão do tecido), leva a um aprofundamento patológico do sulco gengival, chamado "bolsa". As células do EJ separadas na extremidade coronal podem se tornar parte do epitélio de revestimento da bolsa na base do sulco. Ver Figura 15.1 para classificação de bolsas.

Ver Capítulo 4, Figuras 4.1 e 4.3 e correlação clínica, para obter mais detalhes sobre a patogênese da formação de bolsa e perda de inserção.

Relação de perda de inserção e perda óssea com profundidade de bolsa

- *A perda de inserção* refere-se ao descolamento patológico das fibras de colágeno da gengiva e do ligamento periodontal da superfície cementária, com a migração apical concomitante do epitélio juncional ou da bolsa na superfície radicular. Na periodontite, geralmente a perda óssea alveolar é *precedida* em alguns (6 a 8) meses
- A gravidade da perda de inserção e da perda óssea é geralmente, mas nem sempre, correlacionada à profundidade da bolsa (Figura 15.2).

Características clínicas associadas à formação de bolsa periodontal

O único método confiável para localizar as bolsas periodontais e determinar sua extensão é uma sondagem cuidadosa da margem gengival ao longo de cada superfície dentária. Uma bolsa pode ser caracterizada (Figura 15.3) por:

- Gengiva marginal espessada vermelho-azulada
- Uma zona vertical vermelho-azulada da margem gengival à mucosa alveolar
- Sangramento gengival e supuração
- Mobilidade dentária
- Formação de diastemas (em decorrência de migração patológica e/ou trauma secundário de oclusão)
- Sintomas como dor localizada ou dor "profunda no osso."

Perda óssea e padrões de perda óssea

A destruição do osso alveolar de suporte leva à perda dentária. A altura e a densidade do osso alveolar normalmente são mantidos por um equilíbrio entre formação e reabsorção óssea, regulada por influências local e sistêmica. Quando a reabsorção excede a formação, a altura e a densidade óssea podem ser reduzidas:

- A causa mais comum de destruição óssea na doença periodontal é a extensão da inflamação da gengiva marginal no tecido de suporte periodontal

> **CORRELAÇÃO CLÍNICA**
>
> **Qual é o raciocínio por trás de focar a redução da bolsa na terapia periodontal?**
>
> A justificativa para a redução da bolsa é baseada na necessidade de eliminar áreas de acúmulo de placa. Isso ocorre porque a transformação de um sulco gengival na bolsa periodontal cria um nicho, do qual a remoção da placa se torna muito difícil. Isso estabelece um ciclo vicioso de acúmulo de placa, inflamação gengival, consequente aprofundamento das bolsas existentes, levando ao maior acúmulo de placa. Para restaurar a saúde e a homeostase dos tecidos e comensais, esse ciclo precisa ser interrompido; portanto, a redução da bolsa é um objetivo vital da terapia periodontal.

Capítulo 15 Bolsa Periodontal, Perda Óssea e Padrão de Perda Óssea

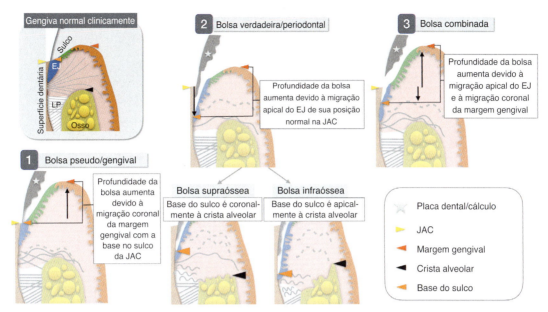

• **Figura 15.1** Classificação das bolsas. A caixa superior esquerda na figura mostra gengiva clinicamente normal com sulco gengival saudável. A base do sulco (representada pela extremidade coronal do EJ) está geralmente na junção amelocementária (JAC), ou próximo dela. A gengiva marginal e a superfície do dente formam as paredes do sulco. O sulco pode se aprofundar devido a:
1. Migração coronal da margem gengival para formação de **bolsa gengival/pseudo/falsa**
2. Migração apical do EJ para formar **bolsa periodontal/verdadeira** (pode, ainda, ser classificada como bolsa supraóssea ou infraóssea/intraóssea)
3. Uma combinação de ambas as situações formam um **bolsa combinada**.

Outra forma de classificar bolsas periodontais (não ilustrada) está baseada no número de superfícies dentais envolvidas e na complexidade da configuração da bolsa:

Bolsa simples – envolve a superfície de um dente
Bolsa composta – envolve duas ou mais superfícies
Bolsa complexa – por exemplo, uma bolsa em espiral (mais comum em áreas de furca) que se origina na base da bolsa na superfície de um dente; a bolsa, desse modo, se difunde para envolver superfícies adicionais com a abertura do sulco na cavidade oral em outra superfície do dente.
JAC, junção amelocementária; EJ, epitélio juncional; LP, ligamento periodontal.

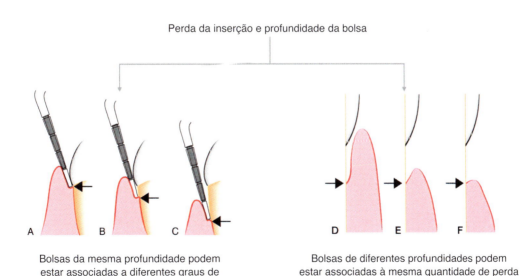

• **Figura 15.2** Relação de perda de inserção, perda óssea e profundidade de bolsa. A perda de inserção é um fenômeno que ocorre nos tecidos conjuntivos, principalmente do ligamento periodontal e da gengiva, e é diferente da perda óssea. O grau de perda de inserção depende da localização da base da bolsa na superfície radicular (setas pretas), enquanto a profundidade da bolsa é a distância entre a base da bolsa e a crista da margem gengival. A gravidade da perda de inserção (e perda óssea) é geralmente, mas nem sempre, correlacionada com a profundidade da bolsa. Por exemplo, inserção extensa e perda óssea podem estar associadas a bolsas superficiais (C, E e F) se a perda de inserção for acompanhada por recessão da margem gengival. (De Newman, M.G., Takei, H.H., Klokkevold, P.R., et al. (2019). *Newman and Carranza's Clinical Periodontology* (13th ed.). Philadelphia: Elsevier.)

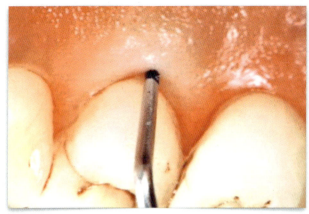

Todo o comprimento da sonda periodontal foi inserido na base da bolsa na superfície palatina do primeiro pré-molar.

- **Figura 15.3** Aparência clínica de uma bolsa periodontal. Existem correlações entre alguns aspectos clínicos e características histopatológicas da bolsa periodontal. Esses incluem:
  - Descoloração vermelho-azulada – causada por estagnação circulatória
  - Flacidez gengival – causada pela destruição das fibras gengivais e dos tecidos adjacentes
  - Superfície lisa e brilhante – causada por atrofia do epitélio e edema
  - Pontilhado sob pressão – causada por edema e degeneração das fibras do tecido conjuntivo
  - Paredes gengivais rosadas e firmes – causadas por alterações fibróticas que predominam sobre o exsudato e a degeneração, particularmente em relação à superfície externa da parede da bolsa. Porém, apesar da aparência externa de saúde, a parede interna da bolsa invariavelmente apresenta alguma degeneração e muitas vezes está ulcerada
  - Sangramento à sondagem – causado pelo aumento da vascularização, do adelgaçamento, da degeneração do epitélio e da proximidade dos vasos obstruídos da superfície interna
  - Dor à sondagem – causada pela ulceração do aspecto interno da parede da bolsa (sondar o sulco gengival saudável causa mínimo ou nenhum desconforto)
  - Descarga de pus na pressão digital (dedo) – causada por inflamação supurativa da parede interna.

(De Newman, M.G., Takei, H.H., Klokkevold, P.R., et al. (2019). *Newman and Carranza's Clinical Periodontology* (13th ed.). Philadelphia: Elsevier.)

❖ CIÊNCIA BÁSICA CORRELATA

Quais são as superfícies da parede radicular clinicamente que se modificam de modo significativo durante a formação da bolsa?

A parede da superfície radicular das bolsas periodontais frequentemente sofre alterações importantes, pois podem perpetuar a infecção periodontal, causar dor e complicar o tratamento periodontal.

1. **Perpetuação da infecção, proporcionando um ambiente nutricionalmente favorável para patógenos em superfícies não cariosas de cemento e com doença periodontal**: conforme a bolsa se aprofunda, as fibras colágenas embutidas no cemento são destruídas e o cemento fica exposto ao meio bucal. Os restos de fibras colágenas das fibras de Sharpey no cemento sofrem degeneração, criando um ambiente favorável à penetração de bactérias.
2. **Perpetuação da dor**: a degeneração das fibras de colágeno se manifesta clinicamente como um amolecimento da superfície do cemento; geralmente é assintomático, mas pode ser doloroso quando uma sonda ou explorador penetra na área.
3. **Perpetuação de complicações pós-terapia**: a exposição do cemento radicular (uma consequência comum da terapia periodontal) ao fluido oral e à placa bacteriana resulta na proteólise dos remanescentes incorporados das fibras de Sharpey; o cemento amolecido pode sofrer fragmentação e cavitação, levando à cárie radicular e à hipersensibilidade dentinária; pode constituir um possível reservatório para reinfecção da área após o tratamento.[2]

- Resistência do hospedeiro a esta extensão da inflamação inclui:
  - Resposta imune do hospedeiro
  - Amplitude da gengiva inserida
  - Fibrogênese reativa e osteogênese que ocorrem *periféricas* à lesão inflamatória.

❖ CORRELAÇÃO CLÍNICA

Qual é a razão para a falta de correlação entre o nível do osso alveolar e as alterações da parede da bolsa?

O nível do osso é consequência de experiências patológicas anteriores, ao passo que as alterações no tecido mole da parede da bolsa refletem a condição inflamatória atual. Portanto, o grau de perda óssea não está necessariamente relacionado com:
- A profundidade das bolsas periodontais
- A gravidade da ulceração da parede da bolsa
- A presença ou ausência de pus.

Vias da inflamação na destruição óssea

O estudo das vias de disseminação da inflamação (Figura 15.4) é importante, pois a maneira como ela se espalha afeta o padrão de destruição óssea. Os padrões característicos de disseminação são:

- A inflamação gengival se estende ao longo da fibra de colágeno, agrupa e segue o curso dos vasos sanguíneos no osso alveolar

- O infiltrado inflamatório frequentemente atinge o osso e provoca uma resposta antes de evidências clínicas ou radiográficas de reabsorção crestal ou perda de inserção
- Depois que a inflamação atinge o osso, ela se dissemina para os espaços da medula e substitui a medula por um exsudato leucocítico e fluido, novos vasos sanguíneos e proliferação fibroblastos
- Nos espaços medulares, a reabsorção procede de dentro, causando um adelgaçamento do osso circundante e um aumento dos espaços medulares, seguido pela destruição óssea e uma redução da altura óssea.

Fatores que determinam a morfologia dos defeitos ósseos na doença periodontal

- Espessura e angulação crestal dos septos interdentais
- Espessura das placas alveolares vestibular e lingual
- Presença de fenestrações e deiscências
- Alinhamento dos dentes e posição da raiz dentro do processo alveolar
- Anatomia radicular
- Proximidade com outra superfície dentária.

Ver Figura 15.5 para uma revisão de vários padrões de perda óssea comumente encontrados como resultado da doença periodontal.

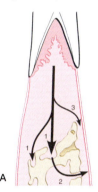
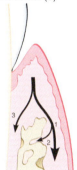
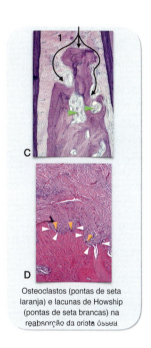

Osteoclastos (pontas de seta laranja) e lacunas de Howship (pontas de seta brancas) na reabsorção da crista óssea

• **Figura 15.4** Vias de inflamação da gengiva aos tecidos periodontais de suporte na periodontite. A inflamação pode entrar no osso por meio de mais de um canal. A figura mostra duas representações diagramáticas para disseminação interproximal (**A**) e vestibular/lingual (**B**) do infiltrado inflamatório, e dois cortes histológicos reais (**C** e **D**). As representações diagramáticas mostram três caminhos possíveis de extensão da inflamação levando à destruição óssea (numerados 1, 2 e 3 em **A** e **B**).
A. **Vias interproximais**:
  1. Da gengiva para o osso
  2. Do osso para o ligamento periodontal
  3. Da gengiva diretamente para o ligamento periodontal.
B. **Via vestibular e lingual**:
  1. Da gengiva ao longo do periósteo externo
  2. Do periósteo para o osso
  3. Da gengiva para o ligamento periodontal.
Em A e B, a extensão direta da inflamação da gengiva ao ligamento periodontal (3) ocorre com menos frequência do que as vias 1 e 2.[3]
C. Secção histológica de um septo interdental. O infiltrado inflamatório extenso invadiu os espaços medulares, entrando pelas faces mesial e distal do osso crestal. Medula óssea gordurosa é substituída por células inflamatórias e medula fibrosa (pontas de seta verdes).
D. Secção histológica da destruição óssea crestal com revestimento de osteoclastos revestindo as lacunas de Howship. Diferentemente das doenças periodontais necrosates, a destruição óssea na doença periodontal não é um processo de necrose óssea; envolve a atividade de células vivas (osteoclastos) ao longo do osso viável. Quando a necrose do tecido e o pus estão presentes na doença periodontal, eles ocorrem nas paredes dos tecidos moles das bolsas periodontais, em vez de ao longo da margem de reabsorção do osso subjacente.
(De Newman, M.G., Takei, H.H., Klokkevold, P.R., et al. (2019). *Newman and Carranza's Clinical Periodontology* (13th ed.). Philadelphia: Elsevier.)

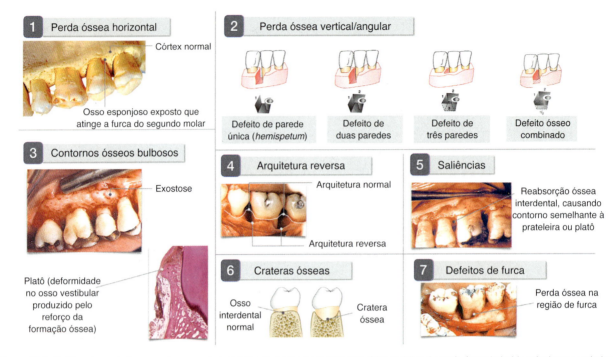

- **Figura 15.5** Padrões de perda óssea na doença periodontal. Compreender a natureza dos vários padrões de perda óssea induzida pela doença periodontal é vital para um diagnóstico e planejamento de tratamento eficazes. Alguns dos padrões comuns de destruição óssea são:
    1. **Perda óssea horizontal** – o padrão mais comum de perda óssea na doença periodontal; o osso é reduzido em altura, mas a margem óssea permanece aproximadamente perpendicular à superfície do dente.
    2. **Perda óssea vertical ou angular** – ocorre em uma direção oblíqua à superfície do dente; a base do defeito está localizada apical ao osso circundante. Esse tipo pode ser classificado como uma parede (*hemiseptum*), duas paredes, três paredes e defeitos combinados com base no número restante de paredes ósseas; o número restante de paredes ósseas na porção apical do defeito é frequentemente maior do que em sua porção oclusal.
    3. **Contornos ósseos bulbosos** – aumentos ósseos causados por exostoses, adaptação à função ou formação óssea de reforço (p. ex., *laminação* refere-se à formação óssea de reforço periférico ao longo da superfície externa da placa óssea vestibular e na crista).
    4. **Arquitetura reversa** – produzida por uma perda de osso interdental, incluindo as placas vestibular e lingual, sem uma perda concomitante de osso radicular, revertendo assim a arquitetura normal (onde o osso interdental é sempre coronal ao osso radicular).
    5. **Bordas** – margens ósseas em platô que são causadas pela reabsorção de placas ósseas espessas.
    6. **Cratera óssea** – concavidades na crista do osso interdental confinadas nas paredes vestibular e lingual; pode ser considerada um defeito de duas paredes.
    7. **Defeitos de furca** – perda óssea devido à invasão da bifurcação e trifurcação de dentes multirradiculares por doença periodontal. Consulte o Capítulo 35 para uma discussão detalhada.

(De Newman, M.G., Takei, H.H., Klokkevold, P.R., et al. (2019). *Newman and Carranza's Clinical Periodontology* (13th ed.). Philadelphia: Elsevier; and Newman M.G., Takei H.H., Klokkevold P.R., et al. (2015) *Carranza's Clinical Periodontology* (12th ed.). Philadelphia: Elsevier.)

EXERCÍCIO COM BASE EM CASOS CLÍNICOS

Cenário: um paciente do sexo masculino de 53 anos de idade apresentou a queixa principal: "Minhas gengivas sangram constantemente quando escovo e quero uma boca saudável". Seu último exame odontológico ocorreu 6 meses antes. Antes disso, ele recebeu cuidados pouco frequentes por 5 anos. Há cerca de 5 anos, ele foi diagnosticado com hipertensão e hiperlipidemia. A higiene bucal era precária, com índice de placa e sangramento de 70%. Placa generalizada espessa com cálculo supragengival e subgengival de moderado a intenso.

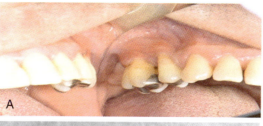
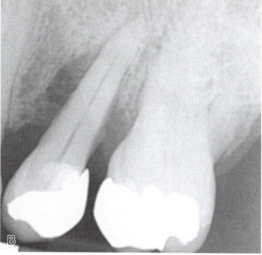

Questões

1. O padrão de perda óssea observado na superfície mesial do pré-molar superior esquerdo (imagem B) é:
   a. angular.
   b. horizontal.
   c. normal.

2. Para avaliar o envolvimento de furca do 26, qual será o método ideal?
   a. Avaliação radiográfica.
   b. Avaliação clínica com sonda Nabers.
   c. Exposição cirúrgica e exame.

3. Com base na apresentação clínica e radiográfica (imagens A e B), qual furca é mais provavelmente afetada para o dente 26?
   a. Distal.
   b. Mesial.
   c. Vestibular.
   d. Palatina.

4. O primeiro molar e o pré-molar apresentam contatos prematuros nos movimentos excursivos da mandíbula. Se realizado como monoterapia, que efeito os ajustes oclusais por si só devem ter na progressão da inserção clínica e perda óssea?
   a. Suave.
   b. Significativo.

Este capítulo foi desenvolvido com base nos Capítulos 23 e 24 do livro *Newman e Carranza Periodontia Clínica* (13ª edição) e é um resumo de muitas das seções importantes dos capítulos. O leitor está convidado a ler os capítulos de referência para uma compreensão completa deste importante tópico.

Respostas

1. Resposta: a
  Explicação: a distância média entre a junção amelocementária e a crista óssea é de 2 mm, embora exista uma variação substancial. A radiografia mostra que a distância é superior a 5 mm na superfície mesial. É evidente na radiografia que o padrão de perda óssea é angular ou vertical.

2. Resposta: b
  Explicação: a inserção de uma sonda de Nabers na área de furca é o método menos invasivo e mais ideal para diagnosticar um envolvimento de furca, que é classificado pela avaliação da destruição do tecido duro e inserção clínica na direção horizontal, usando a entrada da furca como referência.

3. Resposta: b
  Explicação: com base na radiografia, fica evidente que a extensão da perda óssea na face mesial do 26 irá potencialmente expor a furca mesial do primeiro molar.

4. Resposta: a
  Explicação: no máximo leve – se houver. O principal fator na progressão da inserção clínica e perda óssea é a inflamação causada pelo biofilme bacteriano. Portanto, a terapia deve se concentrar na eliminação de fatores locais e no controle da formação de biofilme. Sem terapia periodontal não cirúrgica, o tratamento oclusal provavelmente terá pouco efeito na progressão da doença.

Referências bibliográficas

1. Löe, H., Anerud, A., Boysen, H., & Morrison, E. (1986). Natural history of periodontal disease in man. Rapid, moderate and no loss of attachment in Sri Lankan laborers 14 to 46 years of age. *Journal of Clinical Periodontology, 13*(5), 431–445.
2. Bosshardt, D. D., & Selvig, K. A. (1997). Dental cementum: the dynamic tissue covering the root. *Periodontology, 13*, 41 2000.
3. Akiyoshi, M., & Mori, K. (1667). Marginal periodontitis: a histological study of the incipient stage. *Journal of Periodontology, 38*, 45.

16
Forças Oclusais e Distúrbios do Sistema Mastigatório que Influenciam o Periodonto

Terminologia importante

Terminologia/abreviatura	Explicação
Articulação temporomandibular	Formada pela cabeça condilar da mandíbula que se encaixa na fossa articular do osso temporal. Existe um disco articular que consiste em tecidos conjuntivos densos entre o côndilo e o osso temporal. Essa articulação pode fornecer movimentos articulares (rotação) e de deslizamento (translação).
Bruxismo	Hábito involuntário de ranger os dentes. A força gerada pode danificar tanto a estrutura dentária quanto os tecidos periodontais.
Clique recíproco	Som de clique na ATM produzido no caso de deslocamento anterior do disco (o disco articular é deslocado da cabeça condilar durante o movimento mandibular) com redução (o disco desliza de volta para a posição correta sobre a cabeça condilar).
Força oclusal excessiva	Força oclusal que excede a capacidade adaptativa ou reparadora do sistema de inserção periodontal, o que resulta em trauma oclusal e/ou desgaste dentário excessivo.[1]
Instabilidade ortopédica das articulações temporomandibulares	Ocorre quando um ou ambos os côndilos não estão assentados na fossa óssea temporal enquanto os músculos elevadores são contraídos para atingir a oclusão estável na posição de intercuspidação máxima.
Migração patológica	Deslocamento da posição dentária causado pela inflamação periodontal e alterado por forças (não necessariamente excessivas). O suporte periodontal reduzido aumenta o risco de migração patológica.
Sistema mastigatório	Consiste nas articulações temporomandibulares, nos músculos mastigatórios, nos dentes e nos suprimentos neurovasculares para todas essas estruturas.
Trauma de oclusão	Alterações (lesões) dos tecidos periodontais, incluindo ligamento periodontal, osso alveolar e cemento, causadas por forças oclusais que estão além da capacidade adaptativa do periodonto. A característica clínica comum do trauma por oclusão é a mobilidade dentária. Também é chamado de trauma oclusal.
Trauma primário de oclusão	Ocorre quando um dente com suporte periodontal normal exibe alterações adversas nos tecidos periodontais devido à forças oclusais excessivas.
Trauma secundário de oclusão	O trauma secundário de oclusão ocorre quando um dente com suporte periodontal reduzido é incapaz de suportar até mesmo as forças oclusais normais que levam a alterações patológicas nos tecidos periodontais.
Travamento	Acontece quando o disco articular permanece anterior à cabeça do côndilo durante os movimentos da mandíbula. É também denominado desalojamento de disco ou deslocamento de disco (deslocamento) sem redução.

Informações rápidas

Patogênese do trauma de oclusão	O aumento na magnitude, duração e frequência e direção alterada da força oclusal podem danificar o periodonto e resultar na mobilidade dentária.
Respostas do tecido ao aumento das forças oclusais	As respostas do tecido têm três estágios: 1. Lesão (forças oclusais excessivas podem causar lesões ao tecido periodontal) 2. Reparação (estabelecimento de nova inserção de tecido conjuntivo) 3. Remodelação adaptativa do periodonto (os tecidos periodontais são remodelados para se adaptarem às forças, levando ao alargamento do ligamento periodontal; pode levar ao desenvolvimento de defeito intraósseo).

(Continua)

Informações rápidas (*Continuação*)

Reversibilidade de lesões traumáticas	O trauma de oclusão é reversível se a força oclusal excessiva puder ser controlada. No entanto, os tecidos periodontais danificados podem não se recuperar totalmente, especialmente quando a inflamação não pode ser controlada.
Relação entre doenças periodontais induzidas por placa e trauma de oclusão	Em geral, acredita-se que o dano ao tecido periodontal causado por forças oclusais excessivas seja reversível se a inflamação periodontal estiver ausente; entretanto, quando as forças oclusais excessivas e a inflamação periodontal estão presentes, ocorre uma progressão mais rápida da destruição do tecido periodontal. O trauma de oclusão não inicia a doença periodontal, mas é um fator de risco para progressão.
Sinais clínicos e radiográficos de trauma de oclusão	O aumento da mobilidade dentária é o sinal clínico mais comum de trauma por oclusão. Alargamento do espaço do ligamento periodontal, espessamento da lâmina dura e reabsorção radicular são sinais radiográficos comuns.
Músculos e nervos do sistema mastigatório	Os músculos podem ser categorizados em músculos elevadores (p. ex., masseter, pterigoide medial, músculos temporais) e músculos depressores (p. ex., músculos gênio-hióideo, milo-hióideo, músculos pterigoide lateral inferior). As inervações motora e sensorial das articulações temporomandibulares são fornecidas pelo nervo trigêmeo.
Biomecânica do sistema mastigatório	O movimento do côndilo pode ocorrer na presença ou ausência de qualquer contato dente a dente. A intensidade da atividade muscular e a inclinação dos dentes podem influenciar a posição e o movimento dos conjuntos côndilo-disco dentro da articulação temporomandibular.
Disfunções do sistema mastigatório	As disfunções podem ser causadas por trauma agudo (p. ex., acidente na face) ou crônico (p. ex., hábitos oclusais parafuncionais).
Diagnóstico diferencial de dor orofacial	Distúrbios de dor intracraniana (p. ex., aneurisma, hematoma), distúrbios de cefaleia primária (p. ex., enxaqueca, cefaleia em salvas), distúrbios de dor neurogênica (p. ex., neuralgias paroxísticas), distúrbios de dor intraoral (p. ex., pulpite), distúrbios temporomandibulares, distúrbios de estruturas associadas (p. ex., nódulos linfáticos) e distúrbios mentais.
Avaliação abrangente de distúrbios do sistema mastigatório	História abrangente do paciente, entrevista e exames clínicos são essenciais para diagnosticar distúrbios do sistema mastigatório. Por exemplo, uma análise de amplitude de movimento pode ser realizada para avaliar a saúde e a função da articulação temporomandibular; em geral, menos de 40 mm de abertura sugere abertura limitada.

Conhecimento fundamental

Introdução

As forças oclusais excessivas podem:

- Lesionar o periodonto (causando alterações no ligamento periodontal e osso alveolar)
- Perturbar a função da musculatura mastigatória e causar espasmos dolorosos
- Lesionar as articulações temporomandibulares (ATMs)
- Produzir desgaste excessivo dos dentes.

Neste capítulo, serão revistos os efeitos de forças excessivas sobre o periodonto, ATMs e músculos mastigatórios.

Trauma de oclusão

À medida que o papel dos microrganismos e da resposta do hospedeiro no desenvolvimento da periodontite se tornou mais claro, o papel das forças oclusais traumáticas – antes consideradas "causadoras" da destruição periodontal – foi lentamente relegado a um *cofator* "plausível" (um fator que pode potencialmente modificar o curso/expressão de um processo de doença, mas por si só não pode causá-la) na progressão da periodontite.[2] Com base nas evidências acumuladas desde então, o trauma oclusal também foi chamado de *fator de risco* na progressão da periodontite.[3]

Nota: *trauma oclusal* ou *trauma de oclusão* são termos que se referem à lesão do tecido (efeito) observada no periodonto como resultado de uma oclusão traumática (causa) que pode causar mobilidade dentária (sintoma) (Figura 16.1).

Capacidade adaptativa do periodonto

O efeito das forças oclusais no periodonto é influenciado por sua magnitude, direção, duração e frequência:

- Magnitude da força oclusal – quando aumentada, o periodonto responde com:
    - Alargamento do espaço do ligamento periodontal
    - Aumento no número e na largura das fibras ligamentares periodontais
    - Aumento na densidade do osso alveolar
- Direção da força oclusal – uma mudança na direção das forças causa uma reorientação das tensões e deformações dentro do periodonto
- Duração da força oclusal – pressão constante no osso é mais prejudicial do que forças intermitentes
- Frequência da força oclusal – quanto mais frequente for a aplicação de uma força intermitente, maior será a lesão do periodonto.

Capítulo 16   Forças Oclusais e Distúrbios do Sistema Mastigatório que Influenciam o Periodonto

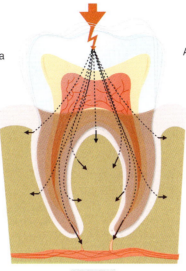

Causa
Força oclusal excessiva/traumática (seta vermelha) que excede a capacidade adaptativa do periodonto

Sintoma clínico
Aumento da mobilidade dentária (linhas de contorno cinza)

Efeito
Lesão tecidual no periodonto/TO (setas pretas)

- **Figura 16.1** Trauma de oclusão, oclusão traumática e mobilidade dentária. Os três fenômenos inter-relacionados de trauma de oclusão, oclusão traumática e mobilidade dentária podem ser pensados nestes termos:[3]
- Discrepâncias oclusais/oclusão traumática – não a patologia, mas sua causa. As relações oclusais traumáticas também são conhecidas por termos como *desarmonia oclusal, desequilíbrio funcional* e *distrofia oclusal*. Um aumento da força oclusal não é traumático se o periodonto puder acomodá-lo
- Trauma de oclusão/trauma oclusal/traumatismo oclusal – lesão (potencial) resultante de lesão do tecido quando as forças oclusais excedem a capacidade adaptativa do periodonto; considerada como a verdadeira patologia (efeito)
- Mobilidade dentária – considerada como o sintoma da patologia. Observe que nem todas as discrepâncias oclusais causam mobilidade dentária. TO, trauma de oclusão (ou trauma oclusal). As linhas de tensão na figura destinam-se apenas a transmitir o conceito.

❖ CORRELAÇÃO CLÍNICA

Qual é o estado atual das evidências sobre o papel do trauma oclusal e da mobilidade dentária na progressão da periodontite?

- Trauma oclusal (uma lesão no periodonto) pode resultar de uma oclusão traumática; é considerada um *fator de risco* na progressão da doença periodontal. Por exemplo, discrepâncias oclusais, como interferências de equilíbrio, estão associadas a um colapso periodontal acelerado durante a manutenção periodontal
- Embora a mobilidade dentária e a progressão da periodontite mostrem alguma relação (p. ex., a mobilidade por si só pode afetar o prognóstico, pois a mobilidade dentária grau 2 geralmente é atribuída a um "prognóstico questionável", que afeta as opções de tratamento subsequentes), tal relação não implica nem defende a oclusão como cofator na causa da periodontite progressiva
- Tanto o trauma oclusal quanto a mobilidade dentária podem ameaçar a longevidade periodontal e impedir o sucesso da terapia. Portanto, há evidências suficientes para garantir a consideração da terapia oclusal *apropriada* (junto com o controle da inflamação) no manejo da doença periodontal. A decisão do profissional de usar ou não a terapia oclusal deve ser baseada em uma avaliação do conforto do paciente durante a função, não na suposição de que o ajuste oclusal é necessário para interromper a progressão da periodontite
- O impacto do trauma oclusal na perda óssea periodontal parece ser afetado pela presença de certas comorbidades sistêmicas (p. ex., tabagismo, diabetes, deficiência de estrogênio).[2,3]

Classificação

O critério que determina uma oclusão traumática é se ela produz lesão periodontal, independentemente de como os dentes ocluem. Portanto, *qualquer* oclusão (mesmo que pareça normal) que produza lesão periodontal é traumática; da mesma forma, a maloclusão nem sempre causa lesão tecidual. O TO pode ser:

- Agudo – resultante de um *impacto oclusal abrupto*, como aquele produzido pela mordida em um objeto duro (p. ex., pequena pedra em alimentos moles, restaurações ou próteses que interferem ou alteram a direção das forças oclusais); resultam em dor de dente, sensibilidade à percussão e aumento da mobilidade dentária, e também pode causar rupturas no cemento
- Crônico – na maioria das vezes se desenvolve a partir de *mudanças graduais na oclusão* produzidas pelo desgaste do dente, movimento de deslocamento e extrusão dos dentes em combinação com hábitos parafuncionais (p. ex., bruxismo, apertamento) em vez de uma sequela de trauma periodontal agudo; é mais comum do que a forma aguda e tem maior significado clínico. Pode ser ainda classificado como (Figura 16.2):
  - TO primário – causado por forças oclusais alteradas no periodonto normal
  - TO secundário – causado por forças oclusais normais no periodonto reduzido

Apresentação clínica	Forças traumáticas no periodonto normal com altura óssea normal	Forças normais no periodonto normal com altura óssea reduzida	Forças normais nos dentes com periodontite com altura óssea reduzida
Tipo de TO	Primário	Secundário	
Etiologia	• Preenchimento total • Deslocamento ou extrusão de dentes em espaços edêntulos	Capacidade reduzida dos tecidos em resistir às forças oclusais	
Mudanças nas fibras supracrestais/ EJ e implicações clínicas	Nenhuma. Portanto, nenhuma perda de inserção do tecido conjuntivo ou formação de bolsa	A inflamação marginal reduz a área de inserção periodontal e altera a alavanca nos tecidos remanescentes. O periodonto torna-se mais vulnerável às lesões, e as forças oclusais anteriormente bem toleradas tornam-se traumáticas	

• **Figura 16.2** Trauma primário *versus* secundário por oclusão. Quando o trauma de oclusão é o resultado de alterações nas forças oclusais, é denominado trauma primário de oclusão. Quando resulta da redução da capacidade dos tecidos de resistir às forças oclusais, é conhecido como trauma secundário de oclusão. TFO, trauma de oclusão (ou trauma oclusal); JE, epitélio juncional. (De Newman, M.G., Takei, H.H., Klokkevold, P.R., et al. (2019). *Newman and Carranza's Clinical Periodontology* (13th ed.). Philadelphia: Elsevier.)

Características clínicas e radiográficas no TO

Lesões de TO dentro do periodonto, com ou sem doença periodontal inflamatória concomitante, exibem certas características clínicas e radiográficas (embora não sejam consideradas patognomônicas ou exclusivas dessa condição) (Figura 16.3). É necessário o uso de procedimentos diagnósticos complementares, como testes de vitalidade pulpar, avaliação de hábitos parafuncionais etc., para estabelecer um diagnóstico diferencial adequado.

Estágios da resposta do tecido no TO

Forças excessivas geralmente resultam em reabsorção óssea em áreas de pressão e formação óssea em áreas de tensão. As mudanças vistas no espaço do ligamento periodontal

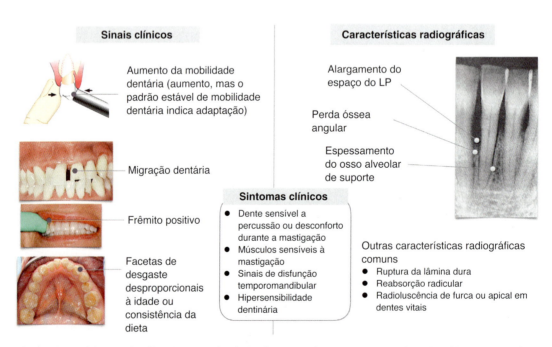

• **Figura 16.3** Características clínicas e radiográficas do trauma de oclusão. O corpo geralmente tenta reparar a lesão do tecido causada por forças oclusais excessivas. Isso pode ocorrer se as forças forem diminuídas ou se o dente se afastar delas. Se a força agressora for crônica, entretanto, o periodonto é remodelado para amortecer seu impacto. O ligamento é alargado às custas do osso, o que resulta em defeitos ósseos angulares sem bolsas periodontais, e o dente fica com mobilidade.[4] Frêmito, movimento "palpável" ou "visível" de um dente quando submetido a forças oclusais que indicam mobilidade funcional; LP, ligamento periodontal. (De Newman, M.G., Takei, H.H., Klokkevold, P.R., et al. (2019). *Newman and Carranza's Clinical Periodontology* (13th ed.). Philadelphia: Elsevier.)

CORRELAÇÃO CLÍNICA

Qual é o momento correto de ajuste definitivo da oclusão durante a terapia periodontal?

Embora a mobilidade dentária nem sempre seja devido a trauma oclusal, é um dos principais sinais clínicos de TO. Quando existe um aumento significativo da mobilidade dentária, o profissional deve realizar:[3]
- Medidas de controle da inflamação periodontal (p. ex., raspagem, alisamento radicular, reforço de higiene bucal) antes da terapia oclusal definitiva
- Terapia oclusal antes de tentar qualquer terapia regenerativa periodontal.

e no osso ocorrem em três estágios: lesão, reparo e remodelação adaptativa do periodonto (Tabela 16.1):

1. Lesão: a lesão do periodonto produz uma supressão temporária da atividade mitótica, formação de colágeno e formação óssea. Esses voltam aos níveis normais após a dissipação das forças.
2. Reparação: os tecidos danificados são removidos e novas células e fibras do tecido conjuntivo, osso e cemento são formadas na tentativa de restaurar o periodonto lesado. As forças permanecem traumáticas apenas enquanto o dano produzido exceder a capacidade reparadora dos tecidos.
3. Remodelação adaptativa: se o processo de reparo não consegue acompanhar a destruição potencializada pela oclusão, o periodonto é remodelado em um esforço para criar uma relação estrutural na qual as forças não sejam mais prejudiciais aos tecidos.

Distúrbios do sistema mastigatório

O sistema mastigatório consiste nas ATMs, nos músculos mastigatórios, nos dentes em oclusão e no suprimento sanguíneo e nervoso para todas essas estruturas. O desconforto associado a distúrbios do sistema mastigatório é classificado como *dor orofacial*. A dor associada à disfunção da ATM é mais frequentemente de origem muscular, com possível amplificação por parafunção oclusal (p. ex., bruxismo) e estresse. Sugere-se ao leitor a leitura do Capítulo 26 do livro *Newman e Carranza Periodontia Clínica* (13ª edição) para uma discussão detalhada sobre distúrbios do sistema mastigatório.

Tabela 16.1 Estágios da resposta tecidual às forças oclusais aumentadas.

	Lesão	Reparação	Remodelação adaptativa
	• ↑ Reabsorção óssea • ↓ Formação óssea	• ↓ Reabsorção óssea • ↑ Formação óssea	A reabsorção óssea e a formação óssea voltam ao normal
Áreas de tensão ligeiramente excessiva: • Alongamento das fibras do LP e aposição do osso alveolar • Vasos sanguíneos dilatados	**Áreas de pressão ligeiramente excessiva:** • Reabsorção do osso alveolar, com um alargamento resultante do espaço do ligamento periodontal • Vasos sanguíneos reduzidos em tamanho **Áreas de maior pressão:** • A compressão das fibras do LP produz áreas de hialinização e subsequente necrose • Aumento da reabsorção do osso alveolar e reabsorção da superfície do dente • Os vasos sanguíneos parecem estar cheios de eritrócitos, que começam a se fragmentar; ocorre a desintegração das paredes dos vasos sanguíneos e a liberação do conteúdo para o tecido circundante	**Mudanças no osso alveolar:** *Reforço da formação óssea* ocorre para reforçar as trabéculas ósseas delgadas com osso novo e para compensar o osso perdido. Isso pode ser: • *Reforço central* que ocorre dentro dos arcos • *Reforço periférico* (p. ex., laminação) que ocorre na superfície óssea	**Mudanças no osso alveolar:** • Defeitos ósseos angulares sem formação de bolsa
Áreas de forte tensão: • Ampliação do espaço LP • Trombose e hemorragia no LP • Rompimento das fibras LP	**Áreas de forte pressão:** • A raiz é forçada contra o osso, causando necrose do ligamento periodontal e do osso • *O enfraquecimento da reabsorção óssea* ocorre quando o osso é reabsorvido do lado dos espaços medulares em vez de do lado do LP. Isso ocorre principalmente devido à presença de células viáveis no lado da medula óssea (*versus* a necrose presente no lado do LP) que poderiam participar da remodelação óssea	**Mudanças no LP:** • Material semelhante à cartilagem pode ser formado após o trauma	**Mudanças no LP:** • Alargamento em forma de funil do LP na crista alveolar com aumento resultante na mobilidade dentária

LP, ligamento periodontal; ↑, aumento de; ↓, diminuição de.

EXERCÍCIO COM BASE EM CASOS CLÍNICOS

Cenário: paciente, técnica em saúde bucal, apresentou-se ao consultório odontológico com a queixa principal: "Sinto queimação nos lábios e em volta da boca, além de desconforto nos dentes anteriores superiores e inferiores. Também tenho dores nos músculos faciais da bochecha em ambos os lados e estou ciente de que tenho maloclusão". História médica: fibromialgia e depressão. História odontológica: ela já havia consultado vários profissionais de saúde (dentistas generalistas, psicólogos e especialistas), mas não havia encontrado uma solução eficaz.

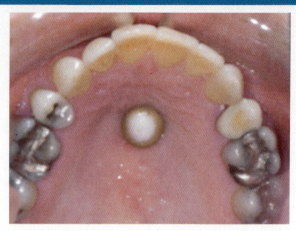

Questões

1. A fim de diagnosticar dores na face e na cabeça, um bloqueio ganglionar _____ é geralmente realizado.
   a. ótico.
   b. ciliar.
   c. esfenopalatino.
   d. submandibular.
2. Durante a consulta inicial, o achado acidental no palato duro pode ser um(a):
   a. comprimido oral.
   b. lesão patológica.
   c. dispositivo ortodôntico.
3. A inervação motora das ATMs é fornecida por ramos do nervo _____.
   a. facial.
   b. vago.
   c. troclear.
   d. trigeminal.
4. Se o profissional suspeitar de perfuração do disco articular, a imagem de ATM recomendada seria:
   a. tomografia computadorizada de feixe cônico (TCFC).
   b. radiografia panorâmica.
   c. artrografia.
   d. tomografia computadorizada (TC) convencional.

Este capítulo foi desenvolvido com base nos Capítulos 25 e 26 do livro *Newman e Carranza Periodontia Clínica* (13ª edição) e é um resumo de muitas das seções importantes dos capítulos. O leitor está convidado a ler os capítulos de referência para uma compreensão completa deste tópico importante.

Respostas

1. Resposta: c
Explicação: o gânglio esfenopalatino é uma coleção de nervos parassimpáticos. Um bloqueio do gânglio esfenopalatino é feito para diagnosticar a causa raiz da dor na face e cabeça para controlar eficazmente a dor facial e as dores de cabeça.

2. Resposta: a
Explicação: o paciente usa esses comprimidos orais para estimular secreção de saliva. É um medicamento sem receita, e seu maior alfabetismo em saúde a levou a decidir por começar a usá-lo.

3. Resposta: d
Explicação: a inervação motora e sensorial das ATMs e o restante do sistema mastigatório são fornecidos por ramos do nervo trigêmeo.

4. Resposta: c
Explicação: a artrografia é usada para certas situações diagnósticas, como suspeita de perfuração do disco articular, e a medicina nuclear desenvolveu protocolos para obter imagens da ATM para determinar se a deterioração ativa está ocorrendo.

Referências bibliográficas

1. Fan, J., & Caton, J. G. (2018). Occlusal trauma and excessive occlusal forces: narrative review, case definitions, and diagnostic considerations. *Journal of Periodontology*, *89*(Suppl. 1), S214–S222. https://doi.org/10.1002/JPER.16-0581.
2. Gher, M. E. (1998). Changing concepts. The effects of occlusion on periodontitis. *Dental Clinics of North America*, *42*(2), 285–299.
3. Reinhardt, R. A., & Killeen, A. C. (2015). Do mobility and occlusal trauma impact periodontal longevity? *Dental Clinics of North America*, *59*(4), 873–883.
4. Parameter on occlusal traumatism in patients with chronic periodontitis. American academy of periodontology. *Journal of Periodontology*, *71*(Suppl. 5), 873–875.

17 Periodontite

🌸 Terminologia importante

Terminologia/abreviatura	Explicação
Agregação familiar	Agregação familiar é o agrupamento de certas características ou distúrbios dentro de uma família. Uma agregação familiar de casos de periodontite agressiva é uma característica secundária dessa forma de doença periodontal.
Modelo assíncrono, múltiplos surtos	Vários modelos foram propostos para explicar a taxa de progressão da doença na periodontite. Este é caracterizado por surtos de destruição periodontal durante períodos definidos, que são interrompidos de forma assíncrona por períodos de estagnação ou remissão da doença em locais e dentes.
Modelo contínuo de progressão da periodontite	Vários modelos foram propostos para explicar a taxa de progressão da doença na periodontite. Este é caracterizado pela progressão da doença lenta, contínua e consistente ao longo de toda a duração da doença.
Modelo de surto aleatório ou episódico	Vários modelos foram propostos para explicar a taxa de progressão da doença na periodontite. Este modelo é caracterizado por surtos curtos de destruição periodontal seguidas por períodos de estagnação; esses episódios podem acontecer aleatoriamente ao longo da duração da doença.
Periodontite agressiva generalizada	Além das características comuns da periodontite agressiva, a periodontite agressiva generalizada é caracterizada por idade de início relativamente precoce (< 30 anos), destruição periodontal generalizada na dentição e resposta deficiente de anticorpos séricos contra patógenos. Na classificação de 2017, não há categoria separada para essa terminologia de doença mais antiga.
Periodontite agressiva localizada	Além das características comuns da periodontite agressiva, a periodontite agressiva localizada é caracterizada por início precoce (*circumpubertal*) e destruição periodontal localizada nos primeiros molares e incisivos, e resposta robusta de anticorpos séricos contra patógenos. Na classificação da doença de 2017, a periodontite agressiva localizada é denominada como periodontite com padrão molar-incisivo (seguido pelo estágio e grau).
Periodontite crônica	Definida como uma doença crônica e infecciosa que resulta em inflamação nos tecidos periodontais, perda óssea progressiva e de inserção. Desde o *2017 World Workshop*, a periodontite não é mais subcategorizada em periodontite crônica e periodontite agressiva.[1]
Terapia antibiótica sistêmica adjuvante	O uso de uma combinação de metronidazol-amoxicilina melhora os resultados clínicos da terapia periodontal não cirúrgica em pacientes com formas agressivas de periodontite. Esses antibióticos têm efeito aditivo contra *Aggregatibacter actinomycetemcomitans*, frequentemente implicado no que antes era considerado periodontite agressiva.

🌸 Informações rápidas

Sinais clínicos de periodontite	É comum observar uma ou mais das seguintes características em pacientes com periodontite não tratada: cálculo supra e subgengival, edema gengival, sangramento à sondagem, recessão gengival, formação de bolsa, perda de inserção, perda óssea alveolar, envolvimento de furca, mobilidade dentária e perda de dente.
Sintomas	Sangramento ou supuração à escovação, recessão gengival e sensibilidade associada, mobilidade dentária e/ou dor incômoda localizada.

(Continua)

Informações rápidas (*Continuação*)

Distribuição/extensão da doença	A periodontite é específica do local e a perda óssea alveolar e de inserção não são distribuídas igualmente entre os dentes e a dentição. Se menos de 30% dos dentes estiverem envolvidos, isso é chamado de periodontite localizada. Se 30% ou mais dos dentes estiverem envolvidos, é chamada de periodontite generalizada. Na nova classificação da doença, o que antes era denominado periodontite agressiva localizada agora está incluído como padrão molar-incisivo sob a extensão da doença.
Gravidade da doença	De acordo com o *2017 Workshop*, a gravidade da periodontite pode ser categorizada com base na perda óssea (PO), perda de inserção (PI) e profundidade da bolsa (PB):[1] • Leve (Estágio I): PO < 15%, PI 1 a 2 mm, PB 4 mm • Moderado (Estágio II): PO 15% a 33%, PI 3 a 4 mm, PB 5 mm • Grave (Estágio III/IV): PO > 33%, PI[3] 5 mm, PB [3] 6 mm.
Progressão	A progressão da periodontite é geralmente lenta, mas pode ser aumentada por fatores locais (p. ex., saliência de restauração), sistêmicos (p. ex., diabetes não controlado) e ambientais (p. ex., tabagismo). Se um dente apresentar perda de inserção ≥ 2 mm em 5 anos, a taxa de progressão pode ser considerada rápida.[1]
Aspectos microbiológicos	O aumento da prevalência de algumas espécies bacterianas está associado à gravidade da periodontite. Esses patógenos periodontais (p. ex., *Porphyromonas gingivalis*) interagindo com as respostas do hospedeiro podem resultar em um ambiente microbiano disbiótico.
Fatores locais	Fatores como cálculo, furca, profundidade de sondagem profunda e margens pobres da coroa podem facilitar o acúmulo de placa ou prevenir a remoção da placa, resultando em inflamação periodontal.
Fatores sistêmicos	Esses fatores incluem doenças que afetam a resposta imune do hospedeiro. Por exemplo, o diabetes não controlado afeta negativamente as atividades das células do sistema imunológico e das células ósseas, de forma que pode contribuir para a destruição periodontal.
Fatores ambientais e comportamentais	O tabagismo e o estresse psicológico são dois grandes contribuintes para a periodontite. O tabagismo, além de causar vasoconstrição, estimula a liberação de espécies reativas de oxigênio e dificulta a resposta imunológica, levando à destruição periodontal. Pacientes que sofrem de estresse podem ter má higiene bucal, o que pode causar inflamação periodontal.
Características da periodontite agressiva	De acordo com o *2017 World Workshop*, as evidências atuais não apoiam uma distinção entre periodontite crônica e agressiva.[1] No entanto, a periodontite ainda apresenta padrões clínicos distintos em diferentes pacientes. As características da periodontite agressiva incluem destruição periodontal rápida, início precoce e destruição desproporcional da inserção periodontal para os depósitos de biofilme.
Patobiologia da forma agressiva de periodontite	Estudos longitudinais mostraram que a presença de *A. actinomycetemcomitans* pode estar associada à periodontite agressiva localizada, e o comprometimento das funções de defesa baseadas em neutrófilos foi encontrado em pacientes com periodontite agressiva localizada.
Considerações terapêuticas em pacientes com forma agressiva de periodontite	Pacientes com forma agressiva de periodontite geralmente apresentam perda óssea grave, profundidade de sondagem profunda e defeitos ósseos verticais, de modo que podem receber tratamentos cirúrgicos com mais frequência do que pacientes com periodontite crônica. O uso adjuvante de antibióticos sistêmicos durante a raspagem e o alisamento radicular e um programa de manutenção rigoroso também podem beneficiar esses pacientes.

Conhecimento fundamental

Introdução

A periodontite é uma doença inflamatória mediada pelo hospedeiro associada a microrganismos que resulta na destruição da inserção periodontal. Sua fisiopatologia é caracterizada pela ativação de microrganismos associados de proteinases derivadas do hospedeiro que permitem:

- Perda de fibras do ligamento periodontal marginal e inserção do tecido conjuntivo gengival
- Migração apical do epitélio juncional na superfície da raiz
- Consequente propagação apical do biofilme bacteriano ao longo da superfície da raiz
- Perda do osso alveolar de suporte.

Classificação de periodontite de 1999: a base lógica para revisão

As evidências científicas acumuladas sobre a patogênese e apresentações clínicas da doença periodontal impactaram o sistema de classificação de 1999, que enfatizou diferentes fenótipos de periodontite, levando ao reconhecimento de quatro diferentes formas da doença:

1. Periodontite necrosante
2. Periodontite crônica
3. Periodontite agressiva
4. Periodontite como manifestação de doenças sistêmicas.

A percepção de que os aspectos individuais caracterizam as diferentes formas de periodontite emergiu de:

- **Evidência microbiológica** – como a identificação de certas bactérias ou complexos bacterianos específicos enquanto prováveis agentes etiológicos de periodontite (p. ex., *A. actinomycetemcomitans* está associado à periodontite agressiva)
- **Evidências ambientais e imunológicas** – como o reconhecimento da existência de múltiplos fatores de risco modificáveis para periodontite (p. ex., fumar afeta a suscetibilidade de um indivíduo à periodontite crônica e sua taxa de progressão; a resolução prejudicada da inflamação leva a uma resposta inflamatória crônica destrutiva dentro do periodonto)
- **Evidência genética** – como a identificação da suscetibilidade genética e polimorfismos específicos associados à gravidade da doença como relevante na etiologia/patogênese (p. ex., um polimorfismo do gene IL-1 está associado à periodontite crônica).

A perspectiva clínica da periodontite, entretanto, era um pouco diferente da perspectiva da pesquisa. Duas décadas passadas viram clínicos, epidemiologistas, pesquisadores e educadores preocupados com as dificuldades práticas em diferenciar com eficácia a forma agressiva de periodontite à periodontite crônica devido a:[2]

- Sobreposição substancial entre as categorias de diagnóstico encontradas ao tentar aplicar os critérios estipulados para as duas doenças na prática diária
- Validade não confirmada de muitos critérios estipulados para periodontite agressiva até agora testados em estudos adequadamente delineados.

CORRELAÇÃO CLÍNICA

Qual é o resumo atual e a interpretação das evidências sobre as diferentes formas de periodontite?

- Apesar de pesquisas substanciais sobre periodontite agressiva desde o *workshop* de 1999, atualmente não há evidências suficientes para considerar a periodontite agressiva e a crônica como duas doenças fisiopatologicamente distintas
- Há, no entanto, evidências suficientes para considerar a periodontite necrosante como uma doença separada. A evidência indica:[2]
  - Uma fisiopatologia única caracterizada por invasão bacteriana e ulceração epitelial características
  - Destruição rápida e em espessura do tecido mole marginal, resultando em distintos defeitos nos tecidos moles e duros
  - Sinais e sintomas específicos da doença perceptíveis, como dor, sangramento e necrose papilar
  - Resolução rápida da doença após tratamento específico com antimicrobiano
- Existem evidências suficientes para apontar que, em casos de periodontite influenciada por doenças sistêmicas (que afeta negativamente a resposta do hospedeiro), o diagnóstico primário deve ser a doença sistêmica e a periodontite deve ser considerada uma manifestação dessa doença sistêmica.

A classificação de periodontite de 2017

Com base na fisiopatologia, três formas claramente diferentes de periodontite já foram identificadas:[1]

1. Periodontite necrosante
2. Periodontite como uma manifestação direta de doenças sistêmicas
3. Periodontite.

O leitor pode consultar os Capítulos 9, 10 e 18 para leituras adicionais sobre a periodontite necrosante e doenças sistêmicas que afetam diretamente o periodonto.

Diagnóstico clínico de periodontite

A periodontite é considerada uma doença inflamatória complexa. A palavra "complexa" está relacionada aos múltiplos sintomas clínicos e a fatores que levam e influenciam a inflamação periodontal. O diagnóstico clínico dessa condição envolve as seguintes considerações:

- Perda de inserção clínica (PIC), um parâmetro clínico medido usando sondas periodontais padronizadas que percorrem circunferencialmente ao redor do dente irrompido, utilizando a junção amelocementária (JAC) como um ponto de referência para detectar esta doença
- O sangramento à sondagem (SS) é outro parâmetro clínico importante usado para avaliar os resultados do tratamento da periodontite e o risco de doença após o tratamento. No entanto, o SS sozinho (ou como um parâmetro secundário com PIC) não altera a definição de caso inicial determinada por PIC, ou a classificação da gravidade da periodontite. O leitor deve consultar o Capítulo 19 para uma revisão detalhada da avaliação de PIC, SS e assim por diante durante o diagnóstico clínico. A Figura 17.1 discute os três componentes envolvidos na definição clínica de um caso de periodontite.

CORRELAÇÃO CLÍNICA

Por que é importante permitir espaço para integração futura de biomarcadores na definição e no diagnóstico clínico de um caso de periodontite?

Biomarcadores podem contribuir para melhorar a precisão do diagnóstico na detecção de periodontite devido a:[2]
- Variação da suscetibilidade das doenças – as evidências atuais sugerem que alguns indivíduos são mais suscetíveis a desenvolver periodontite grave e menos responsivos à prevenção padrão e às modalidades de tratamento. Os parâmetros clínicos atualmente empregados não se mostraram *suficientes* para monitorar a progressão da doença e os resultados do tratamento. Neste contexto, acredita-se que os biomarcadores (alguns dos quais já estão disponíveis) podem ser valiosos acréscimos às informações fornecidas pelos parâmetros clínicos padrão
- Desafios no diagnóstico precoce – devido à sondagem periodontal (o padrão-ouro atual para definir a periodontite) poder ser imprecisa ao tentar estimar a perda de inserção clínica precoce, a avaliação de biomarcadores pode aumentar a detecção precoce da periodontite em estágio I em uma variedade de configurações. Os biomarcadores também podem ajudar no estadiamento e na graduação da periodontite.

Características clínicas e radiográficas da periodontite

Periodontite, uma doença crônica imunoinflamatória multifatorial, está associada a biofilmes de placa disbiótica e caracterizada pela destruição progressiva das estruturas de suporte dentário. Seus principais recursos incluem:

- Perda de suporte do tecido periodontal (manifestada através de PIC e perda óssea alveolar radiográfica)
- Bolsas periodontais
- Sangramento gengival.

Outras características incluem:

- Placa supragengival e subgengival e cálculo
- Edema gengival, vermelhidão e perda de pontilhado gengival
- Margens gengivais alteradas (enroladas, achatadas, com crateras nas papilas, recessões)
- Perda óssea (angular/vertical ou horizontal)
- Envolvimento da furca radicular
- Maior mobilidade dentária
- Migração patológica dos dentes
- Perda dentária.

O leitor deve consultar o Capítulo 19 para uma discussão mais aprofundada sobre o diagnóstico clínico e radiográfico da doença periodontal.

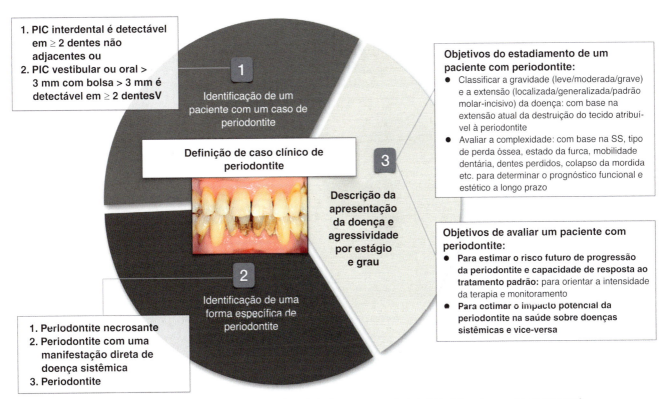

- **Figura 17.1** Definição clínica de periodontite. Um diagnóstico de periodontite para um paciente individual deve abranger três dimensões:[2]
    1. **Identificação de periodontite** – definição clínica para um caso de periodontite é fornecida no quadro superior esquerdo. A PIC observada aqui não deve ser devido a causas não periodontais, como: (1) recessão gengival induzida por trauma; (2) cárie dentária estendendo-se na região cervical do dente; (3) PIC na face distal de um segundo molar e extração associada a um terceiro molar ou mau posicionamento do dente; (4) uma lesão endodôntica drenando por meio do periodonto marginal; ou (5) fratura radicular vertical.
    2. **Identificação da forma específica de periodontite** – as formas atualmente aceitas de periodontite são descritas na caixa inferior esquerda. O diagnóstico diferencial é baseado na história, nos sinais específicos e nos sintomas de periodontite necrosante e presença ou ausência de doenças sistêmicas que alteram definitivamente a resposta imune do hospedeiro. Os casos clínicos restantes de periodontite que não se enquadram na periodontite necrosante ou nas características sistêmicas de um distúrbio imunológico raro com periodontite como manifestação devem ser diagnosticados como "periodontite" e posteriormente caracterizados por meio de um sistema de estadiamento e graduação.
    3. **Descrição da apresentação clínica e outros elementos que afetam o manejo clínico e o prognóstico** – Isso inclui a avaliação de fatores como extensão da doença, gravidade, complexidade, fatores de risco, progressão e presença de doenças sistêmicas.

Estadiamento (indica o estado atual da doença) – isso é determinado usando PIC; se as mensurações de PIC não estiverem disponíveis, a perda óssea radiográfica (POR) deve ser usada.

Graduação (indica o estado futuro da doença) – a graduação deve ser usada como um indicador da taxa de progressão da periodontite. Os critérios primários são evidências diretas ou indiretas de progressão. Sempre que disponível, a evidência direta baseada na observação longitudinal na forma de radiografias mais antigas é usada; na sua ausência, isso é estimado indiretamente pelo cálculo da perda óssea (%) no dente de maior efeito e dividindo-o pela idade do paciente. PIC, perda de inserção clínica; PS, profundidade de sondagem; POR, perda óssea radiográfica. O leitor deve consultar o Capítulo 3 (ver Tabelas 3.3 e 3.4) deste livro para uma revisão do sistema de estadiamento e graduação usado no diagnóstico da periodontite. (De Newman, M.G., Takei, H.H., Klokkevold, P.R., et al. (2019). *Newman and Carranza's Clinical Periodontology* (13th ed.). Philadelphia: Elsevier.)

EXERCÍCIO COM BASE EM CASOS CLÍNICOS

Cenário: um paciente do sexo masculino de 57 anos de idade apresentou a queixa principal: "Minhas gengivas sangram constantemente quando escovo e quero uma boca saudável". Seu último exame odontológico havia sido há 8 meses e, antes disso, ele teve atendimento pouco frequente por 6 anos. Cinco anos antes, ele havia sido diagnosticado com hipertensão e hiperlipidemia. O índice de massa corporal do paciente no momento do exame era de 32. Sua higiene bucal era ruim, com índice de placa de 30% e índice de sangramento de 70%.

Foram detectadas placas espessas generalizadas (imagem A) com profundidades moderadas supragengival e subgengival na faixa de 5 a 11 mm, com recessão generalizada de 1 a 4 mm, mobilidade e envolvimento de furca. O exame radiográfico revelou áreas localizadas de perda óssea horizontal de moderada a grave e defeitos verticais (imagem B).

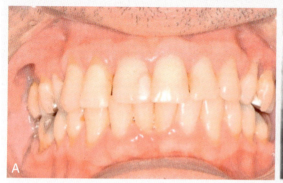
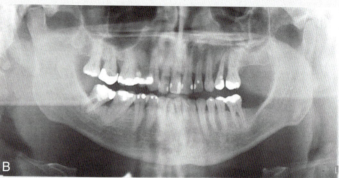

Questões

1. Com base no quadro clínico, qual será a sequência de tratamento recomendada?
   a. Raspagem e alisamento radicular e reavaliação.
   b. Terapia cirúrgica e reavaliação.
   c. Raspagem e alisamento radicular, reavaliação e possível terapia cirúrgica.

2. Selecione a afirmação que é característica da periodontite crônica.
   a. Com higiene bucal ideal, essa condição pode ser completamente resolvida (é reversível).
   b. A contrapartida com implante dentário da periodontite é mucosite peri-implantar.
   c. A perda de inserção é irreversível, mesmo se a inflamação for controlada com sucesso.

3. A ocorrência episódica de surtos curtas progressivos de destruição periodontal seguida por períodos de estagnação é conhecida como modelo _____.
   a. contínuo.
   b. explosão aleatória.
   c. assíncrono.

4. Qual marcador sistêmico é esperado para que haja um aumento no valor, uma vez que esse paciente era obeso?
   a. HbA1C.
   b. PC-R.
   c. CTX.

Este capítulo foi desenvolvido com base nos Capítulos 27 e 28 do livro *Periodontia Clínica de Newman e Carranza* (13ª edição) e é um resumo de muitas das seções importantes dos capítulos. O leitor está convidado a ler os capítulos de referência para uma compreensão completa deste importante tópico.

Respostas

1. Resposta: c
Explicação: raspagem e alisamento radicular, seguido por reavaliação e possível terapia cirúrgica, é a sequência de tratamento recomendada para esse paciente. A necessidade de terapia cirúrgica é ditada por vários fatores, que irão ser estudados no momento da reavaliação. Se a cirurgia não for indicada ou necessária, o paciente será colocado em um programa de manutenção periodontal individualizado.

2. Resposta: c
Explicação: a afirmação (a) é característica para gengivite e a afirmação (b) não está correta; a contrapartida da periodontite é a peri-implantite. A única característica de declaração para periodontite crônica é (c). Ao contrário da gengivite, o controle da inflamação na periodontite não reverterá o resultado da doença (perda de inserção).

3. Resposta: b
Explicação: o modelo de explosão aleatória ou episódico descreve a ocorrência episódica de surtos curtos progressivos de destruição periodontal, seguida por períodos de estagnação.

4. Resposta: b
Explicação: é sabido que marcadores da inflamação sistêmica, como a proteína C reativa (PC-R), são elevadas em pacientes com sobrepeso ou obesos, que apresentam baixo grau de inflamação sistêmica.

Referências bibliográficas

1. Papapanou, P. N., Sanz, M., Buduneli, N., Dietrich, T., Feres, M., Fine, D. H., et al. (2018). Periodontitis: consensus report of workgroup 2 of the 2017 World Workshop on the Classification of Periodontal and Peri-Implant Diseases and Conditions. *Journal of Periodontology, 89*(Suppl. 1), S173–S182.

2. Tonetti, M. S., Greenwell, H., & Kornman, K. S. (2018). Staging and grading of periodontitis: framework and proposal of a new classification and case definition. *Journal of Periodontology, 89*(Suppl. 1), S159–S172.

18 Periodontite Necrosante e Considerações sobre o Manejo de Pacientes com o Vírus da Imunodeficiência Humana

❀ Terminologia importante

Terminologia/abreviatura	Explicação
Candidíase oral	Infecção oportunista causada pelo crescimento excessivo de *Candida*. É a lesão oral mais comum em pacientes com HIV/AIDS e pode se manifestar em todos os pacientes imunocomprometidos.
Estadiamento do HIV/AIDS	O sistema de estadiamento é publicado pela Organização Mundial da Saúde (OMS). O estadiamento é baseado na aparência clínica e nos sintomas. A gravidade dos sintomas aumenta do estágio 1 ao estágio 4.
Estomatite necrosante (EN)	Às vezes, a lesão ulcerativa na PN pode se estender da gengiva para outras áreas de tecido mole (p. ex., palato, vestíbulo) com a exposição do osso e sequestro de fragmentos ósseos em pacientes com HIV/AIDS. Essa condição é chamada de estomatite necrosante.
Leucoplasia pilosa oral	A leucoplasia pilosa oral é caracterizada por uma área mal demarcada e queratótica (mancha branca) na borda lateral da língua. É induzida pelo vírus Epstein-Barr, geralmente assintomático, e ocorre principalmente em pacientes com HIV/AIDS.
Linfócitos T4 (células CD4+ ou T auxiliares)	Os linfócitos T4 expressam receptores CD4 em sua superfície e tornam-se ativados após a ligação ao antígeno apresentado por células apresentadoras de antígeno (p. ex., células dendríticas). Podem auxiliar outras funções das células imunológicas, incluindo a maturação de células plasmáticas e a ativação de células T citotóxicas e macrófagos. No sangue, a contagem normal está entre 500 e 1.200 células/mm^3.
Periodontite necrosante (PN)	A PN é diferente da gengivite necrosante (GN). Além da ulceração na gengiva, a PN também é caracterizada pela perda da inserção periodontal e do osso alveolar.
Sarcoma de Kaposi	O sarcoma de Kaposi, causado pelo herpesvírus humano 8 (HHV-8, do inglês *human herpesvirus-8*), é a malignidade oral mais comum encontrada em pacientes com HIV/AIDS. É uma neoplasia vascular que afeta a pele ou mucosa. Na cavidade oral, a lesão pode ser vista no palato, na gengiva e na língua.
Síndrome da imunodeficiência adquirida (AIDS)	A AIDS, causada pela infecção pelo HIV, é caracterizada por um sistema imunológico significativamente prejudicado. A condição é potencialmente fatal, mas pode ser controlada por medicamentos. Pode ser transmitida por meio da atividade sexual, contato com os fluidos corporais, parto ou amamentação.
Síndrome inflamatória de reconstituição imunológica (SIRI)	Em pacientes com HIV/AIDS recebendo terapia antirretroviral altamente ativa (TARVAA), às vezes ocorrem complicações envolvendo uma reação inflamatória exagerada (para antígenos existentes ou novos) quando o sistema imunológico começa a se recuperar. Essa condição, chamada de SIRI, pode ser induzida por antígenos, incluindo organismos infecciosos, antígenos tumorais e antígenos autoimunes do hospedeiro.
Vírus da imunodeficiência humana (HIV)	O HIV é um retrovírus. Os linfócitos T auxiliares (células T4) são os mais afetados pelo HIV, mas outras células do sistema imunológico também podem ser afetadas. O HIV tem dois tipos (HIV-1 e HIV-2) e três subgrupos (M, N, O). O subgrupo M do HIV-1 é o principal responsável pela disseminação mundial.

Capítulo 18 Periodontite Necrosante e Considerações sobre o Manejo de Pacientes com o Vírus da Imunodeficiência Humana

 Informações rápidas

Características clínicas da periodontite necrosante	Ulceração na margem gengival e papila, inflamação e sangramento gengival, perda de inserção clínica e perda óssea. Não é comum encontrar bolsas profundas em casos de PN, pois a necrose do epitélio juncional impede a formação de bolsas.
Achados histológicos de PN	Semelhante à gengivite necrosante, podem ser observados na lesão ulcerativa, camada de biofilme, agregações de leucócitos polimorfonucleares e células necróticas.
PN em pacientes com HIV/AIDS	É mais frequente observar PN em pacientes com HIV/AIDS do que em outros pacientes. A perda de inserção e a perda óssea causadas pela PN são mais graves em pacientes com HIV/AIDS do que em pacientes sem.
Correlação entre gravidade de PN e imunossupressão	Pacientes portadores de HIV/AIDS com PN podem ter imunossupressão mais grave (p. ex., contagens de células T auxiliares CD4+ mais baixas) do que pacientes com HIV/AIDS sem PN.
Patogênese do HIV/AIDS	A infecção pelo HIV prejudica gradual e significativamente o sistema imunológico, interferindo nas funções dos linfócitos T4 (células auxiliares CD4+) e de outras células imunológicas. Os linfócitos T4 infectados podem desregular indiretamente os linfócitos B e os neutrófilos.
Populações de alto risco para HIV/AIDS	As populações de alto risco de infecção pelo HIV/AIDS incluem homens homossexuais e bissexuais, usuários de drogas intravenosas, filhos de mães infectadas pelo HIV e heterossexuais promíscuos.
Diagnóstico de HIV/AIDS	De acordo com os Centers for Disease Control and Prevention (CDC), uma pessoa com infecção pelo HIV pode ser diagnosticada com AIDS se ela tiver uma contagem de CD4 inferior a 200 células/mm^3 e condições definidoras de AIDS (p. ex., sarcoma de Kaposi, candidíase).
Regimes terapêuticos combinados para HIV/AIDS	Os regimes combinados (TARVAA), que consistem nos inibidores da transcriptase reversa, inibidores da proteinase e inibidores da fusão, melhoram a saúde dos pacientes infectados de forma eficaz. Enquanto os pacientes estão recebendo a terapia, o nível detectável do vírus pode ser baixo, mas nunca é completamente erradicado.
Desafios no controle a longo prazo do HIV/AIDS	É um desafio controlar o HIV/AIDS a longo prazo por causa dos efeitos colaterais adversos dos medicamentos (p. ex., síndrome gastrintestinal, supressão da medula óssea) e o surgimento de cepas virais variantes resistentes aos medicamentos.
Manifestações orais e periodontais de pacientes com HIV/AIDS	Pacientes com HIV/AIDS frequentemente têm algumas complicações orais, incluindo candidíase oral, leucoplasia pilosa oral, doenças periodontais atípicas (p. ex., PN), sarcoma de Kaposi oral e linfoma não Hodgkin oral.
Tratamento periodontal em pacientes com HIV/AIDS	Em geral, precauções especiais não são necessárias durante a realização de tratamentos periodontais não cirúrgicos e cirúrgicos se a doença estiver bem controlada e o controle de infecção puder ser feito de maneira adequada. Os antibióticos devem ser prescritos com cautela para esses pacientes a fim de evitar o risco de infecções oportunistas e resistência a microrganismos.

Conhecimento fundamental

Base lógica para a revisão da classificação de doenças periodontais necrosantes

Na classificação de 1999, o termo *doenças periodontais necrosantes* (DPN) incluía as condições de gengivite ulcerativa necrosante (GUN) e periodontite ulcerativa necrosante (PUN). Uma vez que a ulceração foi considerada secundária à necrose, o termo *ulcerativo* foi posteriormente abandonado, favorecendo a nova terminologia *gengivite necrosante* (GN) e periodontite necrosante (PN). A pesquisa mostra que os pacientes com DPN são:

- Propensos a doenças recorrentes
- Suscetíveis em desenvolver uma forma "crônica" da doença com uma taxa de destruição mais lenta
- Capazes de progredir para outras lesões orais, como estomatite necrosante (EN) ou noma.

Embora ambas as doenças (GN e PN) estivessem associadas a uma resposta imune comprometida do hospedeiro, essa era uma visão bastante simplista. Na verdade, existem grandes diferenças na prevalência, progressão, extensão e gravidade da DPN entre pacientes com diferentes predisposições.[1] A Tabela 18.1 analisa a classificação atualizada proposta para as formas necrosantes da doença periodontal.

 CORRELAÇÃO CLÍNICA

Qual é a relação entre gengivite necrosante (GN) e periodontite necrosante (PN)?

As lesões de GN estão confinadas à gengiva sem perda de inserção periodontal ou suporte ósseo alveolar, isto é, a característica que distingue GN de PN. Estudos têm sugerido que GN e PN podem representar diferentes estágios da mesma doença, devido a similar etiologia, características clínicas e tratamento, com potencial de evolução para formas mais graves, como estomatite necrosante (EN) e noma. Até que uma distinção clara entre GN e PN possa ser provada ou refutada, foi sugerido que GN e PN sejam classificados juntos na categoria mais ampla de doenças periodontais necrosantes (DPN), embora representando diferentes níveis de gravidade.[2]

Tabela 18.1 Classificação das doenças periodontais necrosantes.

	DPN em pacientes gravemente comprometidos cronicamente			DPN em pacientes temporariamente e/ou moderadamente comprometidos
Condição clínica	Pode representar uma condição grave e até mesmo com risco de vida (p. ex., pacientes com HIV/AIDS ou em crianças desnutridas). Maior risco de progressão mais rápida e grave de GN para PN e mesmo para EN e noma.			Normalmente visto como uma condição não ameaçadora em pacientes com um comprometimento sistêmico de duração limitada (p. ex., tabagistas, situações estressantes em estudantes ou militares). GN pode não progredir, embora as lesões fossem diferentes se afetassem um paciente com gengivite ou periodontite
Pacientes	Adultos		Crianças	Gengivite/periodontite
Condições predisponentes	HIV/AIDS com contagens de CD4+ < 200 e carga viral detectável Outras condições sistêmicas graves que causam imunossupressão		Desnutrição grave (retinol, zinco, ascorbato) Condições de vida extremas (doenças debilitantes da infância, morar perto do gado, higiene bucal precária, descarte sanitário inadequado de dejetos fecais humanos e animais) Infecções graves (sarampo, herpes-vírus, varicela, malária, doença febril)	Estresse psicológico e sono insuficiente Desnutrição Tabagismo DPN anterior: crateras residuais Fatores locais: proximidade da raiz, mau posicionamento dos dentes, higiene bucal inadequada, gengivite preexistente

AIDS, síndrome da imunodeficiência adquirida; CD, grupo de diferenciação; CD4+, células T auxiliares; HIV+, vírus da imunodeficiência humana positivo; GN, gengivite necrosante; PN, periodontite necrosante; DPN, doenças periodontais necrosantes; EN, estomatite necrosante.
Adaptada de Herrera, D., Retamal-Valdes, B., Alonso, B., & Feres, M. (2018). Acute periodontal lesions (periodontal abscesses and necrotizing periodontal diseases) and endo-periodontal lesions. Journal of Periodontology, 89(Suppl. 1), S85-S102.

Periodontite necrosante

A resistência prejudicada do hospedeiro à infecção parece ser um fator significativo no início e na progressão da PN. Por exemplo, o estado imunológico comprometido em pacientes infectados com HIV ou AIDS os torna vulneráveis a infecções periodontais oportunistas. Essas doenças periodontais merecem consideração profunda, pois representam as sequelas de doenças associadas ao biofilme dentário mais graves, caracterizadas pela destruição muito rápida do tecido. As doenças periodontais necrosantes apresentam três características clínicas típicas:[3]

- Necrose de papila
- Sangramento gengival
- Dor.

A Figura 18.1 mostra as características clínicas e histopatológicas e a etiologia da PN.

Patologia e manejo de problemas periodontais em pacientes com infecção pelo HIV

A síndrome da imunodeficiência adquirida (AIDS) é uma supressão do sistema imunológico do hospedeiro causada pelo vírus da imunodeficiência humana (HIV). As manifestações orais e periodontais dessa doença e seus protocolos de tratamento são revisados nesta seção.

Manifestações orais da infecção pelo HIV

Lesões orais são comuns em pacientes infectados pelo HIV; o dentista deve estar preparado para diagnosticar e gerenciar essas condições em colaboração com o médico do paciente. A Figura 18.2 analisa as condições orais comumente vistas em pacientes com infecção pelo HIV e AIDS.

Doenças gengivais e periodontais na infecção pelo HIV

As doenças periodontais são mais comuns entre os usuários de drogas injetáveis infectados pelo HIV, mas isso também pode estar relacionado à má higiene bucal e à falta de atendimento odontológico, em vez de apenas diminuição da contagem de células CD4+. A Figura 18.3 analisa as doenças periodontais comuns em pacientes infectados pelo HIV.

Protocolo de tratamento periodontal em infecção pelo HIV

A cicatrização tardia de feridas e um risco aumentado de infecção pós-operatória são possíveis fatores complicadores em pacientes com infecção pelo HIV ou AIDS, mas nenhuma das preocupações deve alterar significativamente o planejamento do tratamento para um paciente infectado pelo HIV assintomático e saudável com uma contagem de células CD4+ normal ou quase normal e

Capítulo 18   Periodontite Necrosante e Considerações sobre o Manejo de Pacientes com o Vírus da Imunodeficiência Humana   151

1 Etiologia
- Etiologia fusoespiroquetal
- Fatores predisponentes: higiene bucal precária, imunidade do hospedeiro comprometida (HIV/AIDS), tabagismo, estresse, desnutrição, gengivite/periodontite preexistente, infecção viral

2 Características clínicas
- Dor
- Necrose papilar (setas brancas)
- Margem gengival necrótico e ulcerada, com uma gengiva marginal vermelho-brilhante e dolorida que sangra facilmente (setas verdes)
- Cratera óssea profunda (ponto branco): perda óssea e de inserção visível
- Ausência de bolsas periodontais "convencionais" apresentando profundidade de sondagem profunda
- Mau odor oral
- Febre, mal-estar e/ou linfadenopatia

3 Histopatologia
- Zona bacteriana (fusoespiroquetas)
- Zona rica em neutrófilos
- Zona necrótica
- Altos níveis de leveduras e vírus do tipo herpes

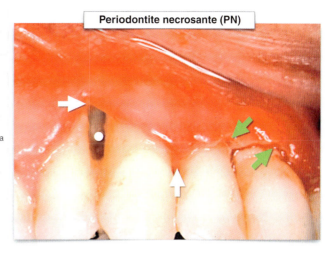

- **Figura 18.1** Periodontite necrosante: características clínicas, achados microscópicos e etiologia. PN é uma condição infecciosa; as melhorias clínicas observadas após o desbridamento mecânico e o tratamento antimicrobiano dão suporte à etiologia bacteriana dessa condição. No entanto, fatores predisponentes, incluindo uma resposta imune comprometida do hospedeiro, são críticos em sua patogênese. PN pode ser o resultado de (1) um ou vários episódios de GN ou (2) GN ocorrendo em um local previamente afetado pela periodontite (nesse caso, seria encontrada bolsa periodontal). Observe que a formação de bolsa não é o resultado *direto* da PN, pois essa doença destrói as células do EJ. A migração apical de células viáveis do EJ ao longo da superfície radicular é necessária para a formação de bolsa; a necrose do EJ na PN cria uma úlcera que impede essa migração epitelial, e a bolsa não pode se formar.
Características clínicas: o diagnóstico de PN está baseado principalmente em achados clínicos, com avaliação microbiológica ou biopsias recomendadas para casos atípicos ou sem resposta. Além das características apresentadas na figura, o sequestro ósseo pode ocorrer em casos de imunossupressão grave. Lesões avançadas de PN podem levar à perda óssea grave e mobilidade dentária e, por fim, à perda dentária. Achados microscópicos: incluem (1) um biofilme de superfície composto por uma flora microbiana mista com diferentes morfotipos e uma flora subsuperfície com densas agregações de espiroquetas (*i. e.*, a zona bacteriana); densas agregações de PMNs abaixo das camadas bacterianas (*i. e.*, a zona rica em neutrófilos); e células necróticas (a zona necrótica). A descoberta de leveduras e vírus semelhantes ao herpes é provavelmente devido a infecções oportunistas que ocorrem em hospedeiros imunocomprometidos.[1,4]
EJ, epitélio juncional; GN, gengivite necrosante; PN, periodontite necrosante; PMN, leucócito polimorfonuclear. (De Newman, M.G., Takei, H.H., Klokkevold, P.R., et al. (2019). *Newman and Carranza's Clinical Periodontology* (13th ed.). Philadelphia: Elsevier.)

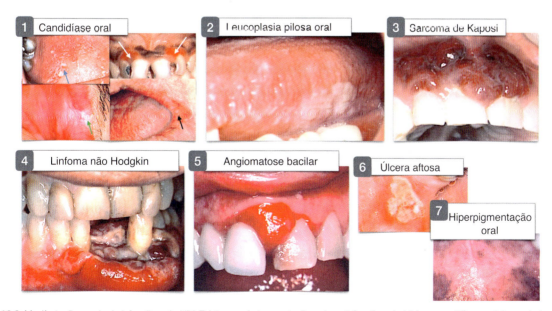

- **Figura 18.2** Manifestações orais da infecção pelo HIV. Existe uma forte correlação entre a infecção pelo HIV e a candidíase oral, leucoplasia pilosa oral, sarcoma de Kaposi oral e linfoma não Hodgkin oral. Lesões orais menos fortemente associadas à infecção pelo HIV incluem hiperpigmentação melanótica, estomatite aftosa recorrente e angiomatose bacilar (angiomatose epitelioide). (De Newman, M.G., Takei, H.H., Klokkevold, P.R., et al. (2019). *Newman and Carranza's Clinical Periodontology* (13th ed.). Philadelphia: Elsevier.)

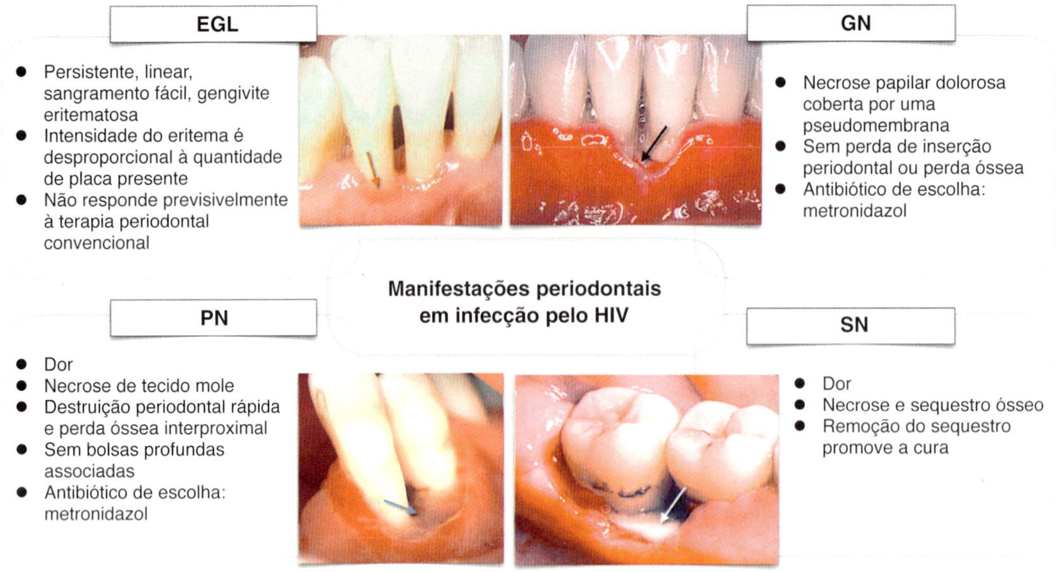

EGL
- Persistente, linear, sangramento fácil, gengivite eritematosa
- Intensidade do eritema é desproporcional à quantidade de placa presente
- Não responde previsivelmente à terapia periodontal convencional

GN
- Necrose papilar dolorosa coberta por uma pseudomembrana
- Sem perda de inserção periodontal ou perda óssea
- Antibiótico de escolha: metronidazol

Manifestações periodontais em infecção pelo HIV

PN
- Dor
- Necrose de tecido mole
- Destruição periodontal rápida e perda óssea interproximal
- Sem bolsas profundas associadas
- Antibiótico de escolha: metronidazol

SN
- Dor
- Necrose e sequestro ósseo
- Remoção do sequestro promove a cura

• **Figura 18.3** Manifestações periodontais da infecção pelo HIV. Infecções bacterianas inespecíficas surgem em infecções pelo HIV, especialmente quando a contagem de células CD4+ está significativamente reduzida. As condições periodontais observadas devido à imunossupressão são EGL e doenças periodontais necrosantes, como GN e PN e EN. Os protocolos de tratamento comuns para todas essas condições incluem desbridamento local, raspagem e alisamento radicular, irrigação no consultório e com um agente antimicrobiano eficaz (p. ex., gliconato de clorexidina ou iodopovidona) e o estabelecimento de higiene bucal meticulosa, incluindo o uso doméstico de enxaguantes ou irrigação antimicrobianos. Se houver necessidade de antibiótico, o metronidazol é o medicamento de escolha, com prescrição profilática de antifúngico tópico ou sistêmico para evitar candidíase oportunista. HIV, vírus da imunodeficiência humana; EGL, eritema gengival linear; GN, gengivite necrosante; PN, periodontite necrosante; EN, estomatite necrosante. (De Newman, M.G., Takei, H.H., Klokkevold, P.R., et al. (2019). *Newman and Carranza's Clinical Periodontology* (13th ed.). Philadelphia: Elsevier.)

com baixa carga viral. As considerações de manejo que são importantes durante o tratamento de pacientes com infecção pelo HIV são:

- Estado de saúde – histórico de cargas virais e contagens de células CD4+, duração da infecção pelo HIV desde o momento da exposição, histórico de abuso de drogas ou uso de drogas intravenosas, medicamentos atuais e efeitos adversos experimentados devem ser anotados
- Controle de infecção – é essencial conformidade estrita com protocolo de esterilização
- Objetivos da terapia dentária:
  - O objetivo principal deve ser a restauração e manutenção da saúde bucal, conforto e função
  - Controle de doenças da mucosa associadas ao HIV (p. ex., candidíase crônica e ulcerações orais recorrentes)
  - Gerenciamento de infecções periodontais e dentais agudas
  - Fornecimento de instruções detalhadas sobre higiene bucal

- A terapia periodontal não cirúrgica conservadora deve ser uma opção de tratamento para praticamente todos os pacientes HIV-positivos
- Procedimentos periodontais eletivos devem ser realizados após a obtenção de autorização médica
- A terapia de manutenção deve ser realizada a cada 2 a 3 meses
- Como lidar com fatores psicológicos:
  - Lidar com uma doença com risco de vida pode provocar depressão, ansiedade e raiva nos pacientes; essa raiva pode ser dirigida ao dentista e à equipe. É necessária uma abordagem empática e sensível
  - Os pacientes podem estar muito preocupados com a manutenção da confidencialidade médica, e tal confidencialidade deve ser mantida
  - Se o dentista decidir solicitar o teste para o anticorpo HIV, o paciente deve ser informado. Na maioria das circunstâncias, é desejável o consentimento informado por escrito antes do teste.

Capítulo 18 Periodontite Necrosante e Considerações sobre o Manejo de Pacientes com o Vírus da Imunodeficiência Humana

EXERCÍCIO COM BASE EM CASOS CLÍNICOS

Cenário: um homem caucasiano de 38 anos de idade apresentou a queixa principal: "Há um espaço entre meus dentes. Dói e meus dentes estão com mobilidade." O paciente tem história conhecida de HIV/AIDS. Sua última contagem de CD4 foi de 150 células/mℓ e sua carga viral, indetectável. Ele não tinha alergia conhecida a medicamentos. O paciente relatou vários episódios de pneumonia recorrente no último ano. Ele tinha história de tabagismo (um maço por dia, durante 28 anos). Achados atuais: profundidade de sondagem generalizada de 2 a 4 mm. Recessão grave e localizada com necrose e ulceração dos tecidos interproximais entre o pré-molar superior direito e o canino (imagem A). Biofilme localizado de moderado a grave, com eritema gengival moderado-grave associado.

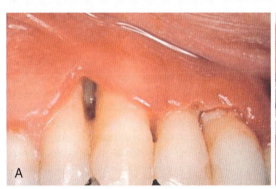 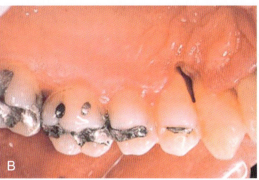

As fotos clínicas são de Newman, M.G., Takei, H.H., Klokkevold, P.R., et al. (2019). *Newman e Carranza's Clinical Periodontology* (13th ed.). Philadelphia: Elsevier.

Questões

1. Qual das alternativas a seguir *não* é um fator etiológico/predisponente para PN?
   a. Estresse.
   b. Desnutrição.
   c. Infecção viral.
   d. Diabetes melito.

2. Com base na descrição do caso, qual será o correto diagnóstico de acordo com a classificação AAP-EFP (2017)?
   a. Doença periodontal necrosante (DPN) em pacientes temporariamente comprometidos de forma moderada.
   b. DPN em pacientes crônicos moderadamente comprometidos.
   c. DPN em pacientes crônicos gravemente comprometidos.

3. Após a conclusão da terapia periodontal, com que frequência você recomendaria terapia de manutenção para este paciente?
   a. A cada 2 semanas.
   b. Todo mês.
   c. A cada 3 meses.
   d. A cada 6 meses.

4. Selecione o antibiótico de escolha mais provável para essa doença.
   a. Amoxicilina.
   b. Azitromicina.
   c. Clindamicina.
   d. Metronidazol.

Este capítulo foi desenvolvido com base nos Capítulos 29 e 30 do livro *Periodontia Clínica de Newman e Carranza* (13ª edição) e é um resumo de muitas das seções importantes dos capítulos. O leitor está convidado a ler os capítulos de referência para uma compreensão completa deste importante tópico.

Respostas

1. Resposta: d
   Explicação: todas as opções, exceto (d), foram identificadas como fatores etiológicos/predisponentes (ver Figura 18.1). Outros fatores incluem higiene bucal deficiente, imunidade do hospedeiro comprometida (HIV/AIDS), tabagismo e gengivite/periodontite preexistente.

2. Resposta: c
   Explicação: considerando que o paciente tem uma história conhecida de HIV/AIDS com contagem de CD4+ de 150 células/mℓ, a categoria diagnóstica é DPN em pacientes crônicos gravemente comprometidos.

3. Resposta: c
   Explicação: considerando o histórico médico significativamente imunocomprometido, é mais provável que a terapia de manutenção seja recomendada a cada 2 a 3 meses.

4. Resposta: d
   Explicação: metronidazol é o antibiótico de escolha, mas porque este paciente está gravemente imunocomprometido, o uso de antibióticos deve ser restrito devido a maior incidência de infecções oportunistas (p. ex., candidíase oral) com o uso de antibióticos (ver Figura 18.3).

Referências bibliográficas

1. Herrera, D., Retamal-Valdes, B., Alonso, B., & Feres, M. (2018). Acute periodontal lesions (periodontal abscesses and necrotizing periodontal diseases) and endo-periodontal lesions. *Journal of Periodontology*, *89*(Suppl. 1), S85–S102.
2. Armitage, G. C. (1999). Development of a classification system for periodontal diseases and conditions. *Annals of Periodontology*, *4*(1), 1–6.
3. Herrera, D., Alonso, B., de Arriba, L., Santa Cruz, I., Serrano, C., Sanz, M., et al. (2000). Acute periodontal lesions. *Periodontology*, *65*(1), 149–177.
4. Cobb, C. M., Ferguson, B. L., Keselyak, N. T., Holt, L. A., MacNeill, S. R., Rapley, J. W., et al. (2003). A TEM/SEM study of the microbial plaque overlying the necrotic gingival papillae of HIV-seropositive, necrotizing ulcerative periodontitis. *Journal of Periodontal Research*, *38*(2), 147–155.

19
Avaliação Clínica e Radiográfica em Periodontia

❋ Terminologia importante

Terminologia/ abreviatura	Explicação
Desgaste dentário	Qualquer perda gradual de substância dentária, caracterizada pela formação de superfícies lisas e polidas. Pode ser: • Abrasão – perda de substância dentária induzida por desgaste mecânico diferente do desgaste mastigatório (p. ex., escovação agressiva dos dentes por movimento de escovação horizontal). A abrasão resulta em entalhes em forma de pires ou cunha com uma superfície lisa e brilhante • Atrição – desgaste oclusal resultante do contato funcional com os dentes antagonistas. As superfícies oclusais ou incisais desgastadas pelo atrito são chamadas de facetas. As facetas geralmente representam desgaste funcional ou parafuncional ou tratamento odontológico iatrogênico por meio de coronoplastia (ajuste oclusal) • Abfração – resulta da carga oclusal, causando flexão do dente e microfraturas mecânicas na área cervical • Erosão – perda da estrutura dentária causada principalmente por processos químicos (bebidas ácidas ou frutas cítricas), além da contribuição da placa dentária.
Manchas dentárias	Depósitos pigmentados nos dentes.
Perda de inserção clínica	Refere-se à quantidade de perda de tecido periodontal medida em referência a um marco anatômico estável, como a junção amelocementária. A perda de inserção clínica, medida em milímetros, representa a gravidade da periodontite.
Profundidade biológica	Distância histológica entre a margem gengival e a base da fenda gengival (a extremidade coronal do epitélio juncional).
Profundidade de sondagem	A distância da margem gengival à base da fenda gengival onde a ponta da sonda para. A ponta geralmente penetra além da extremidade coronal do epitélio juncional. A penetração é mais profunda quando a inflamação é mais grave.
Radiografia interproximal	As radiografias interproximais podem mostrar os níveis ósseos alveolares com mais precisão do que outras radiografias porque é mais fácil colocar o filme paralelo ao longo do eixo dos dentes-alvo. *Bite-wing* vertical é a radiografia de escolha em pacientes com periodontite.
Série de radiografias intraorais da boca toda	Uma série completa de radiografias intraorais (geralmente consistindo em 14 radiografias periapicais e 4 radiografias interproximais) é necessária para o diagnóstico periodontal e o planejamento do tratamento. Essas radiografias devem ser atualizadas caso a caso, uma vez a cada 2 anos para um paciente com periodontite moderada a grave.
Sondagem periodontal automática e eletrônica	• A sondagem clássica apresenta alguns problemas na reprodutibilidade das mensurações de profundidade de sondagem e perda de inserção • Nova tecnologia assistida por computador disponível comercialmente pode ser usada para melhorar a precisão e reprodutibilidade da sondagem • Este método combina as vantagens de uma força de sondagem constante com medição eletrônica precisa e armazenamento de dados em computador, eliminando, assim, os erros potenciais associados à leitura visual e à necessidade de um assistente para registrar as mensurações • Por exemplo, o *Florida Probe System* consiste em uma sonda manual, um leitor digital, um pedal, uma interface de computador e um computador.
Técnica de paralelismo de cone longo	A técnica mais confiável para avaliar o nível do osso alveolar. O filme deve ser posicionado paralelamente ao longo do eixo dos dentes em questão, e o feixe de raios X deve ser direcionado em um ângulo reto com os dentes e o filme.

Informações rápidas

Histórico de saúde	O histórico de saúde, incluindo informações sobre problemas médicos, uso de tabaco/álcool, cirurgias e hospitalizações anteriores, resultados de exames físicos e medicamentos, deve ser obtido na primeira visita por meio de um questionário ou verbalmente.
História odontológica	A história odontológica inclui registros de visitas anteriores ao dentista, tratamentos dentários recebidos, regime de higiene bucal, sintomas atuais e hábitos parafuncionais, como hábito de ranger/apertar (bruxismo).
Exame de estruturas extraorais	O exame das estruturas extraorais inclui a avaliação das articulações temporomandibulares, músculos mastigatórios, linfonodos da cabeça e pescoço e simetria facial.
Exame da cavidade oral	O exame da cavidade oral inclui o exame do estado de higiene bucal, mau hálito (halitose) e várias regiões da cavidade oral, como assoalho da boca, língua, palato, mucosa e área orofaríngea.
Exame do periodonto	O examinador deve observar visualmente o grau de acúmulo de biofilme e cálculo, a textura gengival e a aparência antes da sondagem. A sondagem inclui medir a profundidade da sondagem, sangramento à sondagem e outros parâmetros periodontais.
Acúmulo de cálculo	O cálculo supragengival pode ser comumente identificado nas superfícies linguais dos dentes anteriores inferiores e nas superfícies vestibulares dos molares superiores devido à presença de aberturas de ducto das glândulas salivares e escovação ineficaz. O cálculo subgengival geralmente deve ser detectado por sondagem.
Exame visual da gengiva	A gengiva deve estar seca antes de ser devidamente examinada. A inflamação gengival induzida por biofilme geralmente começa na margem gengival; a gravidade da inflamação geralmente é consistente com o acúmulo de biofilme/cálculo.
Exame tátil da gengiva	Uma sonda periodontal pode ser usada para avaliar a consistência, a adaptação gengival, o sangramento e a profundidade de sondagem da gengiva. Se a gengiva estiver inflamada, o sangramento pode ser facilmente visto com uma sondagem suave (usando uma força de 0,25 N). Durante a sondagem, é importante percorrer circunferencialmente a sonda para evitar perder qualquer bolsa profunda.
Tempo de sondagem	A sondagem periodontal às vezes não é precisa quando o paciente tem inflamação grave devido ao desconforto e/ou acúmulo de cálculo • Quando houver desconforto, o examinador deve confirmar a sondagem quando a gengiva for anestesiada para o tratamento • Em casos moderados e avançados, as profundidades de sondagem mudarão drasticamente com o controle aprimorado do biofilme, raspagem e alisamento radicular. Nesses casos, a obtenção de profundidades de sondagem precisas é muito mais importante na reavaliação após a terapia não cirúrgica do que no exame periodontal pré-tratamento.
Sangramento à sondagem	A sondagem pode causar sangramento quando a gengiva está inflamada. O sangramento à sondagem (SS) pode ocorrer 30 a 60 s após a sondagem. A ausência de SS é um bom preditor da estabilidade periodontal em um único local. A porcentagem geral de SS está correlacionada com o aumento do risco de progressão da doença periodontal.
Avaliação da mobilidade dentária	A mobilidade dentária deve ser medida segurando o dente com as pontas planas de dois instrumentos metálicos e, em seguida, movendo o dente para avaliar o quanto o dente se move nas direções horizontal e vertical. O aumento da mobilidade dentária geralmente está associado à perda óssea, trauma por oclusão e/ou inflamação periodontal/periapical.
Angulação adequada das radiografias periapicais	Existem quatro critérios para determinar a angulação adequada de uma radiografia periapical: • As pontas das cúspides dos molares devem ser vistas sem mostrar a superfície oclusal • A cúspide e a câmara pulpar devem ser claramente visíveis • Os espaços interproximais devem ser vistos claramente • Os contatos proximais não devem se sobrepor.
Nível ósseo em radiografias	É importante estar ciente dos erros potenciais causados pela angulação do filme/sensor, padrão de defeito e variantes anatômicas na identificação do nível ósseo em radiografias. Geralmente, a distância entre a junção amelocementária e a crista óssea alveolar é de aproximadamente 2 mm no periodonto saudável.
Padrão de destruição óssea	Quando a altura do osso alveolar é reduzida com a crista óssea paralela à linha imaginária que une a junção amelocementária, os níveis ósseos dos dentes adjacentes é horizontal. Quando a altura do osso alveolar é reduzida com a crista óssea não paralela (padrão de destruição oblíqua) à junção amelocementária dos dentes adjacentes, a perda óssea é vertical.
Aspecto radiográfico de periodontite	Para um paciente com periodontite, é possível observar, na radiografia altura óssea reduzida, ruptura da lâmina dura e/ou envolvimento da furca. A perda óssea real geralmente é maior do que a aparência radiográfica; portanto, é importante usar os achados clínicos e radiográficos para fazer um diagnóstico.

(Continua)

Capítulo 19   Avaliação Clínica e Radiográfica em Periodontia

 Informações rápidas (*Continuação*)

| Tomografia computadorizada de feixe cônico no diagnóstico de periodontite | A tomografia computadorizada de feixe cônico (TCFC) fornece imagens tridimensionais mostrando defeitos que não podem ser vistos em imagens bidimensionais. No entanto, a exposição à radiação e os custos da TCFC são maiores do que para a radiografia bidimensional; a TCFC não deve ser usada rotineiramente para o diagnóstico periodontal. |

Conhecimento fundamental

Diagnóstico clínico

O processo de diagnóstico clínico inclui uma avaliação geral do paciente, registrando a queixa principal, a história, o exame clínico (que envolve avaliação do periodonto e dos dentes) e um exame radiográfico, complementado por testes microbiológicos e histopatológicos e avaliação da imunidade do hospedeiro. Uma vez que um diagnóstico provisório é estabelecido, a avaliação dos fatores de risco também é feita para chegar a um prognóstico de trabalho e traçar um plano de tratamento (Figura 19.1).

 CORRELAÇÃO CLÍNICA

Quais são os fatores que afetam a profundidade de sondagem?

- Fatores clínicos: a penetração da sonda pode variar dependendo da força de sondagem, do tamanho da ponta da sonda, da direção de penetração, da resistência do tecido, da convexidade da coroa e do grau de inflamação do tecido. A profundidade de sondagem é geralmente 3 mm na saúde gengival e > 3 mm na presença de inflamação gengival
- Fatores histológicos: a sonda é "percorrida" circunferencialmente ao redor da superfície de cada dente para detectar as áreas de maior profundidade. A inserção do epitélio juncional à superfície do dente interrompe a penetração da sonda no tecido saudável. Se o tecido gengival estiver gravemente inflamado, a sonda pode não encontrar nenhuma resistência e penetrar além do epitélio juncional no tecido conjuntivo/crista óssea.[2]

O exame do periodonto consiste em duas partes:

1. Exame visual (ver Figura 19.2)
2. Exame tátil (ver Figura 19.3).

Radiografia auxiliar no diagnóstico da doença periodontal

O diagnóstico clínico é muito melhorado com o uso de radiografias, que desempenham papel fundamental na avaliação da doença periodontal.

A radiografia revela alterações no tecido calcificado; *não* revela a atividade atual da doença, mas mostra os efeitos da experiência celular anterior no osso e nas raízes.

Anatomia radiográfica normal do periodonto

A avaliação radiográfica do periodonto doente é eficiente quando se tem uma compreensão clara da anatomia radiográfica normal do osso alveolar, do espaço do liga-

CORRELAÇÃO CLÍNICA

Qual é o papel do feixe de raios X na aparência da imagem radiográfica?

Uma imagem radiográfica dentária é produzida quando um feixe de raios X passa pelas estruturas orais e é capturado em um sensor digital ou filme analógico que deve ser processado para ver uma imagem. O nível de cinza (faixa de preto a branco) do filme radiográfico exposto em qualquer ponto específico é um reflexo da quantidade de osso ou outra estrutura calcificada (e, em menor extensão, tecido mole) no caminho do feixe de raios x. Para interpretar uma radiografia corretamente, é necessário compreender a maneira como os raios X são atenuados pelas estruturas mineralizadas e não mineralizadas do periodonto.[3]

mento periodontal, da lâmina dura e do septo interdental (Figura 19.4).

Uso de radiografias em condições periodontais

As radiografias são úteis para as seguintes informações:[5]

- Para se ter uma ideia do volume ósseo existente
- Para avaliar as cristas alveolares e diagnosticar os padrões de perda óssea que têm implicações para o planejamento do tratamento e do prognóstico
- Para avaliar a perda óssea nas áreas de furca
- Para avaliar a largura do espaço do ligamento periodontal
- Para identificar fatores locais (retentivos de placa) que causam ou intensificam a doença periodontal, como:
  - Cálculo
  - Restaurações mal contornadas ou sobrecarregadas
  - Violações da largura biológica
- Para avaliar o comprimento da raiz, da morfologia, da proximidade radicular e da razão coroa-raiz (avaliação do pilar ptoético para suporte dos dentes periodontalmente afetados)
- Para avaliar as considerações anatômicas, como:
  - Proximidade do seio maxilar
  - Dentes ausentes, supranumerários ou impactados que podem causar problemas periodontais
- Para avaliar condições patológicas como:
  - Cárie (especialmente cárie radicular)
  - Patologia periapical
  - Reabsorções radiculares
- Para avaliar o osso e as estruturas anatômicas relacionadas como parte da avaliação pré-cirúrgica para pacientes que são candidatos a terapia com implantes dentários.

A Figura 19.5 revisa as aparências radiográficas comumente vistas de doença periodontal e trauma de oclusão.

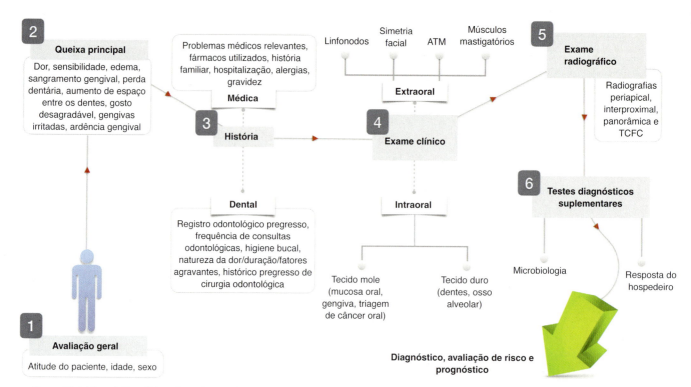

- **Figura 19.1 Diagnóstico clínico: fluxo de trabalho.** Os procedimentos diagnósticos devem ser sistemáticos e organizados, com um fluxo adequado ao processo. Além de reunir os fatos, o profissional deve reunir os achados para fornecer uma explicação significativa do problema periodontal do paciente. Uma sequência recomendada de procedimentos para o diagnóstico de doenças periodontais é:
    1. **Avaliação geral do paciente** – o interesse deve ser no paciente que tem a doença, não apenas na doença em si. O diagnóstico deve, portanto, incluir uma avaliação geral do paciente.
    2. **Queixa principal**.
    3. **Histórico relevante** – a fim de evitar a omissão involuntária de informações relevantes pelo paciente (devido à falta de consciência sobre o impacto de certas doenças sistêmicas e medicamentos na saúde bucal/dentária), o paciente deve ser informado do seguinte:
        i. Possível impacto de certas condições sistêmicas e medicamentos na doença periodontal, seu tratamento e resultados do tratamento
        ii. Necessidade de precauções especiais ou modificações de procedimentos de tratamento em certas condições sistêmicas
        iii. Possibilidade de que infecções orais podem ter influência significativa na ocorrência e na gravidade de uma variedade de doenças/condições sistêmicas.
    4. **Exame clínico**:
        - **Extraoral** – após avaliar a assimetria facial (p. ex., qualquer edema devido à formação de abscesso), a ATM deve ser avaliada quanto a dor, crepitação, clique e amplitude de movimento. Os músculos da mastigação devem ser palpados em busca de dor e sensibilidade. Doenças periodontais, periapicais e outras doenças bucais podem resultar em alterações nos linfonodos, e a avaliação de rotina dos linfonodos da cabeça e pescoço deve ser realizada.
        - **Intraoral** – os lábios, assoalho da boca, língua, palato, vestíbulo e região orofaríngea devem ser avaliados quanto a anormalidades e patologias, incluindo rastreamento de câncer oral. A limpeza da cavidade oral deve ser avaliada em termos da extensão dos restos alimentares acumulados, biofilme, cálculo e manchas na superfície do dente e cárie dentária. O exame periodontal é discutido nas Figuras 19.2 e 19.3.
    5. **Exame radiográfico** – a radiografia panorâmica fornece um quadro radiográfico informativo geral da distribuição e da gravidade da destruição óssea com a doença periodontal e estruturas orais circundantes, mas uma série intraoral completa (14 periapicais e 4 radiografias interproximais) pode ser necessária para detalhar o diagnóstico periodontal e o planejamento de tratamento. A TCFC ajuda no planejamento de casos complexos exigindo implantes dentários e desenvolvimento do local do implante.
    6. **Testes complementares de diagnóstico** – quando são detectados problemas gengivais ou periodontais incomuns que não podem ser explicados por causas locais, deve-se explorar a possibilidade de fatores microbiológicos e do hospedeiro contribuírem para a doença. A cultura bacteriana de amostras de placa obtidas de bolsas, teste de suscetibilidade a antibióticos, microscopia de campo escuro, testes de DNA, teste de enzima bacteriana (teste de BANA) e assim por diante são ajudas suplementares no teste de etiologia microbiana. Os testes de resposta do hospedeiro incluem testes de suscetibilidade genética (p. ex., polimorfismo do gene IL-1).
    7. **Avaliação de risco** – o leitor deve consultar o Capítulo 20 para obter mais detalhes. TCFC, tomografia computadorizada de feixe cônico; ATM, articulação temporomandibular.

Capítulo 19 Avaliação Clínica e Radiográfica em Periodontia   159

Biofilme e inflamação gengival

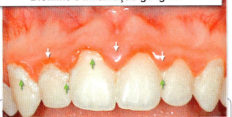

A presença ou ausência de biofilme (setas verdes) deve ser correlacionada com a presença e gravidade da inflamação gengival (setas brancas)

Cálculo

Comparado ao cálculo supragengival (setas pretas), não é fácil e requer a identificação de alterações inflamatórias associadas ao tecido mole (setas azuis)

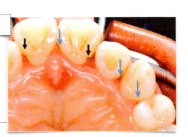

Exame visual do periodonto

Quando a junção amelocementária é supragengival, a recessão é a distância da junção amelocementária à margem gengival (seta preta de dupla extremidade). As localizações JMG (setas amarelas) e frênulo (seta cinza) também devem ser observadas.

Migração patológica dos dentes

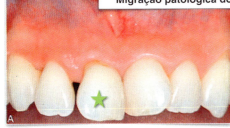

Na periodontite, o dente pode se afastar do lado com maior perda de inserção (estrela verde), mesmo sob a influência de forças oclusais normais.

Recessão gengival

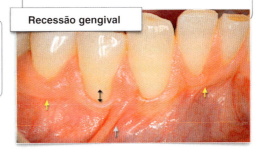

• **Figura 19.2** Exame visual do periodonto. O processo sistemático do exame periodontal não deve começar imediatamente com a inserção da sonda periodontal na fenda gengival. Isso pode não apenas ser desconfortável e traumático para o paciente, como também induzir sangramento e tornar difícil a visualização de alterações inflamatórias nos tecidos moles. A doença periodontal ocorre como resultado da resposta do tecido do hospedeiro ao acúmulo de biofilme; portanto, um exame visual completo que avalie a margem gengival para biofilme/acúmulo de cálculo e alterações inflamatórias é vital. A recessão gengival e os freios na gengiva marginal devem ser observados, e a avaliação da largura da gengiva queratinizada também deve ser implementada (discutida no Capítulo 36). Mudanças na posição do dente devem ser cuidadosamente observadas; elas podem ser causadas por, por exemplo, periodontite, falta de barreiras posteriores devido à falta de dentes posteriores que causam um colapso da mordida, resultando em dentes anteriores expandidos ou forças anormais do hábito de empurrar a língua. Somente após o término do exame visual deve-se começar a sondagem da fenda gengival e o mapeamento periodontal. JMG, junção mucogengival. (De Newman, M.G., Takei, H.H., Klokkevold, P.R., et al. (2019). *Newman and Carranza's Clinical Periodontology* (13th ed.). Philadelphia: Elsevier.)

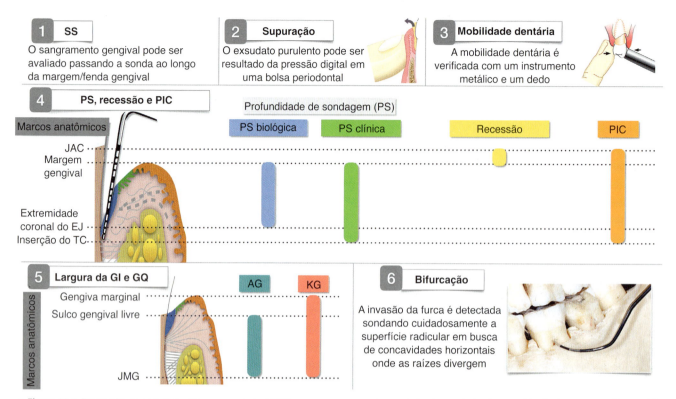

- **Figura 19.3** Exame tátil do periodonto. O exame periodontal tátil começa com a sondagem da fenda gengival e da superfície do dente para verificar se há aberrações, concavidades e cálculos subgengivais. A resposta do tecido gengival à sondagem é avaliada em termos de resistência à penetração da sonda, profundidade de penetração da sonda e dor à sondagem. Isso é seguido por uma série de avaliações periodontais:
    1. **Avaliação do sangramento à sondagem** – sob pressão, o tecido gengival saudável fica branco e não sangra, mas na presença de inflamação gengival, pode ser observado sangramento marginal. A facilidade e a gravidade do sangramento marginal estão relacionadas à gravidade da inflamação gengival. Às vezes, o sangramento aparece imediatamente após a remoção da sonda, mas pode demorar alguns segundos. Após 30 a 60 s de sondagem, o profissional deve verificar novamente se há sangramento. A ausência de sangramento à sondagem é um excelente indicador de estabilidade periodontal.
    2. **Avaliação da bolsa de supuração** – palpação da gengiva marginal com uma sonda, ou digitalmente colocando a ponta do dedo indicador na gengiva apical à margem e empurrando coronalmente em direção à margem gengival, pode espremer um exsudato amarelo esbranquiçado da fenda gengival. Note que a ausência de supuração não indica ausência de doença.
    3. **Avaliação da mobilidade dentária** – mobilidade fisiológica é o movimento de até 0,2 mm horizontal e 0,02 mm axialmente. A mobilidade além da faixa fisiológica é denominada anormal ou patológica. Os três principais fatores etiológicos da mobilidade dentária são inflamação periodontal, perda de inserção e trauma oclusal. A mobilidade é pontuada de acordo com a facilidade e extensão do movimento dentário usando o índice de Miller:
        - Grau 1: primeiro sinal claro de movimento maior que o limite fisiológico
        - Grau 2: movimento da coroa até 1 mm (qualquer direção)
        - Grau 3: movimento da coroa superior a 1 mm em qualquer direção, ou depressão vertical ou rotação da coroa no alvéolo.
    4. **Avaliação da profundidade de sondagem, recessão gengival e perda de inserção clínica:**
        - **Profundidade de sondagem (PS)** – ao sondar, a ponta da sonda deve estar em contato com a superfície do dente enquanto desliza para a parte inferior do sulco gengival, permitindo a detecção de irregularidades da superfície do dente, cálculo subgengival e envolvimentos de furca. Existem duas profundidades de bolsas:
            - Profundidade biológica ou histológica: a distância entre a margem gengival e a base da fenda gengival (i. e., a extremidade coronal do EJ). Isso pode ser medido apenas em cortes histológicos
            - Profundidade clínica ou de sondagem: a distância da margem gengival até onde a ponta da sonda para. Na gengiva inflamada, geralmente esse ponto é onde a sonda encontra as fibras mais coronais intactas da inserção do TC
        - **Recessão gengival** – recessão é a distância entre o JAC e a margem gengival. A presença de recessão indica que ocorreu perda de inserção, mas não necessariamente que a inflamação está presente
        - **Perda de inserção clínica (PIC)** – PIC mede a quantidade de perda de inserção que ocorreu, com o JAC como ponto de referência. É medida como a distância da JAC ao provável fundo da fenda. Na gengiva inflamada, geralmente esse ponto é onde a sonda encontra as fibras mais coronais intactas da inserção do TC ou, às vezes, até o osso. PIC é a soma da recessão gengival e da PS clínica.
    5. **Avaliação da largura da gengiva inserida (GI) e gengiva queratinizada (GQ)** – a largura da gengiva inserida é a distância entre a JMG e a projeção na superfície externa da parte inferior do sulco gengival ou da bolsa periodontal (quando presente, esse ponto de referência é chamado de sulco gengival livre). Não deve ser confundido com a largura da GQ, porque este também inclui a gengiva marginal.
    6. **Avaliação do envolvimento da furca** – invasão da furca é a reabsorção patológica do osso interradicular dentro de uma furca de um dente multirradicular devido à doença periodontal. Ele é detectado usando a sonda Nabers. (Ver Capítulo 35 para obter mais informações sobre diagnóstico e gerenciamento de furca.)

Isenção de responsabilidade: os gráficos nesta figura são representações diagramáticas para auxiliar no aprendizado do conceito e não são representativos das dimensões reais dos tecidos ou da sonda periodontal.

GI, gengiva inserida; SS, sangramento à sondagem; PIC, perda de inserção clínica; JAC, junção amelocementária; TC, tecido conjuntivo; EJ, epitélio juncional; GQ, gengiva queratinizada; JMG, junção mucogengival; PS, profundidade de sondagem. (De Newman, M.G., Takei, H.H., Klokkevold, P.R., et al. (2019). *Newman and Carranza's Clinical Periodontology* (13th ed.). Philadelphia: Elsevier.)

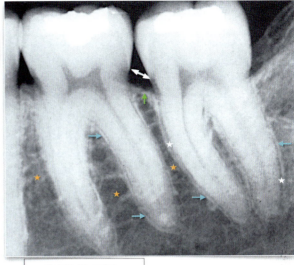

Lâmina dura
- Aparece radiograficamente como uma linha branca contínua (setas azuis) ao redor das raízes dos dentes
- Representa a aparência radiográfica do osso alveolar propriamente dito ou do feixe do osso

Espaço do LP
- Dado o LP ser composto de tecido mole, aparece como um espaço radiolúcido (setas brancas) entre as raízes dos dentes e a lâmina dura circundante
- Varia em espessura entre indivíduos e também entre diferentes locais dentro da cavidade oral da mesma pessoa
- Em alguns casos, o aumento na espessura deste espaço pode ter uma etiologia local ou sistêmica e, portanto, deve ser avaliado cuidadosamente

Osso esponjoso
- Aparece como uma rede de finas linhas radiopacas cercadas por muitas bolsas radiolúcidas de pequenos espaços medulares (estrelas laranja)
- Representa o osso que se encontra entre as placas corticais

Crista alveolar
- Aparece como uma linha radiopaca, não mais do que 1 a 2 mm da JAC dos dentes adjacentes (seta verde)
- representa a borda cortical do osso alveolar em sua extremidade mais coronal
- Anteriormente, é representado por uma ponta de osso entre os dentes adjacentes
- Posteriormente, é plana e alinhada paralelamente a uma linha imaginária que une as JACs dos dentes adjacentes (seta branca de dupla extremidade)

- **Figura 19.4** Anatomia radiográfica normal do osso interdental alveolar.[5] A avaliação radiográfica das alterações ósseas na doença periodontal baseia-se principalmente na aparência do osso interdental nas radiografias, uma vez que os níveis ósseos facial e lingual são mascarados pelo rádio opaco estrutura da raiz. Esta figura mostra a aparência radiográfica normal de várias estruturas que constituem o osso interdental, a saber: a lâmina dura, o espaço do LP, o osso esponjoso entre as placas corticais e a crista alveolar.
- Na saúde, o osso interdental entre os dentes posteriores permanece intacto; essa aparência saudável é vista como um ângulo agudo formado entre a crista óssea alveolar (geralmente osso cortical) e a lâmina dura das raízes adjacentes que fazem fronteira com o osso interdental
- Na dentição posterior, a angulação da crista do septo interdental é geralmente paralela a uma linha entre as JACs dos dentes que se aproximam. Quando há uma diferença no nível dos JACs adjacentes, a crista do osso interdental parece angulada em vez de horizontal. Nessa circunstância, tal aparência é considerada "normal" e não deve ser confundida com osso angular ou perda vertical.

JAC, junção amelocementária; LP, ligamento periodontal. *Radiopaco* descreve a aparência de estruturas densas que são opacas à passagem dos raios X e aparecem brancas na radiografia; *Radiotransparente* refere-se aos tecidos menos densos que aparecem mais pretos do que estruturas radiopacas.
(De Newman, M.G., Takei, H.H., Klokkevold, P.R., et al. (2019). *Newman and Carranza's Clinical Periodontology* (13th ed.). Philadelphia: Elsevier.)

Limitações das radiografias

Embora as radiografias desempenhem um papel vital no planejamento do tratamento, um exame clínico cuidadoso deve sempre complementar seu uso pelas seguintes razões:[5]

1. Eles fornecem apenas uma visão bidimensional de uma situação tridimensional. Isso evita que defeitos ósseos sobrepostos por paredes ósseas superiores (p. ex., crateras interdentais) sejam vistos claramente. Ademais, devido à sobreposição das raízes dentárias nas placas corticais vestibular/lingual, apenas o osso interdental pode ser visto claramente.
2. As radiografias subestimam a destruição óssea, especialmente em casos leves.
3. As radiografias não podem ajudar a diagnosticar tecidos moles/pseudobolsas ou perda de inserção clínica.
4. As radiografias não podem distinguir entre casos tratados e não tratados.

Periodontite

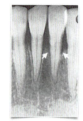
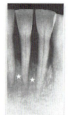
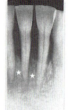
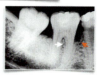
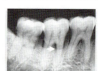

1. Difusão ou ruptura de continuidade da LD
2. Área radiolúcida em forma de cunha
3. Osso interdental parcialmente reabsorvido

6. Perda óssea de furca
6a. Difusão na região de furca (seta branca) associada com perda óssea adjacente radicular
6b. Espessamento do LP e perda óssea na região de furca
6c. Seta de furcação radiográfica

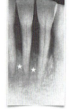
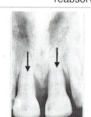
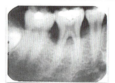

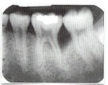

4. Redução da altura do septo interdental (perda óssea horizontal)
5. Placa óssea vestibular/lingual parcialmente reabsorvida vista como uma linha radiopaca através das raízes

7. Padrão de perda óssea molar-incisivo

Perda óssea vertical/angular ao redor dos incisivos e primeiros molares

TO

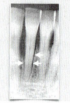

Espaço do LP ampliado

• **Figura 19.5** Aspecto radiográfico de periodontite e trauma por oclusão (TO). Esta figura mostra as várias maneiras pelas quais a periodontite pode se apresentar nas radiografias e também a aparência radiográfica do TO.

Aparência radiográfica da periodontite – as primeiras alterações da doença periodontal geralmente não se manifestam nas radiografias, ou as radiografias podem subestimar a extensão da perda óssea. Portanto, a avaliação do nível ósseo periodontal deve ser baseada nos resultados da avaliação clínica e radiográfica. Os recursos são:

1. *Imprecisão e ruptura na continuidade da lâmina dura na crista do septo interdental* – considerada a primeira alteração radiográfica na periodontite. Resulta da reabsorção óssea ativada pela extensão da inflamação gengival no osso alveolar. A presença de uma lâmina dura da crista óssea intacta pode indicar saúde periodontal.
2. *Uma área radiolúcida em forma de cunha* na face mesial ou distal da crista do septo interdental com o ápice apontado na direção da raiz (causada pela reabsorção óssea lateral dos septos interdentais em ambos os lados da raiz junto com o alargamento do espaço do LP).
3. *O osso interdental pode parecer parcialmente erodido* – devido ao aumento da atividade osteoclástica que resulta em aumento da reabsorção óssea ao longo das margens endosteais dos espaços medulares.
4. *Redução na altura do septo interdental* – devido à extensão mais profunda da inflamação óssea.
5. *Linha horizontal radiopaca através das raízes* – demarca a porção da raiz onde a placa óssea vestibular ou lingual foi parcial ou completamente destruída. Na radiografia, a estrutura óssea radicular é sobreposta à estrutura da raiz.
6. *Perda óssea da furca* – para auxiliar na detecção radiográfica do envolvimento da furca, os seguintes critérios diagnósticos são sugeridos:
    a. Menor alteração radiográfica na área de furca deve ser investigada clinicamente, especialmente se houver perda óssea nas raízes adjacentes.
    b. A radiodensidade diminuída na área de furca na qual os contornos das trabéculas ósseas são visíveis sugere envolvimento de furca. Também pode estar presente espaço do LP aumentado.
    c. Sempre que houver perda óssea acentuada em relação a uma única raiz de molar, pode-se supor que a furca também esteja envolvida. O envolvimento da furca mesial ou distal dos molares superiores não é claramente visível nas radiografias periapicais, porque os defeitos das furcas podem estar sobrepostos às imagens das placas corticais vestibulares/palatinas e também à raiz palatina. Lesões envolvendo furca mesial e distal também foram descritas radiograficamente como "setas" de furca.[4]
7. *Padrão de perda óssea molar-incisivo* – anteriormente chamada de periodontite agressiva localizada, essa condição é tipicamente caracterizada por perda óssea nas áreas dos incisivos superiores e inferiores e/ou primeiros molares, em geral bilateralmente, resultando em padrões destrutivos verticais semelhantes a arco.

Aparência radiográfica do TO – As alterações radiográficas listadas a seguir não são patognomônicas do TO e devem ser interpretadas em combinação com os achados clínicos, particularmente mobilidade dentária, presença de facetas de desgaste, profundidade da bolsa e análise de contatos oclusais e hábitos:

- Alargamento do espaço do ligamento periodontal
- Alargamento da lâmina dura
- Perda óssea – em estágios terminais, a perda óssea angular profunda se estende ao redor do ápice radicular, produzindo uma imagem periapical ampla e radiolúcida (lesões cavernosas)
- Aumento no número e no tamanho das trabéculas
- Hipercementose
- Fraturas radiculares
- Reabsorção radicular.

LD, lâmina dura; LP, ligamento periodontal; TO, trauma de oclusão.
(De Newman, M.G., Takei, H.H., Klokkevold, P.R., et al. (2019). *Newman and Carranza's Clinical Periodontology* (13th ed.). Philadelphia: Elsevier.)

Capítulo 19 Avaliação Clínica e Radiográfica em Periodontia

EXERCÍCIO COM BASE EM CASOS CLÍNICOS

Cenário: uma paciente de 21 anos de idade se envolveu em um acidente de carro que levou à perda de seus dentes anteriores superiores; a principal queixa da paciente era reconstruir esse sextante. Uma equipe interdisciplinar foi convocada para avaliar os achados clínicos e radiográficos e chegar a diferentes opções de tratamento, a fim de reabilitar com sucesso a região anterior superior edêntula.

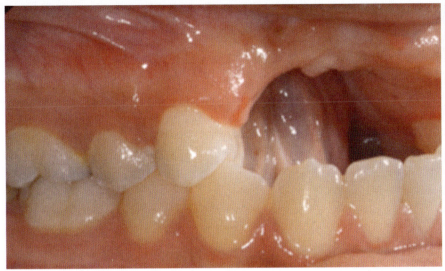
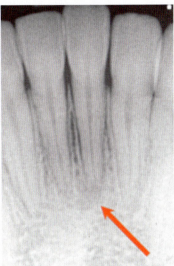

Questões

1. Qual será o tipo recomendado de radiografia para o plano de reconstrução maxilar?
   a. Interproximal.
   b. Periapical.
   c. Panorâmico.
   d. Tomografia computadorizada de feixe cônico (TCFC).

2. No caso presente, o alargamento do ligamento periodontal destacado pela seta vermelha é mais provavelmente causado por:
   a. desgaste oclusal.
   b. lesão traumática passada.
   c. genética.
   d. etiologia periodontal.

3. Em um paciente periodontalmente estável e sem doenças anteriores, com que frequência as informações radiográficas devem ser atualizadas?
   a. A cada 6 meses.
   b. A cada 2 anos.
   c. Somente quando coberto por seguro.

4. Ao avaliar o envolvimento de furca de um dente superior e/ou inferior, a radiografia ideal é:
   a. interproximal.
   b. periapical.
   c. panorâmica.

Este capítulo foi desenvolvido com base nos Capítulos 32 e 33 do livro *Newman e Carranza Periodontia Clínica* (13ª edição) e é um resumo de muitas das seções importantes dos capítulos. O leitor está convidado a ler os capítulos de referência para uma compreensão completa deste importante tópico.

Respostas

1. Resposta: d
Explicação: a única radiografia que fornecerá uma avaliação 3D da morfologia óssea é a TCFC. Isso vai facilitar o processo de planejamento do tratamento para a equipe interdisciplinar.

2. Resposta: b
Explicação: considerando o histórico médico da paciente e a apresentação clínica atual, a lesão traumática é a causa mais provável. Ela não tem nenhum desgaste oclusal e não há sinais de condições periodontais ativas.

3. Resposta: b
Explicação: uma série de radiografias de boca toda deve fazer parte da avaliação periodontal de cada paciente, juntamente com um registro detalhado de profundidade de sondagem, localização da margem gengival e sangramento à sondagem. A avaliação radiográfica deve ser atualizada a

cada 2 anos na forma de radiografias interproximais. Em pacientes com doença periodontal ativa ou uma história de doença, as radiografias de escolha são interproximais verticais.

4. Resposta: a

Explicação: as radiografias interproximais são mais favoráveis para identificar a morfologia dos defeitos de furca do que as outras opções.

Referências bibliográficas

1. Armitage, G. C. (1996). Periodontal diseases: Diagnosis. *Annals of Periodontology, 1,* 37.
2. Armitage, G. C., Svanberg, G. K., & Löe, H. (1977). Microscopic evaluation of clinical measurements of connective tissue attachment levels. *Journal of Clinical Periodontology, 4,* 173.
3. Genco, R. J., Goldman, H. M., & Cohen, D. W. (1990). *Contemporary periodontics*. St. Louis: Mosby.
4. Hardekorpf, J. D., Dunlap, R. M., Ahl, D. R., & Pelleu, G. B., Jr. (1987). "The furcation arrow." A reliable radiographic image? *Journal of Periodontology, 58,* 258–261.
5. White and Pharoah. Oral radiology: Principles and Interpretation. 4th ed. 2000. Mosby.

20
Risco e Prognóstico Periodontal

Terminologia importante

Terminologia/abreviatura	Explicação
Avaliação do risco	Componente importante da gestão do paciente que permite aos profissionais personalizar o tratamento para um paciente específico.
Determinação do risco	Fatores de risco que não podem ser modificados (p. ex., fatores genéticos, idade, sexo, padrão socioeconômico, estresse).
Fator de risco	• Fator ambiental, comportamental ou biológico que aumenta a probabilidade de desenvolver doenças • Identificado por meio de estudos longitudinais • A exposição deve ocorrer antes do início da doença • Fatores de risco periodontal estabelecidos incluem tabagismo, diabetes, bactérias patogênicas e depósitos microbianos nos dentes.
Indicadores de risco	Fatores de risco prováveis ou putativos que foram identificados em estudos transversais, mas não confirmados por meio de estudos longitudinais (p. ex., HIV/AIDS, osteoporose, visitas pouco frequentes ao dentista).
Preditores/marcadores de risco	• Fatores que estão associados ao aumento do risco de doença, mas não causam a doença • Identificados por meio de estudos transversais ou longitudinais • História anterior de doença periodontal e sangramento à sondagem são exemplos.
Prognóstico	• Uma previsão do curso provável, duração e resultado da doença com base no conhecimento geral de sua patogênese e na presença ou ausência de fatores de risco conhecidos.
Prognóstico geral	• Prognóstico da dentição como um todo • Considera idade do paciente, gravidade atual da doença, fatores sistêmicos, tabagismo, presença de biofilme, cálculo, outros fatores locais, adesão do paciente, possibilidades protéticas.
Prognóstico individual	Definido no nível do dente individual após determinar o prognóstico geral.

Informações rápidas

Sangramento à sondagem (SS)	• O sangramento é o melhor indicador clínico de inflamação gengival[3] • A falta de SS serve como um indicador de saúde periodontal, mas a presença de SS por si só não é um bom preditor de perda futura de inserção[4] • A falta de SS é um indicador de saúde periodontal (alto valor preditivo negativo).
Acúmulo de placa e periodontite	• A quantidade de placa não é de grande importância no processo da doença • A composição ou qualidade do complexo biofilme da placa é importante • Patógenos essenciais contribuem para a mudança de uma comunidade microbiana simbiótica para uma comunidade mais disbiótica.
Bactérias específicas na patogênese da periodontite	• Bactérias específicas que correspondem aos critérios de causa da doença: *Aggregatibacter actinomycetemcomitans, Porphyromonas gingivalis, Tannerella forsythia* • Sua eliminação ou supressão impacta o sucesso da terapia • Há uma resposta do hospedeiro a esses patógenos • Fatores de virulência estão associados a esses patógenos • A inoculação dessas bactérias em modelos animais induz doença periodontal.

(Continua)

Informações rápidas (*Continuação*)

Fatores anatômicos	Esses fatores aumentam a probabilidade de a doença periodontal abrigar placa bacteriana e dificultar a higiene bucal e a instrumentação profissional (p. ex., concavidades radiculares, sulcos de desenvolvimento, projeções de esmalte, pérolas de esmalte, cristas de bifurcação).
Fatores restauradores	Podem resultar em aumento do acúmulo de placa, aumento da inflamação e aumento da perda óssea (p. ex., margens subgengivais ou salientes das restaurações).
Presença de cálculo	• Reservatório de placa bacteriana • A presença de cálculo em indivíduos saudáveis com atendimento odontológico de rotina não resulta em perda de inserção, enquanto a falta de manutenção ou uma condição sistêmica com a presença de cálculo pode impactar negativamente na perda de inserção.
Fatores genéticos como determinantes de risco	• Polimorfismos em IL-1α e IL-1β estão associados à periodontite crônica grave em indivíduos não fumantes • Alterações imunogênicas que são geneticamente controladas: anormalidades de neutrófilos, hiper-responsividade monocítica a lipopolissacarídeos e alterações nos receptores de monócitos/macrófagos para a porção Fc do anticorpo.
Idade como determinante de risco	• A prevalência e a gravidade da doença periodontal aumentam com a idade • A perda de inserção e a perda óssea em indivíduos mais velhos são o resultado da exposição prolongada a outros fatores de riscos ao longo da vida, criando um efeito cumulativo • Quanto mais jovem for o paciente, maior será o tempo de exposição aos fatores causais • O envelhecimento por si só não aumenta a suscetibilidade à doença.
Sexo como determinante de risco	• Os homens têm mais perda de inserção que as mulheres • Os homens têm higiene bucal mais precária do que as mulheres • A diferença do sexo na prevalência e na gravidade está relacionada às diferenças nas práticas preventivas.
Padrão socioeconômico como determinante de risco	Consciência dentária diminuída e frequência diminuída de visitas ao dentista podem contribuir para gengivite e higiene bucal deficiente.
Estresse como determinante de risco	• A incidência de gengivite necrosante aumenta durante os períodos de estresse emocional e físico • O estresse emocional pode alterar a função imunológica normal, o que pode afetar o periodonto. Eventos estressantes podem aumentar fatores psicossociais e comportamentos de risco (p. ex., tabagismo, higiene bucal deficiente) • Indivíduos com dificuldade financeira, angústia, depressão ou mecanismos de enfrentamento inadequados têm perda de inserção mais grave.
HIV/AIDS como indicador de risco	• A infecção pelo HIV ou AIDS pode aumentar a suscetibilidade (embora a associação seja inconclusiva) • Indivíduos afetados pela AIDS com boas medidas preventivas de saúde bucal podem manter a saúde periodontal.
Osteoporose como indicador de risco	A redução da massa óssea pode agravar a progressão da doença periodontal, embora a associação seja inconclusiva.
Visitas pouco frequentes ao dentista como indicador de risco	• Deixar de ir ao dentista regularmente pode aumentar o risco de periodontite grave • A idade do indivíduo, suscetibilidade a doenças e outros fatores, juntamente com visitas pouco frequentes ao dentista, podem estar envolvidos na apresentação da doença.
História prévia de doença periodontal como marcador de risco	Indivíduos com histórico de doença periodontal prévia correm maior risco de perda futura de inserção.
Fatores na determinação do prognóstico	• Idade do paciente • Gravidade da doença • Controle do biofilme • Complacência e cooperação do paciente • Fatores sistêmicos e ambientais (p. ex., tabagismo, doença sistêmica, fatores genéticos, estresse) • Fatores locais (p. ex., biofilme e cálculo, restaurações subgengivais, fatores anatômicos, mobilidade dentária, cárie, vitalidade do dente, reabsorção radicular) • Fatores protéticos e restauradores.
Relevância da idade do paciente no prognóstico	Para dois pacientes com níveis comparáveis de inserção e perda óssea, o prognóstico é pior para o paciente mais jovem porque a destruição em um período relativamente curto pode indicar um tipo agressivo de periodontite.

(*Continua*)

Informações rápidas (*Continuação*)

Fatores anatômicos no prognóstico	Os fatores anatômicos que apresentam problemas de acessibilidade são: • Furca – em 58% dos primeiros molares superiores e inferiores, o diâmetro de entrada da furca é mais estreito do que a largura das curetas periodontais convencionais[5] • Sulcos de desenvolvimento • Proximidade da raiz • Concavidade de raiz.
Mobilidade dentária no prognóstico	A mobilidade do dente resultante da perda do osso alveolar provavelmente não será corrigida, enquanto a mobilidade da inflamação ou o trauma da oclusão podem ser corrigidos.
Vitalidade dentária no prognóstico	O prognóstico periodontal dos dentes não vitais tratados não difere daquele dos dentes vitais.
Tipo de defeito ósseo no prognóstico	• O prognóstico para perda óssea horizontal depende da altura do osso existente, pois é um desafio ganhar altura óssea por meio da regeneração • O prognóstico para defeitos intraósseos angulares (verticais) é excelente se o contorno do osso existente e o número de paredes ósseas forem favoráveis à regeneração.
Efeito da estratégia de exodontia no prognóstico	• Pode melhorar o prognóstico dos dentes adjacentes, melhorar o tratamento protético e aumentar a taxa de sucesso dos implantes que substituem os dentes extraídos • A abordagem de "observar e esperar" pode permitir a deterioração do local e limitar a possibilidade de futuro tratamento com implante.
Prognóstico para doenças gengivais induzidas por biofilme	• A gengivite associada apenas à placa dentária tem um bom prognóstico; a eliminação de fatores locais (biofilme bacteriano e seus fatores retentivos) provavelmente resolverá a doença • Em doenças gengivais induzidas por biofilme modificadas por fatores sistêmicos (alterações hormonais, diabetes ou discrasias sanguíneas), o prognóstico depende não apenas do controle do biofilme bacteriano, mas também do controle ou correção dos fatores sistêmicos • Em doenças gengivais induzidas por biofilme modificadas por medicamentos, por exemplo, aumento gengival influenciado por fármacos, o prognóstico depende não apenas de a causa da inflamação poder ser completamente eliminada, mas também do problema sistêmico do paciente ser passível de tratamento com um medicamento alternativo que não cause aumento gengival.
Prognóstico de lesões gengivais não induzidas por biofilme	• A doença não é atribuída ao acúmulo de biofilme • O prognóstico depende da eliminação do(s) fator(es) etiológico(s) • O prognóstico da manifestação gengival de distúrbios dermatológicos (líquen plano, penfigoide, pênfigo vulgar, eritema multiforme e lúpus eritematoso) depende do manejo do distúrbio dermatológico associado.
Sistema de prognóstico de Kwok e Caton[1]	• Favorável: o tratamento e a manutenção periodontal abrangentes irão estabilizar o estado do dente. A perda futura de suporte periodontal é improvável • Questionável: fatores locais ou sistêmicos que influenciam o estado periodontal podem ou não ser controláveis. Se controláveis, o estado periodontal pode ser estabilizado com um tratamento periodontal abrangente. Caso contrário, pode ocorrer uma futura ruptura periodontal • Desfavorável: os fatores locais ou sistêmicos que influenciam o estado periodontal não podem ser controláveis. Tratamento e manutenção periodontal abrangentes são improváveis de prevenir colapso periodontal futuro • Improvável: o dente deve ser extraído.
Sistema de prognóstico McGuire[2]	• Bom prognóstico: o controle dos fatores etiológicos e o suporte periodontal adequado garantem que o dente seja de fácil manutenção pelo paciente e pelo especialista • Prognóstico razoável: aproximadamente 25% de perda de inserção ou invasão de furca grau I; localização e profundidade permitem a manutenção adequada com boa adesão do paciente • Prognóstico precário: 50% de perda de inserção, invasão de furca grau II; localização e profundidade tornam a manutenção possível, porém difícil • Prognóstico questionável: > 50% de perda de inserção, relação coroa-raiz ruim, forma da raiz ruim, invasão de furca grau II (localização e profundidade dificultam o acesso) ou invasão de furca grau III; mobilidade 2 ou 3; proximidade da raiz • Prognóstico impossível: inserção inadequada para manter a saúde, o conforto e a função.

Conhecimento fundamental

Introdução

A periodontite é uma doença inflamatória destrutiva que se manifesta com gravidade variável em pessoas com diferentes suscetibilidades. A avaliação do risco periodontal e o prognóstico são adjuvantes valiosos para o diagnóstico e manejo de pacientes com doença periodontal; sua inclusão entre as considerações de diagnóstico e tratamento ajuda a personalizar o manejo do paciente e a aumentar o bem-estar geral do paciente.

Avaliação do risco periodontal

As diretrizes da American Academy of Periodontology (AAP) afirmam que a avaliação do risco é "cada vez mais importante no planejamento do tratamento periodontal e deve fazer parte de toda avaliação dentária e periodontal abrangente":

- Objetivo da avaliação do risco periodontal – o objetivo é "retenção de dentes a longo prazo, combinando prevenção, intervenção precoce e terapia dirigida no tratamento de um paciente com periodontite"[7]
- Risco à doença – a probabilidade de um indivíduo desenvolver uma doença específica ou experimentar uma mudança no estado de saúde em um intervalo de tempo específico
- Fator de risco – qualquer característica, comportamento ou exposição que tenha associação com uma doença específica. A Figura 20.1 analisa vários fatores de risco associados à doença periodontal.

Prognóstico periodontal

O prognóstico é parte integrante da terapia, pois as decisões de tratamento são feitas com base nele, com o objetivo de melhorá-lo:

- Um prognóstico é uma previsão do curso provável, duração e resultado de uma doença com base em um conhecimento geral de sua patogênese e a presença de fatores de risco associados
- A determinação do prognóstico é um processo dinâmico. O *prognóstico* inicial ou *provisório*, derivado do exame clínico inicial e do diagnóstico preliminar, deve ser revisado em vários pontos durante as fases de tratamento e manutenção.

A Figura 20.2 descreve os diferentes tipos de prognóstico e lista os fatores na determinação do prognóstico.

> ### ◆ CORRELAÇÃO CLÍNICA
>
> **Qual a necessidade de incorporar a avaliação de risco como componente da avaliação periodontal no processo de diagnóstico e planejamento do tratamento?**
>
> O termo *diagnóstico* refere-se ao estado atual da doença. Além disso, os parâmetros clínicos tradicionais da doença periodontal (profundidade de sondagem, perda de inserção, avaliação radiográfica do nível ósseo alveolar etc.) são medidas cumulativas da doença no passado; não refletem com precisão a atividade atual da doença nem predizem sua atividade futura. Ao contrário do diagnóstico que denota o estado da doença existente, a avaliação de risco prevê seu estado futuro, bem como sua probabilidade e taxa de progressão. A incorporação da avaliação de risco nas avaliações clínicas tem o potencial de alterar o modelo tradicional de atendimento (em que uma lesão/condição é diagnosticada e reparada, independentemente do risco futuro do paciente à doença). Em vez disso, um modelo de cuidado de bem-estar que enfatiza a prevenção e a redução direcionada dos fatores de risco pode ser seguido, além do tratamento reparador. Isso aborda os objetivos de melhorar o bem-estar geral do paciente, diminuindo a morbidade e reduzindo os custos gerais de cuidados de saúde.[7]

Fatores de risco

Identificado por meio de estudos longitudinais, a exposição a um fator de risco deve ocorrer antes do início da doença

- Tabagismo
- Diabetes
- Bactérias patogênicas e depósitos dentais microbianos

Marcadores de risco

Embora associados ao aumento do risco de doença, esses "preditores" não causam a doença

- História anterior de doença periodontal
- Sangramento à sondagem

Risco à doença periodontal

A *probabilidade* de um indivíduo desenvolver periodontite em determinado período

Determinantes de risco

Características que não podem ser modificadas

- Fatores genéticos
- Idade
- Sexo
- Padrão socioeconômico
- Estresse

Indicadores de risco

Fatores de risco prováveis/putativos identificados em estudos transversais, mas não confirmados por meio de estudos longitudinais

- HIV/AIDS
- Osteoporose
- Visitas pouco frequentes ao dentista

• **Figura 20.1** Avaliação do risco periodontal. O objetivo eventual da avaliação do risco periodontal é desenvolver um plano de tratamento personalizado para determinado paciente, levando em consideração seu perfil de risco periodontal. Com base no perfil de risco e diagnóstico, o plano de tratamento pode ser modificado em conformidade. Esta figura destaca várias categorias de risco à doença periodontal. Sugere-se que o leitor observe a Figura 34.1 em *Newman e Carranza Periodontia Clínica* (13ª edição), para compreender as etapas da avaliação de risco clínico antes do início da terapia e a necessidade de reavaliação após uma resposta negativa à terapia.

Capítulo 20 Risco e Prognóstico Periodontal

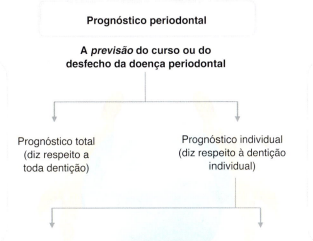

• **Figura 20.2** Prognóstico periodontal: tipos e fatores prognósticos. O prognóstico pode ser dividido em prognóstico geral e prognóstico individual do dente. O prognóstico geral lida com a dentição como um todo e considera:
- O tratamento deve ser realizado?
- O tratamento tem probabilidade de ser bem-sucedido?
- Quando substituições protéticas são necessárias, os dentes remanescentes são capazes de suportar a carga adicional da prótese?

O prognóstico individual do dente é determinado após o prognóstico geral e é afetado por ele. Historicamente, esquemas de classificação prognóstica foram desenvolvidos com base em estudos que avaliam a mortalidade dentária como resultado final. Um desses esquemas tem as seguintes categorias de prognóstico: bom, regular, ruim, questionável ou improvável.[2] Em contraste com os esquemas com base na mortalidade, Kwok e Caton[1] propuseram com base no esquema "a probabilidade de obter estabilidade do sistema de suporte periodontal". Este esquema classifica o prognóstico como:
- Favorável – tratamento e manutenção periodontal abrangentes irão estabilizar o estado do dente
- Questionável – fatores locais ou sistêmicos que influenciam o estado periodontal do dente *podem* ou *não* ser controláveis
- Desfavorável – fatores locais ou sistêmicos que influenciam o estado periodontal não podem ser controlados
- Improvável – o dente deve ser extraído.

Os fatores locais e gerais listados nesta figura são levados em consideração antes que o prognóstico geral e individual do dente seja feito.

❖ CORRELAÇÃO CLÍNICA

Qual é a relação entre exame, diagnóstico, prognóstico e tratamento?

Exame → Diagnóstico → Prognóstico ↔ Tratamento
- O diagnóstico requer um exame completo e cuidadoso
- O prognóstico é baseado em um diagnóstico preciso
- As decisões de tratamento são baseadas no prognóstico
- As decisões de tratamento são feitas para melhorar o prognóstico
- O diagnóstico e o prognóstico mudarão com o tratamento.

Adaptado de Newman, M.G., Takei, H.H., Klokkevold, P.R., et al. (2019). *Newman and Carranza's Clinical Periodontology* (13th ed.). Philadelphia: Elsevier.

EXERCÍCIO COM BASE EM CASOS CLÍNICOS

Cenário: um paciente do sexo masculino e de 53 anos de idade apresentou como queixa principal: "Minhas gengivas sangram constantemente quando escovo e quero uma boca saudável". O diagnóstico inicial foi de periodontite localizada estágio III, grau B (imagem A). Ele foi examinado para tratamento periodontal integral. A terapia não cirúrgica incluiu instruções de higiene bucal, esplintagem, raspagem e alisamento radicular e terapia antimicrobiana. A terapia cirúrgica incluiu cirurgia de redução de bolsa, usando regeneração tecidual guiada e fatores de crescimento. Após 12 meses de tratamento, uma radiografia periapical foi exposta (imagem B).

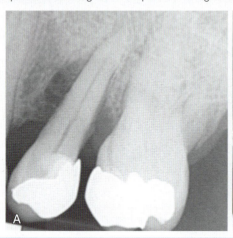
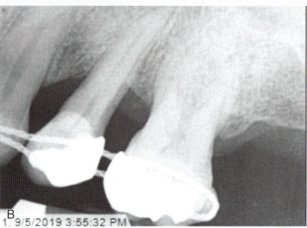

Questões

1. O modelo de bem-estar enfatiza:
   a. tratamento regenerativo.
   b. redução dos fatores de risco.
   c. diagnóstico e tratamento reparador.

2. Identifique a sequência correta no atendimento clínico:
   a. exame-diagnóstico-tratamento-prognóstico.
   b. exame-tratamento-diagnóstico-prognóstico.
   c. exame-diagnóstico-prognóstico-tratamento.
   d. exame-prognóstico-diagnóstico-tratamento.

3. Baseado no esquema Kwok e Caton, identifique o prognóstico periodontal correto para 25 após o tratamento:
   a. improvável.
   b. desfavorável.
   c. questionável.
   d. favorável.

4. Neste caso, a história prévia de doença periodontal é considerada um risco:
   a. constituinte.
   b. marcador.
   c. indicador.
   d. determinante.

5. Se o mesmo diagnóstico de "periodontite localizada, estágio III, grau B" for feito em um paciente de 23 anos de idade, o prognóstico é considerado melhor que em um de 53 anos.
   a. Verdadeiro.
   b. Falso.

Este capítulo foi desenvolvido com base nos Capítulos 34 e 35 do livro *Newman e Carranza Periodontia Clínica* (13ª edição) e é um resumo de muitas das seções importantes dos capítulos. O leitor está convidado a ler os capítulos de referência para uma compreensão completa deste importante tópico.

Respostas

1. Resposta: b
Explicação: o modelo tradicional de atendimento envolve diagnosticar e tratar uma lesão ou condição, independentemente do risco do paciente para doença futura. Em vez disso, um modelo de cuidado de bem-estar pode ser seguido, o que enfatiza a prevenção e a redução direcionada dos fatores de risco, além do tratamento reparador (ver primeiro boxe de correlação clínica).

2. Resposta: c
Explicação: a sequência correta no atendimento clínico é exame-diagnóstico-prognóstico-tratamento. Conforme destacado no segundo boxe de correlação clínica, o diagnóstico requer um exame completo e cuidadoso. O prognóstico é baseado em um diagnóstico preciso. As decisões terapêuticas são baseadas no prognóstico e são feitas com o objetivo de melhorá-lo. O diagnóstico e o prognóstico mudarão com o tratamento.

3. Resposta: d
Explicação: Kwok e Caton propuseram um esquema baseado na "probabilidade de obter estabilidade do sistema de suporte periodontal". Considerando que a radiografia foi realizada 12 meses após o tratamento, alterações radio-

gráficas positivas são notadas (formação do ligamento periodontal, lâmina dura estável). Esses sinais indicam estabilidade do dente após o tratamento e, portanto, o prognóstico é favorável.

4. Resposta: b

Explicação: os marcadores de risco estão associados ao aumento do risco de doenças, mas não causam a doença em si. Além da história prévia de doença periodontal, o sangramento à sondagem é outro marcador de risco (ver Figura 20.1).

5. Resposta: b

Explicação: um paciente mais jovem, quando comparado a um paciente mais velho, é considerado com pior prognóstico para o mesmo nível de destruição periodontal.

Referências bibliográficas

1. Kwok, V., & Caton, J. (2007). Prognosis revisited: A system for assigning periodontal prognosis. *Journal of Periodontology*, 78, 2063.
2. McGuire, M. K., & Nunn, M. E. (1996). Prognosis versus actual outcome. III. The effectiveness of clinical parameters in accurately predicting tooth survival. *Journal of Periodontology*, 67, 666.
3. Page, R. C., & Beck, J. D. (1997). Risk assessment for periodontal diseases. *International Dental Journal*, 47(2), 61–87.
4. Lang, N. P., Adler, R., Joss, A., & Nyman, S. (1990). Absence of bleeding on probing: An indicator of periodontal stability. *Journal of Clinical Periodontology*, 17(10), 714–721.
5. Bower, R. C. (1979). Furcation morphology relative to periodontal treatment: Furcation root surface anatomy. *Journal of Periodontology*, 50(7), 366–374.
6. Krebs, K. A., Clem, D. S., & American Academy of Periodontology. (2006). Guidelines for the management of patients with periodontal diseases. *Journal of Periodontology*, 77, 1607–1611.
7. Kye, W., Davidson, R., Martin, J., & Engebretson, S. (2012). Current status of periodontal risk assessment. *The Journal of Evidence-Based Dental Practice*, 12(Suppl. 3), 2–11.

21
Plano de Tratamento Periodontal e Justificativa para o Tratamento

❀ Terminologia importante

Terminologia/abreviatura	Explicação
Avaliação periodontal	A avaliação periodontal inclui exame periodontal, instruções de higiene bucal, educação do paciente para reduzir os fatores de risco e elaboração de um plano de tratamento periodontal.
Fase emergencial	Às vezes, o tratamento de emergência é necessário para tratar os sintomas do paciente (p. ex., dor, infecção aguda) antes de iniciar o tratamento periodontal; este é um dos objetivos imediatos.
Plano de tratamento periodontal	Um plano detalhado para tratar a doença periodontal adaptado às necessidades do indivíduo. O plano deve ser baseado no diagnóstico e prognóstico e deve ter objetivos imediatos, intermediários e a longo prazo.
Reavaliação periodontal	A reavaliação periodontal inclui revisão do histórico médico e odontológico, exame periodontal, instrução de higiene bucal, avaliação dos resultados da terapia não cirúrgica e determinação de tratamentos futuros (p. ex., cirurgia periodontal, terapia adjuvante ou manutenção).
Terapia periodontal cirúrgica	A terapia cirúrgica geralmente deve ser realizada após o paciente ter passado pela terapia periodontal não cirúrgica e demonstrar higiene bucal aceitável. A terapia cirúrgica inclui cirurgia ressectiva, cirurgia regenerativa, cirurgia mucogengival e outros tratamentos, dependendo das necessidades do paciente.
Terapia periodontal de suporte (TPS)	A TPS também é chamada de *manutenção periodontal* ou *recuperação periodontal*. A TPS inclui a atualização do histórico médico e odontológico, exames extra e intraorais, exame periodontal abrangente, revisão de radiografias, instruções de higiene bucal e tratamento periodontal não cirúrgico em intervalos regulares, com base nas necessidades do paciente.
Terapia periodontal não cirúrgica	A terapia periodontal não cirúrgica inclui raspagem e alisamento radicular, redução de fatores de risco (p. ex., remoção de restaurações salientes) e instruções de higiene bucal.

❀ Informações rápidas

Objetivos imediatos do plano de tratamento periodontal	O objetivo imediato é controlar a doença, tratando a infecção periodontal aguda ou grave que está causando os sintomas ou afetando a saúde geral do paciente.
Objetivos intermediários do plano de tratamento periodontal	Os objetivos intermediários são restabelecer uma dentição saudável e funcional, tratando a doença periodontal e reabilitando dentes cariados e perdidos, para melhorar a estética e fornecer outros tratamentos odontológicos.
Objetivo a longo prazo do plano de tratamento periodontal	O objetivo a longo prazo é manter compatível a saúde periodontal e bucal do paciente. Após receber os tratamentos, os pacientes devem ser educados sobre a importância de manter uma boa higiene bucal para prevenir a recorrência da doença.
Consideração das condições sistêmicas	É sempre importante revisar o histórico médico do paciente para avaliar o impacto das doenças sistêmicas na cicatrização do tecido e na resposta ao tratamento. Se houver alguma preocupação, é sempre necessário consultar o médico do paciente antes de iniciar a terapia.
Extração ou preservação de um dente	Às vezes, não é fácil tomar uma decisão em relação a retenção, retenção temporária ou remoção de um dente problemático. Um dente provavelmente deve ser extraído se: • Estiver com muita mobilidade e causar dor • Tiver infecção aguda que não pode ser controlada • Não for funcional.

(Continua)

Capítulo 21 Plano de Tratamento Periodontal e Justificativa para o Tratamento

 Informações rápidas (*Continuação*)

Retenção temporária de um dente	Às vezes, reter temporariamente um dente sem indicação clínica de manutenção pode ser melhor para o paciente e para o tratamento futuro. Alguns cenários incluem: • O dente serve como um batente posterior • Um dente anterior é retido por motivos estéticos até que a prótese esteja pronta • Os dentes perdidos podem ser extraídos em conjunto com a cirurgia periodontal dos dentes adjacentes para reduzir o número de consultas clínicas • Extrusão ortodôntica forçada de um dente indicado para exodontia para desenvolver o futuro local do implante.
Sequência de tratamento periodontal	A sequência do tratamento periodontal geralmente deve ser avaliação periodontal, terapia não cirúrgica, reavaliação periodontal, terapia cirúrgica e terapia de suporte (manutenção), mas essa sequência pode mudar com base nas necessidades do paciente.
Tempo para iniciar a terapia de suporte periodontal	Após a conclusão da terapia não cirúrgica, o paciente deve ser colocado na fase de suporte. Nessa fase, o paciente pode fazer terapia cirúrgica ou tratamento restaurador, dependendo de sua necessidade.
Explicação do plano de tratamento	Para ajudar o paciente a entender o plano de tratamento, o especialista deve dar declarações específicas, começar a explicação com uma observação positiva e apresentar todo o plano de tratamento como uma unidade.
Discussão da exodontia	Embora o dentista geralmente tente salvar um dente, é importante informar ao paciente que, às vezes, é necessário extrair com prognóstico improvável. Manter dentes sem indicação clínica de manutenção, com destruição periodontal grave, pode causar infecção grave, afetar a saúde sistêmica, comprometer os dentes adjacentes e atrasar os tratamentos restauradores definitivos.
Complacência do paciente	Para resultados de tratamento bem-sucedidos, é importante ter um paciente condescendente com a motivação para salvar os dentes existentes, reduzir os fatores de risco e ter uma boa higiene bucal.
Exame, diagnóstico e prognóstico	O diagnóstico é feito com base em um exame periodontal abrangente e preciso (clínico e radiográfico). O prognóstico é atribuído com base no diagnóstico preciso.
Tratamento, diagnóstico e prognóstico	O plano de tratamento é elaborado com base no diagnóstico e no prognóstico, e o tratamento bem-sucedido pode melhorar o prognóstico. Tanto o diagnóstico quanto o prognóstico são dinâmicos e podem mudar, dependendo do controle e da progressão da doença. O plano de tratamento deve ser modificado de acordo com a necessidade.

Conhecimento fundamental

Introdução

Após o diagnóstico e o prognóstico serem estabelecidos em um paciente com doença periodontal, o próximo passo é formular um plano de tratamento. Desenvolvimentos imprevistos durante o tratamento podem exigir modificação do plano de tratamento inicial; entretanto, a menos que seja necessário tratamento de emergência, nenhuma terapia deve ser iniciada até que um plano de tratamento seja estabelecido. Tendo em mente tanto os objetivos a *curto prazo* (eliminação da infecção e redução da inflamação) quanto os a longo prazo (reconstrução e manutenção de uma dentição saudável que atenda a todos os requisitos funcionais e estéticos), é formado um esquema para o manejo do caso; esse plano de tratamento geralmente é realizado em fases. A sequência preferencial das fases de tratamento e a justificativa de cada uma das fases são revisadas na Figura 21.1.

Objetivos terapêuticos e possibilidade de cicatrização de feridas

O principal objetivo da terapia periodontal é eliminar a infecção e a inflamação das estruturas periodontais. O objetivo seguinte é restaurar a estrutura, a função e a estética do tecido periodontal afetado. Os objetivos terapêuticos e as várias possibilidades de cicatrização de feridas após a terapia periodontal estão revisados na Figura 21.2.

Resultados terapêuticos

Quando realizado corretamente, o tratamento periodontal pode alcançar vários resultados:

- Eliminação da dor
- Eliminação de exsudato

 CORRELAÇÃO CLÍNICA

O que devemos ter em mente ao decidirmos extrair um dente de prognóstico questionável?

Em casos de prognóstico questionável, o tratamento se concentra em restaurar e manter a saúde do periodonto a longo prazo e em toda a boca, em vez de tentar esforços espetaculares para "manter dentes perdidos". Tendo isso em mente, um dente com prognóstico questionável pode ser extraído sob certas condições:
- O dente apresenta dor ou desconforto induzido pela mobilidade durante a função
- Pode causar abscessos agudos durante a terapia
- Não há uso para o dente no plano geral de tratamento (p. ex., não é um pilar estratégico ou não está em função).

- Eliminação da infecção
- Controle da inflamação gengival e sangramento
- Parada de destruição de tecido mole e osso
- Redução das bolsas periodontais e ganho na inserção clínica
- Redução na mobilidade dentária anormal
- Restauração da função oclusal ideal
- Restauração de tecido destruído por doença
- Restabelecimento do contorno gengival fisiológico.

Fase emergencial
Exodontias de dentes sem possibilidade de reabilitação, incisão e drenagem de abscessos, avaliação da saúde sistêmica
Justificativa: fase preliminar; tratar a dor e condições agudas

Fase não cirúrgica
IHB, raspagem e alisamento radicular, ELM, antibiótico sistêmico, TMH, terapia oclusal, pequenos movimentos ortodônticos, esplintagem provisória
Justificativa: terapia causal, remoção da etiologia e redução dos fatores de risco

Fase de manutenção
Reavaliação periódica da placa, cálculo, inflamação, bolsas, mobilidade dentária, perda de inserção ou outras patologias
Justificativa: abordagem preventiva; para preservar os resultados obtidos e prevenir qualquer deterioração e recorrência da doença

Fase cirúrgica
Cirurgia periodontal, instalação de implantes, tratamento endodôntico
Justificativa: terapia corretiva; tratar e melhorar a condição dos tecidos periodontais para melhorar a função e a estética

Fase restauradora
Restaurações definitivas e próteses
Justificativa: fase restauradora; substituição de estrutura dentária perdida

• **Figura 21.1** Plano de tratamento periodontal: justificativa e sequência de tratamento. TMH, terapia modulatória do hospedeiro; ELM, entrega local do medicamento; IHB, instruções de higiene bucal. (Adaptada de Newman, M.G., Takei, H.H., Klokkevold, P.R., et al. (2019). *Newman and Carranza's Clinical Periodontology* (13th ed.). Philadelphia: Elsevier.)

EXERCÍCIO COM BASE EM CASOS CLÍNICOS

Cenário: uma mulher afro-americana de 23 anos de idade foi à clínica odontológica para exame periodontal. O exame clínico revelou profundidades de sondagem mais profundas (6 mm ou mais) em todos os primeiros molares e incisivos centrais inferiores. Outros dentes não foram periodontalmente afetados. As radiografias revelaram defeitos ósseos verticais na face mesial dos primeiros molares, onde se localizavam as bolsas profundas. Sua higiene bucal era boa e a paciente era saudável, sem alergias conhecidas a medicamentos. A paciente relatou que seu irmão mais velho também tinha problemas gengivais semelhantes.

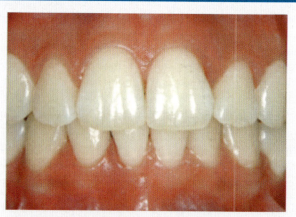

Adaptada de Newman, M.G., Takei, H.H., Klokkevold, P.R., et al. (2019). *Newman and Carranza's Clinical Periodontology* (13th ed.). Philadelphia: Elsevier.

Capítulo 21 Plano de Tratamento Periodontal e Justificativa para o Tratamento

Terapia periodontal

Terapia local:
- Controle da placa
- Ajustes oclusais
- Procedimentos ressectivos e regenerativos

Terapia sistêmica (quando necessário):
- Terapia antibacteriana (antibióticos) para controle microbiano
- Modulação do hospedeiro para suprimir reações imunológicas autodestrutivas

Desfechos de cura periodontal
- **Reparo:** cicatrização por tecido cicatricial, sem ganho de inserção gengival/LP ou altura óssea, por exemplo, formação de EJL
- **Regeneração:** cicatrização pelo crescimento do mesmo tipo de tecido que foi destruído, com ganho na inserção ou altura do osso; por exemplo, procedimento de RTG

Objetivos terapêuticos
- Redução e eliminação de infecção e inflamação, com cessação da perda de inserção
- Ganho de novas fibras de LP incorporando-se ao cemento e osso alveolar previamente doente ou recém-formado (cicatrização estrutural e funcional)
- Redução na profundidade de sondagem e melhoria/restauração do osso fisiológico e contornos gengivais para auxiliar no controle da placa

• **Figura 21.2** Terapia periodontal: objetivos e possibilidades de cicatrização. A figura analisa os principais objetivos terapêuticos advindos da terapia periodontal. A cura após a terapia periodontal é semelhante à cura em outras áreas do corpo e segue estágios de inflamação, proliferação de células precursoras, síntese da matriz, organização da ferida, contração da ferida e, finalmente, maturação do tecido por remodelação. No entanto, devido a muitos tecidos diferentes (epitélio, tecido conjuntivo gengival, tecido conjuntivo do LP, osso e cemento) estarem envolvidos na tentativa de criar uma nova inserção de tecido conjuntivo a um cemento da superfície radicular avascular, o processo de cicatrização periodontal é considerado complexo e pode ter diferentes possibilidades de desfecho. **Reparo:** esse processo basicamente restaura a continuidade da gengiva doente e sua inserção à superfície do dente e restabelece um sulco gengival normal na base da bolsa periodontal preexistente. Esse tipo de cicatrização por tecido cicatricial impede a destruição óssea, mas não resulta em ganho de inserção gengival ou altura óssea. A restauração da continuidade epitelial gengival pela formação de ELJ é um exemplo de um processo de reparo periodontal; a inserção epitelial assume áreas anteriormente ocupadas pela inserção do tecido conjuntivo em uma tentativa de restaurar a continuidade com a superfície da raiz. É o tipo de cicatrização comumente observado após raspagem e alisamento radicular. **Regeneração:** esse processo envolve a renovação de uma estrutura pelo crescimento do mesmo tipo de tecido que foi destruído, ou seu precursor. A reconstrução do periodonto perdido por RTG é um exemplo de regeneração periodontal. RTG, regeneração tecidual guiada; EJL, epitélio juncional longo; LP, ligamento periodontal.

Questões

1. Com base na Classificação da Doença Periodontal de 1999, qual dos diagnósticos a seguir se encaixa na apresentação do caso?
   a. Periodontite crônica.
   b. Periodontite agressiva localizada.
   c. Periodontite agressiva generalizada.
   d. Periodontite refratária.

2. A periodontite agressiva não é uma categoria de doença separada na Classificação de Doença Periodontal de 2017.
   a. Verdadeiro.
   b. Falso.

3. Com base na apresentação clínica, a paciente se beneficiará da administração sistêmica de antibióticos durante a terapia periodontal não cirúrgica (raspagem e alisamento radicular)?

   a. Sim.
   b. Não.

4. Organize as seguintes fases da terapia periodontal: 1. manutenção periodontal; 2. raspagem e alisamento radicular; 3. reavaliação periodontal; 4. obtenção do diagnóstico.
   a. 3, 2, 1, 4.
   b. 4, 2, 3, 1.
   c. 2, 3, 4, 1.
   d. 4, 3, 2, 1.

Este capítulo foi desenvolvido com base no Capítulo 36 do livro *Newman e Carranza Periodontia Clínica* (13ª edição) e é um resumo de muitas das seções importantes do capítulo. O leitor está convidado a ler o capítulo de referência para uma compreensão completa deste importante tópico.

Respostas

1. Resposta: b
Explicação: como apenas os primeiros molares e incisivos estavam envolvidos, ela teria sido diagnosticada como periodontite agressiva localizada, de acordo com a classificação de 1999.

2. Resposta: a
Explicação: com base na evidência acumulada, apesar das apresentações clínicas distintas, não estava claro se a periodontite agressiva era completamente distinta da periodontite crônica em termos de etiologia e patogênese. Portanto, foi tomada a decisão de não a listar como uma entidade de doença separada na classificação de 2017.

3. Resposta: a
Explicação: estudos confirmaram um benefício clínico estatisticamente significativo (em termos de redução da profundidade da bolsa e ganho de inserção) quando antibióticos sistêmicos são usados em combinação com raspagem e alisamento radicular.

4. Resposta: b
Explicação: o plano de tratamento deve ser baseado no diagnóstico. O tratamento geralmente começa com terapia periodontal não cirúrgica. Quando a saúde periodontal é estabelecida e avaliada durante a reavaliação periodontal, o paciente é colocado em um programa de manutenção periodontal individualizado.

22
Tratamento Periodontal em Pacientes Sistemicamente Comprometidos

Terminologia importante

Terminologia/abreviatura	Explicação
Bisfosfonatos	Normalmente usado para tratar a osteoporose ou controlar a remodelação óssea em pacientes com câncer. O mecanismo é a inibição da atividade dos osteoclastos, resultando em menor reabsorção e remodelação óssea. O uso de bisfosfonatos pode causar necrose óssea alveolar em alguns pacientes que sofreram trauma cirúrgico nos tecidos orais.
Critérios diagnósticos para diabetes melito	O diabetes pode ser diagnosticado por qualquer um dos seguintes métodos laboratoriais (American Diabetes Association, 2017) 1. Nível de glicose plasmática em jejum ≥ 126 mg/dℓ (≥ 7,0 mmol/ℓ) 2. Nível de glicose pós-prandial de duas horas ≥ 200 mg/dℓ (≥ 11,1 mmol/ℓ) durante um teste de tolerância à glicose oral 3. Valor de hemoglobina glicada (HbA1c) ≥ 6,5% (≥ 48 mmol/ℓ) 4. Nível de glicose plasmática aleatória ≥ 200 mg/dℓ (≥ 7,0 mmol/ℓ) para um paciente com sintomas clássicos de hiperglicemia (polidipsia, poliúria, polifagia).
Insuficiência adrenal	Pacientes com insuficiência adrenal não produzem hormônios suficientes, incluindo cortisol e aldosterona. A doença de Addison é a principal causa de insuficiência adrenal. A ingestão de glicocorticosteroides exógenos também pode causar insuficiência adrenal.
Insuficiência renal	Condição médica em que o rim perde sua função normal. A insuficiência renal pode causar desequilíbrio eletrolítico grave, arritmia cardíaca, congestão pulmonar, insuficiência cardíaca congestiva e sangramento prolongado.
Osteonecrose mandibular relacionada com a medicação (OMRM)	A OMRM é caracterizada por necrose do osso alveolar e osso exposto não cicatrizado ao longo de 8 semanas. Ela ocorre em pacientes que usam bisfosfonatos, especialmente bisfosfonatos de alta potência contendo nitrogênio, administrados por via intravenosa. A OMRM também está associada a outros fatores de risco, incluindo higiene oral inadequada, tabagismo, extração, quimioterapia e radioterapia.
Profilaxia antibiótica	Administração de antibióticos 30 minutos a 1 hora antes dos procedimentos odontológicos para prevenir infecção (bacteriemia), isso só é necessário para alguns pacientes com alto risco de infecção.
Teste de tempo de protrombina (TP)	Teste sanguíneo que mede a função de coagulação. Mede as vias de coagulação extrínsecas e comuns: fatores de coagulação I, II, V, VII e X. Os resultados são relatados como RNI (razão normalizada internacional). A RNI normal é cerca de 1.
Teste de tempo parcial de tromboplastina (TPT)	Teste sanguíneo que mede a função de coagulação. Mede as vias de coagulação intrínsecas e comuns: fatores de coagulação III, IX e XI e baixos níveis de fatores de coagulação I, II, V, X e XII. O intervalo normal é de 25 a 40 segundos.

Informações rápidas

Manejo de pacientes com história de AVC	• Terapia odontológica desnecessária não deve ser realizada nos primeiros 6 meses após o AVC • Como os pacientes com histórico de AVC geralmente tomam anticoagulantes, é necessário consultar o médico antes de qualquer tratamento cirúrgico • A pressão arterial deve ser monitorada cuidadosamente.

(Continua)

Informações rápidas (*Continuação*)

Manejo de pacientes com diabetes	• Geralmente, a cirurgia odontológica não deve ser realizada em pacientes com diabetes não controlado (especialmente aqueles com HbA1c ≥ 10%) • Nesses pacientes, a glicose no sangue deve ser verificada antes de qualquer procedimento longo e verificada imediatamente se o paciente tem sintomas de hipoglicemia (p. ex., tremores, confusão, agitação/ansiedade, suor) • É importante pedir aos pacientes diabéticos que tomam medicamentos (p. ex., insulina) que comam antes da cirurgia odontológica para evitar a hipoglicemia.
Tratamento de pacientes com insuficiência adrenal	A maioria dos pacientes com insuficiência adrenal pode realizar cirurgia odontológica sem glicocorticosteroides suplementares se tomarem sua dose usual de corticosteroides 2 h após o procedimento planejado. No entanto, a consulta médica ainda é recomendada antes de realizar qualquer procedimento cirúrgico.
Manejo de pacientes em hemodiálise	Um paciente com insuficiência renal pode receber hemodiálise. Para esses pacientes, o dentista deve verificar se há história de hepatite, considerar antibióticos profiláticos antes de procedimentos para prevenir endarterite do *shunt* arteriovenoso e planejar o tratamento periodontal/cirúrgico no dia seguinte à diálise (esperando que os efeitos da heparina diminuam).
Manejo de pacientes com doença hepática	Pacientes com doenças hepáticas (p. ex., cirrose, hepatite B/C) podem ter distúrbios de coagulação porque a maioria dos fatores de coagulação é produzida pelo fígado. É importante consultar o médico e verificar os resultados dos testes laboratoriais da função de coagulação (p. ex., tempo de protrombina).
Manejo de pacientes com câncer	Alguns medicamentos usados por pacientes com câncer podem levar a complicações que afetam o manejo do paciente: • Bisfosfonatos – podem causar OMRM após a exodontia ou outro trauma cirúrgico • Anticoagulantes – podem aumentar o risco de complicações hemorrágicas • Esteroides – podem induzir insuficiência adrenal secundária • Quimioterapia – pode causar trombocitopenia, anemia e leucopenia • Radioterapia – pode causar mucosite, xerostomia, disfagia, cárie por radiação e trismo.

Conhecimento fundamental

Introdução

Pacientes com necessidades de tratamento periodontal podem apresentar ampla variedade de condições médicas; algumas dessas comorbidades terão um impacto direto sobre como o manejo e tratamento desses pacientes para doença periodontal. Algumas das condições médicas sistêmicas terão manifestações orais, mas a presença de periodontite também está associada a determinadas condições sistêmicas crônicas distantes. Neste capítulo, o foco é principalmente nas considerações de manejo para pacientes com condições médicas comuns. Sugere-se a leitura do Capítulo 39 do livro *Newman e Carranza Periodontia Clínica* (13ª edição) para informações detalhadas sobre o manejo clínico e considerações sobre o tratamento periodontal em pacientes que estão sistemicamente comprometidos.

Doenças cardiovasculares

As considerações de manejo de pacientes com condições cardiovasculares estão listadas na Tabela 22.1. Para outras condições cardíacas, ver Capítulo 39 do livro *Newman e Carranza Periodontia Clínica* (13ª edição).

Diabetes

As considerações de manejo em pacientes com diabetes estão listadas na Tabela 22.2.

Condições que requerem profilaxia antibiótica

As condições que requerem profilaxia antibiótica estão listadas na Tabela 22.3.

 CORRELAÇÃO CLÍNICA

Quais são as implicações no atendimento odontológico quando se estiver tratando pacientes com marca-passo cardíaco?

Apesar de evidências conflitantes, a American Dental Association (ADA) recomenda que seja dada atenção à potencial interferência de dispositivos ultrassônicos na função do marca-passo cardíaco. Dispositivos mais novos são mais bem protegidos e alguns fabricantes recomendam uma distância segura de aproximadamente 38 cm entre o instrumento ultrassônico e o marca-passo para evitar interferência. Em caso de dúvida, é prudente entrar em contato com o cardiologista do paciente. Para obter mais informações sobre este tópico, acesse a página da ADA na internet sobre dispositivos cardíacos implantados e instrumentos eletrônicos odontológicos: https://www.ada.org/en/membercenter/oral-health-topics/cardiac-implanted-devices-andelectronic-dental-instruments.

 CORRELAÇÃO DE CIÊNCIA BÁSICA

O que é HbA1c e o que ela mensura?

A glicosilação é um processo que envolve a modificação de proteínas mediada por enzimas. A glicose se liga à hemoglobina e forma a hemoglobina glicosilada, ou hemoglobina A1c (HbA1c). Como o ciclo de vida dos glóbulos vermelhos é de 120 dias, a HbA1c é uma boa medida objetiva do controle glicêmico médio (diabético) dos últimos 3 meses. HbA1c periódica e mensurações domiciliares regulares são usadas como parâmetros para recomendações e modificações de tratamento em pacientes com diabetes.

Tabela 22.1 Considerações sobre o tratamento em pacientes com doenças cardiovasculares comuns.

Condição e valores de referência (se aplicável)	Considerações sobre manejo do paciente	Relevância periodontal
Hipertensão Categorias:[1] Normal: < 120/80 mmHg Elevado: 120 a 129 (sistólica) e < 80 (diastólica) Estágio 1: 130 a 139 (sistólica) ou 80 a 89 (diastólica) Estágio 2: ≥ 140 (sistólica) ou ≥ 90 (diastólica) Crise hipertensiva: > 180/120	• O uso de anestésicos locais com epinefrina deve ser minimizado (até dois tubetes de 1: 100.000 epinefrina) ou completamente evitado. Ao mesmo tempo, o controle da dor é fundamental para reduzir o estresse e a ansiedade • A hipertensão pode aumentar as chances de complicações hemorrágicas no intra e no pós-operatório. Esses pacientes também estão em maior risco de experimentar outros eventos cardíacos relacionados • A redução do estresse é essencial em pacientes hipertensos. As opções de sedação devem ser consideradas nesses pacientes para minimizar a ansiedade • Exceto para tratamento de emergência, os procedimentos eletivos devem ser adiados em pacientes com pressão sanguínea muito alta (> 180/100) e deve se indicar consulta médica antes para tratar esses pacientes • Certos antibióticos e agentes anti-inflamatórios não esteroides são conhecidos por interferir na eficácia dos medicamentos anti-hipertensivos por meio de interações medicamentosas • É prudente evitar mudanças rápidas no posicionamento da cadeira, que pode causar hipotensão postural • Monitorar sinais vitais.	Os bloqueadores dos canais de cálcio estão implicados no crescimento gengival induzido por fármacos. Alguns desses medicamentos podem causar boca seca, o que pode afetar a higiene bucal do paciente.
Doenças cardíacas isquêmicas (angina e infarto do miocárdio)	• Consulta com o médico do paciente (conforme necessário) • Uso de anestésicos locais com epinefrina deve ser minimizado (até dois tubetes de 1: 100.000 epinefrina) ou completamente evitado. Ao mesmo tempo, o controle da dor é fundamental para reduzir o estresse e a ansiedade • Se o paciente estiver tomando medicação anticoagulante ou antiplaquetária, deve-se estar preparado para sangramento intra e pós-operatório • A redução do estresse é essencial em pacientes hipertensos. As opções de sedação devem ser consideradas nesses pacientes para minimizar a ansiedade • Medicamentos não prescritos, como nitroglicerina e oxigênio, devem estar prontamente disponíveis • É prudente evitar mudanças rápidas no posicionamento da cadeira; a posição deve ser confortável para o paciente • O especialista deve estar ciente dos potenciais efeitos adversos e interações medicamentosas dos medicamentos que esses pacientes consomem • Monitorar sinais vitais.	Alguns dos medicamentos que esses pacientes estão tomando podem causar boca seca, o que pode afetar a higiene bucal do paciente.
Insuficiência cardíaca congestiva	• A consulta com o médico do paciente é necessária para estabelecer o nível de controle (conforme necessário) indicado para tratar esses pacientes com o risco de complicações cardiovasculares • Se o paciente tiver prótese valvular cardíaca, ele precisará de pré-medicação com antibiótico • O uso de anestésicos locais com epinefrina deve ser minimizado (até dois tubetes de 1: 100.000 epinefrina) ou completamente evitado. Ao mesmo tempo, o controle da dor é fundamental para reduzir o estresse e a ansiedade • Se o paciente estiver tomando anticoagulante ou medicação antiplaquetária, deve-se estar preparado para sangramento intra e pós-operatório • O especialista deve estar ciente dos potenciais efeitos adversos e interações medicamentosas dos medicamentos consumidos por esse paciente • Monitorar sinais vitais.	Alguns dos medicamentos que esses pacientes estão tomando podem causar boca seca, o que pode afetar a higiene bucal do paciente.

(continua)

Tabela 22.1 Considerações sobre o tratamento em pacientes com doenças cardiovasculares comuns. (*Continuação*)

Condição e valores de referência (se aplicável)	Considerações sobre manejo do paciente	Relevância periodontal
Distúrbios hemorrágicos Testes comuns: • Contagem de plaquetas: *Normal*: 150.000 a 300.000/mm³. *Trombocitopenia*: < 100.000/mm³ • Tempo de sangramento: *Normal*: 1 a 6 min. *Anormal*: > 6 min • Tempo de protrombina – TP (avaliar a via extrínseca): *Normal*: 11 a 14 s TP relatado como Razão Normalizada Internacional (RNI) *RNI normal*: 1 *RNI anormal*: > 1,5 • Tempo de tromboplastina parcial – TTP (avaliar a via intrínseca) *Normal*: 25 a 40 s *Anormal*: > 1,5 × normal	• Podem ser distúrbios de coagulação ou do uso de medicamentos (medicamentos anticoagulantes e antiplaquetários) • Os distúrbios de coagulação incluem hemofilia A, hemofilia B e doença de von Willebrand • Os medicamentos anticoagulantes são antagonistas da vitamina K que atuam inibindo a produção de vitamina K-fator de coagulação dependente (II, VII, IX e X) (p. ex., varfarina), enquanto medicamentos antiplaquetários inibem a agregação plaquetária (p. ex., ácido acetilsalicílico) • A consulta médica é necessária nesses pacientes para avaliar as tendências de sangramento e o manejo do tratamento de acordo com a necessidade • O sangramento intra e pós-operatório são as principais preocupações • Muitos médicos não recomendam mais aos pacientes que parem os medicamentos antes de procedimentos cirúrgicos, pois o risco de complicações médicas é alto • O uso intraoperatório de agentes hemostáticos, como celulose oxidada e colágeno microfibrilar, e o uso pós-operatório de ácido tranexâmico, devem ser considerados.	A terapia periodontal não cirúrgica pode ser realizada sob anestesia local quando o RNI está abaixo de 3. Procedimentos cirúrgicos simples podem ser realizados quando o RNI é 2 a 2,5, enquanto os procedimentos cirúrgicos complexos requerem um RNI inferior a 1,5 a 2,0.

Estas são orientações gerais e o manejo do paciente dependerá de suas necessidades individuais e do cenário clínico específico. Para obter informações detalhadas e considerações sobre o tratamento em pacientes com outras doenças cardíacas, ver Capítulo 39 em *Newman e Carranza Periodontia Clínica* (13ª edição).

Tabela 22.2 Considerações de gestão em pacientes com diabetes.

Condição e valores de referência (se aplicável)	Considerações sobre manejo do paciente	Relevância periodontal
Diabetes (tipo 1):[2] Deficiência absoluta de insulina causada pela destruição autoimune de células b no pâncreas • Hemoglobina A1c (HbA1c): *normal (saudável)*: < 5,7%; *pré-diabético*: 5,7 a 6,4%; *diabético controlado*: ≤ 7%; e *diabético não controlado*: > 8% • Glicemia em jejum: *normal (saudável)*: < 100 mg/dℓ; *pré-diabético*: 100 a 125 mg/dℓ; *diabético*: ≥ 126 mg/dℓ (em dois testes separados)	• Certos medicamentos para a dor, como ácido acetilsalicílico e AINEs, podem interferir nos medicamentos para diabetes, levando à hipoglicemia • A consulta médica é necessária se o diabetes estiver mal controlado • O diabetes mal controlado confere maior risco de infecção no pós-operatório; os pacientes podem se beneficiar da terapia com antibióticos • Pacientes com diabetes bem-controlado apresentam maior risco de hipoglicemia durante procedimentos odontológicos. Verificar o nível de glicose no sangue antes do procedimento odontológico; se estiver baixo, o paciente deve consumir algum carboidrato para minimizar o risco de um episódio de hipoglicemia • Monitorar sinais vitais (o diabetes está associado à hipertensão).	O diabetes (tipos 1 e 2) tem efeito direto sobre o periodonto e pode agravar o processo da doença periodontal (fator de risco estabelecido). Também afeta negativamente os resultados do tratamento e da cura. Pacientes com diabetes bem-controlado respondem bem à terapia (i. e., assim como pacientes saudáveis sem diabetes). Pacientes com diabetes não controlado apresentam alto risco de desenvolver abscessos periodontais únicos ou múltiplos. Outras lesões orais comuns incluem candidíase e líquen plano.
Diabetes (tipo 2): Deficiência relativa à insulina, principalmente devido à resistência à insulina. Os valores de referência relatados no diabetes tipo 1 também se aplicam ao diabetes tipo 2	• Tipo mais comum de diabetes • Todas as considerações de manejo para o tipo 1 também se aplicam a este tipo	A relevância periodontal é a mesma da doença tipo 1
Diabetes gestacional: Tolerância anormal à glicose durante a gravidez	• Associado ao aumento do risco de mortalidade infantil e complicações na gravidez • Mulheres com DG têm maior risco de desenvolver diabetes tipo 2 mais tarde na vida • Ver Capítulo 24 para obter mais informações sobre o manejo da doença periodontal em mulheres grávidas.	As evidências iniciais sugerem que a periodontite está associada a um risco aumentado de diabetes gestacional.

Estas são orientações gerais e o manejo do paciente dependerá de suas necessidades individuais e do cenário clínico específico. Para obter informações detalhadas e considerações sobre o tratamento em pacientes com outras doenças cardíacas, ver Capítulo 39 em *Newman e Carranza Periodontia Clínica* (13ª edição).

Tabela 22.3	Indicações de antibióticos profiláticos.		
Condição	Indicações para profilaxia antibiótica	Antibióticos preferidos em adultos (VO)	Procedimentos que requerem pré-medicação

Prevenção de endocardite infecciosa	• Próteses valvulares cardíacas e material protético usado para reparo de válvula cardíaca
	• História de endocardite infecciosa
	• Transplante cardíaco com regurgitação valvar
	• Doenças cardíacas congênitas, como:
	  ▪ Cardiopatia congênita cianótica não corrigida
	  ▪ Defeito cardíaco congênito corrigido com *shunts* residuais ou regurgitação valvar.
		Em pacientes não alérgicos à penicilina: amoxicilina (2 g), 1 h antes do procedimento
		Alérgico à penicilina: clindamicina 600 mg, 1 h antes do procedimento.
			Qualquer procedimento odontológico que envolva a manipulação do tecido gengival ou da região periapical dos dentes, ou perfuração da mucosa oral, exigirá pré-medicação (p. ex., exodontia, raspagem e alisamento radicular, cirurgia de retalho periodontal).

Ortopédica (substituição da articulação)	• Com base nas diretrizes atuais, antibióticos profiláticos geralmente não são recomendados para pacientes com prótese articular antes de procedimentos odontológicos para prevenir infecção da prótese articular • Se necessário, é mais apropriado para o cirurgião ortopedista recomendar e prescrever antibióticos • Certos fatores devem ser considerados ao se decidir sobre a necessidade de profilaxia antibiótica: estado imunológico e risco de infecção, estado diabético e história de infecção articular anterior.		

Acessar a página da American Dental Association na internet sobre profilaxia antibiótica antes de procedimentos odontológicos; para obter informações detalhadas sobre este tópico: https://www.ada.org/en/membercenter/oral-health-topics/antibiotic-profilaxia. Copyright 2015 American Dental Association. Todos os direitos reservados. Reproduzida com autorização.

EXERCÍCIO COM BASE EM CASOS CLÍNICOS

Cenário: um homem caucasiano de 45 anos de idade apresentou como queixa principal: "Tenho gengivas inchadas e doem". O paciente, uma pessoa com diabetes tipo II, relatou que sua última HbA1c era de 8,3%. A profundidade de sondagem generalizada foi de 2 a 4 mm, com áreas localizadas de profundidades de sondagem de 6 a 8 mm no incisivo central superior direito e nos dentes anteriores inferiores com supuração. A gengiva parecia eritematosa e edemaciada nessas áreas. A palpação das áreas edemaciadas levou à secreção de pus das bolsas periodontais. Todos os dentes existentes foram testados como vitais. A higiene bucal era precária e foram observados cálculos supra e subgengivais significativos. Nenhum sinal de envolvimento sistêmico (febre, calafrios, mal-estar) estava presente.

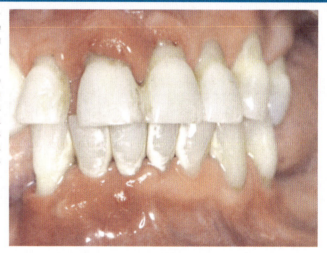

Questões

1. Com base na história e apresentação clínica, quais das seguintes condições provavelmente está se manifestando neste paciente?
   a. Abscesso pericoronal.
   b. Abscesso periodontal.
   c. Abscesso endodôntico.

2. O nível de HbA1c relatado para este paciente foi de 8,3%; isso é considerado:
   a. normal.
   b. descontrolado.
   c. pré-diabético.
   d. controlado.

3. Todos os itens a seguir são condições associadas ao diabetes não controlado, *exceto* uma. Qual é a *exceção*?
   a. Abscessos periodontais únicos ou múltiplos.
   b. Candidíase.
   c. Líquen plano.
   d. Granuloma piogênico.

4. O paciente requer antibióticos sistêmicos juntamente com a intervenção odontológica?
   a. Sim.
   b. Não.

A foto clínica é de Newman, M.G., Takei, H.H., Klokkevold, P.R., et al. (2019). *Newman and Carranza's Clinical Periodontology* (13th ed.). Philadelphia: Elsevier.

Este capítulo foi desenvolvido com base no Capítulo 39 do livro *Newman e Carranza Periodontia Clínica* (13ª edição) e é um resumo de muitas das seções importantes do capítulo. O leitor está convidado a ler o capítulo de referência para uma compreensão completa deste importante tópico.

Respostas

1. Resposta: b
Explicação: perda de inserção, sondagem de bolsas profundas e supuração via bolsa periodontal ao redor de todos os dentes endodonticamente hígidos apontam para abscessos periodontais.

2. Resposta: b
Explicação: porque o nível de HbA1c do paciente é maior do que 8, é considerado não controlado.

3. Resposta: d
Explicação: todas as opções listadas podem ser associadas ao diabetes não controlado (tipo 2), exceto granuloma piogênico. O granuloma piogênico é comumente associado à gravidez.

4. Resposta: b
Explicação: como este paciente não apresenta sinais de envolvimento sistêmico de infecção, não precisa ser prescrito antibiótico sistêmico. Desbridamento local e drenagem do abscesso são suficientes.

Referências bibliográficas

1. Whelton, P. K., Carey, R. M., Aronow, W. S., Casey, D. E., Jr., Collins, K. J., Dennison Himmelfarb, C., et al. (2018). 2017 ACC/AHA/AAPA/ABC/ACPM/AGS/APhA/ASH/ASPC/NMA/PCNA guideline for the prevention, detection, evaluation, and management of high blood pressure in adults: Executive summary: A report of the american college of cardiology/american heart association task force on clinical practice guidelines. *Hypertension*, *71*(6), 1269–1324. https://doi.org/10.1161/HYP.0000000000000066.

2. American Diabetes Association. *Diagnosis*. Available at: https://www.diabetes.org/a1c/diagnosis. Accessed October 28, 2019.

23
Tratamento Periodontal de Idosos

Terminologia importante

Terminologia/abreviatura	Explicação
Candidíase atrófica crônica	• Causada pelo crescimento excessivo de *Candida albicans* • Caracterizada por lesão eritematosa sob a prótese total • Em idosos, a falta de higiene bucal ou xerostomia pode induzir essa condição.
Cárie radicular	• Lesão cariosa na superfície radicular • Não é comum na população em geral • Em pacientes idosos, a prevalência de cárie radicular é maior devido à recessão gengival, higiene bucal ineficaz ou xerostomia induzida por medicamentos.
Categorias funcionais para idosos	• Funcionalmente independente – vive na comunidade e recebe pouca ou nenhuma assistência • Frágil – vive na comunidade e precisa de algum grau de assistência • Dependente funcionalmente – não pode manter qualquer nível de independência e é totalmente dependente de assistência.
Efeito iatrogênico	Problema inesperado em um paciente, como resultado do tratamento realizado. Em idosos, o plano de tratamento deve ser mais conservador, pois esses pacientes geralmente apresentam condições médicas e doenças.
Envelhecimento das células	• Conforme os indivíduos envelhecem, a taxa de renovação celular é mais lenta e o número de células é reduzido • A exaustão das células-tronco afeta os processos regenerativos.
Geriatra	Médico especializado no atendimento a idosos (geralmente aqueles com idade ≥ 65 anos). Além da atenção básica, oferece atendimento especializado com foco na prevenção e no manejo de condições médicas comuns em indivíduos idosos.
Índice de atividades de higiene bucal diária (IAHBD)	• O IAHBD é um instrumento de avaliação odontológica usado para quantificar a capacidade funcional de idosos para realizar tarefas de autocuidado bucal • Estratégias podem ser desenvolvidas para ajudar idosos a realizar cuidados bucais com base nos resultados.[1]
Odontogeriatria	A odontogeriatria está focada em fornecer diagnóstico, prevenção e tratamento de problemas bucais em idosos. Os dentistas devem trabalhar com médicos, enfermeiras e familiares para fornecer o melhor atendimento aos idosos.
Rastreio de xerostomia	• Os idosos costumam apresentar xerostomia induzida por medicamentos usados para controlar doenças sistêmicas • Os profissionais podem rastrear a xerostomia usando um instrumento específico (sialometria) ou por exame oral • Um exame rápido pode ser feito usando-se uma lâmina de língua tocando o assoalho da boca ou o vestíbulo bucal. Se apenas a ponta da lâmina estiver molhada, em vez de uma parte maior da extremidade da lâmina, o resultado pode ser registrado como anormal.
Substitutos de saliva	• Os substitutos da saliva contêm íons de sal, um agente aromatizante, parabeno (um conservante), mucinas derivadas da celulose ou de origem animal e flúor para simular as propriedades químicas e físicas da saliva • Pode ser dispensado em um frasco de enxágue, frasco de *spray* ou por meio de um cotonete oral.

Informações rápidas

População idosa	• De acordo com US Department of Health and Human Services, o número de adultos com idade ≥ 65 anos, em todo o mundo, aumentará de 560 milhões em 2010 para 1,5 bilhão em 2050, ou de 8 para 16% da população global • Em 2014, havia 46,2 milhões (14,5%) de pessoas com mais de 65 anos de idade nos EUA • Os dentistas devem esperar tratar mais idosos no futuro.
Efeitos do envelhecimento no periodonto	• Adelgaçamento do epitélio • Redução da vascularização, número de fibras colágenas, elasticidade do ligamento periodontal e densidade óssea • Aumento da reabsorção óssea e espessamento do cemento.
Equipe interdisciplinar de atendimento ao idoso	• Geriatras, enfermeiras, dentistas e nutricionistas compõem a equipe de atendimento aos idosos • A coordenação entre os membros da equipe é importante para permitir que os idosos tenham acesso a várias modalidades de tratamento.
Padrão funcional de idosos	O comprometimento funcional afeta a capacidade de autocuidado bucal em idosos. Os dentistas podem usar o IAHBD para desenvolver estratégias para ajudar os idosos a realizar os cuidados bucais. Eles também devem consultar médicos ou enfermeiras para monitorar o estado funcional do paciente.
Doenças bucais relacionadas ao envelhecimento	Os idosos são propensos a algumas doenças bucais, incluindo cárie (especialmente cárie radicular), doença periodontal, câncer oral, xerostomia e lesões/distúrbios relacionados a próteses removíveis.
Envelhecimento e periodontite	A prevalência da doença periodontal aumenta com a idade. No entanto, isso é causado pela progressão cumulativa da doença, e não pelo aumento da suscetibilidade à doença.
Periodontite e doença sistêmica	Para idosos, é importante controlar a doença periodontal e a doença sistêmica (p. ex., diabetes e doenças cardiovasculares), que estão associadas entre si, porque os riscos de ter essas doenças são maiores nesta faixa etária.
Plano de tratamento periodontal em idosos	É importante considerar o histórico médico, o estado funcional e a capacidade de tolerar o tratamento ao formular o plano de tratamento. Os valores e preferências do paciente também devem ser considerados.
Cirurgia periodontal para idosos	• A idade não é uma contraindicação para a cirurgia periodontal. No entanto, os profissionais de odontologia devem considerar a complacência, o histórico médico e o estado funcional do idoso antes de realizar a cirurgia • Às vezes, a terapia periodontal de suporte pode ser mais adequada para esses pacientes do que a terapia cirúrgica.
Manutenção da saúde periodontal em idosos	• É importante avaliar o acesso dos pacientes à terapia periodontal de suporte e sua capacidade de manter a higiene bucal • Para idosos com deficiência, uma escova dental elétrica leve pode ser mais benéfica do que uma escova dental manual.

Conhecimento fundamental

Introdução

Nos EUA, a proporção de idosos (≥ 65 anos) está aumentando; projeta-se que o tratamento de idosos será uma grande parte da prática odontológica em um futuro próximo.[2] Também está claro que muitos desses pacientes mais velhos manterão seus dentes naturais.[3] Os profissionais de odontologia devem ter conhecimento e treinamento para tratar idosos com eficácia. Além do efeito do envelhecimento nos diferentes sistemas, incluindo seu efeito na cavidade oral, o tratamento de idosos apresenta seu próprio conjunto de desafios. As mudanças específicas que ocorrem no periodonto com a idade estão listadas na Tabela 23.1.

Tabela 23.1 Mudanças no periodonto com a idade.

Mudanças estocásticas (determinadas aleatoriamente)	As estruturas tornam-se menos solúveis e mais estáveis termicamente.
Mudanças fisiológicas	Redução ou perda da elasticidade do tecido e diminuição da vascularização.
Mudanças funcionais	Menos atividade mitótica e taxa metabólica, reduzindo a capacidade e a taxa de cura.
Mudanças clínicas	• Adelgaçamento do epitélio oral e redução da queratinização • Redução ou perda da elasticidade do tecido do ligamento periodontal • Recessão gengival • Perda óssea e de inserção • Espessamento do cemento.

Doença periodontal em idosos

O modelo de doença atual enfatiza que a gengivite precede a periodontite, mas relativamente poucos locais com gengivite realmente desenvolvem periodontite. Com base nesse modelo, várias observações são feitas em relação aos idosos:

- A prevalência da doença periodontal é baixa e potencialmente em declínio
- A progressão da doença periodontal é pouco frequente e episódica por natureza
- Locais de doenças ativos e inativos podem coexistir
- A doença periodontal ocorre em uma pequena população de idosos de alto risco
- Níveis moderados de perda de inserção são observados em uma proporção maior de idosos, mas a perda de inserção grave é observada apenas em uma pequena proporção dessa população
- Com o aumento da idade, há um aumento significativo na proporção de pacientes com recessão gengival, aumentando seu risco de cárie radicular.

Fatores que afetam o manejo clínico de idosos

Uma infinidade de fatores pode desempenhar um papel na prestação de cuidados para a população idosa. Alguns desses fatores são barreiras potenciais ao cuidado, enquanto outros afetam diretamente os resultados do tratamento; tudo deve ser considerado cuidadosamente. Alguns desses fatores-chave estão resumidos na Tabela 23.2.

Recomenda-se a consulta ao Capítulo 42 do livro *Newman e Carranza Periodontia Clínica* (13ª edição), para obter mais informações sobre o efeito do envelhecimento no periodonto e considerações sobre o tratamento em pacientes idosos.

◆ CORRELAÇÃO CLÍNICA

A idade é um fator de risco para falha do implante?

Os implantes dentários podem ser instalados com sucesso na população idosa e podem ser mantidos por um longo prazo, reconhecendo os fatores de risco sistêmicos associados a essa população de pacientes (p. ex., osteoporose) cuidadosamente considerados e gerenciados para minimizar seus efeitos no resultado do tratamento.[4]

Tabela 23.2 Considerações-chave no tratamento de idosos.

Fatores sistêmicos e relacionados com saúde	• Os pacientes idosos frequentemente apresentam várias condições médicas ou de saúde mental e polifarmácia (ingestão de vários medicamentos) • Esses fatores podem limitar significativamente a prestação de cuidados e também podem influenciar o início e a progressão da doença periodontal • Alteração na destreza pode afetar as medidas de auto-higiene bucal do paciente • Os riscos e benefícios da terapia periodontal não cirúrgica e cirúrgica devem ser cuidadosamente avaliados antes da execução do tratamento.
Fatores psicossociais	• Com a mudança de prioridades na vida, os pacientes idosos podem não ser complacentes em manter o autocuidado diário adequado • Outras condições psicológicas associadas à idade, como depressão geriátrica, podem exacerbar a doença periodontal.
Padrão funcional	• Os idosos são classificados como funcionalmente independentes, frágeis ou funcionalmente dependentes • Prejuízos funcionais observados em indivíduos frágeis (em risco de hospitalização) e dependentes funcionalmente podem ter um impacto significativo na saúde bucal e no autocuidado bucal.
Barreiras para cuidar	• Barreiras comuns ao atendimento incluem falta de cobertura de seguro-saúde, problemas de transporte, falta de condições financeiras e complexidade médica.
Condições bucais comuns em idosos	• Os profissionais devem avaliar a cavidade oral e controlar as condições comumente observadas em idosos, como cárie radicular, distúrbios associados a xerostomia e uso de próteses totais (p. ex., candidíase) e manifestações orais de doenças sistêmicas • Também devem desenvolver estratégias para prevenir tais condições.

EXERCÍCIO COM BASE EM CASOS CLÍNICOS

Cenário: uma mulher de 78 anos de idade em uma de suas consultas semestrais de manutenção periodontal aponta para o sextante anterior da maxila e menciona que de vez em quando os dentes dessa região ficam muito sensíveis ao frio. Ela é hipertensa controlada, em uso de lisinopril e também em uso de atorvastatina para hipercolesterolemia. A paciente tinha história de cirurgia de redução da bolsa periodontal no sextante anterior superior. O exame clínico revelou recessão gengival generalizada, com espaços pretos nas áreas interproximais. As profundidades de sondagem estavam na faixa de 2 a 4 mm. A paciente tinha de pré-molar a pré-molar e usava próteses parciais removíveis superior e inferior para substituir os dentes posteriores. A higiene bucal era boa, mas eram visíveis os sinais de xerostomia.

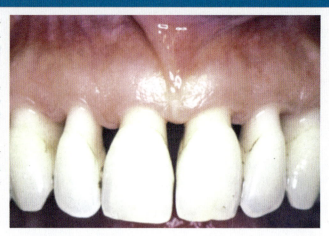

Questões

1. Qual das alternativas a seguir é um achado periodontal comum em pacientes idosos?
   a. Recessão gengival.
   b. Adelgaçamento do cemento.
   c. Espessamento do epitélio oral.
2. A cobertura da raiz pode ser previsivelmente alcançada nesta situação clínica.
   a. Verdadeiro.
   b. Falso.
3. Qual das alternativas a seguir é uma sequela comum de recessão gengival na população idosa?
   a. Abscesso periodontal.
   b. Abscesso gengival.
   c. Cárie radicular.
   d. Reabsorção radicular.
4. Todos os medicamentos a seguir podem causar xerostomia (boca seca), exceto:
   a. Inibidores seletivos da recaptação da serotonina (ISRS).
   b. Hidroclorotiazida.
   c. Maleato de clorfeniramina.
   d. Pilocarpina.

A imagem clínica é de Newman, M.G., Takei, H.H., Klokkevold, P.R., et al. (2019). *Newman and Carranza's Clinical Periodontology* (13th ed.). Philadelphia: Elsevier.

Este capítulo foi desenvolvido com base no Capítulo 42 do livro *Newman e Carranza Periodontia Clínica* (13ª edição) e é um resumo de muitas das seções importantes do capítulo. O leitor está convidado a ler o capítulo de referência para uma compreensão completa deste importante tópico.

Respostas

1. Resposta: a
Explicação: na população idosa, é muito comum observar recessão gengival generalizada. Nessa paciente, a história pregressa de cirurgia periodontal certamente teve efeito na gravidade dos defeitos de recessão.

2. Resposta: b
Explicação: um dos determinantes locais (anatômicos) importantes da cobertura total previsível da raiz é a altura do osso interdental. Com base na apresentação clínica, é seguro presumir que os níveis ósseos interdentais no sextante anterior da maxila estão em localizações mais apicais do que deveriam estar; portanto, conseguir uma cobertura total da raiz neste cenário não é viável. A distância do nível do osso ao ponto de contato é um parâmetro importante que dita a presença ou ausência de papila gengival.

3. Resposta: c
Explicação: das doenças listadas, a cárie radicular é muito comum em idosos. As raízes expostas, em combinação com a xerostomia (nesta paciente), tornam este um cenário ideal para o início de lesão cariosa.

4. Resposta: d
Explicação: a pilocarpina estimula o fluxo salivar. O consumo dos outros medicamentos listados está associado com xerostomia.

Referências bibliográficas

1. Bauer, J. G. (2001). The index of ADOH: Concept of measuring oral self-care functioning in the elderly. *Special Care in Dentistry*, *21*(2), 63–67. https://doi.org/10.1111/j.1754-4505.2001.tb00227.x.
2. American Dental Association. *Aging and Dental Health*. Available at: https://www.ada.org/en/member-center/oral-health-topics/aging-and-dental-health. Accessed October 21, 2019.
3. Centers for Disease Control. (2002). *Public health and aging: Retention of natural teeth among older adults—United States*. Available at: https://www.cdc.gov/mmwr/preview/mmwrhtml/mm5250a3.htm. Accessed 21 October 2019.
4. Compton, S. M., Clark, D., Chan, S., Kuc, I., Wubie, B. A., & Levin, L. (2017). Dental implants in the elderly population: A long-term follow-up. *The International Journal of Oral & Maxillofacial Implants*, *32*(1), 164–170. https://doi.org/10.11607/jomi.5305.

24
Tratamento Periodontal em Pacientes do Sexo Feminino

Terminologia importante

Terminologia/abreviatura	Explicação
Ciclo ovariano	• Consiste na fase folicular e na fase lútea • Durante a fase folicular, os níveis do hormônio foliculoestimulante (FSH) são elevados. O estradiol (E2) é sintetizado pelo folículo em desenvolvimento e atinge o pico 2 dias antes da ovulação • Durante a fase lútea, o corpo lúteo em desenvolvimento sintetiza estradiol e progesterona para completar a reconstrução do endométrio para implantação de um óvulo fertilizado • Se o óvulo não for fertilizado, o corpo lúteo involui, os níveis de hormônio ovariano caem e segue-se a menstruação.
Menopausa	• Um momento 12 meses após o último período menstrual, que ocorre entre 44 e 55 anos de idade • Geralmente dura cerca de 7 anos • Associada a sintomas de deficiência de estrogênio.
Perimólise	Erosão suave do esmalte e da dentina, normalmente em superfícies linguais dos dentes anterossuperiores, em pacientes com transtornos alimentares.
Pré-eclâmpsia	Uma condição com risco de vida no final da gravidez, caracterizada por pressão alta e excesso de proteína na urina.
Prevotella intermedia	Bactéria patogênica Gram-negativa associada à gengivite da puberdade; usa hormônios ovarianos como um substituto para a vitamina K como um fator de crescimento.
Puberdade	• Ocorre na faixa etária de 11 a 14 anos, em média • Aumento na produção de hormônios sexuais (estrogênio e progesterona).
Síndrome pré-menstrual (SPM)	• Um conjunto de sintomas físicos e psicológicos que começam até 2 semanas antes da menstruação • A flutuação hormonal é considerada uma causa • Fatores genéticos e ambientais afetam a probabilidade de SPM • Frequentemente tratada com antidepressivos, como inibidores seletivos da recaptação de serotonina (ISRSs).
Síndrome supino-hipotensiva	• Comumente vista em pacientes grávidas na posição supino, a partir do 2º trimestre • Causada pela diminuição do débito cardíaco (diminuição da pressão sistólica de 15 a 30 mmHg) devido à compressão da veia cava inferior e aorta pelo útero gravídico • Os sintomas incluem taquicardia, sudorese, náuseas, vômitos, palidez, fraqueza, tontura e vertigem • Os sintomas são resolvidos com a mudança de posicionamento.
Terapia de reposição hormonal (terapia de reposição com estrogênio)	• Tratamento isolado com estrogênio (ou estrogênio com progesterona) que alivia os sintomas e alterações biológicas a longo prazo da menopausa, como perda de massa óssea • Pode afetar o tempo de coagulação, prolongar os efeitos de outros medicamentos ou interferir na absorção ou na eficácia de medicamentos prescritos.

Informações rápidas

Sinais de desordem alimentar	• Perimólise e aumento das glândulas parótidas associadas à compulsão alimentar e purgação • Taxa de fluxo salivar diminuída • Sensibilidade da membrana mucosa, eritema gengival e suscetibilidade à cárie.
Doença periodontal e bebês prematuros com baixo peso ao nascer	• O consenso atual sugere uma possível associação entre doença periodontal materna e bebês prematuros com baixo peso ao nascer • Os eventos adversos da gravidez podem resultar de infecção direta por microrganismos orais ou indiretamente pela translocação de subprodutos bacterianos (p. ex., lipopolissacarídeos) e pela ação de mediadores inflamatórios produzidos pela mãe.
Efeitos do estrogênio e progesterona elevados na resposta imune materna durante a gravidez	• Resposta imunológica suprimida durante a gravidez sugere um aumento da suscetibilidade ao desenvolvimento de inflamação gengival • Supressão da imunidade mediada por células • Redução da quimiotaxia de neutrófilos • Supressão de respostas de anticorpos e células T • Redução do $CD4^+$: razão $CD8^+$ de células T • Citotoxicidade dirigida contra macrófagos e células B • Diminuição do número absoluto de células $CD3^-$, CD4- e $CD19^+$ no sangue periférico • Estimulação da produção de prostaglandinas.
Efeitos do estrogênio e progesterona elevados na composição da placa subgengival durante a gravidez	• Aumento da razão microbiana anaeróbio: aeróbio • Proporções mais altas de *Prevotella intermedia*, *Bacteroides melaninogenicus*, *Porphyromonas gengivalis*.
Efeitos do estrogênio elevado na gengiva	• Aumento da proliferação celular nos vasos sanguíneos • Diminuição da queratinização enquanto aumenta o glicogênio epitelial.
Efeitos da progesterona elevada na gengiva	• A progesterona aumenta a dilatação vascular e a permeabilidade dos vasos, resultando em edema e acúmulo de células inflamatórias • Angiogênese aumentada • Aumento da degradação metabólica do folato • Taxa e padrão alterados de produção de colágeno • Diminuição do inibidor do ativador do plasminogênio tipo 2 (aumento da proteólise do tecido).
Uso de fluoreto no pré-natal	A *American Dental Association* não recomenda o uso de fluoreto no pré-natal, pois não foi demonstrada eficácia.
Sistema de classificação de fármacos da FDA com base no potencial de causar malformações congênitas	• A – Os estudos controlados não mostram nenhum risco, e a possibilidade de dano fetal parece remota • B – Nenhuma evidência de risco em seres humanos, com base em estudos com animais isoladamente ou em estudos animais e humanos • C – O risco não pode ser descartado, seja em relação a dados de animais ou nenhum dado para humanos • D – Evidência positiva de risco fetal humano, mas o uso pode ser justificado em algumas circunstâncias • X – Contraindicado na gravidez por causa da evidência de risco fetal com base em estudo animal ou humano ou experiência humana; o risco de usar a droga em mulheres grávidas supera qualquer possível benefício.
Anestesia local durante a gravidez	A categoria B inclui lidocaína, prilocaína, etidocaína e articaína. Outros são da categoria C.
Analgésicos durante a gravidez	A categoria B inclui paracetamol, hidrocodona e oxicodona. Ácido acetilsalicílico e ibuprofeno não devem ser usados no 3º trimestre (categoria D).
Antibióticos durante a gravidez	• A tetraciclina não deve ser usada devido aos efeitos adversos no desenvolvimento e descoloração dos dentes (categoria D) • A claritromicina não deve ser usada devido aos efeitos adversos nos resultados da gravidez e desenvolvimento embrionário e fetal em animais (categoria D).
Fármacos sedativos-hipnóticos durante a gravidez	• Benzodiazepínicos e barbitúricos não devem ser usados (categoria D) • O óxido nitroso deve ser evitado durante o 1º trimestre; caso contrário, use com cuidado (não atribuição de categoria).

(Continua)

Informações rápidas (Continuação)

Medicamentos a serem evitados durante a amamentação	A quantidade de droga excretada no leite materno geralmente não é mais que 1 a 2% da dose materna. A mãe deve tomar os medicamentos prescritos logo após a amamentação e, em seguida, evitar amamentar por pelo menos 4 h (mais tempo, se possível). Os seguintes medicamentos devem ser evitados: • Ácido acetilsalicílico • Tetraciclina, ciprofloxacino, metronidazol, gentamicina, vancomicina • Benzodiazepínicos, barbitúricos.
Manifestações periodontais de contraceptivos orais (COs) e implicações	• Uma resposta exagerada aos irritantes locais ocorre nos tecidos gengivais em usuários de CO • Causada por microvasculatura alterada, aumento da permeabilidade gengival e aumento da síntese de prostaglandina • Aumento do nível de espécies de *Bacteroides* • O paciente deve ser informado sobre os efeitos colaterais dos COs e a necessidade de uma casa meticulosamente cuidada e conformidade com os cuidados de manutenção periodontal • Devido à potencial interferência de antibióticos com COs, as usuárias de COs devem ser informadas sobre a possível eficácia reduzida de COs durante a terapia antibiótica e a necessidade de um método adicional de contracepção.
Alterações orais causadas pela menopausa	• Os sintomas da menopausa estão associados à deficiência de estrogênio. O estrogênio afeta proliferação e diferenciação celular e a queratinização do epitélio gengival • São manifestações de menopausa adelgaçamento da mucosa oral, desconforto oral (*i. e.*, queimação na boca), recessão gengival, xerostomia, sensação de paladar alterada, perda óssea alveolar e reabsorção do rebordo alveolar • Possível perda óssea alveolar e perda dentária devido a osteopenia ou osteoporose estão associadas com alterações da menopausa ou pós-menopausa • A melhora do estado periodontal foi relatada em mulheres em terapia de reposição hormonal.
Manejo clínico de pacientes na menopausa e pós-menopausa	• Revisão completa do histórico médico • Utilizar uma escova de dentes extra macia para evitar traumas na gengiva fina • Evite dentifrícios abrasivos • Os medicamentos para a osteoporose incluem cálcio mais suplementação de vitamina D, fluoreto de sódio, bisfosfonatos, moduladores seletivos do receptor de estrogênio e hormônio paratireoide
Recomendações para ingestão ótima de cálcio	• Mulheres na pré-menopausa (25 a 50 anos de idade): 1.000 mg/dia • Mulheres na pós-menopausa (com terapia com estrogênio): 1.000 mg/dia • Mulheres na pós-menopausa (sem terapia com estrogênio): 1.500 mg/dia • Homens (25 a 65 anos de idade): 1.000 mg/dia • Mulheres e homens > 65 anos de idade: 1.500 mg/dia

Conhecimento fundamental

Introdução

Flutuações hormonais que ocorrem ao longo da vida das mulheres têm efeito profundo no periodonto. Os especialistas devem estar cientes das influências hormonais e do manejo em uma paciente do sexo feminino, dependendo de seu estágio da vida, desde a puberdade até a menopausa. Sugere-se que os leitores leiam o Capítulo 41 do livro *Newman e Carranza Periodontia Clínica* (13ª edição), para informações detalhadas sobre as considerações sobre o tratamento periodontal em pacientes do sexo feminino.

As manifestações periodontais, efeitos sistêmicos e as considerações do manejo em pacientes do sexo feminino são resumidas na Tabela 24.1.

Recomendações atuais para o tratamento de pacientes grávidas

Um algoritmo de tratamento simples de terapia periodontal para pacientes grávidas é apresentado na Figura 24.1.

 CORRELAÇÃO CLÍNICA

Qual é a opinião atual sobre a associação entre a periodontite durante a gravidez e os resultados adversos da gravidez?

A evidência disponível sugere uma possível associação entre doença periodontal e bebês prematuros com baixo peso ao nascer. Os eventos adversos da gravidez podem resultar de uma infecção que é mediada por uma das duas vias principais: diretamente por microrganismos orais, ou indiretamente pela translocação de produtos bacterianos como a endotoxina (lipopolissacarídeo) e a ação de mediadores inflamatórios produzidos pela mãe. Neste ponto, no entanto, não está claro se o tratamento periodontal durante a gravidez tem efeito benéfico na prevenção do nascimento prematuro.[1,2]

Tabela 24.1 Manifestações periodontais e considerações de tratamento em pacientes do sexo feminino.

Estágio da vida	Manifestações periodontais	Considerações do tratamento
Puberdade	• Os tecidos periodontais podem ter uma resposta exagerada aos fatores locais • *Gengivite puberal*: uma reação hiperplásica da gengiva pode ocorrer. Tecidos inflamados tornam-se eritematoso, lobulado, retrátil, e sangram facilmente • Histologicamente, a aparência é consistente com hiperplasia inflamatória.	• Gengivite leve: responde bem à raspagem e ao alisamento radicular, com frequente reforço de higiene bucal • Gengivite grave: pode requerer cultura microbiana, enxaguatórios bucais antimicrobianos e antibioticoterapia • Consultas mais frequentes de manutenção periodontal quando identificada uma instabilidade periodontal.
Menstruação	• A interação entre estrogênio e células do sistema imunológico contribui para aumento da inflamação gengival • Tecidos gengivais foram relatados ser mais edemaciados durante a menstruação e eritematoso antes do início da menstruação em algumas mulheres • Um aumento no exsudato gengival foi observado durante o período da menstruação e às vezes está associado com um pequeno aumento na mobilidade dentária.	• Aumento do sangramento gengival e sensibilidade associada ao ciclo menstrual requer estrito monitoramento periodontal • A manutenção periodontal deve ser ajustada às necessidades individuais do paciente. Se for problemático, deve-se recomendar consulta de retorno de 3 a 4 meses • Pacientes na fase da síndrome pré-menstrual são mais sensíveis e menos tolerantes aos procedimentos e exigem cuidados especiais.
Gravidez	• *Gengivite na gravidez*: condição muito comum caracterizada por eritema, edema, hiperplasia e aumento do sangramento. A apresentação pode variar de leve inflamação a grave hiperplasia, dor e sangramento • *Tumor da gravidez*: menos comum que gengivite na gravidez, essa condição é indistinguível do granuloma piogênico de não grávidas. Os tumores podem ser sésseis ou pediculados e ulcerados, variando na cor de vermelho púrpura a azul profundo.	• Raspagem, polimento e alisamento radicular são realizados com segurança durante a gravidez • O início do 2º trimestre é o período mais seguro para fornecer rotina de cuidado odontológico. Cirurgia oral maior eletiva ou cirurgia periodontal podem ser adiadas até depois do parto • Tumores dolorosos na gravidez que interferem na mastigação, sangram ou supuram após a terapia mecânica podem exigir biopsia excisional antes do parto • A seleção cuidadosa de medicamentos é necessária nessa população de pacientes. Na maioria dos casos, amoxicilina e paracetamol são seguros para uso • Tetraciclina e ibuprofeno são contraindicados, principalmente no 3º trimestre.
Menopausa	• Mudanças na cavidade oral incluem adelgaçamento da mucosa oral, queimação na boca, sensação gustativa alterada, recessão gengival e xerostomia • Perda óssea alveolar e reabsorção da crista alveolar devido a osteopenia ou osteoporose.	• Monitorar de perto a estabilidade periodontal da paciente • Realização de manutenção periodontal e informação ao paciente sobre os riscos potenciais da depleção hormonal dos tecidos orais, e consulta médica (se necessário).

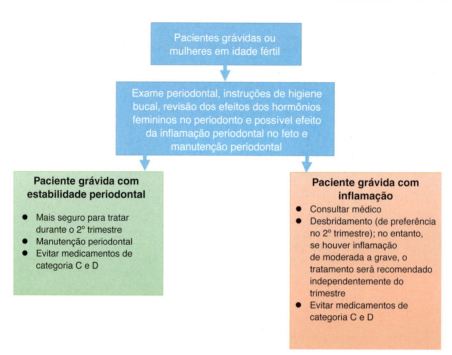

• **Figura 24.1** Algoritmo de tratamento para manejo clínico de pacientes grávidas. (Adaptada de Newman, M.G., Takei, H.H., Klokkevold, P.R., et al. (2019). *Newman and Carranza's Clinical Periodontology* (13th ed.). Philadelphia: Elsevier.)

EXERCÍCIO COM BASE EM CASOS CLÍNICOS

Cenário: uma paciente do sexo feminino de 29 anos de idade apresentou-se à clínica odontológica com uma queixa principal de "dor intensa e desconforto nas gengivas, que sangram ao escovar". O exame clínico revelou inflamação grave generalizada (eritema e edema) da gengiva marginal. Profundidades de sondagem variando de 2 a 5 mm. O exame radiográfico revelou níveis ósseos normais mesmo nos locais com profundidades de sondagem de 4 e 5 mm. A paciente estava no 2° trimestre de gravidez. Ela não tinha condições médicas conhecidas e não estava tomando nenhum medicamento.

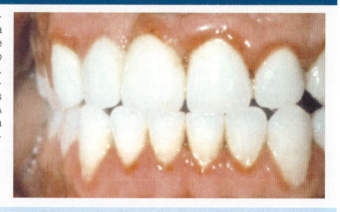

Questões

1. Qual das seguintes condições essa paciente apresentou?
   a. Abscesso periodontal.
   b. Abscesso gengival.
   c. Gengivite na gravidez.
   d. Gengivite ulcerativa necrosante.
2. Qual o trimestre ideal para a realização da profilaxia dentária?
   a. Segundo.
   b. Primeiro.
   c. Terceiro.
3. O fato de que locais com profundidades de sondagem de 4 e 5 mm estão associados a níveis ósseos normais indicam que estes são _____.
   a. bolsas periodontais (verdadeiro).
   b. bolsas gengivais (pseudo).
   c. sulco normal.

A foto clínica é de Newman, M.G., Takei, H.H., Klokkevold, P.R., et al. (2019). *Newman and Carranza's Clinical Periodontology* (13th ed.). Philadelphia: Elsevier.

Este capítulo foi desenvolvido com base no Capítulo 41 do livro *Newman e Carranza Periodontia Clínica* (13ª edição) e é um resumo de muitas das seções importantes do capítulo. O leitor está convidado a ler o capítulo de referência para uma compreensão completa deste importante tópico.

Respostas

1. Resposta: c
Explicação: com base na história e apresentação clínica, a condição gengival é provavelmente gengivite na gravidez.

2. Resposta: a
Explicação: dos 3 trimestres de gravidez, o 2º é o mais seguro para fazer o tratamento odontológico. Procedimentos eletivos maiores podem ser adiados para depois do parto.

3. Resposta: b
Explicação: com base nos achados da avaliação clínica e radiográfica, as bolsas neste paciente são principalmente bolsas gengivais (pseudo). A resolução da inflamação após o tratamento resultará na redução da profundidade das bolsas induzidas pela inflamação.

Referências bibliográficas

Iheozor-Ejiofor, Z., Middleton, P., Esposito, M., & Glenny, A. M. (2017). Treating periodontal disease for preventing adverse birth outcomes in pregnant women. *Cochrane Database of Systematic Reviews*, 6, CD005297. https://doi.org/10.1002/14651858.CD005297.pub3.

Ren, H., & Du, M. (2017). Role of maternal periodontitis in preterm birth. *Frontiers in Immunology*, 8, 139. https://doi.org/10.3389/fimmu.2017.00139.

25
Tratamento de Doenças Gengivais e Periodontais Agudas

🌸 Terminologia importante

Terminologia/abreviatura	Explicação
Abscesso agudo	Edema doloroso, vermelho, edematoso, liso e ovoide dos tecidos gengivais, contendo exsudato.
Abscesso crônico	Depois que a disseminação da infecção foi contida, o abscesso se manifesta com dor incômoda associada a uma bolsa periodontal e frequentemente se apresenta com um trato fistuloso.
Incisão e drenagem	Pequeno procedimento cirúrgico realizado para aliviar a pressão e liberar exsudato purulento de dentro de uma cavidade de abscesso flutuante.
Opérculo	Tecido mole que recobre a coroa de um dente com erupção incompleta.
Recontorno gengival	Remodelagem cirúrgica da gengiva, usada para corrigir margens gengivais semelhantes a prateleiras resultantes da doença.
Vesículas herpéticas	Lesões pequenas, elevadas e contendo líquido da mucosa oral com carga viral muito alta; representa uma fase contagiosa.

🌸 Informações rápidas

Gengivite necrosante (GN)	O manejo da GN gira em torno de alívio da dor, redução da carga microbiana e remoção de tecido necrótico ao grau que a reparação e regeneração de barreiras de tecido normal possam ser restabelecidas. A raspagem subgengival e a curetagem são contraindicadas durante a primeira consulta, porque esses procedimentos podem disseminar a infecção para os tecidos mais profundos e/ou causar bacteriemia.
Expectativas de tratamento para lesões de GN	Mesmo em casos de necrose gengival grave, a cura muitas vezes leva ao restabelecimento do contorno gengival normal, embora a arquitetura gengival normal possa ser alcançada apenas após várias semanas ou meses.
Gengivoestomatite herpética primária	O tratamento consiste no diagnóstico precoce e início imediato da terapia antiviral contra o herpes-vírus simplex.
Expectativas de tratamento para a gengivoestomatite herpética primária	As terapias antivirais (p. ex., aciclovir) podem encurtar a duração das lesões se administradas dentro das primeiras 36 h de apresentação dos sintomas.
Abscesso periodontal	Após a anestesia, a parede da bolsa é retraída suavemente com uma sonda periodontal ou cureta em uma tentativa de iniciar a drenagem pela entrada da bolsa; podem ser usadas uma pressão digital suave e irrigação para liberar o exsudato e drenar a bolsa. Se malsucedida, é utilizada a drenagem externa via incisão. Deve-se adiar a raspagem e o alisamento radicular até a cura inicial.
Abscesso gengival	Remoção de qualquer material estranho (p. ex., fio dental, material de impressão), irrigação com água morna e drenagem com gaze úmida sob leve pressão geralmente são suficientes para a resolução.
Abscesso pericoronário	O abscesso pericoronário agudo é devidamente anestesiado para maior conforto e a drenagem é estabelecida levantando-se suavemente o opérculo do tecido mole com uma cureta. Se os detritos subjacentes forem facilmente acessíveis, pode ser removido, seguindo-se uma irrigação suave com solução salina estéril. Abscessos repetidos geralmente necessitam de extração do dente semi-impactado associado.

Capítulo 25 Tratamento de Doenças Gengivais e Periodontais Agudas   195

Gengivite necrosante	Periodontite necrosante	Abscesso periodontal	Abscesso gengival	Pericoronarite
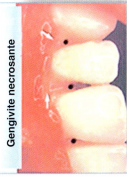	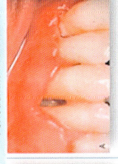	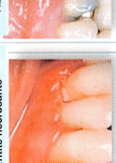	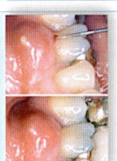	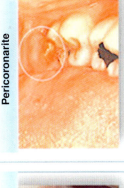
1ª consulta: avaliação abrangente, desbridamento suave da área afetada (sob anestesia tópica) e prescrição de antibióticos 2ª consulta (2 a 3 dias após a 1ª consulta): reavaliação do local tratado e realização de raspagem (se necessário) 3ª consulta (5 dias após a 2ª consulta): exame periodontal abrangente, formulação do plano de tratamento e raspagem e alisamento radicular (se necessário)	• Exame médico abrangente e consulta médica (se necessário) para descartar condições imunossupressoras (p. ex., HIV ou leucemia) • Desbridamento suave da área usando instrumentação manual e ultrassônica sob anestesia local • Instrução de higiene bucal • Manejo bem-sucedido da condição médica subjacente	**Drenagem via bolsa periodontal** • Sob anestesia local, usando cureta ou sonda periodontal, a drenagem da purulência deve ser estabelecida pela bolsa • RAR • Prescrição de antibióticos* **Drenagem via incisão externa** • Sob anestesia local, incisão vertical feita na área de maior flutuação para drenagem purulenta • RAR • Prescrição de antibióticos*	• Sob anestesia local, dependendo da localização do abscesso, a drenagem é estabelecida via RAR ou via incisão externa • Exsudato drenado por pressão digital • Qualquer material estranho (p. ex., fio dental ou material de moldagem) que causou o abscesso deve ser removido • Irrigação com água quente e cobertura da área com gaze úmida (sob leve pressão)	**Tratamento inicial:** • Enxaguar a área com água morna para remover detritos sob o opérculo • Avaliação/ajuste oclusal para eliminar o trauma de tecidos moles • Prescrição de antibiótico* **Acompanhamento:** • O prognóstico do dente deve ser avaliado e a extração indicada (conforme necessário)

• **Figura 25.1** Manejo de doenças gengivais e periodontais agudas. Pacientes com doenças gengivais e periodontais agudas comumente apresentam dor e, portanto, o controle da dor durante a terapia inicial é fundamental. A obtenção completa do histórico médico é vital para elucidar a etiologia subjacente da apresentação clínica. Para todas as condições listadas, em uma base caso a caso, pode ser recomendado enxágue com solução salina morna ou enxágue de clorexidina durante o período pós-tratamento imediato. Na classificação de 2017, lesões endodôntico-periodontais (LEP) combinadas também são mencionadas com doenças agudas como abscessos e doença periodontal necrosante (DPN) (embora as lesões LEP também tenham apresentações crônicas). Podem ser dolorosas, causar desconforto e destruição rápida do tecido. O Capítulo 26 neste livro aborda separadamente o diagnóstico e o tratamento dessas lesões. *O uso de antibióticos sistêmicos deve ser reservado apenas para pacientes com sinais e sintomas de disseminação sistêmica da infecção. Especificamente, os antibióticos devem ser usados com cautela em pacientes com condições imunossupressoras conhecidas devido ao seu potencial para desenvolver infecções oportunistas. HIV, vírus da imunodeficiência humana; RAR, dimensionamento e alisamento radicular. (De Newman, M.G., Takei, H.H., Kokkevold, P.R., et al. (2019). *Newman and Carranza's Clinical Periodontology* (13th ed.). Philadelphia: Elsevier.)

Conhecimento fundamental

As doenças periodontais geralmente se manifestam como condições crônicas e sua presença não é imediatamente percebida pelos pacientes. Mas um grupo de doenças e condições – incluindo doenças orais ulcerativas necrosantes, abscessos periodontais e gengivoestomatite herpética primária –, tipicamente manifestadas com dor, leva o paciente a buscar tratamento imediato. As diretrizes gerais para o manejo de doenças gengivais e periodontais agudas são apresentadas na Figura 25.1.

Para obter informações adicionais, sugere-se que os leitores leiam o Capítulo 13 deste livro e os Capítulos 44 e 45 do livro-texto *Newman e Carranza Periodontia Clínica* (13ª edição).

❖ CORRELAÇÃO CLÍNICA

Quais são as expectativas em se tratar um dente com abscesso periodontal?

Dentes com abscessos periodontais muitas vezes parecem ter suporte ósseo radiográfico muito limitado, e os achados clínicos (p. ex., mobilidade e envolvimento de furca) consideram seu prognóstico pobre. No entanto, com um tratamento adequado seguido de uma consistente manutenção periodontal preventiva, pode reter por muitos anos dentes abscedados com perda óssea significativa.

EXERCÍCIO COM BASE EM CASOS CLÍNICOS

Cenário: um homem caucasiano de 38 anos de idade apresentou como queixa principal: "Há um espaço entre meus dentes e essa área dói muito." Ele era HIV positivo com uma contagem de CD4+ de 150 células/mℓ; sua carga viral era indetectável. Ele não tinha alergia a medicamentos, mas relataram vários episódios de pneumonia recorrente nos últimos 12 meses. Tinha um histórico de tabagismo (um maço por dia, durante 28 anos). A profundidade de sondagem generalizada variou de 2 a 4 mm. Houve recessão localizada grave com necrose e ulceração dos tecidos interproximais entre o pré-molar superior direito e o canino. O paciente também se queixou de febre durante os últimos 2 dias, e um exame clínico revelou linfadenopatia cervical. A radiografia indicou perda óssea no local de interesse e presença de biofilme localizado de moderado a grave, com eritema gengival de moderado a grave.

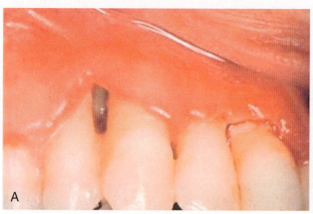 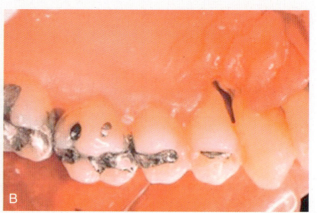

A imagem clínica é de Newman, M.G., Takei, H.H., Klokkevold, P.R., et al. (2019). *Newman and Carranza's Clinical Periodontology* (13th ed.). Philadelphia: Elsevier.

Questões

1. Com base na contagem de CD4+ do paciente, ele será classificado pelos Centros de Controle e Prevenção de Doenças como grupo:
   a. A.
   b. B.
   c. C.

2. Com base nas informações clínicas e radiográficas apresentadas, qual é o diagnóstico provável?
   a. Gengivite necrosante.
   b. Abscesso periodontal.
   c. Periodontite necrosante.
   d. Abscesso gengival.

3. Qual é o instrumento mais adequado para avaliar o envolvimento horizontal da possível lesão de furca 26?
   a. Sonda 17.
   b. Sonda 23.
   c. Sonda periodontal UNC15.
   d. Sonda Nabers.

4. Com base nas informações apresentadas, pode ser indicado antibiótico sistêmico para tratar essa forma de periodontite.
   a. Verdadeiro.
   b. Falso.

Este capítulo foi desenvolvido com base nos Capítulos 43, 44 e 45 do livro *Periodontia Clínica de Newman e Carranza* (13ª edição) e é um resumo de muitas das seções importantes dos capítulos. O leitor está convidado a ler os capítulos de referência para uma compreensão completa deste importante tópico.

Respostas

1. Resposta: c
Explicação: de acordo com o CDC, os pacientes com HIV são categorizados no grupo A (≥ 500 células/mℓ; assintomático), B (200 a 499 células/mℓ; sintomático) ou C (< 200 células/mℓ: indicador de AIDS) com base nas contagens de $CD4^+$ e apresentação clínica.

2. Resposta: c
Explicação: apresentação clínica de necrose periodontal do sistema de inserção com perda óssea associada é indicativo de periodontite necrosante. Essa condição é prevalente em pacientes HIV positivos e imunossuprimidos.

3. Resposta: d
Explicação: a sonda Nabers é o instrumento mais apropriado para avaliar o envolvimento horizontal de lesões de furca.

4. Resposta: a
Explicação: considerando os achados clínico e periodontal com potencial envolvimento sistêmico, um regime de antibiótico sistêmico pode ser indicado para reduzir a inflamação gengival.

26
Diagnóstico e Tratamento de Lesões Endodôntico-Periodontais

Terminologia importante

Terminologia/abreviatura	Explicação
Canais acessórios	Vias de comunicação periodontal e pulpar encontradas ao longo dos canais radiculares; são adicionais ao canal radicular principal e aumentam a complexidade da anatomia do canal radicular.
Comunicação anatômica	Canais físicos que conectam a polpa e o periodonto, criados naturalmente durante o desenvolvimento do dente; por exemplo, forames apicais, canais laterais/acessórios, túbulos dentinários.
Comunicação não anatômica	Canais físicos que conectam a polpa e o periodonto criados por defeitos iatrogênicos; por exemplo, fraturas radiculares, perfurações radiculares.
Lesão combinada verdadeira	Infecções pulpares e periodontais primárias podem progredir extensivamente até que as zonas de destruição óssea apical e cervical se sobreponham.
Lesão periodontal primária	Ruptura extensa da crista óssea alveolar devido à periodontite inflamatória que progride da área cervical ao ápice radicular, causando envolvimento pulpar secundário.
Lesão pulpar primária	Periodontite perirradicular crônica causada por infecção pulpar em que uma infecção periapical pode se desenvolver e progredir coronariamente.
Peri-implantite retrógrada	Lesão periapical radiograficamente evidente no ápice de um implante ósseo integrado, causada pela persistência de bactérias endodônticas e células inflamatórias, levando à infecção peri-implantar.
Periodontite retrógrada	Infecção pulpar, levando à destruição do tecido periodontal que progride cervicalmente da área apical/furca em direção à margem gengival.
Túbulos dentinários	Formações microtubulares permeáveis ao longo do corpo dentinário, variando de 0,9 a 2,5 mm de diâmetro; também permitem a comunicação entre os espaços pulpares e periodontais em áreas sem cemento.

 Informações rápidas

Lesões endodônticas-periodontais	O periodonto e os espaços pulpares são separados por uma casca dura de dentina e cemento, mas se comunicam uns com os outros mediante vários portais, por meio dos quais as bactérias podem desencadear respostas inflamatórias em tecidos comunicantes.
Vias de infecção pulpar sobre o periodonto	Os forames apicais são a principal via de comunicação da infecção pulpar, levando à infecção secundária e degradação dos tecidos periodontais; canais acessórios, canais laterais e túbulos dentinários são potenciais vias adicionais de comunicação entre ambas as entidades.
Vias de infecção periodontal sobre a polpa	Túbulos dentinários e canais laterais ao longo do complexo pulpodentinário fornecem caminhos para a invasão bacteriana da bolsa periodontal.
Patologia apical de origem endodôntica	São processos inflamatórios que ocorrem nos tecidos perirradiculares que circundam os ápices radiculares; causados por biofilmes intracanal polimicrobianos que desencadeiam respostas imunológicas subsequentes.
Classificação da doença pulpar	O exame dentário, incluindo o tipo e a localização da dor, percussão, teste térmico e imagem radiográfica dos tecidos periapicais, são necessários para diagnosticar doenças pulpares.
Diagnóstico diferencial	Lesões pulpares primárias tendem a afetar dentes com integridade coronária comprometida e sem vitalidade pulpar, enquanto lesões periodontais primárias são mais propensas a afetar dentes vitais hígidos com perda óssea crestal que é generalizada para os dentes remanescentes.

(Continua)

Informações rápidas (*Continuação*)

Manejo da peri-implantite retrógrada	O desbridamento cirúrgico da lesão está associado a resultados favoráveis, a menos que a estabilidade do implante tenha sido comprometida.
Patogênese do trato sinusal de origem pulpar	A inflamação pulpar pode levar à redução do fluxo sanguíneo pulpar causado por um aumento na pressão intrapulpar, causando necrose pulpar. A necrose pulpar, se não tratada, pode causar inflamação dos tecidos perirradiculares e formação de abscesso, levando a uma drenagem do trato sinusal.

Conhecimento fundamental

Introdução

A infecção bacteriana nos tecidos pulpar e periodontal geralmente ocorre independentemente em cada espaço; no entanto, existem algumas circunstâncias em que as infecções se propagam de uma entidade para outra por meio de canais de comunicação anatômicos, como forame apical, canais laterais e acessórios, túbulos dentinários e linhas de fissura. A migração de microrganismos e mediadores inflamatórios entre o canal radicular e o periodonto pode levar ao desenvolvimento de lesões endodôntico-periodontais (LEPs).

Etiologia

LEPs são geralmente o resultado de comunicações patológicas entre os tecidos pulpar e periodontal de determinado dente que podem ser desencadeadas por:[1]

1. **Infecções endodônticas e/ou periodontais:**
   - Envolvimento pulpar primário por lesão cariosa, com envolvimento periodontal secundário
   - Destruição periodontal primária que afeta secundariamente o canal radicular
   - Presença concomitante de ambas as patologias.

2. **Fatores traumáticos e/ou iatrogênicos:**
   - Perfuração da furca/câmara pulpar/radicular (p. ex., devido à instrumentação incorreta do canal radicular ou preparação do dente para restaurações retidas por pino)
   - Fratura radicular (p. ex., devido a um trauma ou preparação para restaurações retidas por pino)
   - Reabsorção radicular externa ou necrose pulpar (p. ex., devido a trauma) drenando pelo periodonto.

LEPs causadas por trauma ou fatores iatrogênicos geralmente têm um prognóstico improvável, enquanto LEPs associadas a infecções dentárias podem ter um prognóstico que varia de favorável a improvável, dependendo de muitos fatores.

A Figura 26.1 fornece uma revisão da patogênese e diagnóstico diferencial da LEP.

Classificação de lesões endodôntico-periodontais

A principal desvantagem da classificação de 1999 era que as várias categorias da LEP (endodôntica primária, periodontal primária, lesão combinada etc.) eram baseadas na fonte primária de infecção, isto é, se a infecção era de origem pulpar ou periodontal. Foi, no entanto, apontado que a determinação da fonte primária de infecção não é relevante para o tratamento da LEP porque na maioria dos casos os tecidos pulpar e periodontal requerem tratamento. Portanto, o diagnóstico e a classificação da LEP devem ser baseados tanto no estado da doença quanto no prognóstico do dente envolvido. Isso determinaria a primeira etapa do planejamento do tratamento – tomar a decisão de manter ou extrair o dente.

Com base nesse raciocínio, as LEPs foram então classificadas (Tabela 26.1) de acordo com os sinais e sintomas que têm um impacto direto em seu prognóstico e tratamento (p. ex., presença/ausência de fraturas/perfurações, presença/ausência de periodontite, extensão da destruição periodontal).[1]

> ### ❖ CORRELAÇÃO CLÍNICA
>
> **Quais são as outras razões possíveis para infecções extrarradiculares que afetam o periodonto e não respondem à terapia endodôntica de rotina?**
>
> Uma infecção extrarradicular ocorre periapicalmente ao longo da superfície externa do ápice radicular e pode levar a, ou exacerbar, o desenvolvimento de abscesso periapical agudo. Pode ocorrer independentemente da infecção intrarradicular e pode ser devido a:
> - Actinomicose periapical – pode se desenvolver quando o tecido intrarradicular infectado ou detritos são movidos para além do ápice durante a instrumentação. Não responde à terapia endodôntica de rotina e requer cirurgia apical
> - Acúmulo de cálculo na superfície externa do ápice radicular – acredita-se que a origem do cálculo ao redor do ápice radicular seja o acúmulo e a calcificação da placa do ambiente oral externo por meio do trato sinusal persistente aberto presente nesses casos. Está associado à falha na cicatrização da lesão periapical, na formação persistente do trato sinusal e na periodontite apical refratária.

Manejo de lesões endodôntico-periodontais

Com base em muitos fatores, o manejo inclui uma ou mais modalidades de tratamento:

- Estabelecer a drenagem (p. ex., incisão e drenagem do abscesso)
- Terapia não cirúrgica de redução de bolsa
- Administração de antimicrobianos
- Tratamento endodôntico
- Terapia periodontal cirúrgica
- Cirurgia periapical
- Esplintagem do dente com mobilidade e pequenos ajustes oclusais
- Extração do dente afetado.

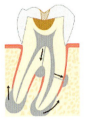 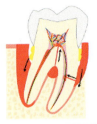 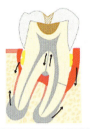 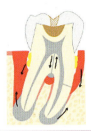

	Origem da lesão	Endodôntica primária	Periodôntica primária	Lesões independentes de origem endodôntica e periodontal presentes simultaneamente	Lesões verdadeiras endodôntico-periodontais combinadas
Patogênese	Vias de disseminação da infecção (setas pretas)	Via polpa-periodonto • Canais laterais e acessórios • Forame apical	Via periodonto-polpa • Canais laterais e acessórios • Forame apical	Dissemina pelas duas vias, sem confluência de lesões primárias	Dissemina pelas duas vias, sem confluência de lesões primárias
Diagnóstico	Sintoma do paciente	Varia*	Desconforto leve	Varia*	Varia*
	Integridade coronária	Comprometida	Intacta	Comprometida	Comprometida
	Vitalidade	Não vital	Vital	Não vital	Não vital
	Lesões radiográficas	Radioluscência periapical	Perda óssea da crista	Radioluscência periapical separada e lesões crestais	Lesões ósseas contínuas da crista alveolar ao ápice radicular
	Sondagem	Profundidade de sondagem estreita e profunda até o ápice	Bolsa verdadeira	Bolsa verdadeira	Bolsa verdadeira com sondagem estreita até o ápice

*Varia: lesões crônicas geralmente são assintomáticas; lesões agudas exibem dor sem evidência radiográfica de patologia.

• **Figura 26.1** Lesões endodôntico-periodontais: patogênese e diagnóstico diferencial.

Efeitos biológicos da infecção pulpar nos tecidos periodontais:
- As mudanças inflamatórias iniciais na polpa exercem muito pouco efeito sobre o periodonto
- Quando a polpa se torna necrótica, entretanto, pode ocorrer uma resposta inflamatória significativa, atravessando o forame apical, os canais acessórios da furca, os canais laterais e os túbulos dentinários. Isso pode levar ao envolvimento secundário do periodonto
- A extensão da infecção pelos tecidos periodontais pode resultar em um edema localizado ou difuso, ou celulite, que invade os vários espaços fasciais. No entanto, uma sequela mais comum é a erupção da infecção pela mucosa labial, vestibular ou lingual, resultando em uma drenagem do trato sinusal. Se o caminho de menor resistência para o processo infeccioso e fluido inflamatório for ao longo da gengiva inserida, a infecção pode dissecar o espaço do ligamento periodontal e se abrir no sulco gengival, resultando na formação de uma bolsa periodontal profunda, mas estreita.

Efeitos biológicos da infecção periodontal na polpa dentária:
- A doença periodontal parece ter uma influência menor nos tecidos pulpares em comparação com a influência da doença pulpar no periodonto
- A doença periodontal avançada pode infectar o tecido pulpar como uma infecção retrógrada que se prolifera através de grandes canais acessórios nas superfícies laterais do dente e na área onde o canal principal sai do ápice dentário.

Diagnóstico diferencial da LEP – a tabela fornece uma revisão dos fatores que ajudam no diagnóstico diferencial. A LEP pode se apresentar na forma aguda ou crônica com as seguintes características gerais, independentemente da origem da infecção:[1]
- Sintomas: dor espontânea, mobilidade dentária, gosto/cheiro desagradável
- Sinais primários: profundidades de sondagem estreitas e profundas da bolsa que podem atingir a porção apical da raiz com/sem resposta pulpar alterada aos testes de vitalidade
- Sinais/sintomas secundários: evidências radiográficas de perda óssea (região apical/furca); dor à palpação/percussão; exsudato purulento/supuração; trato sinusal/fístula.

(Observação: esta tabela é apenas uma orientação ampla; cada situação requer uma avaliação cuidadosa e completa por meio de testes endodônticos e exames periodontais apropriados.)

(Modificada de Newman, M.G., Takei, H.H., Klokkevold, P.R., et al. (2019). *Newman and Carranza's Clinical Periodontology* (13th ed.). Philadelphia: Elsevier.)

Tabela 26.1 Classificação de 2017 das lesões endodôntico-periodontais.[1]

Lesão endodôntico-periodontal com danos radiculares	Fratura ou rachadura radicular Perfuração do canal radicular ou da câmara pulpar Reabsorção radicular externa	
Lesão endodôntico-periodontal sem danos radiculares	Lesão endodôntico-periodontal em paciente com periodontite	Grau 1: bolsa periodontal estreita e profunda na superfície de 1 dente Grau 2: bolsa periodontal ampla e profunda na superfície de 1 dente Grau 3: bolsas periodontais profundas em > 1 superfície do dente
	Lesão endodôntico-periodontal em paciente sem periodontite	Grau 1: bolsa periodontal estreita e profunda na superfície de 1 dente Grau 2: bolsa periodontal ampla e profunda na superfície de 1 dente Grau 3: bolsas periodontais profundas em > 1 superfície do dente

Lesão endodôntico-periodontal (LEP) com dano radicular: o prognóstico é geralmente "improvável"; LE sem dano radicular: o prognóstico varia de favorável a "improvável", dependendo (a) da destruição periodontal atual ao redor do dente afetado e (b) do estado periodontal geral. (O objetivo da classificação é orientar a decisão do especialista sobre manter ou extrair o dente, tornando a nova classificação baseada mais no tratamento/prognóstico, em vez de na etiologia.)

Capítulo 26 Diagnóstico e Tratamento de Lesões Endodôntico-Periodontais

EXERCÍCIO COM BASE EM CASOS CLÍNICOS

Cenário: um homem de 71 anos de idade apresentou como queixa principal: "Meu dente superior está se movimentando". A história médica inclui hipertensão controlada e asma induzida por alergia. História odontológica: encaminhamento de um endodontista que diagnosticou alteração pulpar do 16 previamente com canal radicular tratado e diagnóstico de periodontite apical sintomática (16, incluindo uma fratura vertical da raiz). O plano de tratamento gerado foi a extração do 16 e preparo do local para futura instalação do implante. A preservação do rebordo foi realizada e o implante instalado posteriormente.

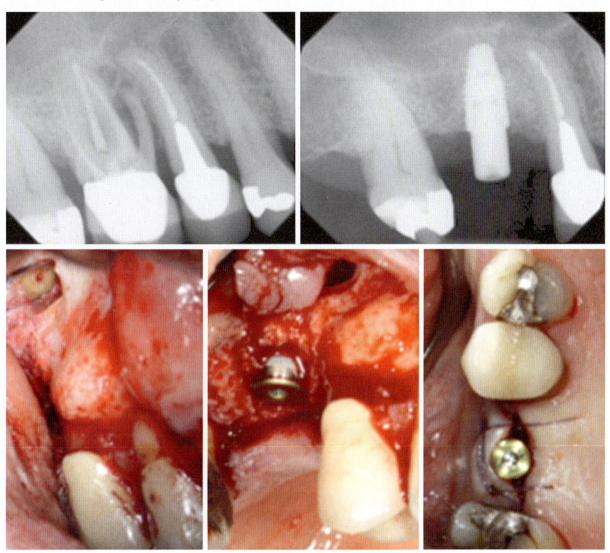

Questões

1. Além da fratura radicular, quais são os outros meios de disseminação da infecção entre o espaço pulpar e o periodonto?
   a. Canais laterais.
   b. Forame apical.
   c. Túbulos dentinários.
   d. Todas as opções.

2. Durante a realização deste tratamento combinado, qual das seguintes estruturas anatômicas estava em estreita proximidade no local da cirurgia?
   a. Arco zigomático.
   b. Ducto nasopalatino.
   c. Seio maxilar.
   d. Cavidade orbital.

3. Para uma lesão endodôntica primária com envolvimento periodontal secundário, a sequência de tratamento deve ser:
   a. Apenas terapia endodôntica.
   b. Primeiro executar a terapia periodontal e reavaliar em 2 a 3 meses; realizar terapia endodôntica conforme necessário.
   c. Primeiro executar a terapia endodôntica e reavaliar em 2 a 3 meses; realizar terapia periodontal conforme necessário.
   d. Apenas terapia periodontal.

4. Quando uma lesão endodôntica que está progredindo coronariamente junta-se a uma bolsa periodontal, é chamada de:

a. Lesão endodôntica primária com envolvimento periodontal secundário.
b. Lesão principalmente periodontal com envolvimento endodôntico secundário.
c. Lesão combinada verdadeira.
d. Lesão periodontal apenas.

Este capítulo foi desenvolvido com base no Capítulo 46 do livro *Periodontia Clínica de Newman e Carranza* (13ª edição) e é um resumo de muitas das seções importantes do capítulo. O leitor está convidado a ler o capítulo de referência para uma compreensão completa deste importante tópico.

Respostas

1. Resposta: d
Explicação: todas as comunicações anatômicas mencionadas podem facilitar a disseminação da infecção entre o espaço pulpar e o periodonto.

2. Resposta: c
Explicação: com base na apresentação radiográfica, o seio maxilar estava em estreita proximidade para ambos os aspectos do procedimento, periodontal e endodôntico.

3. Resposta: c
Explicação: considerando que a lesão era principalmente endodôntica, a sequência recomendada é realizar terapia endodôntica primeiro, depois reavaliar em 2 a 3 meses para avaliar a necessidade potencial de terapia periodontal.

4. Resposta: c
Explicação: quando uma lesão endodôntica que está progredindo coronariamente se junta a uma bolsa periodontal, é referido como uma lesão combinada verdadeira.

Referência bibliográfica

1. Herrera, D., Retamal-Valdes, B., Alonso, B., & Feres, M. (2018). Acute periodontal lesions (periodontal abscesses and necrotizing periodontal diseases) and endo-periodontal lesions. *Journal of Periodontology, 89*(Suppl. 1), S85–S102.

27
Controle de Placa

🌸 Terminologia importante

Terminologia/abreviatura	Explicação
Abrasivo	Sal inorgânico insolúvel que aumenta a ação abrasiva da escovação em até 40 vezes e representa de 20 a 40% dos dentifrícios.
Agentes evidenciadores	Soluções ou pastilhas que mancham o biofilme bacteriano nas superfícies dos dentes, da língua e da gengiva. Usado como ferramenta de instrução de higiene bucal.
Clorexidina	Bisbiguanida com propriedades antimicrobianas, usada como enxaguatório bucal sujeito à prescrição médica.
Col gengival	Superfície gengival interdental não queratinizada sob a área de contato de dois dentes adjacentes, o qual é mais vulnerável à presença microbiana.
Enxaguatório de óleo essencial	Contém timol, eucaliptol, mentol e salicilato de metila, e apresenta eficácia na redução do biofilme da placa e redução da gengivite.
Irrigação subgengival	Pulsar um fluxo de água por meio de uma ponta estreita para as superfícies radiculares de locais de difícil acesso (p. ex., furcas).
Registro de controle de placa	Índice de presença ou ausência de placa nas superfícies dos dentes.

✣ Informações rápidas

Manejo da placa	A terapia e a prevenção da doença periodontal baseiam-se em minimizar o acúmulo e a remoção de biofilme da placa ao redor do periodonto por meio de limpeza profissional e autocuidado.
Placa microbiana e cálculo	O crescimento da placa microbiana ocorre em poucas horas e esta pode ser removida com autocuidado bucal eficaz em casa. Se não for removida, irá mineralizar devido à transferência de minerais da saliva e formar cálculos, que só podem ser removidos por instrumentos odontológicos.
Escova de dentes	A principal ajuda para a higiene de superfícies de dentes alinhados. A seleção deve priorizar a facilidade de uso; a maioria dos desenhos tem eficácia equivalente em remoção de placa. Cerdas duras podem causar recessões e devem ser evitadas. Escovas de dentes motorizadas oscilantes e rotativas podem ter eficácia ligeiramente aumentada e melhor aceitação do paciente do que escovas manuais, especialmente para crianças e indivíduos com habilidades motoras reduzidas.
Dentifrícios	Auxiliar na limpeza e no polimento das superfícies dentárias. As pastas de dente com flúor são vantajosas para o controle da cárie. As pastas de dente com abrasivos grossos devem ser desencorajadas devido ao risco de lesões aos tecidos duros e moles.
Técnica de Bass	A técnica de escovação de Bass é o método preferido para atingir o sulco gengival com as cerdas. Outras técnicas de escovação de dentes: Stillman, Stillman modificado, Charters, Fones, Leonard e Scrub (para obter detalhes, consulte o Capítulo 48 do livro *Newman e Carranza Periodontia Clínica*, 13ª edição).
Auxiliares de limpeza interdental	A seleção de auxiliares de higiene interdental deve ser baseada na facilidade de uso e na destreza do paciente. Embora o fio dental seja a ferramenta mais amplamente recomendada para a remoção de biofilme da superfície dentária proximal, outras opções devem ser exploradas com cada indivíduo até que o auxiliar ideal da higiene bucal seja identificado.

(Continua)

Informações rápidas (*Continuação*)

Irrigação oral	Remove bactérias não aderentes e resíduos da cavidade oral com mais eficácia do que escovas de dente e bochechos (especialmente em casos com acesso difícil) e diminui a inflamação.
Controle químico da placa	Uma grande seleção de agentes antimicrobianos está disponível como adjuvante para a higiene bucal mecânica. Enquanto melhoram a redução da placa e/ou gengivite, seu uso a longo prazo deve ser considerado contra o risco de eventos adversos. Por exemplo, o uso de clorexidina por um longo prazo pode causar manchas nos dentes, na língua e nas restaurações, bem como prejudicar temporariamente a percepção do paladar.

Conhecimento fundamental

O controle do biofilme da placa tem dois objetivos importantes na terapia e manutenção periodontal:

1. Minimizar a inflamação gengival
2. Prevenir a recorrência ou progressão de doenças periodontais e cárie (especialmente cárie radicular em regiões de cemento exposto).

A Figura 27.1 analisa resumidamente os métodos de controle de placa atualmente defendidos. Sugere-se que o leitor consulte o Capítulo 48 do livro *Newman e Carranza Periodontia Clínica* (13ª edição) para uma descrição detalhada dos vários métodos de controle da placa.

CORRELAÇÃO CLÍNICA

O que acontece quando se deixa de realizar as medidas de higiene bucal por um período de tempo?

A prática diária de controle de biofilme da placa resulta em melhores saúde periodontal e gengival. A cessação da prática de controle da placa, de 7 a 21 dias, resulta em:
- Acúmulo de placa espessa nas superfícies dos dentes
- Gengiva avermelhada que sangra facilmente
- Mudança para uma flora Gram-negativa mais virulenta
- Mudanças microscópicas que são completamente revertidas em cerca de 7 dias quando as práticas de controle de placa são retomadas.

EXERCÍCIO COM BASE EM CASOS CLÍNICOS

Cenário: uma mulher de 60 anos de idade apresentou como queixa principal: "Não vou ao dentista há muito tempo e tenho certeza de que vou precisar de muitos atendimentos". Nenhuma condição médica foi relatada e a paciente não estava tomando nenhum medicamento. Achados clínicos: depósitos espessos generalizados de cálculo com profundidades de sondagem mais profundas (6 a 8 mm) em locais posteriores e sangramento generalizado à sondagem (imagem ao lado).

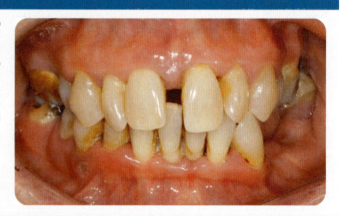

Questões

1. O método mais eficaz de prevenção da doença periodontal na população em geral é:
   a. Higiene bucal.
   b. Dieta com baixo teor de gordura.
   c. Terapia com fluoreto.
   d. Antibióticos.

2. Qual o intervalo recomendado para reavaliação (acompanhamento) após tratamento periodontal não cirúrgico de paciente com periodontite?
   a. 0 a 1 semana.
   b. 2 a 3 semanas.
   c. 4 a 8 semanas.
   d. > 2 meses.

3. Em geral, a chance de eliminação completa da placa com raspagem e alisamento radicular é maior com profundidades de sondagem de:
   a. 4 mm ou menos.
   b. 6 mm ou menos.
   c. 8 mm ou menos.
   d. 10 mm ou menos.

4. Qual é o ângulo correto entre a haste terminal e a superfície do dente para um dimensionamento eficiente usando a cureta Gracey 11/12?
   a. 0 a 19°.
   b. 20 a 39°.
   c. 70 a 80°.

Este capítulo foi desenvolvido com base no Capítulo 48 do livro *Newman e Carranza Periodontia Clínica* (13ª edição) e é um resumo de muitas das seções importantes do capítulo. O leitor está convidado a ler o capítulo de referência para uma compreensão completa deste importante tópico.

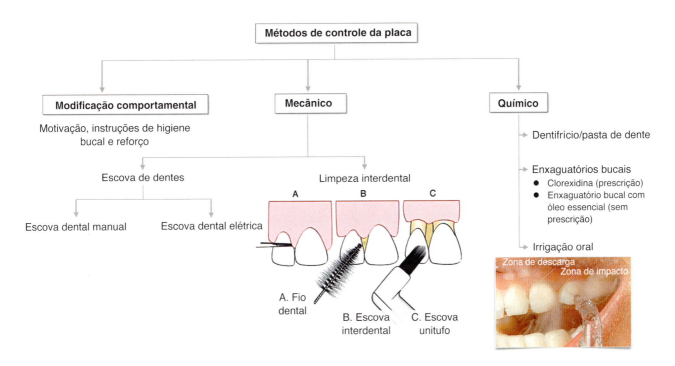

- **Figura 27.1** Métodos de controle da placa. O *alvo da higiene* refere-se a uma ênfase na remoção do biofilme da placa na junção dentogengival para prevenir cárie e doenças periodontais. Os seguintes métodos são usados juntos de várias maneiras para atingir a higiene ideal.

Modificação comportamental: utiliza ajudas como espelhos faciais e soluções reveladoras (que mancham preferencialmente a placa dental); um paciente pode ser levado a compreender as inadequações em seu estilo de escovação atual e também ser ensinado sobre o método correto de escovação para obter uma higiene bucal ideal.

Métodos mecânicos: <u>escovação de dentes</u>: pode ser realizada com escova dental manual ou elétrica
- Recomendações para o uso de escova dental manual:
  - As escovas dentais com cerdas macias de náilon podem limpar com eficácia e não traumatizar a gengiva ou a superfície radicular tanto quanto as escovas com cerdas duras
  - Escovas gastas devem ser substituídas a cada 3 a 4 meses
  - Se os pacientes perceberem um benefício de um *design* específico de escova dental, devem usá-la, contanto que não muito rígida e dura
- Recomendações para o uso de escova dental elétrica:
  - Escovas elétricas oscilante e rotatória removem o biofilme da placa e reduzem o sangramento gengival ligeiramente melhor do que as escovas dentais manuais; pacientes que desejam usar escovas elétricas devem ser encorajados a fazer uso dela
  - Pacientes com destreza manual limitada, crianças, idosos e cuidadores podem se beneficiar particularmente do uso de escova dental elétrica
- Técnicas de escovação dos dentes:
  - Para ser eficaz, a escovação com uma escova de dentes manual ou elétrica requer uma rotina sistemática, com ênfase em escovar todas as superfícies dos dentes
  - O método mais frequentemente recomendado é a *técnica de Bass*, que enfatiza a inserção sulcular das cerdas nas áreas cervicais e interproximais críticas dos dentes

<u>Limpeza interdental</u>: O tipo de ameia que o paciente apresenta determina a seleção dos dispositivos de limpeza interdental. Exemplo: escovas de tufo simples limpam bem as ameias sem papilas, enquanto o fio dental é eficaz na limpeza de ameias com papilas intactas.

Métodos químicos: <u>Dentifrícios</u>: aumentam a eficácia da escovação, incluindo ingredientes como:
- Fluoreto e agentes antimicrobianos, que fornecem benefícios adicionais para o controle de cárie e gengivite.
- Pirofosfatos em um dentifrício de controle de cálculo, para uso em pacientes que apresentam risco aumentado de formação de cálculo supragengival.

<u>Enxaguatórios bucais</u>: devem ser usados como adjuvantes de métodos mecânicos comprovados de controle de placa.
- Enxaguatórios com clorexidina (somente sob prescrição médica) podem ser usados para melhorar o controle do biofilme da placa durante a fase I da terapia para pacientes com doença recorrente, após cirurgia periodontal ou oral e para tratamento de lesão de cárie.
- Enxaguatórios com óleo essencial têm menos efeitos colaterais e estão disponíveis sem prescrição médica.

<u>Irrigação</u>: a irrigação gengival pode ser um complemento útil para pacientes com doença periodontal que apresentam bolsas residuais e arquitetura dentária complexa para limpar todos os dias.
- A pulsação e a pressão aplicadas ao jato de água do dispositivo de irrigação criam uma fase de compressão-descompressão que permite a penetração do irrigante no sulco ou na bolsa e a expulsão de bactérias e detritos.

(De Newman, M.G., Takei, H.H., Klokkevold, P.R., et al. (2019). *Newman and Carranza's Clinical Periodontology* (13th ed.). Philadelphia: Elsevier.)

Respostas

1. Resposta: a
Explicação: a higiene bucal é fundamental na prevenção da doença periodontal. Isso pode ser alcançado por meio de vários instrumentos e técnicas, incluindo escovação, fio dental e uso de escovas interproximais.

2. Resposta: c
Explicação: o intervalo recomendado para reavaliação (acompanhamento) após o tratamento periodontal não cirúrgico de um paciente com periodontite é de 4 a 8 semanas. Para um paciente com gengivite, as melhorias podem ser observadas logo em 2 semanas.

3. Resposta: a
Explicação: em geral, as chances de eliminação completa da placa com raspagem e alisamento radicular são maiores em profundidades de sondagem de 4 mm ou menos.

4. Resposta: c
Explicação: o ângulo correto entre a haste terminal e a superfície do dente para raspagem eficiente usando as curetas Gracey é de 70 a 80°.

28 Terapia Periodontal não Cirúrgica

🌸 Terminologia importante

Terminologia/abreviatura	Explicação
Cureta	Instrumento fino com ponta arredondada usado para *raspagem* subgengival e *alisamento radicular*.
Curetas de Gracey para áreas específicas	As curetas de Gracey diferem das *curetas universais* porque a lâmina não forma um ângulo de 90° com a haste inferior, mas tem um ângulo de aproximadamente 70°. Essa angulação única permite que a lâmina seja inserida na posição precisa necessária para raspagem subgengival e alisamento radicular, desde que a haste inferior seja paralela ao longo eixo da superfície do dente sendo raspado.
Curetas universais	As curetas universais têm arestas cortantes que podem ser inseridas na maioria das áreas da dentição, alterando e adaptando o apoio do dedo, o ponto de apoio e a posição da mão do operador. O tamanho da lâmina, o ângulo da haste e o comprimento podem variar, mas a face da lâmina de cada cureta universal está em um ângulo de 90° (perpendicular) à haste inferior quando vista em corte transversal a partir da ponta. Esse posicionamento permite que a cureta funcione usando ambas as arestas de corte.
Energia ultrassônica	Energia do som (energia acústica) acima da faixa da audição humana normal, que é de 20 kHz.
Explorador	Instrumento usado para localizar depósitos de cálculo e cárie. Crítico para identificar depósitos antes da raspagem e alisamento radicular e também avaliar a eficácia da remoção de depósitos na conclusão do tratamento.
Foice	Instrumentos com ponta afiada e pontas cortantes que facilitam a rápida remoção de grandes depósitos de cálculo supragengival.
Instrumentos de implante	Os raspadores e curetas de implante geralmente são feitos de compósitos plásticos ou de titânio. É imperativo que os instrumentos de implante não sejam abrasivos em relação aos implantes metálicos. Os instrumentos de aço convencionais podem causar danos mecânicos à superfície do implante.
Instrumentos elétricos	Os instrumentos elétricos, como instrumentos sônicos, magnetoestritores e piezoelétricos, são os pilares da prática clínica. Podem ser usados isoladamente ou em combinação com instrumentos manuais para remoção de placa (biofilme) e cálculo. Podem tornar a raspagem menos necessária.
Instrumentos ultrassônicos magnetoestritores e piezoelétricos	A peça de mão de ambos os tipos de instrumento contém um transdutor – um dispositivo que converte a corrente elétrica do pedal em energia acústica e vibrações de alta frequência da ponta do instrumento para *raspagem*. A conversão pode ser alcançada por magnetostricção ou transdutores piezoelétricos por mudanças dimensionais. Em uma ponta magnetoestritora, o transdutor é uma pilha de tiras de níquel, enquanto em uma ponta piezoelétrica, discos de cerâmica/quartzo atuam como transdutores.
Magnetoestricção	Refere-se a uma mudança nas dimensões de um material metálico quando submetido a um campo magnético. Exemplos de materiais magnetorrestritivos: ferro, níquel, ligas de níquel e cobalto.
Piezoeletricidade	Mudança nas dimensões de um material cristalino quando submetido a um campo elétrico. Exemplos de materiais piezoelétricos: quartzo, cerâmica.
Raspagem e alisamento radicular	A raspagem é o processo pelo qual o biofilme e o cálculo são removidos das superfícies supra e subgengivais dos dentes. O alisamento radicular remove o cálculo residual embutido e as irregularidades da superfície para produzir uma superfície de raiz lisa, dura e limpa.
Sonda periodontal	Instrumento usado para localizar, medir e marcar bolsas e determinar seu curso nas superfícies individuais dos dentes.

Informações rápidas

Objetivos da instrumentação	1. Ruptura e remoção do biofilme subgengival (placa) 2. Redução/remoção de fatores retentivos de placa (p. ex., cálculo dentário) 3. Conservação da estrutura dentária 4. Criação de uma superfície radicular biologicamente aceitável 5. Resolução da inflamação.
Partes típicas de um instrumento periodontal	• Extremidade/lâmina de trabalho • Haste • Cabo.
Equilíbrio do instrumento	• Um instrumento periodontal é considerado balanceado se a lâmina estiver centralizada com o longo eixo do cabo.

Classificação de instrumentos periodontais não cirúrgicos	• Sondas periodontais
	• Exploradores
	• Instrumentos de raspagem e curetagem
	  ▪ Foices, instrumentos ultrassônicos e sônicos
	  ▪ Curetas – instrumentos delicados usados para raspagem subgengival e alisamento radicular
	  ▪ Enxadas, cinzéis e limas
	  ▪ Instrumentos ultrassônicos e sônicos
	  ▪ Instrumentos de implante (feitos de plástico ou titânio)
	• Endoscópios periodontais
	• Instrumentos de limpeza e polimento.

Sondagem periodontal	• Vários projetos de sonda estão disponíveis • Recomenda-se manter a seleção da sonda consistente no mesmo paciente para reprodutibilidade • Ao medir uma bolsa, a sonda é alinhada ao longo eixo da superfície do dente a ser sondado, para maior confiabilidade. Angular a sonda mais de 30° em relação ao longo eixo do dente pode levar a uma superestimativa.

Tipos de curetas	• Curetas universais
	• Curetas área-específica
	  ▪ Curtas de *Gracey* – numerada de 1 a 18
	  ▪ *Cureta para bolsas mais profundas* – cureta de haste estendida, haste 3 mm mais longa do que as curetas de Gracey para profundidade de sondagem > 5 mm
	  ▪ *Cureta Mini Five* – metade do comprimento da lâmina da cureta de Gracey/*After Five;* permite o uso em bolsas profundas e estreitas
	  ▪ Cureta *Micro Mini Five* – lâmina 20% mais fina do que a cureta *Mini Five*
	  ▪ Curetas de *Gracey* – lâmina 50% mais curta do que a cureta de Gracey, lâmina curva para cima
	  ▪ Cureta *Langer* – combinação da haste da cureta de Gracey e projetos de lâmina de cureta universal
	  ▪ Cureta *Quétin* – para furca.

Determinantes da instrumentação de sucesso	• Seleção de instrumento ideal, posicionamento adequado do paciente e do operador • Boa visibilidade e campo limpo com irrigação frequente • Condição e nitidez dos instrumentos • Pega de instrumento e descanso de dedo adequados • Adaptação adequada, relação correta dente-lâmina, quantidade correta de pressão lateral e curso de trabalho.
Mecanismo de ação do desbridamento ultrassônico	Envolve: 1. Ruptura mecânica dos depósitos por ação vibratória da ponta do instrumento oscilante; depende da frequência (número de vezes que a ponta oscila) e da amplitude (distância percorrida pela ponta oscilante em movimento) 2. Irrigação e descarga de detritos por fluxo acústico (fluxo unidirecional de água para fora da peça de mão) e turbulência acústica (efeito de turbilhão causado pelo movimento da ponta dentro da água corrente) 3. Efeito cavitacional – turbulência acústica cria bolhas que "implodem" ou colapsam em si mesmas, deixando cavidades dentro do líquido e criando ondas de choque que interrompem a microflora.

Conhecimento fundamental

Introdução

Grande parte do tempo do tratamento periodontal é gasto na eliminação não cirúrgica da placa e de seus fatores contribuintes, com o objetivo de controlar a inflamação. É importante para o dentista estar ciente das distinções entre as modalidades de tratamento individuais (p. ex., raspagem e alisamento radicular) e as nuances que envolvem os objetivos de cada uma. Chegou a hora de interpretar as mudanças de paradigma em nossa compreensão de etiopatogenia da doença periodontal no contexto da melhor forma para tratar e gerenciar nossos pacientes (Tabela 28.1).

Capítulo 28 Terapia Periodontal não Cirúrgica 209

Tabela 28.1 Mudanças de paradigma na etiopatogênese periodontal: impacto nas modalidades de tratamento não cirúrgico.[4,5]

Conceitos tradicionais	Conceitos atuais
O cálculo dentário e as endotoxinas são os principais responsáveis pela doença periodontal.	O biofilme da placa dentária é o condutor da inflamação periodontal.
A endotoxina (LPS da parede celular de bactérias Gram-negativas) está firmemente ligada às camadas externas do cemento sob o biofilme da placa subgengival. Esse cemento contendo LPS é considerado "infectado", "necrótico" ou "contaminado".	A endotoxina/LPS está vagamente associada ao cemento.
A remoção do cálculo e da camada externa do cemento por alisamento radicular elimina endotoxinas e é responsável por alcançar a saúde periodontal.	Sabe-se agora que as endotoxinas podem ser removidas por técnicas mais suaves (p. ex., enxágue com água, polimento de superfícies radiculares, escovação). Portanto, a remoção sistemática e extensa do cemento por alisamento radicular como um procedimento que visa a remoção de endotoxinas é agora um tanto controverso, embora ainda seja aceito e praticado.
A doença periodontal resulta de dano direto ao tecido causado por toxinas bacterianas e produtos nocivos.	A doença periodontal é iniciada pela bactéria da placa, mas o dano ao tecido é principalmente o resultado da resposta inflamatória desregulada e desproporcional do hospedeiro, desencadeada por microrganismos específicos no biofilme subgengival.

LPS, lipopolissacarídeo.

Objetivos da instrumentação

A resposta do hospedeiro contra a placa subgengival é, às vezes, uma tentativa frustrada de eliminar os efeitos do biofilme patológico porque:

- O biofilme dentro do sulco gengival protege efetivamente os patógenos da eliminação imune por mecanismos de defesa do hospedeiro; também afeta a capacidade dos antibióticos de destruí-los
- Ao mesmo tempo, a massa da placa é mantida próxima o suficiente dos tecidos do hospedeiro dentro de bolsas para desencadear respostas inflamatórias do hospedeiro.

◆ CORRELAÇÃO CLÍNICA

De acordo com as atuais mudanças de paradigma em nossa compreensão sobre a etiopatogenia da doença periodontal, qual é o principal objetivo da terapia periodontal inicial? Como pode ser mais bem alcançada?

A compreensão atual da patogênese periodontal indica que o "controle da inflamação" é vital para o tratamento da doença periodontal. Isso depende dos pilares da terapia periodontal, a saber:
1. Controle de placa pelo paciente
2. Instrumentação destinada à ruptura do biofime pelo dentista.

Por essas razões, a remoção/rompimento físico do biofilme da placa por alguma forma de instrumentação ainda permanece o ponto de partida da terapia periodontal.

Embora a crença prevalecente anterior fosse de que a remoção de cada partícula de cálculo, endotoxina e cemento contaminado/necrótico atinjam os desfechos terapêuticos primários da instrumentação periodontal, esse não é mais o caso. Os objetivos da instrumentação moderna (Figura 28.1), com base em uma compreensão mais profunda da etiologia da doença periodontal, são mais realistas e incluem:[1]

1. Ruptura e remoção do biofilme subgengival
2. Redução/remoção de fatores retentivos de placa (p. ex., cálculo dentário, saliências de restauração)
3. Conservação da estrutura dentária
4. Criação de uma superfície radicular biologicamente aceitável
5. Resolução da inflamação.

Modalidades de tratamento não cirúrgico

A terapia não cirúrgica pode ser "preventiva" e "terapêutica" em sua natureza; portanto, é uma das fases iniciais do tratamento (Fase 1) realizada no manejo do paciente periodontal. Na prática, pode-se pensar nessa fase em termos de três categorias com base na condição clínica existente (Tabela 28.2):

- Prevenção primária – no periodonto clinicamente saudável
- Prevenção secundária – em casos de gengivite clínica
- Terapia inicial/causal – em casos que mostram bolsa verdadeira e perda de inserção.

As várias modalidades de tratamento não cirúrgico empregadas no passado e no presente na Fase 1 (não cirúrgica) da terapia periodontal incluem:

1. **Raspagem:**
   - Ruptura e remoção do biofilme da placa
   - Redução/remoção de cálculo dentário
   - Resolução da inflamação.
2. **Alisamento radicular:**
   - Remoção de cálculo aderido à raiz e ao cemento (e, portanto, endotoxinas)
   - Criação de superfície radicular lisa e dura.

Conduta terapêutica		Justificativa
Ruptura e remoção do biofilme subgengival	1	O objetivo da ruptura e remoção do biofilme subgengival (ponta de seta vermelha) é resolver a inflamação
Redução/remoção dos fatores retentores de placa (p. ex., cálculo dental, restaurações salientes etc.)	2	Qualquer fator retentivo, como uma margem saliente de restauração saliente (ponta de seta verde), permitirá o acúmulo de placa e prejudicará a capacidade do paciente de limpar bem a área. Quando isso se acumula próximo à gengiva, leva à inflamação
Conservação da estrutura dentária	3	É essencial um dano mínimo à estrutura dentária porque: • A goivagem ou corte (ponta de seta azul) da superfície do dente por instrumentos pode resultar em um nicho de retenção de placa • A remoção excessiva da estrutura dentária pode causar sensibilidade
Criação de uma superfície radicular biologicamente aceitável	4	• Pós-instrumentação, a superfície radicular deve ser razoavelmente lisa e livre de fatores retentivos de placa • Há muito pouca justificativa para focar exclusivamente a "remoção de endotoxinas", pois isso acontece automaticamente como um subproduto das técnicas modernas de instrumentação.
Resolução da inflamação	5	• A diminuição da profundidade de sondagem da bolsa torna mais fácil para medidas eficazes de higiene bucal • O microambiente da bolsa se altera para favorecer o crescimento de espécies menos patogênicas.

• **Figura 28.1** Objetivos da instrumentação periodontal moderna. Os objetivos terapêuticos da instrumentação periodontal moderna giram principalmente em torno da produção de uma redução na inflamação periodontal por meio da remoção do biofilme da placa e dos fatores retentivos da placa, a fim de melhorar uma interface biológica saudável entre o dente e o periodonto. A justificativa por trás de cada um dos principais desfechos terapêuticos é discutida na figura.[1]

Tabela 28.2 Terapias periodontais não cirúrgicas.[6]

	Preventivo		Terapêutico
	Prevenção primária	Prevenção secundária	Terapia inicial/causal
Apresentação clínica	Saúde	Gengivite	Periodontite
Estratégias terapêuticas	Escovação dos dentes e outras medidas de higiene bucal (prescritas conforme apropriado para as condições locais; por exemplo, diastema, apinhamento dental) Raspagem e polimento regulares a cada 6 meses. Obtido geralmente por instrumentos manuais ou ultrassônicos	Remoção profissional do biofilme da placa por escamação e irrigação (além do desbridamento e de estratégias de higiene bucal discutidas na prevenção primária)	Tratamentos subgengivais fechados para desbridamento da superfície radicular e remoção de fatores retentivos de placa (p. ex., cálculo subgengival, margens restauradoras em excesso), além de desbridamento e estratégias de higiene bucal discutidas em prevenção primária e secundária

3. **Curetagem** – visa à conversão de uma lesão crônica em uma ferida cirúrgica aguda para promover melhor cicatrização por:
• Retração da gengiva marginal
• Adesão epitelial à superfície do dente.
4. **Desbridamento da superfície radicular (DSR) ou desintoxicação radicular:**
• Ruptura e remoção do biofilme subgengival
• Redução/remoção de fatores retentivos de placa (p. ex., cálculo dentário)
• Conservação da estrutura dentária
• Criação de uma superfície radicular biologicamente aceitável
• Resolução da inflamação.

A raspagem e o alisamento radicular (RAR) são frequentemente combinados e a instrumentação é realizada na mesma consulta sob anestesia local. A Figura 28.2 mostra a relevância das várias opções de tratamento para atender aos objetivos da terapia periodontal não cirúrgica.

Classificação dos instrumentos periodontais

Os instrumentos periodontais podem ser classificados com base em seus finalidade como:

1. **Sondas periodontais** – usadas para localizar e medir a profundidade da bolsa e determinar suas configurações.
2. **Exploradores** – usados para detectar cálculos e cárie, e para verificar a lisura da superfície do dente após a instrumentação.
3. **Instrumentos de terapia periodontal** – usados para raspagem e desbridamento das superfícies do dente e da raiz.
4. **Endoscópios** – usados para visualizar profundidade da bolsa e detectar depósitos na furca.

5. **Instrumentos de limpeza e polimento** – usados para limpar e polir as superfícies dos dentes, implantes e restaurações.

A Figura 28.3 discute em detalhes os vários instrumentos usados para terapia periodontal não cirúrgica. Todos eles têm o propósito comum de raspagem e desbridamento do dente/superfícies de implantes e bolsas periodontais. Sugere-se que o leitor veja o livro *Newman e Carranza Periodontia Clínica* (13ª edição) para descrições detalhadas de todos os instrumentos.

Princípios gerais da instrumentação

Certos pré-requisitos fundamentais para uma instrumentação eficaz são comuns a todos os instrumentos periodontais:

1. **Acessibilidade** – depende de posicionamento do paciente e do operador, bem como de retração adequada.
2. **Visibilidade** – depende da retração adequada da língua, das bochechas e assim por diante, e boa iluminação do campo operatório (seja diretamente da luz odontológica, instrumento de fibra óptica ou foco de luz do operador, ou luz refletida indireta do espelho bucal).
3. **Instrumentos afiados** – permitem instrumentação eficiente e remoção eficaz de cálculos; instrumentos sem corte causam trauma desnecessário devido à força excessiva aplicada para compensar sua ineficácia.
4. **Campo operatório limpo** – depende da sucção adequada de saliva, sangue e detritos por ejetores de saliva ou limpeza/secagem com gaze.
5. **Estabilização do instrumento** – depende da apreensão do instrumento e do descanso do dedo (que deve fornecer um "fulcro" firme que evite lesões/laceração da gengiva por instrumentos mal controlados). O dedo indicador/polegar da mão não operante é frequentemente usado na alça/haste do instrumento para adicionar reforço aos apoios/fulcro para melhor controle.
6. **Ativação do instrumento** – depende da adaptação da extremidade de trabalho do instrumento, angulação da haste e da lâmina, pressão lateral aplicada durante a instrumentação e movimentos de empurrar/puxar que podem ser usados em diferentes direções com diferentes objetivos em mente.

A Figura 28.4 descreve os vários tipos de apreensão do instrumento, apoios/pontos de apoio para os dedos e movimentos do instrumento que permitem uma instrumentação eficaz pelo operador.

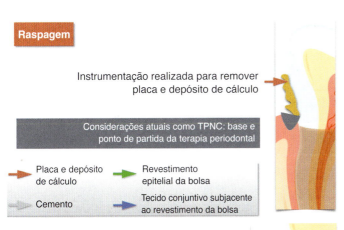
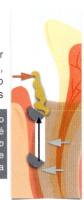
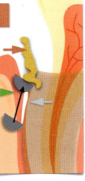
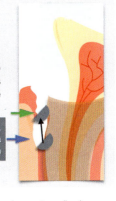

• **Figura 28.2** Terapia periodontal não cirúrgica: considerações atuais. A raspagem (subgengival) e o alisamento radicular (RAR) são classicamente realizados como dois componentes da mesma consulta terapêutica não cirúrgica. O alisamento radicular e a curetagem – em suas formas tradicionais, como procedimentos separados para remover o cemento infectado e o revestimento interno da bolsa, respectivamente – não são mais os objetivos principais da instrumentação. A opinião atual é de que a raspagem (o ponto de partida da terapia) e o desbridamento da superfície radicular (terapia periodontal abrangente sem remoção intencional do cemento para fins de remoção de endotoxina) usando instrumentos manuais ou ultrassônicos, *lasers*, e assim por diante, são as formas mais eficazes de terapia periodontal não cirúrgica.[2,3] TPNC, terapia periodontal não cirúrgica.

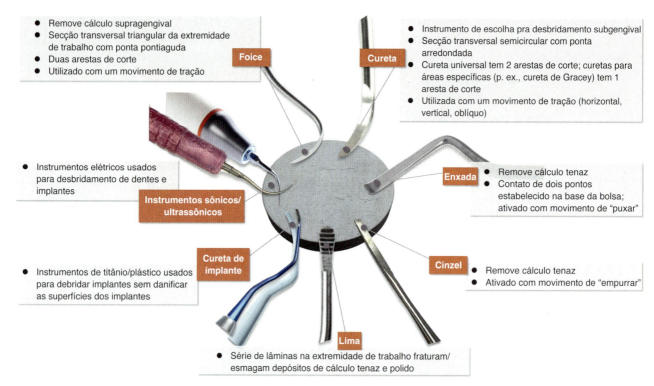

- **Figura 28.3** Instrumentos usados para terapia periodontal não cirúrgica. Esta figura mostra os diferentes instrumentos usados para terapia não cirúrgica. Os instrumentos podem ser classificados como (1) instrumentos manuais – instrumentos de raspagem, curetas, enxadas, cinzéis, limas, instrumentos de raspagem/curetas de implante – e (2) instrumentos elétricos – instrumentos de raspagem sônicos/ultrassônicos. Nota: as pontas do instrumento não são representadas em escala. (De Newman, M.G., Takei, H.H., Klokkevold, P.R., et al. (2019). *Newman and Carranza's Clinical Periodontology* (13th ed.). Philadelphia: Elsevier.)

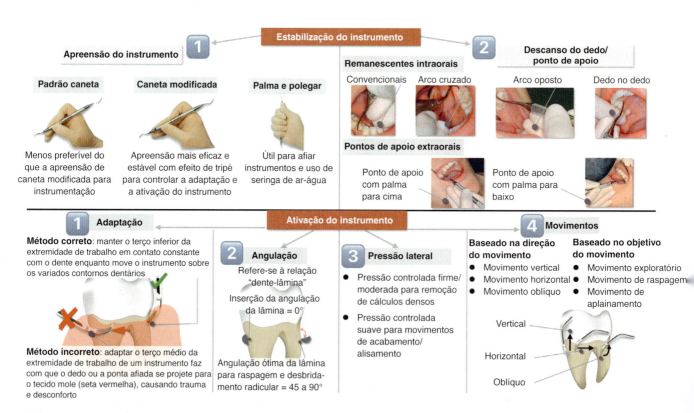

- **Figura 28.4** Estabilização e ativação do instrumento. A estabilização do instrumento depende **(a) da apreensão do instrumento**: a apreensão como caneta modificada é ideal para instrumentação controlada, enquanto a apreensão da palma e do polegar é menos interessante; e **(b) do apoio de dedo (intraoral) ou fulcro (extraoral)**. Os apoios intraorais dos dedos podem ser estabelecidos adjacentes à área de trabalho (convencional), no lado contralateral do mesmo arco (arco cruzado), no arco oposto ou no dedo indicador/polegar da mão não operatória para melhorar a estabilidade. Os fulcros extraorais usam as superfícies posterior (palma para cima) ou frontal (palma para baixo) dos dedos da mão operante na face para maior estabilidade. A ativação do instrumento depende de:

(continua)

Capítulo 28 Terapia Periodontal não Cirúrgica

(*Continuação*)

(a) **Adaptação** – apenas o terço inferior da extremidade de trabalho, os últimos poucos milímetros da ponta/base da lâmina, deve estar sempre em contato com a superfície do dente durante a instrumentação. Isso evita que acabe o corte, traumatizando o tecido mole, especialmente em bolsas apertadas ou estreitas.
(b) **Angulação** – a lâmina deve estar nivelada com a superfície do dente enquanto é inserida no sulco gengival; ou seja, o ângulo da lâmina-superfície dentária deve ser de 0° e aberto entre 45 e 90° para instrumentação. Se o ângulo da lâmina-superfície dentária for maior que 90° (muito obtuso) ou menor que 45° (muito agudo), o resultado será uma remoção de cálculo ineficaz.
(c) **Pressão lateral** – a pressão aplicada pelo instrumento na superfície do dente depende da natureza dos depósitos (cálculo rígido/biofilme de placa/detritos soltos) e a finalidade pretendida do golpe (raspagem ou alisamento da superfície dentária).
(d) **Movimento** – movimento de "empurrar" ou "puxar" nas direções vertical, oblíqua ou horizontal são usados para exploração, raspagem e aplainamento. O movimento "exploratório" é leve e "sensível" usado para avaliar as dimensões da bolsa ou para detectar cálculos/irregularidades na superfície. O movimento de "raspagem" é de tração curta e forte, usado para remover o cálculo. O movimento de "aplainamento" é um movimento de tração de leve a moderado, usado para o aplainamento e alisamento final da superfície radicular.

Nota: as representações diagramáticas não são desenhadas em escala, mas visam à compreensão do conceito. (De Newman, M.G., Takei, H.H., Klokkevold, P.R., et al. (2019). *Newman and Carranza's Clinical Periodontology* (13th ed.). Philadelphia: Elsevier.)

Instrumentos manuais e ultrassônicos na terapia periodontal não cirúrgica

Na maioria dos casos, instrumentos manuais e ultrassônicos são usados em conjunto para realizar um desbridamento periodontal eficaz. A extensão em que um ou outro é usado pode depender da preferência individual, experiência e treinamento do operador. Sugere-se que o leitor consulte o livro *Newman e Carranza Periodontia Clínica* (13ª edição) para uma discussão detalhada sobre vários instrumentos, seu projeto, objetivos e manuseio.

As diferenças no manuseio de instrumentos manuais e instrumentos motorizados devem ser bem compreendidas; usá-los da mesma forma pode não ser eficaz e traumatizar o periodonto e/ou danificar os instrumentos. As curetas ultrassônicas não devem ser usadas como "desincrustadores manuais com potência". Os princípios que regem o uso correto são diferentes para os dois tipos de instrumentos e as nuances são discutidas brevemente na Figura 28.5.

❖ CORRELAÇÃO CLÍNICA

Qual é a principal diferença do projeto entre instrumentos manuais e ultrassônicos que um operador deve ter em mente durante a instrumentação?

Os instrumentos e a técnica manual de raspagem são projetados para quebrar a união entre o dente e o cálculo na interface dente-depósito. Eles trabalham para debridar manualmente pela extremidade de trabalho a superfície dentária, começando pela borda apical do depósito. Em contraste, os instrumentos ultrassônicos, embora às vezes funcionem na interface dente-depósito, removem principalmente depósitos de cálculo por ablação/atrito. Eles removem a placa/depósitos de cálculo da superfície externa usando forças vibratórias e biofísicas (fluxo acústico, turbulência e cavitação). Assim, os movimentos sobrepostos usados com instrumentos ultrassônicos não requerem a pressão firme e controlada comumente necessária com instrumentos manuais para desbridamento; em vez disso, pressões e raspagens mais leves funcionam com mais eficácia.

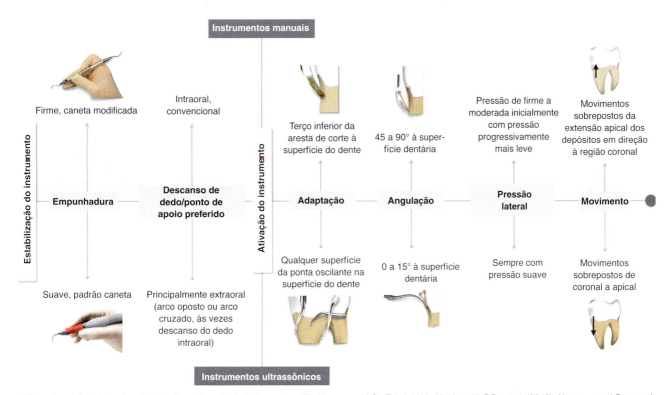

• **Figura 28.5** Princípios de estabilização e ativação de instrumentos. (De Newman, M.G., Takei, H.H., Klokkevold, P.R., et al. (2019). *Newman and Carranza's Clinical Periodontology* (13th ed.). Philadelphia: Elsevier.)

Limitações da terapia periodontal não cirúrgica

Embora uma abordagem não cirúrgica à terapia periodontal seja uma forma conservadora e eficaz de abordar as causas da doença periodontal, existem certas limitações a essa abordagem:

- **Visão e acesso restrito a depósitos subgengivais em bolsas profundas** – o operador precisa depender principalmente das sensações táteis para avaliar se todos os depósitos foram efetivamente removidos da superfície radicular, e isso pode não ser confiável
- **Menor redução na profundidade da bolsa do que com terapia cirúrgica quando a profundidade de sondagem > 6 mm** – maiores reduções podem ser obtidas por abordagens cirúrgicas do que as não cirúrgicas no caso de bolsas com profundidades de sondagem maiores do que 6 mm
- **Incapacidade de realizar procedimentos regenerativos** – procedimentos regenerativos (p. ex., regeneração guiada de tecido) não podem ser realizados usando abordagens não cirúrgicas; a maior parte do ganho na inserção clínica na terapia não cirúrgica é geralmente atribuída à cura por reparo/reconexão, em vez da formação de "nova inserção"
- **Efeitos colaterais de recessão e sensibilidade** – recessão de tecidos moles e hipersensibilidade dentinária podem ocorrer após a terapia periodontal não cirúrgica, embora talvez em um grau muito menor do que com a terapia periodontal cirúrgica.

Conclusões

Existem várias modalidades de tratamento não cirúrgico aceitas na prática hoje, com alguma confusão em torno de seu uso e nomenclatura. A escolha clínica de uma terapia periodontal em determinado cenário deve ser apoiada por justificativas sólidas para seu uso, seja como procedimento principal ou como complemento de outros. O sucesso da terapia periodontal depende da resposta de cura dentro do periodonto, não apenas se a remoção completa do cálculo foi alcançada. Este capítulo, com foco na relevância terapêutica, discute a lógica por trás de várias modalidades de tratamento não cirúrgico na prática atual com base no entendimento atual dessa doença.

EXERCÍCIO COM BASE EM CASOS CLÍNICOS

Cenário: o paciente era um engenheiro mecânico de 55 anos de idade, diagnosticado com diabetes há 5 anos, depois que seu dentista notou periodontite grave, com múltiplos abscessos tratados à época. Ele relatou tomar 20 unidades de insulina todas as manhãs e também estava tomando gliburida, atorvastatina (Lipitor®) e losartana. O paciente estava acima do peso, tinha hipertensão e relatou que seu açúcar no sangue em jejum às vezes era superior a 200, mesmo com medicamentos. Sua queixa principal na clínica era dor no dente 14 e desconforto ao mastigar o dente 37. Ele não tinha feito nenhum tratamento periodontal desde que fez a raspagem 5 anos antes e estava solicitando uma raspagem de "retorno". Resultados: vários molares tiveram invasões de furca, com perda óssea grave e supuração; sangramento generalizado à sondagem, mas sem sinais de abscessos periodontais ativos. Má higiene bucal, periodontite grave generalizada (periodontite generalizada, estágio III, grau B) com profundidades de sondagem de 4 a 9 mm e cálculo de moderado a intenso em toda a boca.

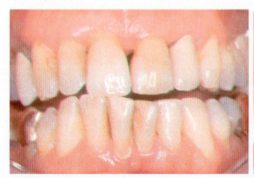
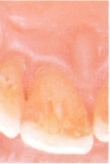
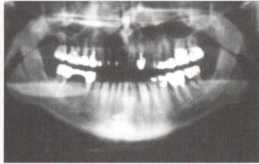

Questões

1. Para este paciente, qual das seguintes curetas seria a mais eficaz para raspagem de uma lâmina fina de cálculo rígido, em uma bolsa de 6 mm na superfície palatina do incisivo central superior direito (11), que tem um tecido firme e rígido?
   a. Gracey 7 e 8, Gracey 13 e 14.
   b. Gracey 11 a 12, Gracey 5 e 6, Gracey 7 e 8.
   c. Gracey 13 e 14, Mini Five 13 e 14, Micro Mini 13 e 14.
   d. Gracey Sub-0, Mini Five 5 e 6 ou Micro Mini 1 e 2.

2. Em qual das seguintes áreas você selecionaria um fulcro extraoral para usar com as curetas de Gracey?
   a. Vestibular dos dentes anteriores superiores com tecido firme.
   b. Lingual da região anterior inferior com cálculo espesso.
   c. Vestibular de molares inferiores com exposição de furca.
   d. Mesial dos molares superiores com bolsas profundas.

3. A largura máxima do curso ativo de qualquer ponta ultrassônica quando ela está devidamente adaptada ao dente ou à superfície radicular é:
   a. 1 a 2 mm.
   b. 2 a 4 mm.
   c. 4 a 6 mm.
   d. 6 a 8 mm.

4. Como alternativa à fita dental, o irrigador oral tem sido encontrado como sendo _____ na redução da placa e do sangramento:
   a. tão eficaz.
   b. menos efetivo.
   c. mais efetivo.

5. Ao reavaliar os resultados da raspagem e alisamento radicular após 4 semanas, a melhor indicação de sucesso é:
   a. Redução da profundidade da bolsa.
   b. Ausência de sangramento à sondagem.
   c. Lisura radicular.
   d. Ausência de placa.

Este capítulo foi desenvolvido com base nos Capítulos 50 e 51 do livro *Newman e Carranza Periodontia Clínica* (13ª edição) e é um resumo de muitas das seções importantes dos capítulos. O leitor está convidado a ler os capítulos de referência para uma compreensão completa deste importante tópico.

Respostas

1. Resposta: d
Explicação: todos os três projetos de curetas minilâminas de Gracey listados em (d) são melhores escolhas para raspagem de cálculos tenazes em uma superfície radicular palatina profunda com tecido firme. Todas as outras opções incluem curetas de Gracey padrão, que seriam muito grandes para uso nesta superfície palatina.

2. Resposta: d
Explicação: um fulcro extraoral funcionaria melhor para as superfícies mesiais dos molares superiores. Fulcros intraorais funcionariam melhor para as outras áreas listadas, e essas áreas devem ser raspadas com curetas mini de Gracey.

3. Resposta: a
Explicação: apenas 1 a 2 mm de qualquer ponta ultrassônica ou instrumento manual se adaptará ao dente durante qualquer curso por causa da curvatura do dente ou da superfície da raiz. Isso é verdade independentemente do projeto ou do comprimento da ponta ultrassônica.

4. Resposta: c
Explicação: estudos recentes demonstraram que o irrigador oral é mais eficaz na redução de sangramento e gengivite do que a fita dental. Muitos fatores provavelmente contribuem para esse resultado. Para muitas pessoas, o irrigador oral é mais fácil de usar do que a fita dental e demonstrou reduzir as bactérias em até 6 mm; isso pode beneficiar pacientes com bolsas ou áreas de difícil acesso.

5. Resposta: b
Explicação: a falta de sangramento à sondagem é a indicação mais confiável de sucesso após raspagem e alisamento radicular. A presença de sangramento na sondagem quase sempre é um sinal de que o cálculo subgengival residual permanece na superfície radicular, especialmente em áreas de profundidade de bolsa. A redução da profundidade da bolsa, lisura radicular e ausência de placa são resultados positivos, mas não são significativos se o sangramento à sondagem persistir.

Referências bibliográficas

1. George, M. D., Donley, T. G., & Preshaw, P. M. (2014). *Ultrasonic periodontal debridement: theory and technique*. John Wiley & Sons, Inc
2. Nyman, S., Westfelt, E., Sarhed, G., & Karring, T. (1988). Role of "diseased" root cementum in healing following treatment of periodontal disease. A clinical study. *Journal of Clinical Periodontology, 15*, 464–468.
3. Cheetham, W. A., Wilson, M., & Kieser, J. B. (1988). Root surface debridement: an in vitro assessment. *Journal of Clinical Periodontology, 15*, 288–292.
4. Van Dyke, T. E. (2008). The management of inflammation in periodontal disease. *Journal of Periodontology, 79*, 1601–1608. PMID: 18673016.
5. Moore, J., Wilson, M., & Kieser, J. B. (1986). The distribution of bacterial lipopolysaccharide (endotoxin) in relation to periodontally involved root surfaces. *Journal of Clinical Periodontology, 13*, 748–751.
6. Wolf, H. F., Edith, M., Klaus, H., Rateitschak-Plüss, E., & Hassell, T. M. (2005). *Periodontology: Color atlas of dental medicine*. New York: Thieme Stuttgart.

29
Antibióticos e Modulação do Hospedeiro para Doenças Periodontais

Terminologia importante

Terminologia/abreviatura	Explicação
Agente bactericida	Agente farmacológico que realmente mata bactérias.
Agente bacteriostático	Agente farmacológico que inibe o crescimento de bactérias.
Agentes evidenciadores	Soluções ou pastilhas que mancham o biofilme bacteriano nas superfícies dos dentes, língua e gengiva. Usados frequentemente como ferramenta de educação do paciente e motivação para higiene bucal.
Amoxicilina	Penicilina semissintética com um amplo espectro anti-infeccioso que inclui bactérias Gram-positivas e Gram-negativas.
Anti-inflamatórios não esteroides (AINEs)	Drogas que inibem a síntese de prostaglandinas por meio da inibição da ciclo-oxigenase, conferindo, assim, um efeito anti-inflamatório.
Enxaguatórios de óleo essencial	Contém timol, eucaliptol, mentol e salicilato de metila; eficácia na redução do biofilme da placa e gengivite.
Metronidazol	Um nitroimidazol com eficácia antiprotozoária. Frequentemente usado para tratar bactérias anaeróbias em combinação com outros antibióticos.
Modulação do hospedeiro	Tratamento destinado a alterar a resposta do hospedeiro a estímulos patogênicos. Um bom exemplo é doxiciclina em dose subantimicrobiana (DDSA). Na dose empregada, o DDSA inibe as metaloproteinases da matriz (enzimas envolvidas na degradação do colágeno) e, portanto, modula a resposta do hospedeiro à infecção microbiana.
Terapia combinada de drogas	Refere-se à administração de muitos comprimidos, cada um contendo um medicamento ou um único comprimido contendo vários medicamentos combinados; pode incluir administração em série (medicamentos não administrados ao mesmo tempo, mas um após o outro) ou administração paralela (medicamentos administrados ao mesmo tempo).

Informações rápidas

Antibióticos contra biofilmes periodontais	Como os biofilmes orais são altamente resilientes e protegem as bactérias contra os antibióticos, são necessárias concentrações muito altas de antibióticos para ter qualquer efeito. Portanto, a remoção mecânica de fatores locais em torno das superfícies dentárias é essencial para romper o biofilme; os antibióticos são empregados principalmente como coadjuvantes do tratamento, tanto de forma sistêmica quanto local.
Efeitos adversos de antibióticos comumente prescritos	Amoxicilina: reação anafilática, distúrbios gastrintestinais. Metronidazol: cólicas graves, náuseas e vômitos quando o álcool é ingerido (efeito semelhante ao dissulfiram). Clindamicina: colite pseudomembranosa. Azitromicina: é capaz de alterar a atividade elétrica do coração, o que pode levar a um ritmo cardíaco potencialmente fatal, conhecido como intervalo QT prolongado.
Protocolo de desinfecção total da boca	Envolve: 1. Remoção de toda a placa e cálculo em duas consultas dentro de um período de 24 h 2. Escovação da língua com gel de clorexidina 1% 3. Irrigação da bolsa com solução de clorexidina 1%.

(Continua)

Informações rápidas (*Continuação*)

Reservatórios extracreviculares	Uma série de bactérias periodontopatogênicas (p. ex., *Aggregatibacter actinomycetemcomitans*) tem a capacidade de sobreviver dentro dos tecidos periodontais, o que lhes permite persistir após a remoção mecânica da placa, exigindo, assim, o uso de antibióticos adjuvantes.
Resistência	Além de eventos adversos relacionados ao indivíduo em torno do uso de antibióticos (p. ex., diarreia), um fator importante que exige seu uso criterioso é a possibilidade de desenvolver cepas bacterianas resistentes. Devido à interferência bacteriana por meio da transferência de genes e vários outros mecanismos ser generalizada, o uso excessivo ou indevido de antibióticos pode conferir resistência específica da região não apenas à infecção periodontal, mas também a várias outras infecções sistêmicas.
Seleção de antibióticos	A seleção do uso de antibióticos para a periodontite é baseada em vários fatores, incluindo a composição específica da microbiota, biodisponibilidade de medicamentos específicos na gengiva, eventos adversos, histórico médico e custo. Idealmente, a seleção deve ser baseada em testes de sensibilidade. Embora as tetraciclinas tenham várias vantagens para uso na periodontite, seu uso tem sido limitado devido às várias cepas resistentes. Atualmente, a combinação de amoxicilina (com ou sem clavulanato) e metronidazol é o esquema antibiótico sistêmico mais comumente utilizado contra bactérias periodontais.
Interações	Como os antibióticos bactericidas são eficazes contra bactérias em crescimento ativo, o uso concomitante de antibióticos bacteriostáticos (que inibem o crescimento bacteriano) deve ser evitado. Exemplos de antibióticos que devem ser administrados em série, e *não* em combinação, são amoxicilina (bactericida) e tetraciclina (bacteriostático).
Antibióticos para doenças agudas	O uso de antibióticos não é recomendado para doenças periodontais agudas (p. ex., gengivite necrosante), a menos que haja sinais e sintomas de envolvimento sistêmico, como febre, gânglios linfáticos edemaciados ou mal-estar.
Antimicrobianos liberados localmente	Uma variedade de formulações, incluindo *chips* e géis injetáveis, estão disponíveis para distribuição local de antimicrobianos e liberação controlada de medicamentos dentro do sulco periodontal. Sua vantagem é a liberação direcionada que ignora os eventos adversos associados à administração oral/sistêmica.
Controle químico da placa	Uma ampla seleção de agentes antimicrobianos está disponível como adjuvante para a higiene bucal mecânica. Embora auxiliem na redução da placa e/ou gengivite, seu uso a longo prazo deve ser considerado contra os eventos adversos. Por exemplo, o uso prolongado de clorexidina como enxaguatório bucal pode causar manchas nos dentes, na língua e nas restaurações, bem como prejudicar temporariamente a percepção do paladar.

Conhecimento fundamental

Antibióticos sistêmicos em periodontia

A fase não cirúrgica da terapia periodontal envolve tipicamente terapia mecânica que visa à remoção da placa dentária e a outros depósitos da superfície radicular e da interface gengiva-dente, a fim de reduzir a carga microbiana. Uma vez que a matriz da placa dentária fornece um ambiente protetor para patógenos contra agentes antimicrobianos, a ruptura da placa durante a terapia mecânica, combinada com o controle ideal da placa supragengival pelo paciente, aumentará a suscetibilidade microbiana aos antibióticos. Em um grupo seleto de pacientes com periodontite, o uso adjuvante de antibióticos sistêmicos mostrou melhorar os resultados clínicos da terapia mecânica.[1] Uma árvore de decisão de tratamento empregada para avaliar a necessidade do uso de antibióticos em periodontia é mostrada na Figura 29.1.

Os antibióticos usados para tratar doenças periodontais e suas principais características estão listados nas Tabelas 29.1 e 29.2, e as indicações para o uso de antibióticos sistêmicos em diferentes condições periodontais estão listadas na Tabela 29.3. A Tabela 29.2 destaca os antibióticos que estão disponíveis em formulações de liberação local.

 CORRELAÇÃO CLÍNICA

Quais são as características dos pacientes com periodontite que supostamente são beneficiados com o uso de antibióticos sistêmicos?

Supostamente, os pacientes com periodontite com perfis específicos beneficiados com a terapia antibiótica sistêmica adjuvante são:[1]
- Pacientes com níveis mais elevados de patógenos periodontais (p. ex., *Porphyromonas gingivalis*) em seu biofilme subgengival
- Pacientes com rápida progressão da doença (contínua perda de inserção clínica), apesar de adequada raspagem e alisamento radicular
- Pacientes que apresentam periodontite grave

Antibióticos de ação local e liberação controlada em periodontia

Nessa abordagem, em vez dos pacientes tomarem os medicamentos por via oral (como na aplicação sistêmica), o antibiótico é injetado diretamente nas bolsas. O princípio ativo é então liberado de maneira controlada e sustentada

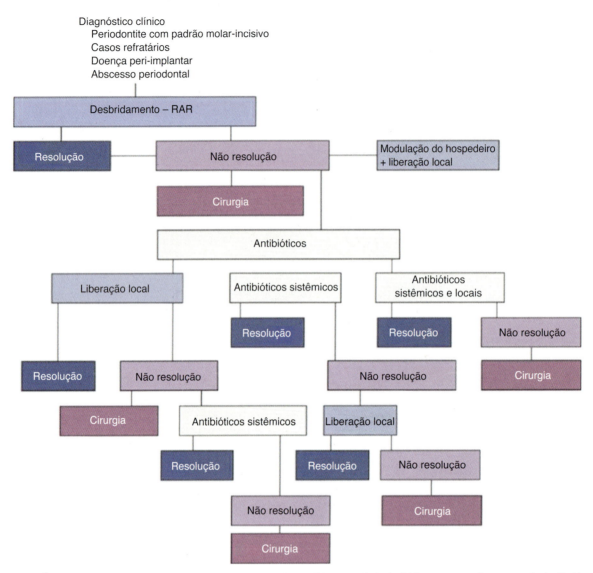

• **Figura 29.1** Árvore de decisão para a seleção e o momento certo da terapia antibiótica em periodontia. RAR, raspagem e alisamento radicular. (De Newman, M.G., Takei, H.H., Klokkevold, P.R., et al. (2019). *Newman e Carranza's Clinical Periodontology* (13th ed.). Philadelphia: Elsevier.)

Tabela 29.1 Antibióticos usados para tratar doenças periodontais.

Categoria	Agente	Principais características	Disponível para liberação local* (presente/passado)
Penicilina	Amoxicilina	Espectro ampliado de atividade antimicrobiana; excelente absorção oral; usada sistemicamente	
	Amoxicilina + clavulanato de potássio	Eficaz contra microrganismos produtores de penicilinase; usada sistemicamente	
Tetraciclina	Minociclina	Eficaz contra um amplo espectro de microrganismos; usada sistemicamente e aplicada localmente (subgengivalmente)	Sim
	Doxiciclina		Sim
	Tetraciclina	Eficaz contra um amplo espectro de microrganismos; usada sistemicamente e aplicada localmente (subgengivalmente) Quimioterapeuticamente usada em doses subantimicrobianas para modulação do hospedeiro Eficaz contra um amplo espectro de microrganismos	Sim

(continua)

Tabela 29.1 — Antibióticos usados para tratar doenças periodontais. (*Continuação*)

Categoria	Agente	Principais características	Disponível para liberação local* (presente/passado)
Quinolona	Ciprofloxacino	Eficaz contra bastonetes Gram-negativos; promove a microflora associada à saúde	
Macrolídeos	Azitromicina	Concentra-se em locais de inflamação; usado sistematicamente	
Derivado de lincomicina	Clindamicina	Usada em pacientes alérgicos à penicilina; eficaz contra bactérias anaeróbias; usada sistemicamente	
Nitroimidazol	Metronidazol	Eficaz contra bactérias anaeróbias; usado sistemicamente e aplicado localmente (subgengivalmente) como gel	Sim

*A clorexidina, um antisséptico, também está disponível em formato de liberação local.
Adaptada da Tabela 52.1 em Newman, M.G., Takei, H.H., Klokkevold, P.R., et al. (2019). *Newman e Carranza's Clinical Periodontology* (13th ed.). Philadelphia: Elsevier.

Tabela 29.2 — Antibióticos administrados localmente usados no tratamento da periodontite.

	Minociclina	Doxiciclina	Clorexidina
Veículo	Microesferas poliméricas	Polímero biodegradável	*Chip* de gelatina degradável
Concentração de droga	2% de minociclina em microesferas bioreabsorvíveis	10% de doxiciclina (um sistema de gel usado com seringa)	2,5 mg de clorexidina são incorporados em uma matriz de gelatina
Ação contra microrganismos	Bacteriostático	Bacteriostático	Bacteriostático/bactericida

FGC, fluido gengival crevicular.
Nota: uma fibra de copolímero de etileno ou acetato de vinila contendo o antibiótico tetraciclina foi o primeiro produto introduzido no mercado dos EUA no início de 1990 e foi o sistema protótipo. A fibra de tetraciclina não está mais disponível comercialmente nos EUA.

---

para fornecer uma dose eficaz no ambiente local (ver Tabela 29.2 para obter detalhes sobre os sistemas de DAL disponíveis). Isso oferece as seguintes vantagens para a ação local em relação à administração sistêmica de antibióticos:

1. Capacidade de fornecer concentrações mais altas do medicamento localmente.
2. Ajuda para superar os efeitos adversos sistêmicos e fora do alvo e, portanto, está associado a uma melhor complacência.
3. Redução do risco de promoção da resistência microbiana associada ao uso sistêmico de antibióticos.

Após a raspagem e o alisamento radicular, os antibióticos administrados localmente são injetados na bolsa periodontal no local de interesse (Figura 29.2). As possíveis indicações para o uso de antibióticos administrados localmente incluem (a) como uma terapia adjuvante (junto com terapia de redução não cirúrgica ou cirúrgica da bolsa) e (b) para o manejo de locais com peri-implantite.

Modulação do hospedeiro

Embora a doença periodontal tenha etiologia infecciosa, a destruição do tecido envolvida nos resultados da doença (p. ex., perda de inserção clínica) é mediada pelo hospedeiro. Assim, tanto os patógenos quanto as respostas destrutivas do hospedeiro estão envolvidos na iniciação e progressão da periodontite. O conceito de modulação do hospedeiro baseia-se na ideia de que o manejo bem-sucedido da doença periodontal pode exigir uma abordagem que integre terapias para tratar ambos os patógenos e a resposta do hospedeiro. Em pacientes de alto risco, a integração da terapia de modulação do hospedeiro com a terapia mecânica pode contribuir para resultados clínicos favoráveis. A Tabela 29.4 lista alguns agentes de modulação do hospedeiro administrados sistêmica e localmente

❖ CORRELAÇÃO CLÍNICA

Quais são as considerações clínicas para o uso adjuvante de sistemas de droga de ação local (DAL) na periodontite?

Indicação: quadrantes nos quais estão presentes profundidades de sondagem recorrentes e/ou residuais localizadas, maiores ou iguais a 5 mm (com inflamação) após terapias periodontais convencionais.
Terapias que não sejam o sistema de droga de ação local devem ser consideradas nos seguintes cenários:
1. Múltiplas profundidades de bolsas profundas (maiores ou iguais a 5 mm) dentro do mesmo quadrante.
2. O uso de DAL não controla a periodontite.
3. Presença de defeitos anatômicos que requerem correção cirúrgica (referência 2-PMID: 29539170).

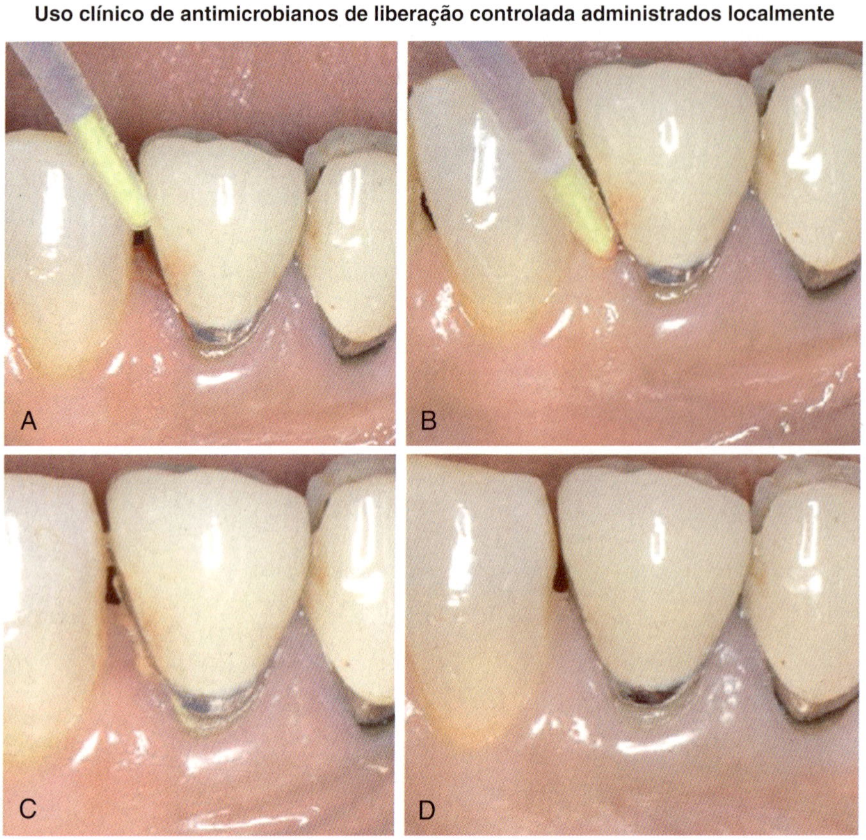

Uso clínico de antimicrobianos de liberação controlada administrados localmente

• **Figura 29.2** Uso clínico de antimicrobianos de liberação controlada administrados localmente. **A** e **B**. Administração local de antibiótico com seringa. **C**. Imediatamente após a aplicação. **D**. Uma semana após a aplicação. (De Newman, M.G., Takei, H.H., Klokkevold, P.R., et al. (2019). Newman e *Carranza's Clinical Periodontology* (13th ed.). Philadelphia: Elsevier.)

Tabela 29.3 Indicações clínicas de agentes antimicrobianos sistêmicos.

Doença	Agentes antimicrobianos sistêmicos
Doença gengival	Uso de antibióticos não recomendado
Gengivite necrosante	O uso de antibióticos não é recomendado, a menos que haja complicações (p. ex., febre, gânglios linfáticos edemaciados)
Periodontite	Benefício limitado; uso de antibiótico não recomendado
Periodontite com padrão molar-incisivo	Recomenda-se o uso de antibióticos; para obtenção do maior benefício, os níveis terapêuticos de antibióticos devem ser alcançados até que a raspagem e o alisamento radicular sejam concluídos (todos os desbridamentos devem ser concluídos em 1 semana); não foram identificados o tipo de antibiótico ideal, a dose, a frequência e a duração
Periodontite necrosante	O uso de antibióticos depende da condição sistêmica do paciente
Periodontite como manifestação de doença sistêmica	O uso de antibióticos depende da condição sistêmica do paciente
Abscesso periodontal	Uso de antibióticos não recomendado

Adaptada da Tabela 52.3 em Newman, M.G., Takei, H.H., Klokkevold, P.R., et al. (2019). *Newman e Carranza's Clinical Periodontology* (13th ed.). Philadelphia: Elsevier.

que foram avaliados quanto à sua eficácia na pesquisa periodontal. Como um agente terapêutico de modulação do hospedeiro, uma subdose antimicrobiana de doxiciclina é, hoje, o único agente sistemicamente administrado e aprovado para uso como um adjuvante para raspagem e alisamento radicular para o tratamento de periodontite.

Capítulo 29 Antibióticos e Modulação do Hospedeiro para Doenças Periodontais

Tabela 29.4 Uso de agentes de modulação do hospedeiro em periodontia.

Via de administração	Classe de medicação	Exemplos
Administrado sistemicamente	Anti-inflamatórios não esteroidais Bisfosfonatos Dose subantimicrobiana de doxiciclina	Indometacina, naproxeno e flurbiprofeno Alendronato Doxiciclina
Administrado localmente	Anti-inflamatórios não esteroidais Proteínas da matriz do esmalte, fatores de crescimento e proteínas morfogenéticas ósseas (PMO)	Enxaguatório bucal cetorolaco e cetoprofeno Fator de crescimento derivado de plaquetas humano recombinante e PMO-2 humano recombinante

EXERCÍCIO COM BASE EM CASOS CLÍNICOS

Cenário: uma mulher de 17 anos de idade foi diagnosticada com periodontite localizada, de progressão rápida com padrão molar-incisivo (anteriormente chamada de periodontite agressiva), e foi tratada de forma não cirúrgica com raspagem e alisamento radicular e terapia antibiótica sistêmica adjuvante. As imagens mostram as mudanças radiográficas positivas 3 anos após o início da terapia inicial (setas vermelhas). Os antibióticos usados durante o tratamento foram amoxicilina e metronidazol.

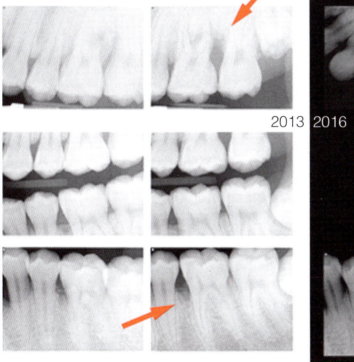
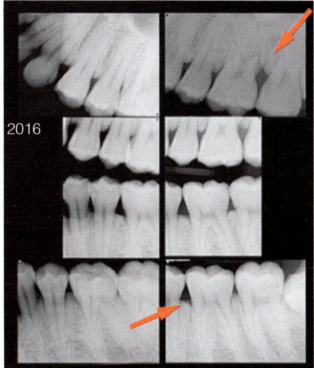

Questões

1. Com base na apresentação do caso, qual é o patógeno periodontal mais provavelmente envolvido na etiologia da doença?
 a. *Aggregatibacter actinomycetemcomitans*.
 b. *Actinomyces viscosus*.
 c. *Fusobacterium nucleatum*.
 d. *Treponema pallidum*.

2. Qual é a vantagem de usar antibióticos administrados localmente em vez de antibióticos sistêmicos?

 a. Melhor resultado clínico.
 b. Risco reduzido de resistência bacteriana.
 c. Efeito direto da medicação no cálculo.
 d. Mais barato.

3. Qual é o principal objetivo da prescrição de doxiciclina em dose subantimicrobiana?
 a. Bactericida a um grupo seletivo de patógenos periodontais.

b. Bacteriostático para uma ampla gama de patógenos periodontais.
   c. Supressão da via do ácido araquidônico.
   d. Inibição da atividade da colagenase.
4. Todos os seguintes são princípios ativos em antibióticos comercialmente disponíveis de ação local, exceto um. Qual é a exceção?
   a. Amoxicilina.
   b. Minociclina.
   c. Doxiciclina.
   d. Clorexidina.

Este capítulo foi desenvolvido com base nos Capítulos 52, 53 e 54 do livro *Newman e Carranza Periodontia Clínica* (13ª edição) e é um resumo de muitas das seções importantes dos capítulos. O leitor está convidado a ler os capítulos de referência para uma compreensão completa deste importante tópico.

Respostas

1. Resposta: a
Explicação: a apresentação clínica indica que o paciente tem um padrão molar-incisivo claro (anteriormente conhecido como periodontite localizada agressiva). *Aggregatibacter actinomycetemcomitans* é o patógeno periodontal mais provável, pois está comumente associado a essa condição.

2. Resposta: b
Explicação: os antibióticos administrados localmente têm um risco reduzido de induzir resistência bacteriana em comparação aos antibióticos sistêmicos.

3. Resposta: d
Explicação: a inibição da atividade da colagenase (metaloproteinases da matriz) é o principal objetivo da prescrição de doxiciclina em doses subantimicrobianas.

4. Resposta: a
Explicação: a amoxicilina não está disponível comercialmente para ação local, mas o restante sim.

Referências bibliográficas

1. Walters, J., & Lai, P. C. (2015). Should antibiotics be prescribed to treat chronic periodontitis? *Dental Clinics of North America*, 59(4), 919–933. https://doi.org/10.1016/j.cden.2015.06.011.

2. American Academy of Periodontology Statement on Local Delivery of Sustained or Controlled Release Antimicrobials as Adjunctive Therapy in the Treatment of Periodontitis. *J Periodontol*. 2006. 77(8):1458. doi:10.1902/jop.2006.068001.

30
Avaliação e Terapia Oclusal

❋ Terminologia importante

Terminologia/abreviatura	Explicação
Ancoragem absoluta	Uso de mini-implantes para ancoragem (dispositivos de ancoragem temporária [DATs]) na terapia ortodôntica.
Aparelho oclusal	Aparelho personalizado que fornece contato bilateral simultâneo de todos os dentes posteriores antagonistas em relação cêntrica, orientação anterior rasa e a desoclusão imediata de todos os dentes posteriores em cada movimento excursivo.
Bruxismo	Ranger, apertar ou cerrar os dentes de modo involuntário e/ou inconsciente. Geralmente acontece durante o sono.
Desoclusão durante movimentos excursivos	Perda de contato/oclusão entre os dentes em arcos opostos.
Erupção forçada	Erupção do dente coronalmente por meio de forças ortodônticas.
Fenômeno aceleratório regional	Reação de tecidos duros e moles a um estímulo nocivo (como a decorticação) que eventualmente aumenta sua capacidade de cura. A decorticação é um procedimento pelo qual o osso cortical é perfurado para permitir que as células formadoras de osso na medula óssea percorram o caminho por meio das perfurações até o enxerto ósseo sobrejacente para aumentar a regeneração óssea.
Frêmito	Vibração ou micromovimento de um dente que pode ser sentido quando o paciente toca seus dentes juntos.
Função em grupo	Quando os movimentos laterotrusivos são feitos com os dentes em arcos opostos ainda em contato uns com os outros, as inclinações palatinas das cúspides vestibulares dos dentes superiores do lado de trabalho orientam o movimento mandibular. Embora isso possa ser aceitável em oclusões estáveis, não é considerado um esquema oclusal ideal.
Guia anterior	Quando os movimentos protrusivos são realizados com os dentes em arcos opostos ainda em contato, o movimento da mandíbula é guiado principalmente pelas superfícies palatinas dos dentes anteriores superiores. Isso constitui a "guia anterior" e, idealmente, deve resultar na desoclusão imediata de todos os dentes posteriores.
Guia canina	Quando os movimentos laterotrusivos são feitos com os dentes em arcos opostos ainda em contato uns com os outros, a superfície palatina dos caninos do lado de trabalho orienta o movimento mandibular. Idealmente, isso deve resultar na desoclusão imediata de todos os dentes posteriores e anteriores, exceto o canino específico, que guia o movimento.
Hábito parafuncional oral	A função normal dos dentes é a mastigação dos alimentos na hora de comer. Um hábito parafuncional oral é aquele que envolve o uso dos dentes para outras atividades além da mastigação (p. ex., bruxismo, apertamento, mastigação excessiva de chiclete, morder o lábio ou unha, chupar o dedo).
Interferência	Qualquer contato oclusal em relação cêntrica no fechamento do arco em qualquer excursão que impeça que as superfícies oclusais remanescentes consigam contato estável, ou harmoniosamente funcionem, ou que estimule a desarmonia do sistema mastigatório. Também chamada de *discrepância oclusal*.
Movimentos excursivos	Qualquer movimento da mandíbula a partir da posição cêntrica é considerado excursivo; isso inclui: Protrusão – a mandíbula se move para frente a partir da posição de máxima intercuspidação (PMI). O paciente pode estabelecer esse movimento Retrusão – a mandíbula se move para trás a partir da PMI. Isso requer manobras vigorosas por parte do médico e é realizado para fins de diagnóstico Laterotrusão – a mandíbula se move para o lado direito ou esquerdo da PMI. O lado para o qual a mandíbula se move é chamado de "lado de trabalho". O lado oposto ao movimento mandibular é chamado de lado "não funcional" ou "balanceio" Mediotrusão – a mandíbula se move de volta para PMI a partir da laterotrusão.

(Continua)

Terminologia importante (*Continuação*)

Terminologia/abreviatura	Explicação
Oclusão cêntrica	Quando os dentes em arcos opostos estão se contactando na posição de máxima intercuspidação (relação dente-dente).
Ortodontia osteogênica acelerada periodontalmente	Procedimento clínico que utiliza decorticação seletiva com/sem enxerto ósseo particulado na presença de forças ortodônticas que dependem de *fenômenos aceleradores regionais* para acelerar a movimentação dentária.
Proximidade radicular	Ocorre quando as raízes dos dentes estão muito próximas umas das outras, causando incapacidade de realizar a higiene bucal. A progressão da doença periodontal é rápida nesses locais.
Relação cêntrica	Posição da mandíbula quando ambos os conjuntos côndilo-disco estão em suas posições mais superiores em suas respectivas fossas glenoides e contra a inclinação das eminências articulares de cada respectivo osso temporal (relação osso-osso).

 Informações rápidas

Trauma oclusal e periodontite	Embora a periodontite seja causada pela resposta imune do hospedeiro contra bactérias patogênicas, o trauma oclusal pode amplificar (não causar) a perda localizada de inserção por dano ósseo inflamatório. Portanto, é um fator que contribui para a destruição periodontal.
Oclusão e inflamação periodontal	Como a inflamação interrompe a integridade do aparelho de inserção e a periodontite leva à redução do suporte ósseo, os dentes periodontalmente comprometidos têm menos resistência às forças dos dentes antagonistas. É importante diagnosticar se a mobilidade dentária é resultado de forças excessivas ou inflamação ativa.
Ajuste oclusal	Após o controle da inflamação ser estabelecido, se o especialista confirmar que as interferências oclusais se correlacionam com uma perda de inserção maior do que a esperada, a intervenção direta na oclusão do paciente é realizada por remodelagem seletiva das superfícies de oclusão dos dentes.
Terapia ortodôntica em pacientes periodontais	Além do uso terapêutico do alinhamento ortodôntico para estabelecer um esquema oclusal harmonioso sem interferências, a ortodontia pode ser empregada para melhorar o alinhamento interdental e ajudar a melhorar o controle da placa.
Tratamento ortodôntico de defeitos ósseos	O tratamento ortodôntico muitas vezes pode ajudar no tratamento de defeitos ósseos com movimentação dentária estratégica. Exemplo é a resolução de defeitos proximais associados a dentes inclinados que podem ser eliminados pela verticalização.

Conhecimento fundamental

Introdução

Todas as especialidades da odontologia requerem uma análise abrangente das relações oclusais para o planejamento do tratamento. Sugere-se que o leitor consulte o Capítulo 16 (Figura 16.3) para uma sinopse da avaliação oclusal e dos fatores oclusais que podem afetar o prognóstico periodontal. Este capítulo analisa aspectos importantes do manejo específico da oclusão para a suscetibilidade única de um paciente à periodontite.

Momento e objetivos do tratamento oclusal em terapia periodontal

O tratamento dos sintomas de traumatismo oclusal é apropriado em qualquer fase da terapia, exceto em casos de condições agudas e periodontite, em que:[1]

- A terapia oclusal definitiva deve ser realizada somente após a redução da inflamação ser alcançada
- Procedimentos periodontais regenerativos devem ser tentados apenas após a terapia oclusal definitiva ser realizada de forma satisfatória.

CORRELAÇÃO CLÍNICA

Quais são os indicadores clínicos de um traumatismo oclusal não resolvido?

Os resultados a seguir podem indicar a necessidade de terapia oclusal continuada em um paciente tratado por trauma de oclusão e no qual outros fatores contribuintes (doença periodontal, infecção endodôntica etc.) foram tratados de forma eficaz:[1]

- A mobilidade dentária continua a aumentar
- A migração do dente (para além de forças excessivas) continua com o aumento do espaçamento resultante entre os dentes
- As alterações radiográficas associadas ao traumatismo oclusal (p. ex., espaços alargados do ligamento periodontal, radiolucências de furca) persistem e pioram
- Dor e desconforto durante a mastigação, contatos prematuros e interferências oclusais continuam a existir
- São observados hábitos parafuncionais persistentes e piora da disfunção da articulação temporomandibular.

Os objetivos do tratamento oclusal na terapia periodontal são:[2]

- Redução (ou eliminação) da mobilidade dentária

- Estabelecimento ou manutenção de posição de máxima intercuspidação estável e fisiologicamente aceitável (oclusão cêntrica)
- Fornecimento de função mastigatória eficiente sem interferências nos movimentos excursivos
- Estabelecimento de oclusão indolor e confortável com fonética e estética aceitáveis
- Eliminação ou modificação de hábitos parafuncionais (p. ex., bruxismo).

◆ CORRELAÇÃO CLÍNICA

Quais são os resultados/desfechos aceitáveis do tratamento oclusal no paciente periodontal?

Os resultados desejados após o tratamento oclusal incluem:[1]

- Diminuição/ausência de mobilidade dentária (se presente, um desfecho favorável é um padrão de mobilidade diminuído que permita ao paciente uma função confortável sem dor ou perigo de maior deterioração)
- Prevenção da migração dentária adicional (a migração patológica já sofrida por dentes periodontalmente fracos pode ou não ser resolvida devido a forças alteradas de lábio, bochecha, língua etc.)
- Mudanças estáveis ou diminuídas nas radiografias de acompanhamento
- Uma oclusão estável, fisiológica e esteticamente aceitável, compatível com a saúde periodontal.

Tratamento oclusal como parte da terapia periodontal

Todos os esforços no tratamento oclusal são voltados para a eliminação de forças excessivas, especialmente nos dentes periodontalmente afetados, e na manutenção do funcionamento fisiologicamente harmonioso da articulação temporomandibular e dos músculos da mastigação. Para esse fim, a terapia oclusal pode ser realizada usando várias abordagens diferentes:

- Ajuste oclusal (p. ex., coronoplastia, retificação seletiva, remodelagem coronal, equilíbrio oclusal)
- Manejo de hábitos parafuncionais usando esplintagem oclusal
- Movimentos dentários ortodônticos
- Estabilização temporária, provisória ou a longo prazo de dentes com mobilidade usando aparelhos removíveis ou fixos.

A Figura 30.1 mostra diferentes abordagens para tratar problemas oclusais que têm impacto no periodonto.

Papel adjuvante da terapia ortodôntica

A terapia ortodôntica pode fornecer vários benefícios para pacientes periodontais adultos. A Figura 30.2 mostra exemplos de diferentes usos auxiliares da ortodontia no tratamento periodontal de um paciente.

Caso 1. Equilíbrio oclusal e ortodontia na terapia oclusal

1. Primeiro molar superior direito extruído
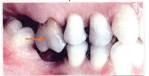

2. Perda óssea interdental associada
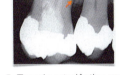

3. Marcação mostrando a coronoplastia planejada para nivelar o degrau no plano oclusal (linha pontilhada)
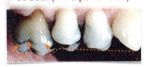

4. Resultado do equilíbrio pós-oclusal (realizado em várias consultas) mostrando plano oclusal nivelado (linha pontilhada)
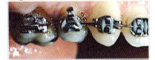

5. Terapia ortodôntica para corrigir maloclusão remanescente

6. Oclusão contribuindo para a estabilidade periodontal
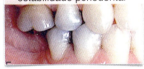

Caso 2. Terapia com placa oclusal

Máxima intercuspidação
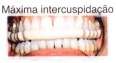
Contato bilateral e simultâneo das cúspides e todos os dentes posteriores em relação cêntrica

Excursão protrusiva
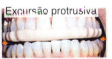
Desoclusão imediata (perda de contato oclusal) de todos os dentes posteriores em protrusão (setas vermelhas)

Excursões laterais
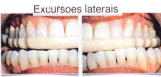
Desoclusão imediata de todos os dentes posteriores em excursões laterais (setas vermelhas)

Placa oclusal
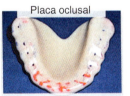
Pontos atrás, linhas na frente

- **Figura 30.1** Exemplos de diferentes abordagens usadas na terapia oclusal.

Caso 1: Uso de equilíbrio oclusal e ortodontia para tratar um trauma oclusal e melhorar a estabilidade periodontal:
- Para nivelar o plano oclusal e evitar que a mordida colapsada afete adversamente o suporte periodontal do molar extruído, a superfície oclusal do primeiro molar é equilibrada e a má oclusão, corrigida ortodonticamente.

Caso 2: Uso de aparelhos oclusais para reduzir os efeitos prejudiciais de hábitos parafuncionais, incluindo mobilidade dentária anormal:
- Um aparelho bem projetado e ajustado com precisão pode beneficiar a função do sistema mastigatório enquanto estimula os dentes com mobilidade em ambas as arcadas a se fixarem durante a cura do periodonto de suporte
- Os dentes antagonistas a um aparelho devem ser colocados o mais próximo possível de seu longo eixo
- À medida que os dentes se fixam devido ao uso consistente do aparelho, as interferências oclusais podem se tornar mais evidentes, as quais são posteriormente submetidas ao equilíbrio oclusal para resultados estáveis
- O contato bilateral simultâneo de todos os dentes posteriores antagonistas em relação cêntrica, guia anterior rasa e a desoclusão imediata de todos os dentes posteriores em cada excursão são elementos essenciais dos aparelhos oclusais superiores e inferiores.

(De Newman, M.G., Takei, H.H., Klokkevold, P.R., et al. (2019). *Newman e Carranza's Clinical Periodontology* (13th ed.). Philadelphia: Elsevier.)

Correção de defeitos hemisseptais e bolsas profundas associadas pela inclinação mesial dos molares

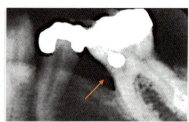

Correção de discrepâncias de crista marginal e eliminação de proximidades radiculares para estabelecer contornos interdentais adequados

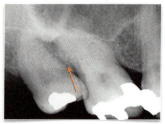

Correção de defeitos de furca mandibular por separação de raízes hemisseccionadas, permitindo sua reabilitação protética com contornos de tecidos moles e duros interdentais adequados

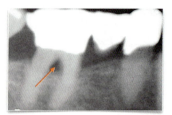

Correção da recessão gengival devido à maloclusão (geralmente labioversão do dente em questão)

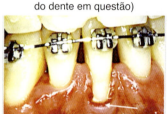

Extrusão forçada de dentes fraturados para facilitar reabilitações periodontais

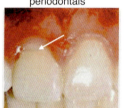

Restauração de espaço para colocação de implante

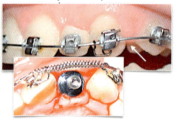

• **Figura 30.2** Usos adjuvantes da terapia ortodôntica na terapia com implantes dentários e periodontais. (De Newman, M.G., Takei, H.H., Klokkevold, P.R., et al. (2019). *Newman and Carranza's Clinical Periodontology* (13th ed.). Philadelphia: Elsevier.)

EXERCÍCIO COM BASE EM CASOS CLÍNICOS

Cenário: uma mulher de 63 anos de idade apresentou como queixa principal: "Meus dentes estão movimentando e sinto que vão sair". História odontológica: ela tinha uma prótese parcial removível que acabara de fraturar. O implante no local do 16 foi instalado há mais de 10 anos, mas nunca havia sido reabilitado (imagem da parte superior). Achados: alargamento generalizado do ligamento periodontal com mobilidade (2 e 3). Profundidades de sondagem generalizadas de 1 a 3 mm com sangramento à sondagem em menos de 10% dos locais.

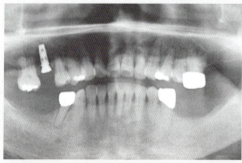

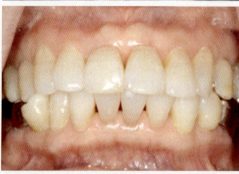

Questões

1. De acordo com a definição existente, o trauma oclusal para essa paciente pode ser classificado como:
   a. primário.
   b. secundário.
   c. primário após a terapia inicial e secundário após a cirurgia óssea.

2. O que é característico do trauma oclusal secundário?
   a. Secundário refere-se à dentição permanente, primário é para dentes decíduos.
   b. Secundário refere-se a uma segunda ocorrência de trauma.
   c. Secundário refere-se à presença de perda de inserção.
   d. Secundário refere-se ao diagnóstico de um especialista, primário refere-se ao diagnóstico de um clínico geral.

3. Essa paciente se beneficiará mais de qual dos procedimentos a seguir?
   a. Biopsia.
   b. Raspagem e alisamento radicular.
   c. Proteção oclusal.
   d. Desbridamento de retalho aberto.

4. Todos os itens a seguir fazem parte da terapia de fase 1, exceto um. Qual é a exceção?
   a. Entrevista motivacional.
   b. Instruções de higiene bucal.
   c. Ajuste oclusal.
   d. Cirurgia óssea.

Este capítulo foi desenvolvido com base nos Capítulos 26, 55 e 56 do livro *Newman e Carranza Periodontia Clínica* (13ª edição), e é um resumo de muitas das seções importantes dos capítulos. O leitor está convidado a ler os capítulos de referência para uma compreensão completa deste importante tópico.

Respostas

1. Resposta: a
Explicação: trata-se de um caso de trauma oclusal primário. Há perda mínima de inserção, mas as características do trauma oclusal (alargamento generalizado do ligamento periodontal, mobilidade) são observadas, indicando forças oclusivas traumáticas em um periodonto normal.

2. Resposta: c
Explicação: o trauma oclusal primário geralmente ocorre na ausência de perda de inserção, enquanto o trauma oclusal secundário geralmente ocorre na presença de perda de inserção.

3. Resposta: c
Explicação: considerando a apresentação clínica e radiográfica, a paciente provavelmente se beneficiará do uso de uma proteção oclusal.

4. Resposta: d
Explicação: todas as opções fazem parte da terapia de fase 1, exceto cirurgia óssea, que faz parte da fase 2 da terapia.

Referências bibliográficas

1. Reinhardt RA, Killeen AC. Do Mobility and Occlusal Trauma Impact Periodontal Longevity? *Dent Clin North Am*, 2015;59(4):873–883. PMID: 26427572.

2. American Academy of Periodontology. (2000). Parameter on occlusal traumatism in patients with chronic periodontitis. *Journal of Periodontology*, 71(Suppl. 5), S873–S875.

31
Indicações e Princípios Gerais da Cirurgia Periodontal

❃ Terminologia importante

Terminologia/abreviatura	Explicação
Agente dessensibilizante	Agente aplicado para controlar a hipersensibilidade radicular.
Bisturi interdental	Formado especificamente para auxiliar na remoção de tecido das áreas interdentais.
Bisturi periodontal (bisturi de gengivectomia)	Instrumento normalmente usado para gengivectomia ou remoção de tecido.
Curativo periodontal	Curativo cirúrgico aplicado no local da cirurgia com a intenção de proteger a ferida. Pode ser óxido de zinco/eugenol (*Wonder Pak*) ou óxido de zinco/sem eugenol (*Coe-Pak*).
Eletrocirurgia e radiocirurgia	Técnicas cirúrgicas realizadas em tecidos moles usando correntes elétricas (radio) de alta frequência controladas na faixa de 1,5 a 7,5 milhões de ciclos por segundo.
Eletrocoagulação	Controle de coagulação e hemorragia usando a corrente de eletrocoagulação na incisão inicial do tecido mole.
Elevadores periosteais	Usados para rebater e mover o retalho mucoperiosteal para longe do osso subjacente após a incisão ter sido feita para a cirurgia de retalho (instrumento diferente dos elevadores de extração).
Eliminação da bolsa	Tratamento cirúrgico feito com a intenção de reduzir a profundidade da bolsa periodontal por meio de abordagens ressectivas ou regenerativas.
Epitélio juncional longo	Após a terapia, os locais doentes podem cicatrizar, formando uma união epitelial juncional longa com o dente em vez de regenerar um novo tecido conjuntivo periodontal que suporta uma união epitelial juncional curta. Esse tipo de cicatrização é considerado reparador; pode ser um resultado menos ideal do que a verdadeira regeneração do aparelho de inserção.
Fase II da terapia	Fase cirúrgica da terapia periodontal que segue após a educação/motivação do paciente, controle do biofilme e instrumentação mecânica completa das raízes afetadas (*i. e.*, fase I).
Hipersensibilidade radicular	Dor induzida por mudanças térmicas (frio ou calor), por frutas cítricas ou doces, pelo contato com uma escova de dente ou um instrumento odontológico. Comumente visto em pacientes após terapia periodontal.
Porta-agulhas	Usado para suturar o retalho na posição desejada após a conclusão do procedimento cirúrgico.

❃ Informações rápidas

Zona crítica na cirurgia periodontal	• Parede de tecido mole da bolsa • Superfície radicular • Osso subjacente • Gengiva inserida
Objetivos da cirurgia periodontal	• Melhorar o prognóstico para os dentes e suas substituições • Criar um ambiente periodontal (profundidades de sondagem rasas) que pode ser mantido pelo paciente e profissional • Melhorar a estética.
Tipos de cirurgia periodontal	• Tratamento da doença periodontal (p. ex., cirurgia de redução da bolsa) • Melhorar a estética (procedimentos de cirurgia plástica/estética periodontal) • Auxiliar na preparação para próteses (p. ex., aumento da coroa).

(Continua)

Informações rápidas (*Continuação*)

Período de tempo de reavaliação após a fase I da terapia	• Não menos que 1 a 3 meses; às vezes até 9 meses após a conclusão da fase I da terapia. Normalmente feito de 4 a 8 semanas após a fase I da terapia • Uma decisão final sobre a necessidade de cirurgia periodontal deve ser tomada somente após avaliação completa dos efeitos da fase I da terapia • A reavaliação da condição periodontal inclui sondagem repetida de toda a boca e avaliação de cálculo, cárie radicular, restaurações defeituosas e sinais de inflamação persistente.
Terapia cirúrgica de bolsa	Como o acesso e a visão limitados muitas vezes dificultam a remoção do cálculo e da placa dos locais doentes, o acesso de retalho aberto é uma opção de tratamento viável que aumenta a visibilidade e a acessibilidade da superfície radicular para instrumentação.
Avaliação da progressão da doença	A educação do paciente e a terapia periodontal não cirúrgica geralmente levam a resultados sustentáveis e não requerem tratamento cirúrgico. Para determinar a atividade do local e avaliar a necessidade de tratamento adicional, é importante avaliar longitudinalmente o nível de inserção clínica (*i. e.*, a distância da junção amelocementária à base da bolsa/sulco).
Principais componentes da cirurgia periodontal	Pré-medicação apenas quando clinicamente necessária, modificações comportamentais (p. ex., cessação do tabagismo), consentimento informado, precauções universais, anestesia/sedação apropriada, manejo dos tecidos, raspagem e alisamento radicular, hemostasia, instruções pós-operatórias, avaliação pós-operatória.
Manejo da dor	Espera-se que quase metade dos pacientes cirúrgicos periodontais apresentem experiência mínima ou nenhuma dor pós-operatória, e menos de 5% terão dor intensa. O ibuprofeno (600 mg) administrado no pré-operatório seguido pelo uso pós-operatório de até um comprimido a cada 6 h deve ser eficaz para o controle da dor. A combinação de paracetamol e ibuprofeno melhora ainda mais o controle da dor. As prescrições de opioides não são garantidas para a grande maioria dos procedimentos cirúrgicos periodontais e correm o risco de uso indevido.

Conhecimento fundamental

Introdução

Após a conclusão da terapia periodontal não cirúrgica, que consiste na educação do paciente, controle do biofilme e desinfecção e desbridamento completo das raízes do dente, as áreas periodontais envolvidas são reavaliadas. Às vezes, o tratamento adicional na forma de intervenção cirúrgica é necessário como uma segunda fase da terapia periodontal, quando é preciso melhor acesso para alisamento radicular completo ou é necessária a correção de defeitos anatômicos ou morfológicos. A instalação de implantes dentários pode fazer parte dessa fase cirúrgica da terapia.

Fase II da terapia periodontal

A fase cirúrgica da terapia também é conhecida como terapia de fase II. Essa fase visa melhorar o prognóstico dos dentes (e suas substituições) e a estética. Em muitos casos, diferentes terapias são combinadas para cumprir esses objetivos, ou uma terapia pode cumprir muitos objetivos (p. ex., a gengivectomia pode melhorar a estética, bem como reduzir a profundidade das bolsas). A Tabela 31.1 discute os objetivos primários da terapia periodontal cirúrgica e as várias técnicas usadas para alcançá-los.

Terapia cirúrgica de redução da bolsa

Os objetivos da terapia cirúrgica de redução da bolsa são:

• Obter acesso com visão direta da superfície radicular e do osso subjacente e remover irritantes e tecido infectado

• Reduzir a profundidade de sondagem a níveis que podem ser facilmente mantidos livres de placa pelos pacientes, juntamente com limpezas profissionais periódicas.

Esses objetivos podem ser alcançados pela ressecção ou deslocamento da parede de tecido mole da bolsa usando tanto a abordagem de "retalho" quanto os procedimentos de "gengivectomia".

Justificativa para terapia de redução da bolsa

• Bolsas periodontais profundas são difíceis de manter limpas. O acúmulo de placa nas bolsas leva à inflamação gengival, o que resulta em um aprofundamento maior das bolsas. Isso é um círculo vicioso
• A terapia definitiva de bolsa ajuda a eliminar ou reduzir a hemorragia. Ambos os resultados, juntamente com protocolos de manutenção adequados, ajudam a restaurar uma profundidade do sulco/bolsa, que pode ser facilmente mantida e livre de placa pelo paciente.

"*Profundidade crítica de sondagem*" é um conceito baseado em evidência clínica. Utiliza-se um valor de profundidade de sondagem (PS) para decidir o tipo de terapia definitiva da bolsa que será benéfica em um caso e levará ao ganho de inserção. Esse conceito não é uma regra rígida para o planejamento do tratamento, mas pode ser usado como um guia para a tomada de decisões.

As diretrizes propostas para a tomada de decisão com base neste conceito são:[1]

• PS crítica para raspagem e alisamento radicular (RAR): 2,9 mm. Abaixo dessa PS crítica de 2,9 mm, se a RAR for feita, ocorre a perda de inserção; quando PS > 2,9 mm, RAR resulta em ganho de inserção

Tabela 31.1 Objetivos dos diferentes tipos de procedimentos cirúrgicos periodontais.

	Tipos de cirurgia periodontal				
	Redução cirúrgica da bolsa		**Cirurgia mucogengival**		**Pré-protética**
	Ressectiva	Regenerativa	Plástica	Estética	
Descrição das abordagens cirúrgicas	Procedimentos de redução de bolsa que envolvem a remoção da parede de tecido mole e/ou duro para reduzir as profundidades de sondagem clínica.	Procedimentos de redução de bolsa que envolvem o uso de biomateriais, como enxertos ósseos e membranas, para reconstruir a inserção periodontal perdida.	Técnicas para ampliar a gengiva inserida	Técnicas de cobertura radicular, recriação de papilas gengivais	• Técnicas para modificar os tecidos periodontais e os tecidos circunjacentes para receber substituições protéticas • Instalação de implante e desenvolvimento do local do implante.
Objetivos					
Aumento do controle do paciente sobre a placa pela terapia de redução da bolsa	✓	✓			
Aumento do controle do paciente sobre a placa pela correção dos defeitos morfológicos/anatômicos	✓	✓	✓		✓
Melhoria da estética	✓	✓	✓	✓	✓
Exemplos de procedimentos cirúrgicos	• Gengivectomia • Retalho deslocado apicalmente • Retalho não deslocado com ou sem redução óssea • Retalho de Widman modificado.	• Regeneração tecidual guiada.	• Enxertos gengivais livres • Enxertos de tecido conjuntivo • Aloenxertos de tecido mole.	• Retalhos pediculados • Reconstrução papilar • Enxertos de tecido conjuntivo.	• Aumento de coro • Enxerto da crista (p. ex., regeneração óssea guiada, enxerto do seio) • Aprofundamento vestibular • Instalação de implante dentário.

Esta tabela fornece uma ampla categorização que orienta a compreensão básica sobre os vários objetivos por trás dos procedimentos cirúrgicos periodontais comumente realizados. Sua proposta não é fornecer detalhes sobre o processo de tomada de decisão complexa ou sobre a sobreposição considerável de objetivos/uso racional frequentemente encontrada em situações clínicas reais.

- PS crítica para retalho de Widman modificado (RWM): 4,2 mm. Abaixo dessa PS crítica de 4,2 mm, se a cirurgia RWM for feita, ocorre perda de inserção; quando PS > 4,2 mm, RWM resulta em ganho de inserção
- RWM supera RAR em 5,5 mm. Bolsas com mais de 5,5 mm respondem melhor ao RWM que à RAR, com mais ganho nos níveis de inserção.

❖ CORRELAÇÃO CLÍNICA

Quais são as indicações para cirurgia periodontal?

Certos achados podem indicar a necessidade de uma fase cirúrgica da terapia:
- Áreas com contornos ósseos irregulares, crateras profundas etc., que resultam em contornos gengivais que não são autolimpantes ou são difíceis para os pacientes manterem-se livres de placa
- Bolsas com acesso restrito à superfície radicular, causando dificuldades na remoção completa dos irritantes da raiz apenas por raspagem e alisamento radicular fechado
- Envolvimento da furca (grau II ou III), incluindo a necessidade de ressecção ou hemissecção da raiz
- Bolsas intraósseas distais aos últimos molares agravados por problemas mucogengivais
- Inflamação persistente mesmo após tratamento não cirúrgico
- Problemas mucogengivais e estéticos
- Como parte dos procedimentos pré-protéticos (p. ex., aumento de coroa).

Resultados da terapia da bolsa

É importante compreender como as feridas cirúrgicas periodontais cicatrizam após a terapia da bolsa:

- A resposta epitelial à cirurgia no período de cicatrização é mais rápida do que a de todos os outros tecidos (tecido conjuntivo, cemento ou osso) do periodonto
- O destino do coágulo sanguíneo pós-cirúrgico depende de sua posição e das células precursoras que são recrutadas *temporariamente* (no momento certo) e *espacialmente* (no espaço certo)
- Consequentemente, a cura periodontal por *reparo* (em que os tecidos recuperados não são exatamente do mesmo tipo que aqueles destruídos pela doença) ou *regeneração* (em que os tecidos recuperados são exatamente do mesmo tipo que aqueles perdidos) são resultados possíveis da terapia cirúrgica (Figura 31.1), e dependem da técnica cirúrgica utilizada para tratar as bolsas.

Zonas críticas de tecido na terapia da bolsa

A escolha da técnica cirúrgica periodontal na terapia da bolsa depende da avaliação de quatro diferentes zonas críticas de tecido que compõem a bolsa periodontal (Figura 31.2):

- Zona 1: parede de tecido mole da bolsa
- Zona 2: superfície dentária
- Zona 3: osso subjacente
- Zona 4: gengiva inserida.

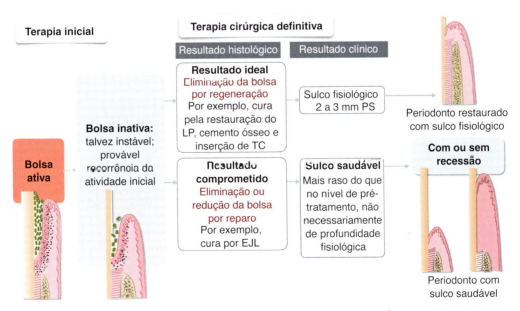

- **Figura 31.1** Possíveis resultados da terapia cirúrgica da bolsa. A terapia da bolsa pode ocorrer em etapas. É comum realizar a terapia inicial e então, dependendo da estabilidade dos resultados, uma abordagem específica para uma terapia definitiva pode ser escolhida. Aqui, a transformação da bolsa inicial profunda e ativa em uma bolsa menor, inativa e sustentável requer alguma forma de terapia definitiva da bolsa e supervisão constante depois disso. Os resultados da terapia definitiva da bolsa podem ser categorizados em dois possíveis de ocorrer, independentemente do tipo de abordagem terapêutica escolhida:
- Resultado ideal – a regeneração histológica ocorre com PS clínica de 2 a 3 mm (sulco fisiológico)
- Resultado comprometido – o reparo histológico ocorre com sulco reduzido, mas saudável (com ou sem recessão). Nota: independentemente da técnica cirúrgica usada para terapia da bolsa, certa profundidade de bolsa é recorrente. A manutenção dessa profundidade sem qualquer perda adicional de inserção, portanto, torna-se o objetivo terapêutico.

TC, tecido conjuntivo; EJL, epitélio juncional longo; PS, profundidade de sondagem.
(De Newman, M.G., Takei, H.H., Klokkevold, P.R., et al. (2019). *Newman and Carranza's Clinical Periodontology* (13th ed.). Philadelphia: Elsevier.)

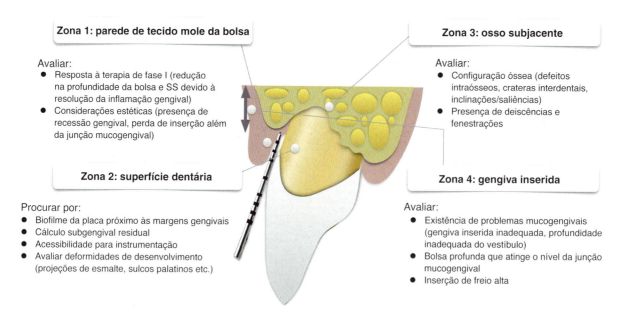

• **Figura 31.2** Avaliação das zonas críticas de tecido na terapia cirúrgica da bolsa. A ilustração mostra as quatro zonas críticas de tecido para as decisões relativas às abordagens terapêuticas para terapia da bolsa. Cada zona é analisada por vários fatores, a partir dos quais uma técnica específica para terapia cirúrgica definitiva é selecionada. A abordagem com a maior probabilidade de resolver o problema com sucesso, com o menor número de efeitos adversos deve ser selecionada. SS, sangramento à sondagem.

Métodos de terapia da bolsa

A Tabela 31.2 categoriza os métodos de terapia da bolsa em três tipos, com base em como alcançam a redução/eliminação da bolsa:

1. Novas técnicas de inserção.
2. Remoção da parede de tecido mole da bolsa.
3. Remoção da parede dentária da bolsa.

Princípios gerais da cirurgia periodontal

Algumas considerações gerais pré-cirúrgicas, cirúrgicas e pós-cirúrgicas são comuns a todas as técnicas cirúrgicas periodontais. A Tabela 31.3 lista essas considerações para a terapia periodontal de fase II.

Instrumentos cirúrgicos

Os instrumentos cirúrgicos periodontais são classificados da seguinte forma (Figura 31.3):

1. Instrumentos excisionais e incisionais.
2. Elevadores periosteais.
3. Curetas e foices cirúrgicas.
4. Cinzel e limas cirúrgicas.
5. Tesouras.
6. Hemostatos e pinças de tecido.

Tabela 31.2 Métodos de terapia da bolsa.

	Novas técnicas de inserção (regenerativa)	Remoção da parede da bolsa (ressectiva)	Remoção da parede dentária da bolsa
Redução ou eliminação da profundidade de sondagem alcançada por:	• Preenchimento de novo osso e regeneração do ligamento periodontal, fixação do tecido conjuntivo gengival e cemento (p. ex., regeneração tecidual guiada e uso de fatores de crescimento).	Redução de tecidos inflamados: • Raspagem e alisamento radicular Remoção cirúrgica da parede da bolsa (pode incluir a remoção do osso em alguns defeitos intraósseos): • Gengivectomia • Retalho não deslocado • Retalho de Widman modificado • Deslocamento apical da parede da bolsa: • Retalho deslocado apicalmente.	Extração parcial do dente: • Hemissecção • Ressecção radicular Exodontia.

Capítulo 31 Indicações e Princípios Gerais da Cirurgia Periodontal

Tabela 31.3 Considerações gerais da terapia periodontal cirúrgica.

Considerações pré-cirúrgicas

Preparação do paciente	• Reavaliação após a terapia de fase I: a fase de reavaliação consiste em reavaliar e reexaminar todos os achados pertinentes que indicaram a necessidade do procedimento cirúrgico. A persistência desses achados confirma a indicação da cirurgia • Pré-medicação: antibióticos profiláticos, analgésicos preventivos e enxágue pré-procedimento antimicrobiano podem ser usados, conforme indicado • Tabagismo: os pacientes devem ser informados sobre os efeitos deletérios do fumo na imunidade e na cicatrização de feridas, além de serem incentivados a parar de fumar completamente • Controle de influências sistêmicas prejudiciais: doenças e condições sistêmicas subjacentes • (p. ex., estresse, diabetes, hipertensão, desequilíbrios hormonais, distúrbios hematológicos, imunossupressão) devem estar sob controle; trabalhar com o médico do paciente, se necessário. Registrar a pressão arterial e os sinais vitais do paciente • Consentimento informado: discutir prós e contras, riscos e resultados do tratamento cirúrgico proposto, estimular o paciente a esclarecer dúvidas e fazer com que ele indique sua concordância em realizar o procedimento por meio da assinatura do Termo de Consentimento Livre e Esclarecido.
Equipamento de emergência	Medicamentos e equipamentos para uso de emergência devem estar prontamente disponíveis em todos os momentos.
Esterilização e assepsia	Cuidados universais (p. ex., traje de proteção) e técnicas de barreira devem ser empregadas.
Sedação e anestesia	• A anestesia local deve ser administrada com eficácia por meio de injeções de bloqueio regional e/ou infiltração local • Pacientes apreensivos e neuróticos podem requerer tratamento especial com ansiolíticos ou sedativos-hipnóticos por via inalatória, oral, intramuscular ou intravenosa. Os agentes específicos e a modalidade de administração baseiam-se no nível de sedação desejado, na duração prevista do procedimento e no estado geral do paciente.
Seleção do procedimento	Uma vez que a lista de problemas e as metas de tratamento são finalizadas, o procedimento cirúrgico que atinge os objetivos exigidos da maneira mais simples, previsível e eficiente deve ser realizado com as devidas considerações para problemas ósseos mucogengivais e subjacentes, restrições anatômicas (p. ex., forame mentoniano, canal mandibular), restrições físicas (p. ex., boca pequena, reflexos de engasgo, restrição na abertura da boca), idade e fatores sistêmicos.

Considerações cirúrgicas

Escolha dos instrumentos	Os instrumentos devem ser afiados para serem eficazes; instrumentos sem corte infligem traumas desnecessários como resultado de cortes inadequados e força excessiva aplicada para compensar sua ineficácia.
Incisões	Todas as incisões devem ser planejadas e feitas com movimentos limpos, suaves e definidos. A indecisão pode resultar em incisões irregulares, que demoram mais para cicatrizar.
Desenho do retalho	• Deve permitir visibilidade, acessibilidade e preservação ideais do tecido queratinizado • Deve evitar a exposição óssea desnecessária • Deve permitir a cicatrização por intenção primária versus intenção secundária sempre que possível • Deve permitir a vascularização adequada.
Manipulação do tecido	• A manipulação dos tecidos deve ser precisa, deliberada e suave; a instrumentação traumática produz lesão excessiva do tecido, causa desconforto pós-operatório e retarda a cicatrização • Excessos de tecido devem ser removidos para permitir a cicatrização rápida o evitar o crescimento do tecido de granulação • Observação do paciente em todos os momentos; expressões faciais, palidez e suor são sinais distintos de que o paciente está sentindo dor, ansiedade ou medo. A capacidade de resposta do profissional a esses sinais pode ser a diferença entre o sucesso e o fracasso no manejo do paciente.
Hemostasia	• O bom controle intraoperatório do sangramento permite a visualização precisa da extensão da doença, do padrão de destruição óssea e da anatomia e condição das superfícies radiculares. Também evita a perda excessiva de sangue • Após o rebatimento do retalho e a remoção do tecido de granulação, o sangramento para ou é reduzido consideravelmente • A aspiração contínua do sítio cirúrgico com sugador e a aplicação de pressão sobre a ferida com gaze úmida podem ajudar no controle do sangramento. O sangramento intraoperatório que não é controlado com esses métodos simples pode indicar um problema mais sério que requer medidas de controle adicionais • O uso de anestesia local com epinefrina também é útil. É importante lembrar que sua ação é eficaz por pouco tempo e não deve ser utilizada ao final do procedimento cirúrgico. Quando o paciente é dispensado da consulta e o efeito da vasoconstrição não está mais presente, pode ocorrer sangramento durante o retorno do paciente para casa • A hemostasia pode ser alcançada com agentes hemostáticos como esponja de gelatina absorvível, celulose oxidada, celulose regenerada oxidada (hemostato absorvível) e hemostato de colágeno microfibrilar.
Estabilização do retalho	Por meio de suturas, a estabilização do retalho é feita para evitar o deslocamento do retalho, sangramento excessivo, formação de hematoma, exposição óssea e possível infecção no período de cicatrização.
Curativo	Após a conclusão do procedimento, os especialistas podem optar por cobrir a área com um curativo cirúrgico.

(Continua)

Tabela 31.3	Considerações gerais da terapia periodontal cirúrgica. *(Continuação)*
Considerações pós-cirúrgicas	
Instruções pós-operatórias	Devem ser dadas orientações pós-operatórias oral e impressa antes de o paciente ser dispensado da cadeira.
Manejo da dor pós-operatória e hipersensibilidade dentinária	• Para a maioria dos pacientes saudáveis, uma dose pré-operatória de ibuprofeno (600 a 800 mg) seguida de um comprimido a cada 8 h por 24 a 48 h é muito eficaz para reduzir o desconforto após a cirurgia periodontal. Os pacientes são aconselhados a continuar tomando ibuprofeno ou paracetamol depois disso, se necessário • A sensibilidade radicular ocorre com mais frequência na área cervical da raiz, onde o cemento é extremamente fino. Os procedimentos de raspagem e alisamento radicular removem esse cemento fino, induzindo, assim, a hipersensibilidade dentinária. O controle do biofilme e os agentes dessensibilizantes ajudam a controlar a sensibilidade radicular.

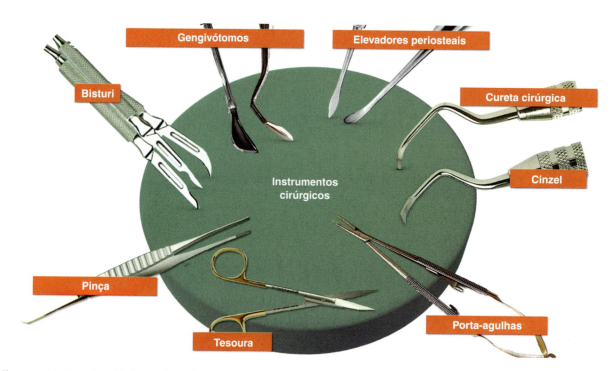

• **Figura 31.3** Instrumentos cirúrgicos periodontais.
  1. Instrumentos excisionais e incisionais: inclui bisturis (lâminas BP 15, 15C e 12, 12D) e bisturis de gengivectomia
  2. Elevadores periosteais: instrumentos de extremidade dupla usados para rebater e mover o retalho após a incisão ter sido feita para a cirurgia de retalho (p. ex., elevadores de Woodson e Prichard).
  3. Curetas e foices cirúrgicas: curetas e foices maiores e mais pesadas são frequentemente necessárias durante a cirurgia para a remoção de tecido de granulação, tecidos interdentais fibrosos e depósitos subgengivais tenazes (p. ex., cureta cirúrgica de Prichard).
  4. Cinzel e limas cirúrgicas: usado com um movimento de pressão ou tração para remover projeções ósseas interdentais agudas (picos ósseos remanescentes nos ângulos dos dentes) no contorno ósseo (p. ex., cinzel de ação reversa, cinzéis Ochsenbein).
  5. Tesouras: tesouras (p. ex., Goldman-Fox) usadas em cirurgia periodontal são eficazes para aparar as margens do retalho, aumentar as incisões para drenar abscessos periodontais e remover inserções musculares na cirurgia mucogengival. Pinças e tesouras de tecido também ajudam a remover abas de tecido durante a gengivectomia.
  6. Hemostatos e pinças de tecido: as pinças de tecido são usadas para segurar o retalho durante a sutura. Esse instrumento também é usado para posicionar e deslocar a aba após ela ter sido rebatida (p. ex., uma pinça DeBakey).
  7. Porta-agulhas: ajude a suturar com segurança o retalho na posição desejada (tanto quando deslocado como quando não deslocado) após a conclusão do procedimento cirúrgico. Além dos tipos regulares de porta-agulhas, o porta-agulhas Castroviejo é usado para técnicas delicadas e precisas que requerem uma apreensão e liberação rápida e fácil da agulha de sutura.
(De Newman, M.G., Takei, H.H., Klokkevold, P.R., et al. (2019). *Newman and Carranza's Clinical Periodontology* (13th ed.). Philadelphia: Elsevier.)

EXERCÍCIO COM BASE EM CASOS CLÍNICOS

Cenário: um homem caucasiano de 47 anos de idade apresentou-se a uma consulta de reavaliação periodontal 5 semanas após raspagem e alisamento radicular de quatro quadrantes. O exame clínico revelou melhorias na redução da profundidade de sondagem em várias áreas da boca. Bolsas profundas (> 5 mm) permaneceram na face distal dos incisivos centrais superiores e nos molares superiores. O exame radiográfico revelou perda óssea principalmente horizontal nas áreas com profundidades de sondagem mais profundas. A higiene oral do paciente melhorou significativamente desde o exame inicial. SS durante esta consulta foi de 10%. O paciente era diabético tipo 2 controlado, com boa saúde e não tabagista.

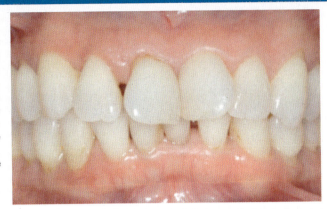

Questões

1. Qual é o momento ideal para realizar a reavaliação periodontal?
   a. 2 semanas.
   b. 4 a 8 semanas.
   c. 3 meses.
   d. 6 meses.

2. Esse paciente é um bom candidato para a cirurgia de redução da bolsa periodontal?
   a. Sim.
   b. Não.

3. Com base nas informações fornecidas, a abordagem regenerativa é uma boa escolha nessa situação clínica para reduzir a bolsa nos molares?
   a. Sim.
   b. Não.

4. Qual das alternativas a seguir é a técnica cirúrgica preferida para reduzir as bolsas periodontais nos incisivos superiores?
   a. Retalho modificado de Widman.
   b. Retalho de deslocamento apical.
   c. Cirurgia óssea ressectiva.
   d. Regeneração tecidual guiada.

A foto clínica é de Newman, M.G., Takei, H.H., Klokkevold, P.R., et al. (2019). *Newman and Carranza's Clinical Periodontology* (13th ed.). Philadelphia: Elsevier.

Este capítulo foi desenvolvido com base nos Capítulos 57 e 59 do livro *Newman e Carranza Periodontia Clínica* (13ª edição) e é um resumo de muitas das seções importantes dos capítulos. O leitor está convidado a ler os capítulos de referência para uma compreensão completa deste importante tópico.

Respostas

1. **Resposta: b**
   Explicação: quatro a oito semanas fornecerão tempo adequado para a cura dos tecidos moles (epitélio e tecido conjuntivo) após raspagem e alisamento radicular. Também permitirão avaliar quaisquer melhorias na complacência com a higiene bucal do paciente.

2. **Resposta: a**
   Explicação: o paciente demonstrou seu compromisso em melhorar sua higiene bucal e não apresenta problemas sistêmicos graves, exceto o diabetes, que está bem controlado.

3. **Resposta: b**
   Explicação: a abordagem regenerativa não é indicada em bolsas associadas à perda óssea horizontal.

4. **Resposta: a**
   Explicação: dada a localização estética envolvida, um procedimento mais conservador, como o retalho de Widman modificado, seria preferido porque minimizaria a chance de recessão pós-operatória. Deve-se considerar também a preservação da papila, quando a cirurgia periodontal é realizada em áreas esteticamente exigentes.

Referência bibliográfica

Lindhe, J., Socransky, S. S., Nyman, S., Haffajee, A., & Westfelt, E. (1982). "Critical probing depths" in periodontal therapy. *Journal of Clinical Periodontology*, 9(4), 323–336.

32
Anatomia Cirúrgica Periodontal e Peri-Implantar

❀ Terminologia importante

Terminologia/abreviatura	Explicação
Disestesia *versus* parestesia	Lesões nos nervos podem levar a uma dessas duas complicações. Há sensação anormal em ambas as condições; uma sensação desagradável é chamada de disestesia; uma sensação anormal que *não* seja desagradável é chamada de parestesia.
Espaços anatômicos	Espaços associados a estruturas críticas na cavidade oral, que se distendem e se apresentam com dor e/ou edema devido à disseminação de infecção (ou hemorragia).
Exostose	Faixa normal de variação anatômica caracterizada por osso excessivo.
Membrana schneideriana	Membrana que reveste o interior das cavidades do seio maxilar. Histologicamente, consiste em epitélio colunar ciliado pseudoestratificado.
Óstio	Abertura localizada no ponto mais alto da parede mesial do seio maxilar, por onde o seio maxilar drena em direção ao meato médio da cavidade nasal.
Pneumatização	Processo pelo qual seios paranasais (incluindo seios maxilares) se expandem em volume. O volume dos seios maxilares aumenta com a idade.
Processo alveolar da maxila	Parte do osso na maxila que abriga as raízes dos dentes superiores.
Separação do espaço	O espaço submandibular é separado do espaço sublingual pelo músculo milo-hióideo, que se liga à crista milo-hióidea.
Tórus	O tórus maxilar está comumente localizado na linha média do palato e o tórus mandibular comumente ocorre bilateralmente na face lingual de caninos e pré-molares.
Trígono retromolar	Área triangular localizada distal ao terceiro molar que contém tecido glandular e adiposo coberto por epitélio não queratinizado.

❀ Informações rápidas

Canal mandibular	Contém nervos e vasos alveolares inferiores. Ele se divide em dois ramos, um saindo do forame mentoniano como nervo mentoniano e o outro passando anteriormente pelo canal incisivo.
Forame mentoniano	Localizado na face vestibular do corpo da mandíbula, abaixo dos ápices dos pré-molares (próximo ao segundo pré-molar), a meio caminho entre a margem alveolar e a margem inferior da mandíbula.
Alça do nervo mentoniano	Alta prevalência (> 85%), bilateral, comprimento médio de 4 mm (0,5 a 5 mm).
Processos da maxila	Alveolar, palatino, zigomático e frontal.
Forame no palato duro	Canal incisivo: localizado anteriormente atrás dos incisivos superiores, permite a passagem de nervos e vasos nasopalatinos. Forame palatino maior: localizado 3 a 4 mm anterior à borda posterior do palato duro. Os nervos e vasos palatinos maiores emergem por meio desse forame e seguem anteriormente.
Suprimento sanguíneo e nervoso do seio maxilar	O suprimento sanguíneo é derivado dos ramos superior anterior, médio e posterior da artéria maxilar. É inervado pelos nervos superiores anterior, médio e posterior e ramos do nervo maxilar.

(Continua)

Capítulo 32 Anatomia Cirúrgica Periodontal e Peri-Implantar   237

 Informações rápidas (*Continuação*)

Septos do seio maxilar	Aproximadamente um terço dos seios maxilares apresentam septos ósseos; eles são mais comuns no terço médio do seio, em comparação com as áreas anterior e posterior. Entre o segundo pré-molar e o primeiro molar parece ser a localização mais comum.
Artéria alveolar superior posterior	Pode ter um trajeto intraósseo na face lateral do seio maxilar e deve ser evitado durante um procedimento de aumento lateral do seio (direto).
Espaço sublingual	A infecção neste espaço anatômico (localizado na face anterior do assoalho da boca) pode elevar a língua, levando a dificuldades respiratórias; pode, portanto, ser fatal.
Músculos encontrados em cirurgias periodontais	Mentoniano, incisivo do lábio inferior, depressor do lábio inferior, depressor do ângulo da boca e bucinador.

Conhecimento fundamental

Introdução

Várias estruturas anatômicas vitais próximas aos dentes e arcos estão em risco de lesão ou dano durante procedimentos cirúrgicos periodontais e de instalação de implante. O profissional deve ter um conhecimento sólido da anatomia do periodonto e dos arcos para determinar o escopo e a viabilidade dos procedimentos cirúrgicos periodontais e de implante para minimizar os riscos associados ao dano às estruturas vitais:

- *As estruturas neurovasculares* são vulneráveis a lesões causadas por incisões e dissecções afiadas e por perfuração para osteotomias no local do implante e procedimentos de enxerto ósseo
- *Espaços fasciais*, como os espaços sublinguais e submentonianos, se invadidos inadvertidamente, apresentam um risco imediato de sangramento e um risco subsequente de infecção.

Este capítulo analisa apenas as estruturas anatômicas cruciais da maxila, mandíbula e tecidos adjacentes que são essenciais para se reconhecer ao planejar e executar procedimentos cirúrgicos periodontais e de implante. Sugere-se que o leitor consulte o Capítulo 58 em *Newman e Carranza Periodontia Clínica* (13ª edição) para uma leitura mais detalhada do tópico.

Mandíbula

A mandíbula, um osso em forma de ferradura conectado ao crânio pelas articulações temporomandibulares, apresenta vários marcos anatômicos de grande importância para procedimentos cirúrgicos periodontais e de implante (Figura 32.1).

Maxila

A maxila, um osso par que contém o seio maxilar e a cavidade nasal, tem os seguintes quatro processos:

- O *processo alveolar* contém os alvéolos para os dentes superiores
- O *processo palatino* se estende horizontalmente a partir do processo alveolar para encontrar sua contraparte da maxila, oposta na sutura intermaxilar da linha média, e se estende posteriormente à placa horizontal do osso palatino para formar o palato duro
- O *processo zigomático* se estende lateralmente a partir da área acima do primeiro molar e determina a profundidade do fórnice vestibular nessa região
- O *processo frontal* se estende para cima e se articula com o osso frontal na sutura frontomaxilar.

A Figura 32.2 mostra os marcos anatômicos importantes que requerem atenção durante a cirurgia periodontal e de instalação do implante.

Espaços anatômicos

Espaços anatômicos são compartimentos encontrados próximos ao campo operatório de locais de cirurgia periodontal e de instalação do implante, contendo tecido conjuntivo frouxo, que é facilmente distendido por hemorragia, fluido inflamatório e infecção. A invasão cirúrgica dessas áreas pode resultar em hemorragia perigosa (complicação intraoperatória) ou infecções (complicação pós-operatória) e deve ser evitada com cuidado.

A Tabela 32.1 lista os marcos anatômicos importantes que exigem consideração durante a cirurgia periodontal e de instalação do implante.

> **CORRELAÇÃO CLÍNICA**
>
> **O que é angina de Ludwig?**
>
> - A angina de Ludwig é uma infecção do espaço fascial com risco de vida que envolve os espaços submandibular, sublingual e submentoniano
> - É caracterizada por inchaço e edema extraoral da parte inferior da face e do pescoço, com edema intraoral que eleva o assoalho da boca e a língua
> - Se não for tratada com urgência, pode levar à obstrução das vias respiratórias, requerendo traqueostomia devido ao edema de pescoço e glote
> - A infecção pode se espalhar para outros espaços fasciais da cabeça e do pescoço, incluindo o espaço retroesternal
> - Embora a bacteriologia dessas infecções não tenha sido completamente determinada, presume-se que sejam infecções mistas, com um componente anaeróbio importante.

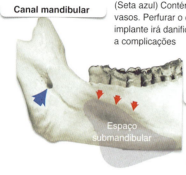

Canal mandibular
(Seta azul) Contém o nervo alveolar inferior e vasos. Perfurar o canal durante a instalação do implante irá danificar essas estruturas, levando a complicações

Crista milo-hióidea
(Setas vermelhas) Retração excessiva do retalho lingual ou instalação do implante muito lingual na região posterior da mandíbula pode violar o espaço submandibular altamente vascular sob a crista milo-hióidea, levando a complicações hemorrágicas

Nervo alveolar inferior
A lesão deste nervo durante a cirurgia periodontal ou de instalação do implante pode causar dor crônica, sensação alterada ou perda de sensibilidade no pós-operatório, que pode ou não recuperar a condução normal do impulso

Nervo lingual
O nervo lingual encontra-se próximo à superfície da mucosa oral, na área do terceiro molar. Pode ser danificado durante as injeções de anestésico, quando um retalho de espessura parcial periodontal é rebatido na região do terceiro molar ou quando são feitas incisões de liberação na área

Crista oblíqua externa
(Setas vermelhas) A terapia óssea ressectiva pode ser difícil ou impossível nesta área por causa da quantidade de osso, que deve ser removida distalmente em direção ao ramo para obtenção de resultados ideais

Forame mentoniano
(Seta azul) Trauma cirúrgico, incluindo pressão, manipulação, edema acidental ou edema pós-cirúrgico dos tecidos nervosos mentonianos, pode resultar em parestesia temporária ou permanente do lábio

Trígono retromolar
Esta região (setas vermelhas) é ocupada por tecido glandular e adiposo e normalmente é recoberta por mucosa não aderida e não queratinizada. Se houver espaço suficiente distal ao último molar, uma faixa de gengiva inserida pode estar presente; apenas em tal caso pode ser realizado um procedimento de retalho distal de forma eficaz

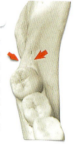

• **Figura 32.1** Anatomia cirúrgica: considerações na mandíbula. (De Newman, M.G., Takei, H.H., Klokkevold, P.R., et al. (2009). *Newman and Carranza's Clinical Periodontology* (13th ed.). Philadelphia: Elsevier.)

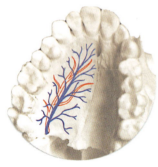

Forame palatino maior, nervos e vasos sanguíneos

- Retalhos palatinos para enxertos gengivais e de tecido conjuntivo devem ser realizados com cuidado e os locais doadores, cuidadosamente selecionados para evitar invadir essas áreas, pois pode ocorrer hemorragia profusa
- Incisões verticais na região de molar devem ser evitadas

• A capacidade de realizar cirurgia óssea na região posterior da maxila pode ser limitada quando os seios da face estão severamente pneumatizados
• Quando não há osso para manter a integridade do assoalho do seio maxilar, extrações de dentes com raízes expostas no seio maxilar, procedimentos cirúrgicos para enxerto ósseo ou instalação de implantes em áreas edêntulas nesta região podem resultar em comunicação oroantral

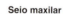
Seio maxilar

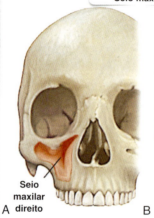
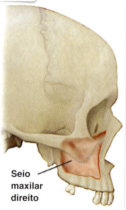

A Seio maxilar direito   B Seio maxilar direito

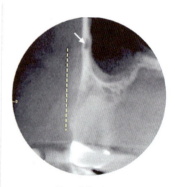

Vaso intraósseo da artéria alveolar superior posterior

Ao considerar uma abordagem de janela lateral para a elevação do assoalho do seio e enxerto ósseo para o desenvolvimento do local para o implante, a localização desta artéria (seta branca) em relação à posição da janela lateral para aumento do seio apresenta um risco de complicações hemorrágicas

• **Figura 32.2** Anatomia cirúrgica: considerações na maxila. (De Newman, M.G., Takei, H.H., Klokkevold, P.R., et al. (2009). *Newman and Carranza's Clinical Periodontology* (13th ed.). Philadelphia: Elsevier.)

Tabela 32.1 — Espaços anatômicos: complicações na cirurgia periodontal e de instalação do implante.

Espaço	Complicações
Fossa canina	A infecção desta área resulta em: • Edema do lábio superior, obliterando a prega nasolabial • Edema das pálpebras superiores e inferiores, fazendo com que os olhos se fechem.
Espaço bucal	A infecção desta área resulta em: • Edema da bochecha, que pode se estender para o espaço temporal • Edema do espaço submandibular, com o qual o espaço bucal se comunica.
Espaço mentoniano	A infecção dessa área resulta em um grande edema do queixo, estendendo-se para baixo.
Espaço mastigatório	• A infecção desta área resulta em edema da face, trismo grave e dor • Se o abscesso ocupar a parte mais profunda deste compartimento, o edema facial pode não ser evidente, mas o paciente pode reclamar de dor e trismo • Os pacientes também podem ter dificuldade e desconforto ao moverem a língua e deglutirem.
Espaço sublingual	A infecção da área levanta o assoalho da boca e desloca a língua, o que resulta em dor e dificuldade para deglutir, mas há pouco edema facial.
Espaço submentoniano	As infecções surgem da região dos dentes anteriores inferiores e resultam em edema da região submentoniana; as infecções tornam-se mais perigosas à medida que avançam posteriormente.
Espaço submandibular	As infecções dessa área se originam na área molar ou pré-molar e resultam em um edema que oblitera a linha submandibular e causa dor ao deglutir.

EXERCÍCIO COM BASE EM CASOS CLÍNICOS

Cenário: uma mulher caucasiana de 58 anos de idade apresentou como queixa principal: "A dentadura inferior que tenho não é estável na minha boca e às vezes sinto dor na mandíbula ao morder quando estou usando-a". Ela parou de fumar há 20 anos e tem hipertensão, que é controlada com lisinopril. Todos os seus dentes foram extraídos aproximadamente 6 anos antes, porque eles não eram restauráveis devido à cárie grave. A palpação revelou reabsorção da crista e borda em faca (principalmente no sextante anterior inferior).

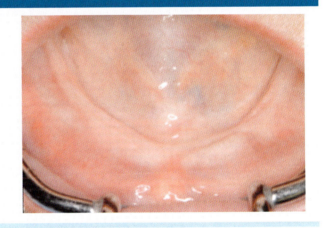

A foto clínica é de Newman, M.G., Takei, H.H., Klokkevold, P.R., et al. (2009). *Newman e Carranza's Clinical periodontology* (13th ed.). Philadelphia: Elsevier.

Questões

1. Qual(is) é(são) o(s) principal(is) marco(s) anatômico(s) na mandíbula que deve(m) ser considerado(s) no tratamento dessa paciente?
   a. Canal alveolar inferior.
   b. Forame mentoniano.
   c. Nervo lingual.
   d. Todas as alternativas.

2. Se forem planejados vários implantes, qual é a modalidade de imagem ideal para avaliar os pontos de referência dos marcos anatômicos?
   a. Radiografia panorâmica.
   b. Radiografias periapicais.
   c. Tomografia computadorizada de feixe cônico.
   d. Radiografias oclusais.

3. A dor que a paciente sente na crista mandibular ao morder (usando a prótese total) ocorre provavelmente devido a:
   a. pressão induzida pela prótese total no nervo mentoniano.
   b. pressão induzida pela prótese total no nervo alveolar inferior.
   c. estomatite protética.
   d. todas as alternativas.

4. Ao realizar a cirurgia, a incisão vertical deve ser evitada na face lingual dos terceiros molares inferiores.
   a. Verdadeiro.
   b. Falso.

Este capítulo foi desenvolvido com base no Capítulo 58 do livro *Newman e Carranza Periodontia Clínica* (13ª edição) e é um resumo de muitas das seções importantes do capítulo. O leitor está convidado a ler o capítulo de referência para uma compreensão completa deste importante tópico.

Respostas

1. Resposta: d
Explicação: dependendo da extensão do procedimento envolvido, todos os marcos anatômicos mandibulares mencionados devem ser considerados.

2. Resposta: c
Explicação: das modalidades de imagem listadas, a tomografia computadorizada de feixe cônico (TCFC) irá fornecer as informações máximas ao cirurgião para evitar danos estruturas anatômicas no intraoperatório.

3. Resposta: a
Explicação: em pacientes completamente desdentados, o forame mentoniano estará muito próximo da região superior da crista devido à sua reabsorção. Nesses casos, a pressão induzida pela prótese total durante a mastigação pode causar desconforto ou dor. A TCFC é muito valiosa no diagnóstico dessa condição.

4. Resposta: a
Explicação: é importante evitar cortes verticais na face lingual, para evitar lesão do nervo lingual.

33
Cirurgia de Redução da Bolsa: Abordagem Ressectiva

❃ Terminologia importante

Terminologia/abreviatura	Explicação
Arquitetura negativa (ou reversa)	O osso interdental é apical ao osso vestibular ou lingual/palatino.
Arquitetura óssea ideal (arquitetura positiva ou recortada)	O osso interdental é coronal ao osso vestibular ou lingual/palatino.
Arquitetura plana	O osso interdental permanece no mesmo nível que o osso vestibular ou lingual/palatino.
Espículas ósseas	Picos ósseos que permanecem na face vestibular e lingual/palatina dos dentes e ângulos da linha interproximal durante um procedimento de cirurgia óssea. É importante remover as espículas ósseas nas etapas subsequentes durante a cirurgia para estabelecer uma arquitetura óssea de fluxo suave que será seguida pelos tecidos gengivais sobrejacentes após a cura.
Gengivectomia	Excisão cirúrgica/remoção de gengiva.
Gengivoplastia	Remodelagem cirúrgica da gengiva realizada para estabelecer um contorno mais fisiológico.
Osteoplastia	Processo que envolve a remodelagem do osso sem a remoção do osso de suporte dentário.
Osteotomia	Processo que envolve a remoção do osso de suporte do dente.

❃ Informações rápidas

Justificativa para redução da bolsa	Os procedimentos de redução da bolsa visam reduzir ou eliminar bolsas periodontais (sulcos gengivais aprofundados) que abrigam patógenos periodontais e tornam o autocuidado e o cuidado periodontal profissional um desafio.
Abordagem ressectiva (subtrativa)	Eliminação de bolsas por procedimentos que envolvem a remoção da parede de tecido mole e/ou duro das bolsas.
Abordagem regenerativa (aditiva)	Eliminação de bolsas por procedimentos que permitem a restauração do aparelho de inserção perdido.
Indicações para procedimentos ressectivos	• Múltiplas profundidades de sondagem profunda (> 5 mm) em um quadrante no momento da reavaliação periodontal (após a terapia de fase I) com perda óssea horizontal • Molares envolvidos com defeito em furca não passíveis de regeneração • (Pseudo) bolsas gengivais (uma indicação para gengivectomia).
Contraindicações para procedimentos ósseos ressectivos	• Defeitos intraósseos com paredes múltiplas ou defeitos de furca passíveis de regeneração • Grave perda óssea e/ou mobilidade dentária • Se a redução da bolsa por ressecção comprometer o suporte periodontal dos dentes adjacentes • Se o paciente não for um bom candidato para qualquer procedimento cirúrgico periodontal (p. ex., tem higiene bucal deficiente ou condição médica complexa).
Resultados pós-operatórios adversos esperados após as abordagens ressectivas	• Exposição de mais estrutura dentária e/ou recessão gengival (perda de inserção) • Se mais da dentina for exposta, é esperada a hipersensibilidade dentinária • Aumento da mobilidade dentária.

(Continua)

Informações rápidas (*Continuação*)

Tipos de materiais de sutura	Não absorvível (não reabsorvível): • Seda – trançada • Nylon – monofilamento • ePTFE – monofilamento • Poliéster – trançada. Absorvível (reabsorvível): • Cirúrgico – *catgut* • *Catgut* simples – monofilamento (30 dias) • *Catgut* crômico – monofilamento (45 a 60 dias). Sintético: • Poliglicólico – trançado (16 a 20 dias) • Vicryl • Dexon • Poliglicaprone – monofilamento (90 a 120 dias) • Monocryl • Poligliconato – monofilamento.
Critérios para escolha da terapia cirúrgica em tratamento de aumento gengival	Para gengivectomia: • Pequenas áreas de aumento (até 6 dentes) • Sem perda de inserção ou perda óssea • Abundância de tecido queratinizado. Para cirurgia de retalho: • Grandes áreas de aumento (> 6 dentes) • Presença de defeitos ósseos • Tecido queratinizado limitado.
Técnica de ressecção óssea	Envolve quatro etapas: 1. Ranhura vertical. 2. Combinação radicular. 3. Aplinamento do osso interproximal. 4. Regularização das margens ósseas.

Conhecimento fundamental

Introdução

A *cirurgia de acesso periodontal*, um complemento da terapia periodontal não cirúrgica, tem os seguintes objetivos:

- Objetivo principal – obtenção de acesso para instrumentação radicular para remover completamente o biofilme da placa e cálculo das superfícies radiculares
    - Tanto a gengivectomia quanto a cirurgia de retalho fornecem acesso para instrumentação radicular.
- Objetivo secundário – obtenção de redução da bolsa por meio de ressecção de tecido mole e duro ou a regeneração periodontal para facilitar o cuidado domiciliar e a manutenção profissional a longo prazo
    - A gengivectomia atinge a redução da bolsa apenas por ressecção da bolsa supraóssea de tecido mole
    - A cirurgia de retalho periodontal atinge a redução da bolsa por meio de ressecção de tecidos moles, ressecção óssea ou regeneração periodontal. (O tema regeneração periodontal usando cirurgia de retalho é abordado no Capítulo 34.)

A Tabela 33.1 compara os procedimentos de gengivectomia e cirurgia de retalho.

Incisões

As lâminas cirúrgicas 15, 15C e 12 são usadas com mais frequência para fazer incisões durante a cirurgia periodontal. A Figura 33.1 mostra vários tipos de incisões que podem ser usados em cirurgia de retalho e gengivectomia.

Cirurgia gengival

A cirurgia periodontal limitada apenas aos tecidos gengivais, sem o uso de retalhos periodontais, inclui curetagem gengival, novo procedimento de fixação excisional (ENAP, do inglês *excisional new attachment procedure*), gengivectomia e gengivoplastia:

- O *ENAP* (um procedimento definitivo de curetagem subgengival realizado com um bisturi) para fins de terapia de redução da bolsa é considerado obsoleto e desnecessário
- A *curetagem gengival* (raspagem da parede gengival de uma bolsa periodontal para remover o tecido cronicamente inflamado) também é considerada obsoleta e desnecessária. Trata-se de um procedimento fechado que não deve ser confundido com o uso de curetas para eliminar o tecido de granulação durante a cirurgia de retalho (um procedimento aberto). O motivo para este último é a remoção de tecido sangrante que obstrui a visualização, permitindo o exame necessário da superfície radicular e do osso. Assim, a remoção do tecido de granulação por curetagem durante a cirurgia é realizada por razões técnicas, e não biológicas
- A *gengivectomia* se refere à excisão da parede de tecido mole da bolsa com o objetivo de obter redução ou eliminação da bolsa

Tabela 33.1 Comparação de procedimentos cirúrgicos de gengivectomia e de retalho para terapia de redução da bolsa.

	Gengivectomia	Cirurgia de retalho
Acesso para instrumentação radicular	Adequado	Muito bom
Redução da bolsa	Obtida pela ressecção da bolsa supraóssea de tecido mole	Obtida por ressecção de tecidos moles, ressecção óssea ou regeneração periodontal
Tipo de bolsa tratada	Pseudobolsa	Bolsas gengivais (pseudo) e periodontais (verdadeiras)
Sangramento pós-operatório	Frequentemente presente como secreção leve	Mínima
Cicatrização pós-operatória e conforto	A cicatrização é por segunda intenção; observa-se um desconforto significativo	A cicatrização é por primeira intenção e, portanto, observa-se um desconforto mínimo
Viabilidade de realização de cirurgia óssea para tratar irregularidades e defeitos ósseos	Não é possível	Possível
Primeira incisão normalmente utilizada (submarginal)	Incisão de bisel externo (superfície biselada com sangramento gengival voltado distante à superfície dentária)	Incisão de bisel interno (superfície biselada com sangramento gengival próximo à superfície dentária)
Implicação para gengiva queratinizada	Não é possível preservar a gengiva queratinizada existente	Pode ser preservada a largura existente de gengiva queratinizada

❖ CORRELAÇÃO CLÍNICA

Como os procedimentos de retalho podem ser classificados?

Os procedimentos de retalho periodontal podem ser classificados com base na exposição óssea após a reflexão do retalho, colocação do retalho ou manejo da papila.
- Com base na exposição óssea após a reflexão do retalho:
  - Retalho em espessura total – também denominado retalho *mucoperiósteo*; a incisão deve cortar através do periósteo até o osso, e toda a mucosa e o periósteo são elevados para exposição do osso. Isso é obtido por dissecção romba, usando um elevador de periósteo. Essa exposição completa e acesso ao osso subjacente é indicada quando a cirurgia óssea ressectiva ou regenerativa é considerada
  - Retalho em espessura parcial – também denominado retalho em *mucosa* ou em *espessura dividida*; a incisão cessa antes do periósteo. Usando uma lâmina de bisturi para uma dissecção precisa, a mucosa (epitélio com algum tecido conjuntivo) é elevada para fora do tecido conjuntivo subjacente e do periósteo. Nenhum osso é exposto. O retalho de espessura parcial é indicado quando o retalho deve ser posicionado apicalmente ou quando a exposição óssea não é desejada (quando a margem óssea da crista é delgada ou quando há deiscências ou fenestrações)
- Com base na colocação do retalho após a cirurgia:
  - Retalho não deslocado – o retalho é colocado e suturado em sua posição original
  - Retalho deslocado – os retalhos são colocados apical, coronal ou lateralmente à sua posição original. Ambos em espessura total e as abas em espessura parcial podem ser deslocadas. (Observação: os retalhos palatinos não podem ser deslocados devido à ausência de uma junção mucogengival e tecido elástico móvel.)
- Com base no manejo da papila:
  - Retalho convencional – a papila pode ser adelgaçada ou dividida abaixo do ponto de contato durante a colocação da incisão (antes da elevação do retalho)
  - Retalho de preservação da papila – em terapia regenerativa e em casos estéticos, a técnica de preservação da papila, que retém a papila inteira, é favorecida. Isso requer uma largura adequada de espaço interdental para permitir que a papila intacta seja rebatida com um lado (no lado vestibular ou lingual-palatino) do retalho.

- A *gengivoplastia* se refere a remodelar a gengiva para permitir um contorno fisiológico (também chamado de arquitetura "positiva", que mostra um aumento gradual do tecido interproximal com uma queda gradual do tecido labial/lingual). Pode-se realizar gengivectomia e gengivoplastia ao mesmo tempo (Figura 33.2).

Acesso pela cirurgia de retalho

A cirurgia de acesso periodontal é um complemento da terapia periodontal não cirúrgica e deve ocorrer apenas quando o paciente demonstrar controle eficaz do biofilme. Atualmente, cinco técnicas diferentes de retalho são usadas: o retalho modificado de Widman, o retalho não deslocado, o retalho com deslocamento apical, o retalho com preservação da papila e o retalho para cunha distal. Sugere-se que o leitor leia o Capítulo 60 do livro *Newman e Carranza Periodontia Clínica* (13ª edição) para uma descrição detalhada dos vários tipos de procedimentos de retalho.

A Tabela 33.2 analisa os objetivos alcançados por esses procedimentos.

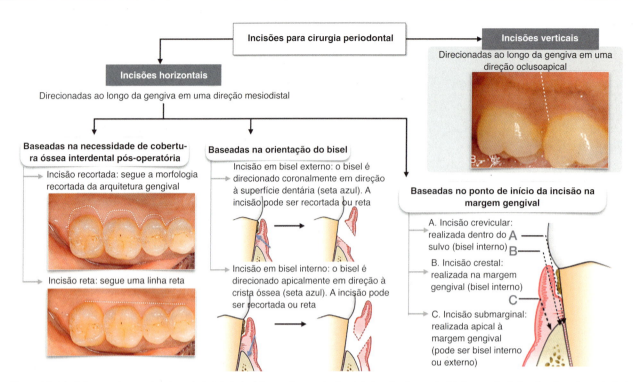

• **Figura 33.1** Incisões usadas em cirurgia periodontal. As incisões podem ser horizontais (na direção mesiodistal) ou verticais (na direção oclusoapical). As incisões horizontais recortadas permitem que o osso interdental seja coberto, uma vez que o retalho é adaptado de volta ao osso e à superfície do dente. Isso aumenta o conforto dos pacientes e permite o fechamento mais rápido da ferida devido à cura por intenção primária; portanto, as incisões recortadas são geralmente preferidas. As incisões verticais ou oblíquas de liberação não devem dividir a papila no centro nem ser colocadas sobre uma proeminência radicular; devem ser feitas em ângulos a partir do dente para que possam incluir ou excluir completamente a papila interdental no desenho do retalho. As incisões verticais devem se estender além da junção mucogengival para alcançar a mucosa alveolar, permitindo o deslocamento do retalho coronário, apical ou lateralmente. (De Newman, M.G., Takei, H.H., Klokkevold, P.R., et al. (2019). *Newman and Carranza's Clinical Periodontology* (13th ed.). Philadelphia: Elsevier.)

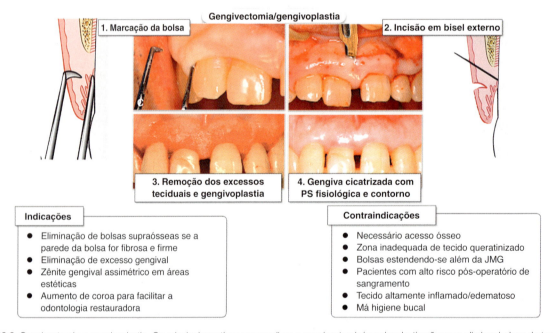

• **Figura 33.2** Gengivectomia e gengivoplastia. Os principais motivos para realizar a gengivectomia/gengivoplastia são para eliminar bolsas de tecido mole para acessibilidade da instrumentação radicular e para estabelecer contornos gengivais fisiológicos. As principais etapas envolvidas nesse procedimento incluem marcação da bolsa (usando uma sonda de marcação de bolsa Crane Kaplan), incisões em bisel externo contínuas ou descontínuas (usando curetas ou bisturis para gengivectomia), remoção de tecido de bolsa excisado, irrigação, raspagem e alisamento radicular de superfícies radiculares expostas se necessário, a remoção de excessos de tecido e, finalmente, a colocação de curativo periodontal. O reparo epitelial completo leva cerca de 1 mês, enquanto o reparo completo do tecido conjuntivo leva cerca de 7 semanas. Sugere-se que o leitor leia o Capítulo 60 do livro *Newman e Carranza Periodontia Clínica* (13ª edição) para uma descrição detalhada do procedimento. JMG, junção mucogengival; PS, profundidade de sondagem. (De Newman, M.G., Takei, H.H., Klokkevold, P.R., et al. (2019). *Newman and Carranza's Clinical Periodontology* (13th ed.). Philadelphia: Elsevier.)

Capítulo 33 Cirurgia de Redução da Bolsa: Abordagem Ressectiva

Tabela 33.2 Objetivos alcançados por vários procedimentos de retalho.

Objetivo	RMW	Retalho não deslocado	Retalho com deslocamento apical - Espessura completa	Retalho com deslocamento apical - Espessura parcial	Cunha distal	RPP
Acesso à superfície radicular	✔	✔	✔	✔	✔	✔
Redução da bolsa no momento da cirurgia		✔	✔	✔	✔	
Capacidade de tratar defeitos ósseos (ressecção/ regeneração)	✔	✔			✔	✔

RMW, retalho modificado de Widman; RPP, retalho com preservação da papila.

EXERCÍCIO COM BASE EM CASOS CLÍNICOS

Cenário: um homem de 46 anos de idade apresentou-se para cirurgia óssea ressectiva. Ele tinha sido visto antes para uma avaliação inicial, seguida de raspagem e alisamento radicular de quatro quadrantes. No momento da reavaliação, devido à presença de profundidades de sondagem residual profunda no sextante posterior direito inferior (associadas com perda óssea horizontal radiográfica de leve a moderada), foi tomada a decisão de prosseguir com a cirurgia ressectiva de redução da bolsa. Como parte da cirurgia, após a realização das incisões submarginais na face vestibular, foram rebatidos retalhos em espessura total vestibular e lingual (imagem A).

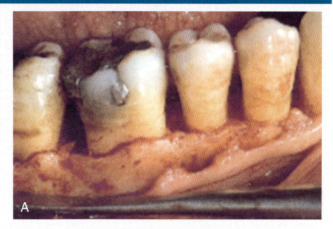

Questões

1. Com base na figura, que tipo de arquitetura óssea é visível?
   a. Positiva.
   b. Negativa.
   c. Plana.
   d. Nenhuma.

2. Ao realizar o rebatimento do retalho vestibular nas proximidades dos molares inferiores, qual estrutura anatômica deve ser evitada?
   a. Forame nasopalatino.
   b. Forame apical.
   c. Forame mentoniano.
   d. Forame palatino maior.

3. O processo de remoção do osso alveolar de suporte durante cirurgia óssea ressectiva é chamado de:
   a. Osteoplastia.
   b. Ostectomia.
   c. Alveolectomia.
   d. Ameloplastia.

A foto clínica é de Newman, M.G., Takei, H.H., Klokkevold, P.R., *et al.* (2019). *Newman and Carranza's Clinical Periodontology* (13th ed.). Philadelphia: Elsevier.

Este capítulo foi desenvolvido com base nos Capítulos 60 e 61 do livro *Newman e Carranza Periodontia Clínica* (13ª edição) e é um resumo de muitas das seções importantes dos capítulos. O leitor está convidado a ler os capítulos de referência para uma compreensão completa deste importante tópico.

Respostas

1. Resposta: c
Explicação: o osso crestal nas áreas interproximais está quase no mesmo nível que os níveis ósseos vestibulares, tornando-se uma arquitetura plana.

2. Resposta: c
Explicação: o forame mentoniano está localizado próximo aos ápices dos pré-molares inferiores na face vestibular. Quando rebatido o retalho bucal nesse local, é imprescindível tomar cuidado para evitar o forame e seu conteúdo.

3. Resposta: b
Explicação: a osteoplastia envolve a remodelagem de osso sem a remoção do osso alveolar de suporte. Alveolectomia não é uma terminologia aceita; a ameloplastia, como o nome sugere, é realizada no esmalte, e não no osso.

34
Cirurgia de Redução da Bolsa: Abordagem Regenerativa

Terminologia importante

Terminologia/abreviatura	Explicação
Aloenxerto	Enxerto obtido de um doador diferente da mesma espécie (*i. e.*, um doador humano para seres humanos).
Aloplástico	Substituto ósseo sintético fabricado para se assemelhar quimicamente à hidroxiapatita e aos minerais ósseos.
Anquilose	Denota um fenômeno de reparo quando a continuidade do tecido é restabelecida durante a cicatrização da ferida por fixação direta osso-raiz sem intervenção do tecido do LP.
Autoenxerto	Enxerto obtido do próprio osso do paciente. Pode ser adquirido em locais extraorais ou intraorais.
Biomodificação da superfície radicular	O uso tópico de agentes químicos (p. ex., tetraciclina) na superfície radicular preparada com a intenção de remover fatores locais que podem interferir na nova inserção ou preferencialmente estimular a adesão/fixação do tecido conjuntivo.
Curetagem	Remoção do epitélio sulcular com cureta. É muito semelhante ao alisamento radicular, exceto que a lâmina do instrumento é direcionada para a parede do tecido mole da bolsa em vez da superfície radicular. Esse procedimento é considerado obsoleto e desnecessário atualmente, pois quando a raiz é totalmente raspada e aplainada e o biofilme e o cálculo são removidos, a inflamação no tecido se resolve de modo automático, sem a necessidade de curetagem do tecido.
Derivado de matriz de esmalte	Mediador biológico composto por proteínas da matriz de esmalte, eficaz no tratamento de defeitos intraósseos com evidência histológica de regeneração.
Epitélio juncional longo (EJL)	Forma de cicatrização periodontal por reparo, caracterizada pela fixação epitelial em uma superfície radicular previamente contaminada.
Fator de crescimento derivado de plaquetas humanas recombinantes (fator BB)	Um potente fator mitogênico e quimiotático que foi aplicado com sucesso no tratamento regenerativo de defeitos intraósseos humanos.
Nova inserção	Cura por substituição com tecido epitelial e/ou conjuntivo que matura em vários tipos não funcionais de tecido cicatricial.
Novo procedimento de fixação com auxílio de *laser* (LANAP, do inglês *laser-assisted new attachment procedure*)	Uso de um *laser* de granada de ítrio e alumínio dopado com neodímio (Nd: YAG) com potencial para levar à regeneração periodontal. O papel dos *lasers* na terapia periodontal permanece controverso e necessita de validação científica.
Osteocondução	Propriedade dos enxertos e biomateriais que apoia passivamente a formação óssea em suas superfícies.
Osteogenicidade	Propriedade dos enxertos autólogos de contribuir diretamente para a neoformação óssea; atribuída à presença de células vivas capazes de osteogênese dentro do enxerto.
Osteoindução	Propriedade dos enxertos que contribuem para a neoformação óssea ao facilitar o recrutamento de células progenitoras e a estimulação dessas células para se desenvolverem em pré-osteoblastos. Apenas enxertos autólogos e certos aloenxertos são osteoindutores.
Preenchimento ósseo radiográfico	Descrição radiográfica do defeito periodontal tratado que mostra sinais de formação de tecido ósseo dentro do defeito. (Nota: este termo não se compromete com a evidência histológica da verdadeira regeneração periodontal.)

(Continua)

Terminologia importante (*Continuação*)

Terminologia/abreviatura	Explicação
Regeneração	A cura ocorre por meio da reconstituição de um novo periodonto; isso envolve a formação de osso alveolar, ligamento periodontal funcionalmente alinhado e novo cemento em uma superfície radicular previamente doente.
Regeneração tecidual guiada	Colocação de uma barreira de membrana sobre o defeito intraósseo; usado para a prevenção da migração epitelial ao longo da parede cementária da bolsa e para manutenção do espaço, permitindo a estabilização do coágulo.
Xenoenxerto	Enxerto obtido de uma espécie diferente. Na maioria das vezes de origem bovina ou suína.

Informações rápidas

Justificativa para terapia regenerativa periodontal	Defeitos intraósseos e de furca são sequelas da doença periodontal. Alguns desses defeitos são passíveis de regeneração usando abordagens que incluem enxertos de substituição óssea, regeneração tecidual guiada (RTG) ou uma combinação de ambos.
Biomateriais regenerativos	Substitutos de enxerto ósseo: • Osso autólogo (p. ex., coágulo ósseo) • Aloenxerto (p. ex., aloenxertos de osso liofilizado) • Xenoenxertos (p. ex., enxertos ósseos bovinos) Membranas aloplásticas (p. ex., cerâmica): • Reabsorvível (p. ex., membrana de colágeno) • Não reabsorvível (p. ex., membrana de politetrafluoroetileno expandida). Biológicos: • Derivado de matriz de esmalte • Fator de crescimento derivado de plaquetas humanas recombinantes.
Manejo de retalhos para procedimentos regenerativos	A intenção das abordagens cirúrgicas regenerativas é regenerar os componentes do periodonto que foram perdidos devido à periodontite; o manejo do retalho é o mais conservador possível para reter os tecidos moles que ajudarão a apoiar a regeneração pretendida. Portanto, são realizadas incisões sulculares ou marginais (em contraste com procedimentos ressectivos, onde é mais comum o uso de incisões recortadas submarginais).
Manejo dos defeitos	A forma mais comum de procedimento periodontal regenerativo envolve a colocação de enxertos ósseos, que atuam como suportes para a cicatrização, em combinação com membranas de barreira que impedem a migração epitelial e permitem que o tecido conjuntivo periodontal e as células ósseas tenham acesso à área do defeito e regenerem os componentes do periodonto.
Considerações de tratamento	• Fechamento de passivo do retalho para revestimento dos materiais de enxerto • Desenho do retalho para permitir a realização de sutura sem tensão • Um defeito mais profundo está correlacionado com aumento do ganho de nível de inserção clínica e redução na profundidade à sondagem • Defeitos circunferenciais estreitos com uma configuração de três ou duas paredes são mais favoráveis do que os defeitos amplos de uma parede • Esplintagem pré-cirúrgica em caso de mobilidade dentária • O tratamento endodôntico deve ser realizado antes do tratamento regenerativo.
Avaliação dos resultados	Após a cirurgia, a área não deve ser sondada por 6 meses. A evidência radiográfica de preenchimento ósseo geralmente está presente após 6 meses e deve continuar ao longo de 1 ano.
Avaliação da cicatrização de feridas periodontais	Realizado por: 1. Histologia. 2. Métodos clínicos. 3. Métodos de imagem. 4. Reabertura cirúrgica.

Conhecimento fundamental

Introdução

Os métodos tradicionais de terapia de redução de bolso incluem desbridamento cirúrgico e procedimentos de ressecção. Embora parâmetros clínicos, como sangramento à sondagem, profundidade de sondagem e perda de inserção clínica, mostrem melhora, a regeneração das estruturas periodontais perdidas é mínima e não previsível na abordagem ressectiva. Duas técnicas bem documentadas de regeneração periodontal são: enxerto ósseo e regeneração tecidual guiada (RTG). Este capítulo analisa a base biológica e a aplicabilidade clínica dessas abordagens regenerativas.

Cicatrização de feridas periodontais

A Tabela 34.1 analisa o complexo tópico da cicatrização de feridas periodontais de maneira simplificada e compara as possíveis respostas de todos os tecidos periodontais durante a cicatrização após a terapia de redução da bolsa.

Base biológica de várias modalidades regenerativas

A *regeneração periodontal* se refere à reconstituição completa dos tecidos de suporte funcional, o que inclui novo osso alveolar, cemento e ligamento periodontal. Existem várias opções para realizar a cirurgia regenerativa periodontal. A Tabela 34.2 analisa a base biológica de várias modalidades de tratamento regenerativo.

Regeneração tecidual guiada

A técnica de RTG é usada para prevenir a migração epitelial ao longo da parede cementária da bolsa e para manter espaço para a estabilização do coágulo. Ao evitar que os tecidos conjuntivos epiteliais e gengivais de migração rápida ocupem "prematuramente" o espaço da ferida sob o retalho periodontal, a membrana RTG tenta "guiar" as células precursoras do osso e do ligamento para preferencialmente ocupar esse mesmo espaço da ferida. A prevenção do crescimento epitelial para dentro da ferida e a exclusão do tecido conjuntivo gengival são alcançados por meio de técnicas de barreira. Isso permite que as células com potencial regenerativo do ligamento periodontal (LP) e do osso repovoem a ferida primeiro, contribuindo, assim, para a regeneração das fibras do ligamento e do osso. A Figura 34.1 revê esse procedimento, no qual o enxerto ósseo é combinado com o uso de membrana de barreira.

Enxerto ósseo

Materiais de enxerto já foram empregados para fornecer um efeito indutivo regenerativo; no entanto, a opinião atual é de que deve ser visto principalmente como um suporte para a cicatrização. Além dos materiais de enxerto ósseos, muitos materiais de enxerto não ósseos têm sido usados na tentativa de restaurar o periodonto. A seleção de materiais de enxerto depende da preferência e da experiência individual do profissional, da natureza do defeito intraósseo (p. ex., defeito de furca *versus* defeito intraósseo) e, finalmente, do tipo de cicatrização buscada (i. e., regeneração, nova inserção ou reparo). A Tabela 34.3 analisa os vários tipos de materiais de enxerto ósseo usados para abordagens regenerativas na terapia de redução da bolsa.

Tabela 34.1 Cicatrização de tecidos periodontais: resultados histológicos após terapia de redução da bolsa.

	Epitélio gengival	Tecido conjuntivo gengival	Osso	Cemento e LP
Regeneração	EJ é restaurado à forma original (i. e., EJ curto e não longo) e função	Ocorre a regeneração completa da forma e função do tecido conjuntivo	Ocorre preenchimento do osso alveolar	Formação de novo cemento de fibra extrínseca acelular com novas fibras de LP inseridas
Reparo	Restauração da continuidade do tecido na área da ferida/defeito pelo EJL	Não há regeneração da forma e da função dos tecidos intactos originais nesses componentes do tecido.		
Nova inserção	EJL recém-formado adere à superfície radicular previamente doente	Pode ocorrer a formação de uma nova inserção de tecido conjuntivo na superfície radicular exposta e previamente doente	Pode ocorrer preenchimento do osso alveolar	Pode ocorrer a formação de novo cemento, com fibras do LP inseridas
Reinserção	A *reinserção* epitelial não é possível porque a continuidade do tecido é sempre restabelecida por novas células epiteliais da camada basal	Isso ocorre nas áreas mais profundas da bolsa. A união entre o tecido conjuntivo e os componentes vitais restantes do dente, como cemento e LP, é restabelecida na superfície radicular previamente saudável que não está exposta à doença periodontal.		

EJ, epitélio juncional; EJL, epitélio juncional longo; LP, ligamento periodontal.
Pode surgir alguma confusão entre os termos *regeneração* e *nova inserção*, porque os dois tipos de cicatrização envolvem todos os tipos de tecido periodontal. Lembrar:
- A cicatrização por substituição com novo tecido epitelial e/ou conjuntivo que matura em vários tipos não funcionais de tecido cicatricial é chamada de nova inserção
- A cicatrização pela reconstituição de um novo periodonto, que envolve a formação de osso alveolar, LP funcionalmente alinhado e novo cemento, é chamada de regeneração.

Tabela 34.2 Justificativa por trás de várias abordagens regenerativas na terapia de redução de bolsa.

Modalidade de tratamento	Justificativa
RAR sem enxertos ósseos ou membranas adicionais (abordagens de desbridamento de retalho não cirúrgico/fechado e cirúrgico/aberto)	• Uma superfície radicular biocompatível, a remoção intencional por excisão do epitélio juncional e da bolsa doente, estabilização da ferida e proteção do coágulo ajudam na regeneração de alguns tecidos ósseos e conjuntivos na base do defeito • No entanto, o novo cemento ou novas fibras funcionais do LP não são formadas, e a cicatrização é pela formação de um epitélio juncional longo (p. ex., cura reparativa após procedimento de RMW).
Condicionamento radicular	• Acredita-se que a biomodificação radicular traga a desintoxicação da superfície, a remoção da *smear layer* e a exposição das fibrilas de colágeno que impedem a migração epitelial sobre as superfícies radiculares tratadas, promovendo assim a inserção preferencial de células de fibroblastos às superfícies da raiz • Essa tentativa de induzir a cementogênese e a inserção das fibras de colágeno gerou resultados controversos em seres humanos, relegando tal modalidade a um procedimento regenerativo adjuvante (p. ex., biomodificação radicular usando ácido cítrico, tetraciclina, fibronectina).
Enxertos ósseos	• Vários materiais de enxerto ósseo estão disponíveis para uso em defeitos ósseos e resultam em menores profundidades de sondagem e melhores níveis de inserção • O enxerto ósseo não resulta na regeneração de todos os tecidos periodontais; em vez disso, atua como um mantenedor de espaço ou *scaffold* para a regeneração óssea • A cicatrização é pela formação de EJL quando apenas enxertos ósseos são usados para preenchimento de defeitos. Isso também é considerado um sucesso terapêutico devido à melhora nos parâmetros clínicos como SS, PS e PIC.
Membranas de barreira: RTG	• RTG consiste em colocar barreiras de diferentes tipos (membranas) para cobrir o osso e o LP, separando-os temporariamente do epitélio gengival e do tecido conjuntivo • Esse método regenerativo é baseado na suposição de que, excluindo-se o epitélio e o tecido conjuntivo gengival da superfície radicular durante a fase de cicatrização pós-cirúrgica, não apenas se impede migração epitelial para a ferida, mas também se favorece o repovoamento da área por células do LP e do osso • Quando é dado tempo suficiente para os tecidos periodontais mais profundos repovoarem o coágulo sob uma membrana, cicatrização por nova inserção de tecido conjuntivo periodontal e preenchimento ósseo (sem intervenção do EJL) pode potencialmente ocorrer, tornando essa modalidade uma das melhores escolhas para terapia regenerativa de redução da bolsa.

Engenharia tecidual	• Aqui, a manipulação do processo de cicatrização de feridas geralmente envolve um ou mais dos três elementos principais:
	  1. Moléculas de sinalização (p. ex., fatores de crescimento como fator BB, modificadores biológicos como DME)
	  2. *Scaffold* ou matrizes de suporte (p. ex., ☐-TCP)
	  3. Células
	• Esses três elementos se "entrelaçam" e estimulam a regeneração usando um mecanismo diferente do princípio de bioexclusão, conforme demonstrado com o uso de membranas RTG
	• O uso de agentes biológicos pode estimular o recrutamento de células-tronco para o local do defeito intraósseo ou de furca, e sua proliferação e diferenciação em um aparelho periodontal recém-regenerado.

Técnicas combinadas	• É lógico supor que a combinação das várias modalidades descritas anteriormente pode aumentar o potencial regenerativo do periodonto. Para esse fim, várias combinações estão sendo pesquisadas • É importante observar que a seleção do paciente (saúde geral e comportamento), seleção de caso (características do defeito), modalidade de tratamento, escolha do material e treinamento e experiência do cirurgião desempenham papel vital na escolha da combinação correta de modalidades regenerativas para um caso particular.

SS, sangramento à sondagem; ☐-TCP, beta fosfato tricálcico; PIC, perda de inserção clínica; DME, derivado da matriz de esmalte; RTG, regeneração tecidual guiada; EJL, epitélio juncional longo; RMW, retalho modificado de Widman; PS, profundidade de sondagem; LP, ligamento periodontal; fator BB, fator de crescimento derivado de plaquetas humanas recombinante; RAR, raspagem e alisamento de radicular.

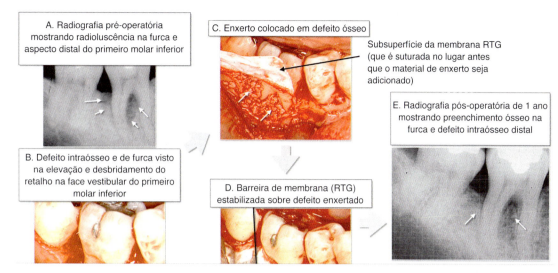

• **Figura 34.1** Regeneração tecidual guiada em combinação com enxerto ósseo.[2] As principais etapas no procedimento de regeneração tecidual guiada (RTG) incluem a elevação de um retalho em espessura total, desbridamento do defeito, corte e adaptação de uma membrana sobre o defeito ósseo, de modo que a membrana se estenda 2 a 3 mm além das margens do defeito, colocação opcional de material de material ou modificador biológico no defeito para suportar a membrana, estabilização da membrana usando principalmente suturas para obter estabilidade e fechamento do retalho com suturas. Os procedimentos de RTG são igualmente eficazes ao usar membranas reabsorvíveis (p. ex., membrana de colágeno) e não reabsorvíveis (p. ex., politetrafluoroetileno expandido reforçado com titânio).

Objetivos do uso de uma membrana de barreira no procedimento de RTG:
- Exclusão do epitélio gengival e do tecido conjuntivo
- Controle de repovoamento de células/tecidos
- Manutenção do espaço
- Estabilização do coágulo no espaço da ferida.

Indicações para RTG:
- Defeitos intraósseos estreitos de duas ou três paredes
- Defeitos circunferenciais/em forma de fosso
- Molar com furca de Classe II (especialmente molar inferior)
- Defeitos de recessão (não faz parte da terapia de redução de bolsa, mas de um procedimento mucogengival).

Contraindicações para RTG:
- Má higiene bucal
- Tabagista
- Largura da gengiva inserida ≤ 1 mm
- Perda óssea horizontal generalizada
- Defeitos intraósseos < 4 mm de profundidade.

(De Newman, M.G., Takei, H.H., Klokkevold, P.R., et al. (2019). *Newman and Carranza's Clinical Periodontology* (13th ed.). Philadelphia: Elsevier.)

Tabela 34.3 Enxerto ósseo e materiais de substituição óssea.

	Autoenxerto	Aloenxerto	Xenoenxerto	Aloplástico
Descrição	Osso obtido do mesmo indivíduo	Osso obtido de um indivíduo da mesma espécie, de bancos comerciais de tecido	Osso obtido de uma espécie diferente na qual todas as células e material proteico foram removidos	Sintético, biocompatível e às vezes substituto ósseo bioativo
Exemplos	• **Fonte intraoral:** Combinação de coágulo ósseo e osso • **Fonte extraoral:** Medula óssea esponjosa da crista ilíaca	• Aloenxerto ósseo desmineralizado liofilizado (DFDBA) • Aloenxerto de osso liofilizado (FDBA)	• Hidroxiapatita de origem bovina • Derivado de suínos • Derivado de equinos	• **Orgânico:** dentina, cemento, colágeno, corais • **Inorgânico:** gesso de Paris, biocerâmica (hidroxiapatita, fosfato tricálcico), vidro bioativo, polímeros (PMMA/HEMA)
Papel na regeneração óssea	Osteogênico Osteoindutivo Osteocondutor	Osteocondutor (DFDBA – possivelmente osteoindutivo)	Osteocondutor	Osteocondutor

PMMA/HEMA, polimetilmetacrilato/hidroxietilmetacrilato.
Osteocondutor: capacidade de um material de enxerto em fornecer uma estrutura ou matriz passiva para a formação óssea.
Osteoindutiva: capacidade de um material de enxerto em promover o recrutamento de células imaturas e a estimulação dessas células para se desenvolverem em pré-osteoblastos (células formadoras de osso); ou seja, o enxerto estimula as células de fora do material enxertado a formar osso.
Osteogênico: capacidade inerente de um material de enxerto em formar osso por si mesmo; ou seja, as células dentro do enxerto formam osso.

CORRELAÇÃO CLÍNICA

Qual é a diferença entre "regeneração" e "preenchimento ósseo" na terapia periodontal regenerativa?

- A regeneração é a restauração da estrutura e da função do tecido nativo perdido por um tecido mais novo. A histologia é o padrão-ouro para validar a regeneração
- O preenchimento ósseo descreve a restauração clínica do tecido ósseo em um defeito periodontal tratado. No entanto, o termo não dá nenhuma ideia sobre a presença ou ausência de uma nova inserção de tecido epitelial ou conjuntivo (i. e., a união de um novo epitélio ou tecido conjuntivo com uma superfície radicular previamente doente que foi privado de seu ligamento periodontal original) ou reinserção (a junção do tecido conjuntivo com uma superfície radicular nesse tecido do ligamento periodontal viável está presente).[2] O preenchimento ósseo pode ser confirmado clínica ou radiograficamente
  - *Preenchimento ósseo radiográfico* é o termo usado para denotar alterações radiográficas positivas após a terapia regenerativa. Ao contrário da histologia, as radiografias não podem delinear a regeneração do reparo
  - A reabertura cirúrgica, um processo que envolve o rebatimento do retalho para avaliar o resultado, é outro método empregado, mas, novamente, não pode delinear a regeneração do reparo. Nesse caso, qualquer melhora positiva é chamada de "*preenchimento ósseo clínico*".

CORRELAÇÃO CLÍNICA

Quais são as funções dos materiais de enxerto ósseo e substitutos?

As funções dos enxertos ósseos e substitutos incluem:
- Formação ativa de novo osso (osteogênese) se as células estiverem presentes
- Indução da formação óssea (osteoindução)
- Criação de um *scaffold* passivo para a formação óssea (osteocondução)
- Fornecimento de obstrução mecânica para que as células epiteliais ocupem o local da ferida (manutenção do espaço e inibição de contato)
- Atuar como um veículo carreador para mediadores biológicos (p. ex., fatores de crescimento).

EXERCÍCIO COM BASE EM CASOS CLÍNICOS

Cenário: um homem de 65 anos de idade se apresentou à clínica de periodontia para cirurgia de redução de bolsa. Antes da consulta, o paciente havia sido examinado para reavaliação após raspagem e alisamento radicular. Ele era um não fumante sem doenças sistêmicas. Durante a reavaliação, ficou claro que a maioria dos locais melhorou, mas com áreas localizadas de profundidades de sondagem residuais profundas com 6 mm ou mais. Um desses locais era a face distal do canino inferior direito. A avaliação radiográfica deste local revelou defeito vertical distal e, clinicamente, o dente apresentava mobilidade fisiológica. No momento da cirurgia, os retalhos vestibular e lingual foram rebatidos e o tecido de granulação presente no defeito ósseo (distal ao canino) foi removido.

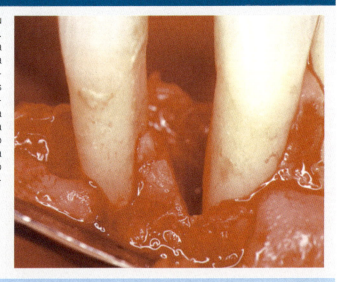

Questões

1. Qual termo descreve mais adequadamente a morfologia do defeito ósseo (vista distal do canino) em **A**?
   a. Defeito angular.
   b. Defeito horizontal.
   c. Defeito incipiente.
   d. Defeito da cratera.

2. Qual abordagem seria melhor nesta situação?
   a. Ressectiva.
   b. Regenerativa.

3. Qual das afirmações a seguir é verdadeira?
   a. O número de paredes ósseas não tem efeito sobre os resultados regenerativos.

b. A mobilidade dentária não tem impacto nos resultados da regeneração.
   c. O número de paredes ósseas afeta diretamente os resultados da regeneração.
   d. Fumar não tem efeito sobre os resultados regenerativos.
4. O uso de membrana de barreira na regeneração tecidual guiada permite a exclusão do epitélio e _____
   a. anti-inflamação.
   b. manutenção de espaço.
   c. exclusão de vasos sanguíneos.

A foto clínica é de Newman, M.G., Takei, H.H., Klokkevold, P.R., et al. (2019). *Newman and Carranza's Clinical Periodontology* (13th ed.). Philadelphia: Elsevier.

Este capítulo foi desenvolvido com base no Capítulo 63 do livro *Newman e Carranza Periodontia Clínica* (13ª edição) e é um resumo de muitas das seções importantes do capítulo. Recomenda-se a leitura do capítulo de referência para uma compreensão completa desse importante tópico.

Respostas

1. Resposta: a
Explicação: devido à natureza inclinada do defeito ósseo, ele será classificado como um defeito angular.
2. Resposta: b
Explicação: como esse defeito angular está bem contido, uma abordagem regenerativa seria preferível.

3. Resposta: c
Explicação: quanto maior o número de paredes ósseas, melhor o prognóstico; o maior número fornece mais células ósseas regenerativas e auxilia na contenção do enxerto.
4. Resposta: b
Explicação: além de evitar que as células epiteliais entrem no defeito, a manutenção do espaço é outra função importante da membrana de barreira.

Referências bibliográficas

1. Rosenberg, E., & Rose, L. F. (1998). Biologic and clinical considerations for autografts and allografts in periodontal regeneration therapy. *Dental Clinics of North America*, 42(3), 467–490.
2. Wang, H. L., & Cooke, J. (2005). Periodontal regeneration techniques for treatment of periodontal diseases. *Dental Clinics of North America*, 49(3), 637–659.

35
Manejo do Envolvimento de Furca

🌸 Terminologia importante

Terminologia/abreviatura	Explicação
Abordagem regenerativa	Processo de recuperação da inserção perdida por meio da regeneração dos tecidos periodontais no local da furca, usando técnicas como a regeneração tecidual guiada.
Abordagem ressectiva	Processo de eliminação da furca ou minimização dos efeitos deletérios dos defeitos, remodelando ou recontornando o osso existente dentro e ao redor da furca.
Bifurcação	Área entre as raízes de um dente multirradicular.
Canais acessórios da polpa	Canais localizados na área de furca que conduzem à polpa dentária; às vezes, é hipotetizado que liga os processos de doença periodontal e pulpar no local envolvido na furca.
Classificação PCE	Masters e Hoskins (1964) classificaram a PCE em três graus:[1] • Grau I – PCE estendendo-se da junção cemento-esmalte, em direção à furca • Grau II – PCE se aproximando da entrada da furca • Grau III – PCE estendendo-se horizontalmente para dentro da furca.
Complexo radicular	Consiste no tronco e nos cones radiculares.
Cone radicular	Porção apical da raiz à entrada da furca até o ápice radicular.
Divergência radicular	Distância entre os cones radiculares.
Entrada da furca	Ponto no qual o tronco da raiz indiviso encontra os cones radiculares.
Fórnice	Teto da furca.
Hemissecção	Se um molar inferior for seccionado e coroado separadamente como dois pré-molares no lugar de seccionar e remover uma raiz, o processo é denominado hemissecção ou pré-polarização/bicuspidização. Para realizar a ressecção ou hemissecção radicular, o dente deve ser tratado endodonticamente primeiro.
Pérolas de esmalte	Glóbulos ectópicos de esmalte situados no local da furca das raízes dos molares que contribuem para a retenção da placa; eles são desprovidos de fixação de tecidos moles e associados ao envolvimento de furca.
Ponte intermediária na furca	Pontes que são cemento originalmente; comum em molares inferiores. Elas percorrem a superfície mesial da raiz distal, via furca, e terminam no alto da raiz mesial. Assim como as PCEs e as pérolas de esmalte, dificultam a remoção da placa.
Preparação do túnel	Em alguns casos de envolvimento avançado de furca no molar inferior, a furca é feita intencionalmente por dentro e por fora e exposta na cavidade oral para melhorar a manutenção higiênica do local. Isso é chamado de preparação do "túnel".
Projeções cervicais de esmalte (PCEs)	Anomalia de desenvolvimento caracterizada por extensão do esmalte em direção à entrada da furca. Dificultam a remoção da placa, levando ao envolvimento da furca. Mais comuns em segundos molares superiores e inferiores.
Ressecção/amputação radicular	Em alguns casos, em um dente com envolvimento de furca, a remoção de uma raiz melhorará o prognóstico e a longevidade desse dente; tal procedimento é denominado ressecção radicular.
Seta de furca	Radiograficamente, envolvimento da furca mesial ou distal do molar superior que aparece como um triângulo radiolúcido.
Tronco radicular	Porção de raiz indivisa entre junção amelocementária (JAC) e furca.

Informações rápidas

Envolvimento de furca e progressão da doença periodontal	O envolvimento da furca em um dente multirradicular leva ao acúmulo de placa dentária. A anatomia da furca torna mais difícil para o paciente e o profissional removerem com eficiência a placa e o cálculo (por meios não cirúrgicos), levando à progressão da doença periodontal.
Furca e perda dentária	Os dentes com envolvimento de furca têm maior probabilidade de serem perdidos do que os dentes sem envolvimento de furca.
Etiologia do envolvimento da furca	A resposta do hospedeiro aos microrganismos da placa dentária e seus subprodutos resulta em perda óssea no local da furca. Uma variedade de fatores locais contribui para a retenção da placa.
Entrada da furca (EF) da junção amelocementária (JAC)	Em média, as EFs nos molares superiores estão localizadas 3,6, 4,2 e 4,8 mm apicalmente à JAC nas regiões mesial, vestibular e distal, respectivamente.[2] No primeiro pré-molar superior, EF está localizada em média 7,9 mm da JAC.[3]
Fatores anatômicos locais que influenciam o envolvimento da furca	Comprimento do tronco radicular, morfologia radicular, distância entre raízes e anomalias anatômicas locais (p. ex., PCEs, ponte intermediária na furca). O comprimento menor do tronco radicular e a presença de anomalias aumentam a probabilidade de envolvimento da furca.
EF e limpeza	Estudos identificaram o diâmetro da EF como < 1 mm, dificultando a entrada e a remoção de placa e cálculo da furca por instrumentos (curetas) de forma eficaz, usando uma ponta ultrassônica estreita ou uma cureta especial, como curetas DeMarco e *Mini-Five* Gracey. Ver Capítulo 50 da 13ª edição de *Newman e Carranza Periodontia Clínica* para uma discussão sobre esses instrumentos.

Conhecimento fundamental

Introdução

O envolvimento da área de furca de dentes multirradiculares (primeiros pré-molares superiores, molares superiores e inferiores) pela doença periodontal apresenta dilemas no prognóstico e na terapêutica. Isso ocorre porque a morfologia do dente multirradicular apresenta desafios únicos na terapia periodontal. Este capítulo revisa as principais considerações para o manejo do envolvimento periodontal da furca.

Diagnóstico e classificação das furcas

O diagnóstico de defeitos de furca é baseado principalmente em:

- Sondagem periodontal com sonda de Nabers
- Radiografias dentárias (periapicais, interproximais, panorâmica).

A Figura 35.1 mostra a classificação dos defeitos de furca.

Etiologia do envolvimento da furca na doença periodontal

Quando a perda e a inserção óssea progridem apicalmente na doença periodontal inflamatória, podem eventualmente envolver a furca de dentes multirradiculares. Os vários cofatores que se predispõem ao envolvimento de furca na doença periodontal incluem:

◆ CORRELAÇÃO CLÍNICA

Quais são os únicos desafios do diagnóstico e da terapia periodontal apresentados pelos defeitos na furca?

Desafios de diagnóstico:[4]
- O envolvimento inicial da furca pode não ser detectado nas radiografias. Mesmo lesões moderadamente graves podem estar ocultadas devido à sobreposição de estruturas (especialmente raízes), e apenas pequenas alterações na radiodensidade trabecular podem estar presentes como pistas sutis indicando sua presença
- O envolvimento inicial da furca geralmente depende da sondagem periodontal para detecção. A entrada da sonda depende, no entanto, da ausência de obstrução de tecidos moles, da largura dos defeitos ósseos, divergência da raiz, pontes de furca etc. Consequentemente, as furcas (especialmente furca distal superior) podem não ser acessíveis à sondagem se forem muito estreitas ou tortuosas, levando a subdiagnósticos.

Desafios terapêuticos:[4]
- Ao contrário dos defeitos intraósseos, que têm principalmente paredes ósseas circundando-os, a maioria das paredes em um defeito de furca são, na verdade, de natureza não óssea (i. e., superfícies radiculares e teto da furca). Esses são geralmente recobertos por cemento, às vezes dentina ou mesmo esmalte (no caso de pérolas de esmalte e projeções cervicais de esmalte). Essa área de vascularização reduzida com sua fonte limitada de células precursoras ósseas é um desafio para a terapia regenerativa periodontal
- As projeções cervicais de esmalte mostraram grande complexidade nas recentes avaliações por microscopia eletrônica. As complexidades existem com aspecto de aberturas em forma de bolsa que podem abrigar biofilmes orais capazes de resistir até mesmo às mais rigorosas medidas de higiene bucal, contribuindo assim para a progressão dos defeitos de furca
- Às vezes, o fórnice da furca é tão estreito que, já que a doença periodontal inflamatória o expõe ao meio bucal, torna-se virtualmente impossível para o paciente manter a higiene bucal nesse nicho estreito. O desbridamento profissional também pode ser extremamente desafiador devido à falta de acesso adequado à área da furca.

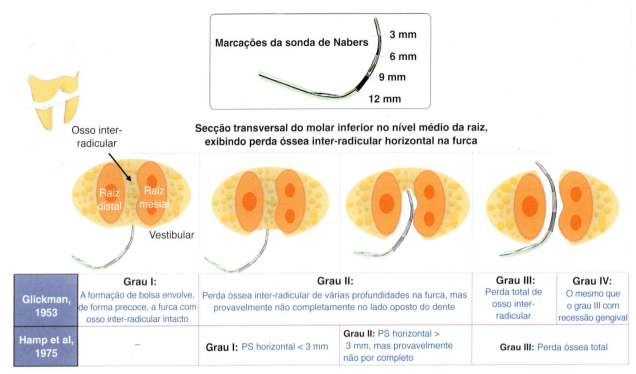

- **Figura 35.1** Classificação dos defeitos de furca. Existem vários sistemas de classificação para defeitos de furca, muitos dos quais são baseados na profundidade de sondagem horizontal na furca. (Nota: a perda óssea horizontal em uma furca é na direção vestibulolingual ou mesiodistal; a perda óssea horizontal em todos os outros lugares é na direção ocluso-apical.) Esta figura discute dois sistemas de classificação populares: a classificação de Glickman[5] e a classificação de Hamp, Nyman e Lindhe. Além do sistema de classificação Hamp et al., um sistema de classificação horizontal, uma subclassificação de Tarnow e Fletcher foi proposta para medir a profundidade de sondagem "vertical" (sondagem realizada na direção ocluso-apical) do teto da furca envolvida.[7]
As subclasses que eles propuseram são:
- A – profundidade vertical provável de 1 a 3 mm
- B – profundidade vertical provável de 4 a 6 mm
- C – profundidade vertical provável de 7 mm ou mais.

As furcações seriam assim classificadas como IA, IB e IC; IIA, IIB e IIC; e IIIA, IIIB e IIIC. Essas subclassificações auxiliam no prognóstico e no planejamento do tratamento. PS, profundidade de sondagem. (De Newman, M.G., Takei, H.H., Klokkevold, P.R., et al. (2019). *Newman and Carranza's Clinical Periodontology* (13th ed.). Philadelphia: Elsevier.)

- Fatores anatômicos locais – pérolas de esmalte, projeções cervicais de esmalte (PCEs), concavidades radiculares em áreas de furca
- Trauma de oclusão
- Doença endodôntico-periodontal – canais acessórios patente e laterais se abrem da polpa para o espaço do ligamento periodontal, podendo causar infecção e inflamação de origem pulpar dentro do periodonto (ver Capítulo 26 para detalhes sobre o manejo de tais lesões)
- Fraturas radiculares que se estendem para bifurcações – geralmente resultam em rápida perda óssea alveolar localizada dentro das bifurcações
- Cofatores iatrogênicos – perfurações endodônticas, restaurações salientes, violação da largura biológica durante a cimentação de próteses etc.

Considerações do tratamento no manejo da furca

Os sistemas de classificação populares e as considerações de tratamento relacionadas estão listados na Figura 35.2. No entanto, os sistemas de classificação, embora geralmente sejam um guia para terapia, precisam ser apoiados por uma avaliação dos seguintes fatores para o prognóstico correto e planejamento do tratamento:

1. **Divergência radicular** – raízes muito próximas ou fundidas podem impedir a instrumentação adequada durante a raspagem, o alisamento radicular e a cirurgia. Dentes com raízes amplamente separadas apresentam mais opções de tratamento e são tratados mais facilmente.
2. **Comprimento do tronco radicular** (distância entre a junção amelocementária e a área da furca) – uma vez que a furca é exposta, os dentes com troncos radiculares curtos podem ser mais acessíveis para procedimentos de manutenção.
3. **Comprimento radicular e quantidade de suporte ósseo remanescente** – dentes com troncos radiculares longos e raízes curtas podem ter perdido a maior parte de seu suporte no momento em que a furca é envolvida, afetando o prognóstico de qualquer modalidade de tratamento utilizada.
4. **Proximidade da raiz aos dentes adjacentes** – apresenta os mesmos problemas que a divergência inadequada da raiz.
5. **Padrão de perda óssea** – a resposta ao tratamento em defeitos ósseos profundos e multifacetados é diferente daquela em áreas de perda óssea horizontal. Defeitos complexos de paredes múltiplas com componentes verticais inter-radiculares profundos podem ser candidatos a terapias regenerativas.

Capítulo 35 **Manejo do Envolvimento de Furca** 257

	Embora um espaço seja visível na entrada da furca, nenhum componente horizontal da furca é evidente na sondagem	Observe os componentes horizontais e verticais (seta dupla vermelha) deste "beco sem saída"	Sondagem confirma que a furca vestibular se conecta com a furca distal deste molar, mas a furca é preenchida com tecido mole	Os tecidos moles recuaram o suficiente para permitir a visão direta da furca deste molar superior
	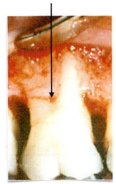	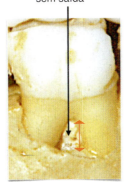	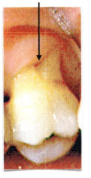	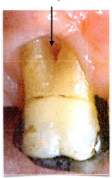
Glickman	Grau I	Grau II	Grau III	Grau IV
Hamp et al.	–	Grau I	Grau II	Grau III
Classificação terapêutica	Defeito inicial	Defeito moderado	Defeito avançado	
Tratamento recomendado	• RAR • Odontoplastia • Gengivectomia	• Odontoplastia • Osteoplastia • Ostectomia	• Cirurgia de retalho periodontal: odontoplastia, osteoplastia, enxerto, RTG, ressecção radicular, hemissecção, procedimento de túnel • Exodontia e instalação de implante	

- **Figura 35.2** Considerações sobre o tratamento no manejo de defeitos de furca. Os objetivos da terapia de furca são facilitar a manutenção, evitar mais perda de inserção e obliterar defeitos de furca como um problema de manutenção periodontal.
Classes terapêuticas de defeitos de furca:
- **Defeitos precoces** – defeitos de furca incipientes ou precoces são passíveis de terapia periodontal conservadora. Quaisquer margens salientes espessas de restaurações, sulcos faciais ou PCEs devem ser eliminados por odontoplastia, recontorno etc. A resolução da inflamação e subsequente reparo do osso e ligamento periodontal geralmente são suficientes para restaurar a saúde periodontal
- **Defeitos moderados (grau II inicial)** – uma vez que um componente horizontal da furca tenha se desenvolvido (classe II/cul de sac), a terapia se torna mais complicada. O envolvimento horizontal raso sem perda óssea vertical significativa geralmente responde favoravelmente aos procedimentos de retalho localizado com odontoplastia, osteoplastia e ostectomia
- **Defeitos avançados (graus II, III e IV tardios)** – o desenvolvimento de um componente horizontal significativo em uma ou mais furcas de um dente multirradicular, ou de um componente vertical profundo na furca, apresenta problemas adicionais. O tratamento não cirúrgico geralmente é ineficaz porque a capacidade de instrumentar as superfícies dos dentes de maneira adequada está comprometida. A cirurgia periodontal (ressectiva/regenerativa), terapia endodôntica e procedimentos adjuvantes como hemissecção, ressecção da raiz ou preparação do túnel podem ser necessários. Abordagens regenerativas, como RTG, são principalmente indicadas em defeitos de furca de grau II (horizontal e vertical) de molares inferiores. Às vezes, o tratamento é mais previsível quando são escolhidas exodontia e instalação do implante dentário. PCE, projeção cervical de esmalte; RTG, regeneração tecidual guiada; RAR, raspagem e alisamento radicular.

(De Newman, M.G., Takei, H.H., Klokkevold, P.R. et al. (2019). *Newman and Carranza's Clinical Periodontology* (13th ed.). Philadelphia: Elsevier.)

EXERCÍCIO COM BASE EM CASOS CLÍNICOS

Cenário: um homem de 47 anos de idade se apresentou a clínica de periodontia para cirurgia de redução da bolsa. Antes dessa consulta, ele havia sido examinado para reavaliação após raspagem e alisamento radicular. O paciente era não fumante, sem doenças sistêmicas. Durante a reavaliação, ficou claro que a maioria dos locais havia melhorado, mas com áreas localizadas de profundidades residuais profundas à sondagem em 6 mm ou mais, com envolvimento de furca em molares inferiores. A avaliação radiográfica revelou envolvimento de furca. No momento da cirurgia, os retalhos vestibular e lingual foram rebatidos, o que revelou a extensão incomum (pontiaguda) do esmalte em locais de furca em ambos os molares

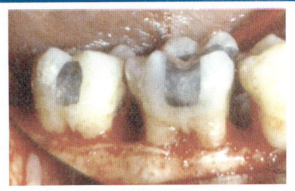

A foto clínica é de Newman, M.G., Takei, H.H., Klokkevold, P.R., et al. (2019). *Newman and Carranza's Clinical Periodontology* (13th ed.). Philadelphia: Elsevier.

Questões

1. Qual terminologia é usada para descrever a extensão de esmalte?
   a. Projeção amelocementária.
   b. Projeção cervical de esmalte.
   c. Junção cervical de esmalte.
   d. Projeção amelodentinária.

2. Com base na classificação de Masters e Hoskins, qual o grau de projeção cervical de esmalte é mostrado na foto clínica?
   a. Grau I.
   b. Grau II.
   c. Grau III.

3. Qual grau de envolvimento de furca (classificação de Glickman) em molares inferiores tem melhor prognóstico com terapia regenerativa?
   a. Grau I.
   b. Grau II.
   c. Grau III.
   d. Grau IV.

4. A remoção das projeções cervicais de esmalte é importante em alcançar o sucesso do tratamento nesta situação clínica.
   a. Verdadeiro.
   b. Falso.

Este capítulo foi desenvolvido com base no Capítulo 64 do livro *Newman e Carranza Periodontia Clínica* (13ª edição) e é um resumo de muitas das seções importantes do capítulo. O leitor está convidado a ler o capítulo de referência para uma compreensão completa deste importante tópico.

Respostas

1. Resposta: b
Explicação: as extensões são chamadas de projeções cervicais de esmalte e são um fator local que contribui para a gengivite e a periodontite. São mais comumente observadas em segundos molares inferiores.

2. Resposta: c
Explicação: como ambas as projeções cervicais de esmalte entram nas furcas, elas são classificadas como projeções de grau III.

3. Resposta: b
Explicação: a furca de grau II permite uma boa contenção do enxerto e favorece a regeneração melhor do que outros graus de envolvimento de furca em molares inferiores.

4. Resposta: a
Explicação: no momento da cirurgia, a fim de prevenir a recorrência, as projeções cervicais de esmalte devem ser idealmente eliminadas por odontoplastia.

Referências bibliográficas

1. Masters, D. H., & Hoskins, S. W. (1964). Projection of cervical enamel into molar furcations. *Journal of Periodontology, 35,* 49–53.
2. Gher, M. W., Jr., & Dunlap, R. W. (1985). Linear variation of the root surface area of the maxillary first molar. *Journal of Periodontology, 56*(1), 39–43.
3. Booker, B. W., III., & Loughlin, D. M. (1985). A morphologic study of the mesial root surface of the adolescent maxillary first bicuspid. *Journal of Periodontology, 56*(11), 666–670.
4. Zambon, J. J. (2015). Unanswered questions: can bone lost from furcations be regenerated? *Dental Clinics of North America, 59*(4), 935–950.
5. Glickman, I. (1953). *Clinical periodontology*. Philadelphia: Saunders.
6. Hamp, S. E., Nyman, S., & Lindhe, J. (1975). Periodontal treatment of multirooted teeth. Results after 5 years. *Journal of Clinical Periodontology, 2,* 126.
7. Tarnow, D., & Fletcher, P. (1984). Classification of the vertical component of furcation involvement. *Journal of Periodontology, 55,* 283.

36
Cirurgia Periodontal Plástica e Estética

Terminologia importante

Terminologia/abreviatura	Explicação
Creeping attachment	Migração coronal da margem gengival durante o período de cicatrização após enxerto autógeno livre. Pode-se esperar até aproximadamente 1 mm de *creeping attachment* nos 12 meses após a cirurgia.[1]
Erupção ativa *versus* passiva	A erupção dos dentes em direção ao plano oclusal é uma erupção ativa; a erupção passiva ocorre principalmente por migração apical da gengiva. Quando a erupção passiva é afetada (como na erupção passiva retardada), pode levar a coroas curtas antiestéticas que podem exigir um procedimento cirúrgico de aumento.
Frenectomia *versus* frenotomia	A remoção cirúrgica completa do freio (incluindo a inserção do osso subjacente) é a frenectomia; a realocação do freio em um local mais apical é a frenotomia.
Gengiva queratinizada	Compreende gengiva inserida e margem gengival livre. Separada da mucosa alveolar pela junção mucogengival.
Inserção supracrestal de tecido (anteriormente chamada de largura biológica)	O espaço circunferencial (em relação a cada dente) entre o osso crestal e a junção amelocementária (clinicamente em média 2 mm) que fornece o espaço para o epitélio juncional e as fibras do tecido conjuntivo se fixarem.
Matriz dérmica acelular	Alternativas de enxerto de tecido mole que são aloenxertos (i. e., de fonte humana), processados para eliminar epiderme e células; destina-se ao uso em cirurgias sem risco de rejeição do enxerto.
Procedimento de tunelamento	Procedimento em que o leito receptor é preparado criando um túnel sem descolar e elevar as papilas. O tecido do doador é então cuidadosamente inserido no túnel criado e fixado no lugar com suturas.
Retalhos pediculares	Retalhos pediculares não são completamente destacados do local doador e, por conseguinte, retêm seu suprimento sanguíneo (p. ex., retalhos deslocados lateralmente ou deslocados coronalmente).
Triângulo preto	Perda de papilas interdentais, principalmente nas áreas estéticas. Um dos problemas estéticos mais difíceis e imprevisíveis de tratar cirurgicamente.
Vestibuloplastia	Procedimento cirúrgico com objetivo de aprofundar o vestíbulo, geralmente feito em conjunto com a técnica de enxerto autógeno livre.

Informações rápidas

Procedimentos cirúrgicos periodontais plásticos	Inclui aumento de coroa, aumento de crista, exposição cirúrgica de dentes não irrompidos, recobrimento de raízes expostas, reconstrução de papilas e correções cirúrgicas estéticas ao redor de dentes e implantes.
Largura mínima da gengiva inserida e saúde gengival	Em pacientes com higiene bucal ideal, a saúde gengival pode ser mantida apesar da falta de gengiva inserida; no entanto, os pacientes com higiene bucal inadequada se beneficiarão com a presença de gengiva inserida e um vestíbulo mais profundo.
Preenchimento de papila e osso subjacente	Quando o nível do osso crestal interdental é ≤ 5 mm apicalmente ao ponto de contato das coroas adjacentes, a papila estará presente 100% do tempo.[2]
Profundidade vestibular rasa	Torna a escovação difícil e, por conseguinte, impede o controle eficaz da placa.

(Continua)

Informações rápidas (*Continuação*)

Causas comuns de recessão gengival	Escovação traumática dos dentes, doença periodontal, movimentação dentária ortodôntica e inserção anormal de freio/músculo.
Possíveis consequências da recessão gengival	Hipersensibilidade dentinária, aparência antiestética, gengivite marginal (por evitar a escovação), suscetibilidade a lesões cervicais não cariosas e cáries radiculares.
Técnicas para aumentar a faixa de gengiva inserida apical à recessão	• Autoenxerto gengival livre • Autoenxerto de tecido conjuntivo livre • Substitutos de autoenxerto (p. ex., matriz dérmica acelular) • Retalho deslocado apicalmente.
Técnicas para aumentar a faixa de gengiva inserida coronal à recessão (recobrimento radicular)	• Autoenxerto gengival livre • Autoenxerto de tecido conjuntivo livre • Retalho posicionado coronalmente; inclui pedículo semilunar (método de Tarnow) • Enxerto de tecido conjuntivo subepitelial (método de Langer) • Retalho pedicular posicionado lateralmente (horizontalmente) • Regeneração tecidual guiada (RTG) • Técnica de envelope e túnel.
Feixe neurovascular palatino	Em média, o feixe neurovascular palatino maior está localizado a 12 mm da margem gengival em direção à linha média palatina. Esse número varia de 7 mm (no palato raso) a 17 mm (no palato profundo).[3]
Fatores que influenciam positivamente o sucesso das cirurgias periodontais plásticas	• Ausência de biofilme, cálculo e inflamação no local da cirurgia • Suprimento sanguíneo adequado para o tecido doador • Anatomia de sítios doadores e receptores • Estabilidade do tecido enxertado no sítio receptor • Trauma mínimo no local cirúrgico.
Produtos de engenharia tecidual usados em cirurgias periodontais plásticas	• Derivado da matriz de esmalte • Fator de crescimento derivado de plaquetas • Terapia celular (p. ex., terapia celular em duas camadas, substitutos dérmicos derivados de fibroblastos humanos) • RTG (membranas de barreira) • Matriz dérmica acelular.

Conhecimento fundamental

Introdução

Nem todos os procedimentos cirúrgicos periodontais são direcionados à terapia de redução da bolsa. Às vezes, medidas extras são necessárias para garantir o estabelecimento de um complexo periodontal saudável que possa suportar as tensões devido a mastigação, escovação de dentes, trauma por objetos estranhos (p. ex., *piercings* na língua e lábio), preparação dentária para coroas e próteses removíveis, movimentação dentária ortodôntica, tração do freio, inflamação e margens restauradoras subgengivais.[4]

A **cirurgia periodontal plástica** se refere aos procedimentos *cirúrgicos* realizados para corrigir ou eliminar deformidades anatômicas, de desenvolvimento ou traumáticas da gengiva ou mucosa alveolar; por exemplo, aumentar a largura da gengiva inserida, aprofundamento vestibular, frenectomia. Observe que a *terapia mucogengival* é um termo mais amplo que inclui procedimentos *não cirúrgicos*, como reconstrução da papila por meio de terapia ortodôntica ou restauradora.

A **cirurgia periodontal estética** é definida como procedimentos cirúrgicos realizados para melhorar a estética; por exemplo, aumento de coroa para corrigir discrepâncias na margem gengival, procedimentos de recobrimento de recessão etc.

Classificação das deformidades e condições mucogengivais:[5]
1. Recessão gengival/tecido mole
2. Fenótipo periodontal
3. Ausência de gengiva queratinizada
4. Posição anormal do freio/músculo
5. Diminuição da profundidade de vestíbulo
6. Cor anormal
7. Excesso gengival.

Objetivos da cirurgia periodontal plástica e estética:[4]
1. Manter um complexo mucogengival saudável e estável
2. Recobrir as superfícies radiculares expostas para lidar com questões estéticas ou de hipersensibilidade
3. Estabelecer uma zona ideal de gengiva inserida queratinizada
4. Fornecer profundidade de vestíbulo adequada
5. Eliminar tração anormal músculo/freio
6. Superar as complicações das margens subgengivais em odontologia protética.

As etiologias de problemas no complexo mucogengival frequentemente se sobrepõem. Por exemplo, inserção alta do freio pode coexistir com uma largura inadequada de gengiva inserida ou profundidade de vestíbulo ou altura reduzida da crista alveolar residual, e contribuir para um sulco gengival móvel que subsequentemente torna-se retentor da placa e de difícil manutenção. Nesses casos, as metas e os objetivos das várias modalidades cirúrgicas periodontais se sobrepõem e torna-se importante adaptar o tratamento ao problema específico. Isso envolve a combinação de vários procedimentos cirúrgicos para atingir um objetivo, ou mesmo o uso de um procedimento cirúrgico para alcançar vários objetivos. Os fundamentos desse tópico complexo são revisados neste capítulo. Sugere-se que o leitor consulte o Capítulo 65 do livro *Newman e Carranza Periodontia Clínica* (13ª edição) para uma discussão detalhada de vários procedimentos. Alguns aspectos de cirurgia periodontal plástica, como cirurgia periodontal protética e cirurgia estética ao redor de implantes, são abordados nos Capítulos 38 e 45 deste livro.

CORRELAÇÃO CLÍNICA

Quais são os objetivos de aumentar a largura de gengiva inserida queratinizada?

A ampliação da gengiva inserida tem vários objetivos:
- Melhora a remoção da placa em torno da margem gengival e reduz a inflamação, especialmente ao redor dos dentes restaurados
- Resiste à futura recessão gengival
- Melhora a estética.

Classificação dos procedimentos usados na cirurgia plástica periodontal

Uma classificação básica dos procedimentos cirúrgicos periodontais plásticos e estéticos é fornecida na Figura 36.1.

Classificação do tecido doador do enxerto

O tecido doador pode ser obtido de vários locais, incluindo a crista edêntula, a área da tuberosidade, o tecido de gengivectomia e o tecido palatino. A área de escolha usual é o tecido palatino distal às rugosidades anteriores em relação às áreas dos pré-molares e primeiros molares. Essa área tem a zona gengival mais ampla com a menor quantidade de tecido submucoso, que é gorduroso anteriormente e glandular posteriormente. A Figura 36.2 ilustra os limites ideais dos autoenxertos livres mais comumente usados, colhidos da região palatina para cirurgia periodontal plástica.

Recessão gengival e gengiva queratinizada inadequada

Dentre os procedimentos mucogengivais, o tratamento da falta de tecido queratinizado e da recessão gengival são cirurgias comumente realizadas e são o foco principal desta revisão. A Tabela 36.1 analisa as principais diferenças entre os procedimentos realizados para aumentar a gengiva queratinizada e os realizados para o recobrimento radicular.

A Figura 36.3 mostra a classificação dos defeitos de recessão gengival.

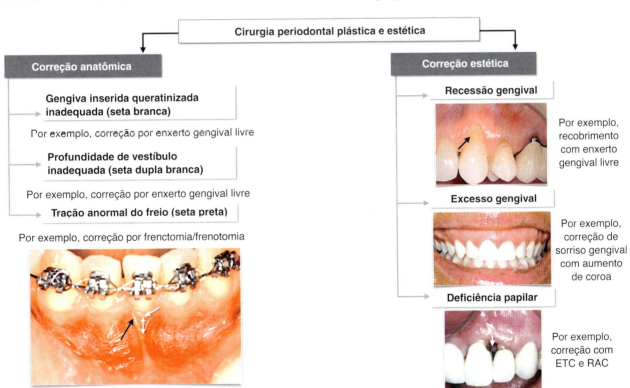

• **Figura 36.1** Classificação dos procedimentos de cirurgia periodontal plástica e estética. RAC, retalho avançado coronalmente; ETC, enxerto de tecido conjuntivo. Esta figura fornece uma classificação muito simples dos procedimentos cirúrgicos periodontais plásticos com base nos objetivos da terapia, com um exemplo de cada procedimento. Observe que há uma sobreposição considerável de metas/objetivos de cada tipo de terapia, e o processo de tomada de decisão envolve levar em consideração vários parâmetros clínicos. O leitor deve consultar o Capítulo 65 do livro *Newman e Carranza Periodontia Clínica* (13ª edição) para uma leitura detalhada sobre esse assunto.

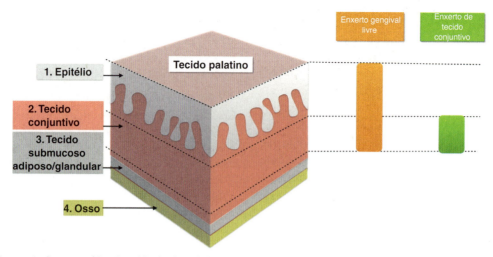

- **Figura 36.2** Representação esquemática do tecido doador palatino do enxerto. A figura exibe as três zonas histológicas (epitélio, lâmina própria/tecido conjuntivo, submucosa) no tecido mole que recobre o osso palatino. Os dois enxertos mais comumente colhidos de tecido mole palatino para cirurgia periodontal plástica são:[4]
  - Enxerto gengival livre – contém epitélio e tecido conjuntivo e exclui a submucosa
  - Enxerto de tecido conjuntivo subepitelial – idealmente contém apenas lâmina própria e exclui epitélio e submucosa.

Tabela 36.1 Diferenças entre o recobrimento radicular e os procedimentos de aumento da gengiva queratinizada.

	Procedimentos de recobrimento radicular	Procedimentos para aumentar a gengiva inserida queratinizada
Área de correção	Aumento de tecido mole acima da margem gengival existente	Aumento de tecido mole abaixo da margem gengival existente
Objetivos primários	• Cobertura da recessão por estética • ↓ Hipersensibilidade dentinária em superfícies radiculares expostas	• ↑ Espessura do tecido • ↑ Largura da gengiva queratinizada
Objetivos alcançados — Estética	✓	–
Hipersensibilidade	✓	–
Tratamento de defeitos cervicais não cariados*	✓	–
Melhorar espessura/biotipo	✓	✓

Procedimentos que cumprem os objetivos principais	• Enxertos pediculados
	  ▪ Retalhos deslocados lateral e coronalmente
	• Enxertos livres
	  ▪ EGL
	  ▪ ETC livre
	• Combinações
	  ▪ RAC + SCTG
	  ▪ RAC + GTR
	  ▪ RAC + mediadores biológicos
		• Enxertos pediculados
		  ▪ Retalhos deslocados apicalmente
		• Enxertos grátis
		  ▪ EGL
		  ▪ ETC livre
		• Combinações
		  ▪ Vestibuloplastia + EGL

Recessão gengival

Gengiva queratinizada inadequada (GQ)

(continua)

Tabela 36.1 Diferenças entre o recobrimento radicular e os procedimentos de aumento da gengiva queratinizada. *(Continuação)*

Procedimentos de recobrimento radicular	Procedimentos para aumentar a gengiva inserida queratinizada
Após RAC para recobrimento da recessão 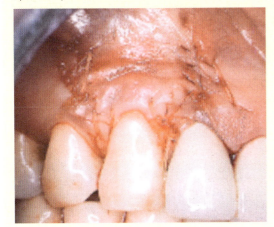	Após EGL para aumento da GQ 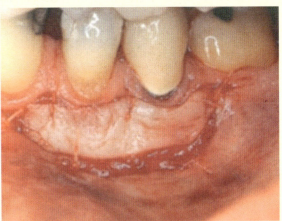

↑, aumento; ↓, diminuição; RAC, retalho avançado coronalmente; ETC, enxerto de tecido conjuntivo; EGL, enxerto gengival livre; RTG, regeneração tecidual guiada; GQ, gengiva queratinizada; ETCS, enxerto de tecido conjuntivo subepitelial.

*As causas das lesões cervicais não cariosas podem ser: (1) erosão – decorrentes de alimentos, bebidas e medicamentos ácidos (principalmente associados a defeitos em forma de pires); (2) atrição – decorrente de forças abrasivas, como técnicas inadequadas de escovação dentária (defeitos em forma de cunha com margens afiadas e ranhuras na superfície do dente); ou (3) abfração – devido à carga oclusal anormal.[5] Podem ser tratadas usando-se procedimentos restauradores, procedimentos de recobrimento radicular ou combinações de ambos.

Fotos clínicas de: Newman, M.G., Takei, H.H., Klokkevold, P.R., et al. (2019). *Newman and Carranza's Clinical Periodontology* (13th ed.). Philadelphia: Elsevier.

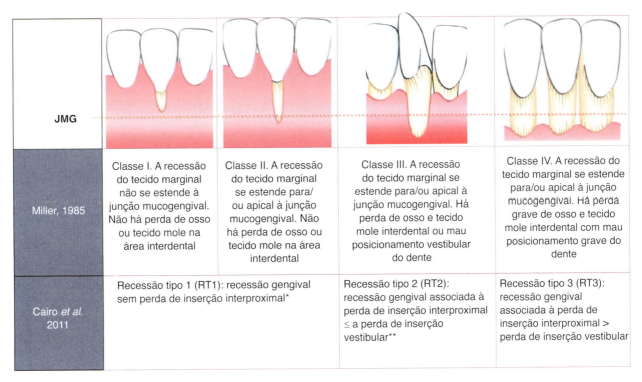

• **Figura 36.3** Classificação dos defeitos de recessão gengival.[6,7] JAC, junção amelocementária; JMG, junção mucogengival. *A inserção interproximal é medida da JAC interproximal até a extremidade apical do sulco/bolsa interproximal. **A perda de inserção vestibular é medida a partir da JAC vestibular à extremidade apical do sulco/bolsa vestibular. (De Newman, M.G., Takei, H.H., Klokkevold, P.R., et al. (2019). *Newman and Carranza's Clinical Periodontology* (13th ed.). Philadelphia: Elsevier.)

EXERCÍCIO COM BASE EM CASOS CLÍNICOS

Cenário: uma paciente de 49 anos de idade se apresentou à clínica com a queixa principal: "Minhas gengivas estão recuando e estou escondendo meu sorriso para evitar mostrar esta área da minha boca." A paciente era ex-fumante, tendo parado de fumar havia 15 anos. Ela tinha hipertensão, mas sua pressão arterial estava bem controlada com medicamentos. A radiografia periapical revelou osso interdental intacto no sextante anterior superior direito. A paciente relatou que escovava os dentes com movimentos horizontais fortes de escovação.

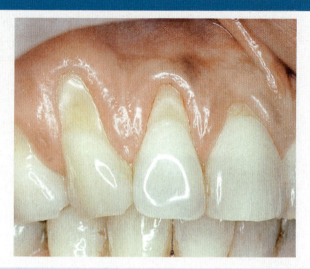

Questões

1. Com base na apresentação clínica e nos achados radiográficos descritos, qual classe de defeitos de recessão de Miller são observados no canino superior direito e no incisivo lateral?
   a. Classe I.
   b. Classe II.
   c. Classe III.
   d. Classe IV.

2. Com base na apresentação clínica, que tipo de recessão (classificação de Cairo) é observada no canino superior direito e no incisivo lateral?
   a. Tipo 1.
   b. Tipo 2.
   c. Tipo 3.

3. Qual dos seguintes defeitos de recessão tem melhor previsibilidade para recobrimento radicular?
   a. Classe I e II de Miller.
   b. Classe III e IV de Miller.

4. Dos seguintes procedimentos mucogengivais, qual *não* é indicado nesse cenário clínico?
   a. Retalho coronal avançado.
   b. Retalho coronal avançado com enxerto de tecido conjuntivo.
   c. Vestibuloplastia.
   d. Retalho coronal avançado com um substituto dérmico alogênico.

A foto clínica é de Newman, M.G., Takei, H.H., Klokkevold, P.R., et al. (2019). *Newman and Carranza's Clinical Periodontology* (13th ed.). Philadelphia: Elsevier.

Este capítulo foi desenvolvido com base no Capítulo 65 do livro *Newman e Carranza Periodontia Clínica* (13ª edição) e é um resumo de muitas das seções importantes do capítulo. O leitor está convidado a ler o capítulo de referência para uma compreensão completa deste importante tópico.

Respostas

1. Resposta: a
Explicação: são defeitos de Classe I, pois a recessão gengival não se estendeu até a junção mucogengival e não há perda óssea interdental entre os dentes envolvidos.

2. Resposta: a
Explicação: a recessão gengival foi observada na face vestibular dos dentes envolvidos, mas nenhuma perda de inserção foi observada nas áreas interproximais.

3. Resposta: a
Explicação: a localização apicocoronal do osso interdental desempenha papel importante nos resultados de recobrimento radicular, com níveis de osso interdental intactos fornecendo a melhor cobertura possível. As Classes I e II de Miller distinguem-se das Classes III e IV pela ausência de perda óssea interdental no início.

4. Resposta: c
Explicação: as opções (a), (b) e (d) são executadas para obtenção de recobrimento radicular, que abordará a principal preocupação deste paciente. A vestibuloplastia é feita para aumentar o vestíbulo, o que não é indicado nesta paciente porque já existe vestíbulo adequado.

Referências bibliográficas

1. Matter, J., & Cimasoni, G. (1976). Creeping attachment after free gingival grafts. *Journal of Periodontology, 47*(10), 574–579.
2. Tarnow, D. P., Magner, A. W., & Fletcher, P. (1992). The effect of the distance from the contact point to the crest of bone on the presence or absence of the interproximal dental papilla. *Journal of Periodontology, 63*(12), 995–996.
3. Reiser, G. M., Bruno, J. F., Mahan, P. E., & Larkin, L. H. (1996). The subepithelial connective tissue graft palatal donor site: Anatomic considerations for surgeons. *The International Journal of Periodontics & Restorative Dentistry, 16*(2), 130–137.
4. Cohen, E. S. (2007). *Atlas of cosmetic and reconstructive periodontal surgery*. Hamilton, Ont: BC Decker.
5. Cortellini, P., & Bissada, N. F. (2018). Mucogingival conditions in the natural dentition: Narrative review, case definitions, and diagnostic considerations. *Journal of Periodontology, 89*(Suppl. 1), S204–S213.
6. Miller, P. D. (1985). A classification of marginal tissue recession. *The International Journal of Periodontics & Restorative Dentistry, 5*, 9.
7. Cairo, F., Nieri, M., Cincinelli, S., Mervelt, J., & Pagliaro, U. (2011). The inter-proximal clinical attachment level to classify gingival recessions and predict root coverage outcomes: An explorative and reliability study. *Journal of Clinical Periodontology, 38*, 661–666.

37
Lasers em Periodontia

🌸 Terminologia importante

Terminologia/abreviatura	Explicação
Ablação	O processo pelo qual as células e a matriz extracelular nos tecidos explodem quando absorvem adequadamente a energia do *laser*.
Abreviações de *laser*	• Neodímio: ítrio-alumínio-granada (Nd:YAG) • Érbio, cromo: ítrio-escândio-granada-gálio (Er, Cr:YSGG) • Érbio: ítrio-alumínio-granada (Er:YAG).
Biomodulação (ou fotobiomodulação)	Uso de *lasers* de baixa potência em tecidos com o objetivo de reduzir a inflamação e melhorar a cicatrização de feridas (aumentando a epitelização, a proliferação de fibroblastos e a síntese de matriz).
Colimação	O processo pelo qual as partículas ou ondas se tornam mais estreitas à medida que saem de um equipamento (p. ex., equipamento de *laser*), realizado por um dispositivo denominado colimador.
LASER (acrônimo do termo em inglês *Light Amplification by Stimulated Emission of Radiation*)	Amplificação de luz por emissão estimulada de radiação.
Monocromático	Um feixe de *laser* que sai do equipamento de *laser* com apenas um comprimento de onda (cor).
Profundidade de penetração óptica	A profundidade de penetração de um *laser* em um tecido.
Terapia a *laser* de baixa potência	*Lasers* na faixa do infravermelho próximo ao vermelho (600 a 1.070 nm) são considerados *lasers* de baixa potência; são usados principalmente para biomodulação.
Terapia fotodinâmica	Tem três componentes: fotossensibilizador, luz e oxigênio. A luz ativa o fotossensibilizador, que então reage com o oxigênio para gerar oxigênio singleto e radicais livres, que destroem os microrganismos.

🌸 Informações rápidas

Como os *lasers* são produzidos	A fonte de *laser* estimula a emissão de energia luminosa de um meio específico que sai como um feixe monocromático focalizado colimado de energia luminosa.
Principais componentes do *laser*	Fonte de energia, meio e câmara óptica (tubo de *laser*).
Potenciais interações *laser*-tecido	Dependendo do comprimento de onda do *laser*, potência e tempo de exposição, pode haver reflexão, absorção, dispersão ou transmissão.
Laser de diodo *versus* laser de CO_2	O *laser* de diodo e o laser de CO_2 têm comprimentos de onda de 655 a 980 nm e 10.600 nm, respectivamente. O *laser* de diodo é bem absorvido por pigmentos em tecidos moles e, portanto, é comumente usado para procedimentos de tecidos moles, como frenectomia ou biopsia de tecidos moles.
Lasers comumente usados em odontologia	Argônio, diodo, Nd:YAG, Er:YAG e dióxido de carbono (CO_2).
Nd:YAG *versus* Er:YAG	• Os *lasers* Nd:YAG e Er:YAG têm comprimentos de onda de 1.064 nm e 2.940 nm, respectivamente • Er:YAG tem forte afinidade com a hidroxiapatita e, portanto, permite o corte de tecidos duros, como dentina e osso • A profundidade de penetração nos tecidos é significativamente maior para Nd:YAG (> 3.000 □m) que para Er:YAG (< 5 □m).

(Continua)

Informações rápidas (*Continuação*)

Usos comumente defendidos de *lasers* em periodontia	• Terapia periodontal não cirúrgica • Gengivectomia/gengivoplastia • Aumento de coroa • Biopsias de tecidos moles • Descontaminação de implantes (no tratamento de peri-implantite) • Exposição do implante no segundo estágio • Biomodulação • Curetagem periodontal (não baseada em evidências). Para obter informações adicionais sobre *lasers* em periodontia, consulte a revisão de 2006 de Cobb sobre este tópico.[1]
Vantagens dos *lasers* na terapia periodontal cirúrgica	• Sangramento mínimo e boa visibilidade do local cirúrgico • Danos mínimos ao tecido • Pode ser usado com precisão.
Vantagens alegadas dos *lasers* na terapia periodontal não cirúrgica	Acesso minimamente invasivo à superfície radicular para raspagem e alisamento radicular Remoção eficaz de cálculo, desintoxicação e eliminação de patógenos periodontais.
Lasers na terapia periodontal não cirúrgica	Como um complemento para raspagem e alisamento radicular, os *lasers* produzem apenas uma melhora modesta nos parâmetros clínicos (especialmente na redução da profundidade de sondagem) em comparação ao tratamento convencional. As evidências são limitadas de que a terapia a *laser* por si só é superior ou comparável à terapia periodontal convencional.[2]
Lasers no tratamento de doenças peri-implantar	Atualmente, não há evidências substanciais para apoiar o uso de *lasers* no tratamento da mucosite peri-implantar. Há algumas evidências que sugerem redução a curto prazo no sangramento à sondagem no tratamento não cirúrgico de peri-implantite quando os *lasers* são usados como adjuvante. Atualmente, não há evidências de quaisquer benefícios a longo prazo de o *laser* auxiliar terapia no manejo de doenças peri-implantares.[2]
Terapia fotodinâmica (TFD) no tratamento de periodontite	Em um recente ensaio clínico randomizado, nenhuma melhora adicional nos resultados clínicos foi observada quando o TFD foi usado como um complemento a raspagem e alisamento radicular (RAR), em comparação ao TFD sozinho.[3]

Conhecimento fundamental

Introdução

A busca constante por dotar o especialista de melhores equipamentos e técnicas para o aprimoramento da terapia periodontal tem identificado a tecnologia a *laser* como potencial opção terapêutica. A literatura recente descreve vários achados positivos para o uso de *lasers* no tratamento de doenças periodontais e peri-implantares, predominantemente na forma de relatos de casos e séries de casos. No entanto, pesquisas adicionais quanto aos parâmetros de eficácia clínica e às bases biológicas para a terapia a *laser* ainda são necessárias.

Interações física e biológica do *laser*

Laser é um acrônimo para *Light Amplification by Stimulated Emission of Radiation*. A Figura 37.1 analisa as possíveis interações dos tecidos com feixes de *laser*.

A Tabela 37.1 lista os tipos de *lasers* usados atualmente em odontologia.

CORRELAÇÃO COM A CIÊNCIA BÁSICA

Quais são os princípios de trabalho por trás do uso de *lasers* na terapia periodontal não cirúrgica e cirúrgica?

Os *lasers* funcionam de acordo com os dois princípios a seguir:[4]

- Bioestimulação – quando um *laser* é usado no modo não cirúrgico para bioestimulação, ele visa os seguintes efeitos: efeitos anti-inflamatórios gerais, cicatrização rápida de feridas, alívio da dor e produção aumentada de colágeno. Por exemplo, a terapia com *laser* de baixa potência (TLBP) demonstrou reduzir a inflamação e melhorar os resultados após o tratamento periodontal não cirúrgico em indivíduos saudáveis e diabéticos. A evidência inicial sugere que a TLBP pode melhorar os efeitos dos procedimentos periodontais regenerativos

- Efeito fototérmico – quando um *laser* é usado no modo cirúrgico, a energia da luz do *laser* é convertida em calor; as três principais interações fototérmicas entre o feixe de *laser* e o tecido-alvo são (1) Excisão/incisão, (2) Vaporização/ablação e (3) Coagulação/hemostasia. A interação fototérmica desejada pode ser alcançada controlando o tamanho do feixe/tamanho do ponto, parâmetros de energia e tempo.

Ambos os efeitos bioestimuladores e fototérmicos dos *lasers* odontológicos requerem a *absorção* da energia do *laser* pelos tecidos em questão.

Tabela 37.1 Tipos de *lasers* usados atualmente em odontologia.

	Comprimento de onda (nm)	Usos atuais (defendidos, mas não baseados em evidências)			
		Odontologia restauradora	Medicina oral e patologia oral	Periodontia	Implantodontia
Argônio	488 a 514	Clareamento dentário e aparelhos fotopolimerizados avançados	–	–	–
Diodo	655 a 980	–	• Terapia para úlcera aftosa • Biopsias • Dessensibilização dentinária	• Gengivectomia/gengivoplastia • Curetagem periodontal	Exposição do implante no segundo estágio
Nd:YAG	1064	–	• Terapia para úlcera aftosa • Biopsias • Dessensibilização dentinária	• Gengivectomia/gengivoplastia • Curetagem periodontal	Exposição do implante no segundo estágio
Er,Cr:YSGG	2780	Corte de tecido duro (dentina)	• Terapia para úlcera aftosa • Biopsias • Dessensibilização dentinária	• Gengivectomia/gengivoplastia • Curetagem periodontal • Corte de tecido duro (cirurgia óssea)	Exposição do implante no segundo estágio
Er:YAG	2940	Corte de tecido duro (dentina)	• Terapia para úlcera aftosa • Biopsias • Dessensibilização dentinária	• Gengivectomia/gengivoplastia • Curetagem periodontal • Corte de tecido duro (cirurgia óssea)	Exposição do implante no segundo estágio
Dióxido de carbono	10.600	–	–	• Gengivectomia/gengivoplastia • Curetagem periodontal	Exposição do implante no segundo estágio

Er,Cr:YSGG, érbio, cromo: ítrio-escândio-granada-gálio; Er:YAG, érbio: ítrio-alumínio-granada; Nd:YAG, neodímio: ítrio-alumínio-granada. Adaptada da Tabela 68.1 em Newman, M.G., Takei, H.H., Klokkevold, P.R., et al. (2019). *Newman and Carranza's Clinical Periodontology* (13th ed.). Philadelphia: Elsevier.

Quatro possíveis interações teciduais do laser

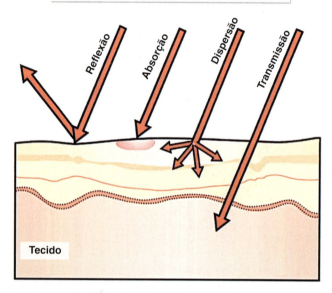

Dependendo das propriedades ópticas do tecido, a energia da luz de um *laser* pode ter quatro interações diferentes com o tecido-alvo:[4]
- **Reflexão** – o feixe é redirecionado para fora da superfície, sem efeito no tecido-alvo
- **Transmissão** – a energia do *laser* passa diretamente pelo tecido, sem efeito no tecido-alvo
- **Dispersão** – enfraquece a energia desejada e faz com que os fótons mudem de direção, levando à transferência de calor para o tecido adjacente ao local da cirurgia. Nesses casos, podem ocorrer danos indesejados
- **Absorção** – a quantidade de energia de luz *laser* absorvida pelo tecido biológico pretendido depende não apenas das características do tecido, como pigmentação e conteúdo de água, mas também do comprimento de onda do *laser*. Essa interação (ou seja, absorção) é o objetivo principal do uso de energia a *laser*.

• **Figura 37.1** Interações *laser*-tecido. (De Newman, M.G., Takei, H.H., Klokkevold, P.R., et al. (2019). *Newman and Carranza's Clinical Periodontology* (13th ed.). Philadelphia: Elsevier.)

EXERCÍCIO COM BASE EM CASOS CLÍNICOS

Cenário: uma paciente do sexo feminino de 14 anos de idade encaminhada do departamento de ortodontia para avaliação e tratamento de inserção alta de freio no sextante anterior superior. A paciente era saudável e tinha mais 6 meses de tratamento ortodôntico fixo restante. O exame periodontal revelou gengivite induzida por placa e bolsas gengivais (pseudo) no sextante superior da região anterior.

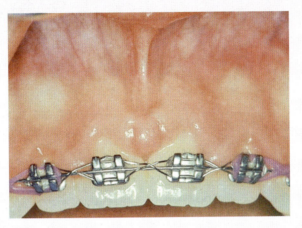

Questões

1. Qual das alternativas a seguir não é consequência de uma inserção alta de freio?
   a. Diastema na linha média.
   b. Cárie radicular.
   c. Inflamação gengival.
   d. Dificuldade em escovar os dentes.

2. A frenectomia e a frenotomia são diferentes.
   a. Verdadeiro.
   b. Falso.

3. Qual das seguintes técnicas pode ser usada para realizar a frenectomia?
   a. Eletrocirurgia.
   b. Bisturi (cirurgia convencional).
   c. Laser.
   d. Todas as alternativas anteriores.

4. Todas as alternativas a seguir são vantagens do uso do *laser* em procedimentos de tecidos moles, exceto:
   a. aumenta a contração e a cicatrização da ferida.
   b. melhora hemostasia.
   c. é preciso nas incisões.

A foto clínica é de Newman, M.G., Takei, H.H., Klokkevold, P.R., et al. (2019). *Newman and Carranza's Clinical Periodontology* (13th ed.). Philadelphia: Elsevier.

Este capítulo foi desenvolvido com base no Capítulo 68 do livro *Newman e Carranza Periodontia Clínica* (13ª edição) e é um resumo de muitas das seções importantes do capítulo. O leitor está convidado a ler o capítulo de referência para uma compreensão completa deste importante tópico.

Respostas

1. Resposta: b
Explicação: a inserção alta do freio está associada a todas as outras opções listadas.

2. Resposta: a
Explicação: a frenectomia é a remoção completa do freio, enquanto a incisão e o reposicionamento do freio existente é a frenotomia.

3. Resposta: d
Explicação: todas as abordagens listadas podem ser usadas para realizar a frenectomia. Cada abordagem tem suas vantagens e limitações.

4. Resposta: a
Explicação: o *laser* diminui a contração da ferida e a formação de cicatrizes.

Referências bibliográficas

1. Cobb, C. M. (2006). Lasers in periodontics: A review of the literature. *Journal of Periodontology*, 77(4), 545–564.
2. Mills, M. P., Rosen, P. S., Chambrone, L., Greenwell, H., Kao, R. T., Klokkevold, P. R., et al. (2018). American Academy of Periodontology best evidence consensus statement on the efficacy of laser therapy used alone or as an adjunct to nonsurgical and surgical treatment of periodontitis and peri-implant diseases. *Journal of Periodontology*, 89(7), 737–742. https://doi.org/10.1002/JPER.17-0356.
3. Segarra-Vidal, M., Guerra-Ojeda, S., Vallés, L. S., López-Roldán, A., Mauricio, M. D., Aldasoro, M., et al. (2017). Effects of photodynamic therapy in periodontal treatment: A randomized, controlled clinical trial. *Journal of Clinical Periodontology*, 44(9), 915–925. https://doi.org/10.1111/jcpe.12768.
4. Convissar, R. A. (2016). *Principles and practice of laser dentistry* (2nd ed.). St. Louis: Mosby.

38
Inter-Relações Periodontal-Restauradoras

 Terminologia importante

Terminologia/abreviatura	Explicação
Dimensão vertical oclusal	A distância medida entre dois pontos quando os membros oclusores estão em contato.[1]
Espaço biológico (tecido aderido supracrestal)	Área circunferencial (em média, 2 mm) em cada dente entre o osso crestal e a junção amelocementária que fornece o espaço para o epitélio juncional e as fibras do tecido conjuntivo se inserirem.
Posição de máxima intercuspidação	Relação maxilomandibular na qual há intercuspidação completa dos dentes antagonistas, independentemente da posição condilar.[1]
Relação cêntrica	Relação maxilomandibular na qual os côndilos mandibulares se articulam com a porção avascular mais fina de seus respectivos discos articulares dentro do complexo da articulação temporomandibular na posição anterossuperior contra as formas das eminências articulares do osso temporal.
Sondagem óssea	Procedimento clínico realizado sob anestesia local para determinar o espaço biológico. É realizada inserindo-se uma sonda metálica no sulco até o osso e subtraindo-se a profundidade do sulco da mensuração resultante.

Informações rápidas

Terapia periodontal antes do tratamento restaurador	• Permite o estabelecimento de margens gengivais estáveis (estética) • Permite o estabelecimento preciso das margens da restauração • Reduz a inflamação gengival – reduz o sangramento e melhora a visibilidade durante o tratamento restaurador.
Procedimentos cirúrgicos pré-protéticos	• Procedimentos mucogengivais • Procedimentos de aumento da coroa • Procedimento de preservação da crista • Procedimento de aumento da crista.
Aumento de coroa	Procedimento cirúrgico com o objetivo de alongar a coroa dos dentes. Isso pode ser realizado pela remoção de apenas tecido mole (gengivectomia), apenas de tecido duro (ostectomia) ou ambos.
Aumento estético da coroa	Procedimento cirúrgico realizado com o objetivo de aumentar o comprimento da coroa (principalmente nos dentes anteriores) para atingir proporções estéticas ideais.
Aumento funcional da coroa	Procedimento cirúrgico realizado com o objetivo de aumentar o comprimento da coroa para que uma nova coroa ou restauração seja colocada com melhor resistência e retenção.
Indicações comuns para o aumento da coroa	• Melhorar a aparência antiestética (como na erupção passiva tardia) • Restauração de um dente que fraturou no nível da gengiva ou se estendeu subgengivalmente • Restauração de um dente que apresenta lesão cariosa no nível da gengiva ou se estendendo subgengivalmente • Realização de uma restauração subgengival.
Extrusão ortodôntica	Opção de tratamento que pode ser usada em casos selecionados para aumentar o comprimento da coroa por extrusão ortodôntica controlada do dente para fora do alvéolo.
Preservação da crista	Procedimento realizado imediatamente após a exodontia para preservar as dimensões do rebordo alveolar para um futuro implante dentário. Normalmente, é feito enchendo o alvéolo com partículas de enxerto ósseo e recobrindo-o com uma membrana reabsorvível.

(Continua)

Informações rápidas (*Continuação*)

Aumento da crista	Procedimento realizado em pacientes com deformidades na crista para aumentar suas dimensões, permitindo a colocação de um implante dentário em posição protética favorável.
Procedimentos mucogengivais antes dos procedimentos restauradores	• Procedimentos de recobrimento radicular (p. ex., retalho coronário avançado com enxerto de tecido conjuntivo) • Procedimentos de aumento gengival (p. ex., enxerto gengival autógeno livre).
Fatores restauradores e periodonto	• Profundidade – margens restauradoras profundas podem violar o espaço biológico e devem ser evitadas. Além disso, a profundidade afeta a precisão da moldagem e, eventualmente, o ajuste marginal das restaurações • Ajuste marginal – margens com fendas podem abrigar bactérias e levar à inflamação • Contorno – restaurações com contornos excessivos afetarão negativamente as práticas de higiene bucal, levando à inflamação.

Conhecimento fundamental

Zonas críticas periodonto-restauradoras

O periodonto interage com as restaurações dentárias (coroas, restaurações etc.) de maneira muito íntima. As duas entidades, uma natural e a outra feita pelo homem, têm várias zonas críticas de interações que devem ser harmonizadas o suficiente para fornecer restaurações a longo prazo sem problemas que sejam funcional e esteticamente superiores em *design*. A Figura 38.1 fornece uma breve revisão das considerações protéticas nas principais zonas de transição nas interfaces periodonto-restauradoras.

Os profissionais que realizam procedimentos restauradores devem compreender o papel do espaço biológico (também chamado de sistema de inserção supracrestal) na preservação de tecidos periodontais saudáveis e no controle da forma gengival em torno das restaurações (Figura 38.2).

 CORRELAÇÃO CLÍNICA

Quando colocamos margens restauradoras subgengivalmente?

• Para criar resistência adequada e forma de retenção durante a preparação do dente
• Para fazer alterações significativas de contorno devido à extensão da lesão cariosa/deficiências dentárias
• Para mascarar a interface de retenção-dente (principalmente na parte dos sextantes anteriores) na gengiva por motivos estéticos

 CORRELAÇÃO CLÍNICA

Quais são as diretrizes para a realização de margem subgengival que permite a manutenção adequada do espaço biológico?

É imperativo seguir certas orientações para a colocação da margem subgengival, de forma que o espaço biológico seja sempre respeitado. Aqui, o profissional é aconselhado a usar a profundidade do sulco existente como um ponto de referência (observe que, em uma situação clínica, a base do sulco é considerada a extremidade coronal do aparelho de fixação):

• Regra 1 – quando a profundidade de sondagem (PS) = 1 a 1,5 mm, colocação da margem subgengival = 0,5 mm abaixo da gengiva margem livre
• Regra 2 – quando PS = 1,5 a 2 mm, colocação da margem subgengival = até metade da profundidade do sulco
• Regra 3 – quando OS > 2 mm, realizar gengivectomia para fazer a PS = 1,5 mm e, em seguida, seguir a regra 1. A justificativa para esta regra é lidar com as dificuldades na moldagem precisa das margens e finalizar adequadamente as margens nos sulcos gengivais profundos, evitar o aumento da inflamação e o risco de recessão.

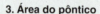

- **Figura 38.1** Zonas críticas na interface periodonto-restauradora. (Color Atlas of Periodontology 1985 por H.F. Wolf, K.H. & E.M. Rateitschak T.M. Hassell Ed 3, Thieme, NY.) Isso pode ser discutido nos seguintes tópicos:

Margens da coroa
Existem três opções para o posicionamento da margem:
1. Supragengival – as margens durante o preparo do dente são colocadas coronalmente à margem gengival. Isso deve ser usado preferencialmente sempre que possível, pois coloca as margens da coroa em um nível que tem o menor impacto sobre o periodonto.
2. Equigengival – as margens durante o preparo do dente são colocadas no mesmo nível da margem gengival. Essa opção também é bem tolerada e as margens da coroa, em áreas esteticamente sensíveis, são mais bem escondidas do que nas margens supragengivais.
3. Subgengival – as margens durante o preparo do dente são colocadas apicais ao nível da margem gengival. Isso representa o maior risco biológico, especialmente se a margem for incorretamente colocada muito apical em relação à margem gengival, uma vez que viola o aparelho de inserção gengival. A Figura 38.2 ilustra o conceito de espaço biológico (aparelho de fixação supracrestal) e as ramificações de sua violação.

Área interdental
Mudanças na forma da ameia (p. ex., devido a pontos de contato mais coronais entre incisivos inclinados mesialmente ou coroas triangulares, ou devido à perda óssea interdental) podem impactar a altura e a forma da papila. Se a distância entre o nível da crista óssea interdental e o contato interdental for de 5 mm ou menos, é possível a manutenção ou reconstrução da papila interdental completa.[2] Algumas das possibilidades clínicas para a reconstrução da papila incluem:
- Abordagem restauradora – no caso de dentes triangulares, o reposicionamento apical dos pontos de contato para dentro de 5 mm do osso pode ser alcançado pela adição de material na proximal (resina composta direta, coroas ou facetas) para alterar a forma dos dentes
- Abordagem cirúrgica – no caso de perda óssea interdental, a regeneração periodontal pode ajudar com a reconstrução da papila
- Abordagem ortodôntica – no caso de dentes inclinados, o alinhamento ortodôntico reposicionará apicalmente o ponto de contato dentro de 5 mm da crista óssea interdental.

Área do pôntico
Existem quatro tipos de projeto de pôntico: higiênico, em sela, em sela modificado e ovalado. A forma da superfície inferior do pôntico e sua lisura determinam a facilidade com que a placa bacteriana e os restos de comida podem ser removidos durante as medidas de higiene. Os pônticos higiênicos e ovais têm superfícies inferiores convexas, o que os torna mais fáceis de limpar.

Oclusão
Uma oclusão mutuamente protetora (aquela em que os dentes posteriores estão em contato durante a posição de máxima intercuspidação, enquanto os dentes anteriores estão em desoclusão ou em contato leve; no minuto em que a mandíbula se move, é desejável que os dentes posteriores desocluam enquanto apenas os dentes anteriores estejam em contato).
(De Newman, M.G., Takei, H.H., Klokkevold, P.R., et al. (2019). *Newman and Carranza's Clinical Periodontology* (13th ed.). Philadelphia: Elsevier.)

Capítulo 38 Inter-Relações Periodontal-Restauradoras   273

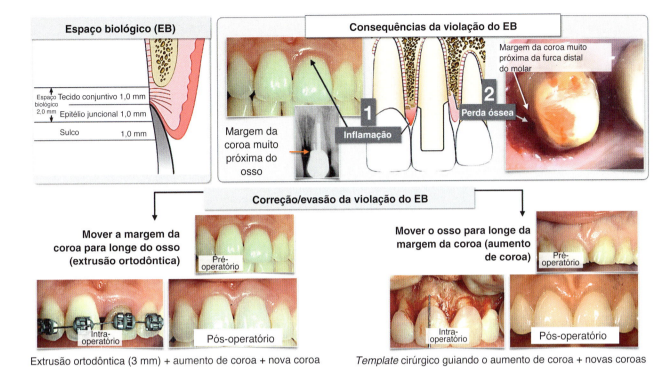

• **Figura 38.2** O espaço biológico (sistema de fixação supracrestal).
Espaço biológico
A caixa do canto superior esquerdo mostra uma representação diagramática dos tecidos que constituem o espaço biológico (EB). Esse termo se refere à dimensão do espaço que os tecidos gengivais saudáveis ocupam entre a base do sulco e o osso alveolar subjacente. É a largura combinada da inserção do epitélio juncional e do tecido conjuntivo.[3] Clinicamente, uma violação do EB é diagnosticada quando a margem de restauração é colocada a < 2 mm da margem óssea alveolar e os tecidos gengivais estão inflamados sem outros fatores etiológicos evidentes.
Consequências da violação do EB
Duas ramificações clínicas diferentes são possíveis:
1. Inflamação – é mais comum com a colocação de margem profunda e é encontrada em biotipos periodontais de normais a espessos. Não há perda óssea, mas a inflamação gengival persiste.
2. Perda óssea – é mais provável que ocorra em biotipos/fenótipos periodontais finos. Perda óssea imprevisível e recessão gengival podem ocorrer à medida que o corpo tenta recuperar o espaço entre a margem da restauração e o osso alveolar para a recolocação do tecido.
Correção de violação do EB
Isso pode ser feito usando as seguintes abordagens:
- Cirurgia (o aumento da coroa afasta o osso da margem)
- Extrusão ortodôntica (a margem é afastada do osso).

(De Newman, M.G., Takei, H.H., Klokkevold, P.R., et al. (2019). *Newman and Carranza's Clinical Periodontology* (13th ed.). Philadelphia: Elsevier.)

EXERCÍCIO COM BASE EM CASOS CLÍNICOS

Cenário: um paciente do sexo masculino de 49 anos de idade foi examinado anteriormente por seu dentista clínico-geral e posteriormente foi encaminhado a um periodontista para avaliação. Quando ele se apresentou para a avaliação inicial, sua queixa principal era: "Tenho sensibilidade na área gengival anterior superior e sangra quando escovo". O paciente era clinicamente saudável e as coroas dos incisivos centrais superiores haviam sido entregues 3 meses antes. O exame periodontal revelou gengivite induzida por placa dentária e bolsas gengivais (pseudo) no sextante anterior da maxila, com 100% de sangramento na sondagem neste sextante. O exame radiográfico revelou níveis ósseos normais em toda a dentição. Ficou claro que as margens dessas coroas eram mais subgengivais que o desejado.

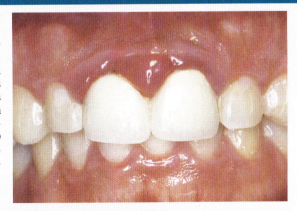

Questões

1. Qual das seguintes é uma causa provável para a condição gengival observada em relação aos incisivos centrais superiores?
   a. Violação do tecido aderido supracrestal.
   b. Respiração pela boca levando à inflamação.
   c. Queimaduras químicas.
   d. Inserção alta do freio.

2. Tecidos supracrestais (espaço biológico) abrangem o epitélio juncional e _____
   a. gengiva queratinizada.
   b. osso alveolar.
   c. inserção do tecido conjuntivo.
   d. mucosa alveolar.

3. Uma radiografia bem feita desse local mostra que a distância das margens da coroa (nas faces mesiais dos incisivos centrais superiores) ao osso interdental é menos de 1 mm. Qual é o curso provável de tratamento necessário para atender a queixa principal deste paciente?
   a. Regeneração tecidual guiada.
   b. Retalho coronal avançado.
   c. Enxerto gengival livre.
   d. Aumento de coroa.

4. Todos os itens a seguir são indicações para o aumento de coroa, exceto um. Qual é a exceção?
   a. Lesão cariosa subgengival.
   b. Falta de retenção da coroa.
   c. Mobilidade grave.
   d. Coroas clínicas curtas.

A foto clínica é de Newman, M.G., Takei, H.H., Klokkevold, P.R., et al. (2019). *Newman and Carranza's Clinical Periodontology* (13th ed.). Philadelphia: Elsevier.

Este capítulo foi desenvolvido com base nos Capítulos 69 e 70 do livro *Newman e Carranza Periodontia Clínica* (13ª edição) e é um resumo de muitas das seções importantes dos capítulos. O leitor está convidado a ler os capítulos de referência para uma compreensão completa deste importante tópico.

Respostas

1. Resposta: a
Explicação: com base nas informações disponíveis, a inflamação gengival significativa observada ao redor dos incisivos centrais superiores é decorrente da violação da inserção do tecido supracrestal (espaço biológico) pela colocação subgengival das margens da coroa.

2. Resposta: c
Explicação: os tecidos supracrestais fixados consistem em epitélio juncional e tecido conjuntivo aderido. Há aproximadamente 2 mm na dimensão apicocoronal.

3. Resposta: d
Explicação: um dos objetivos do aumento de coroa é fornecer espaço adequado entre as margens da coroa e a crista óssea para o restabelecimento dos tecidos inseridos supracrestais (espaço biológico).

4. Resposta: c
Explicação: fazer o aumento da coroa (que envolve a remoção do tecido) em um dente com mobilidade já grave afetará negativamente o prognóstico/longevidade do dente. As outras condições listadas são indicações gerais para o aumento da coroa, desde que outros requisitos sejam atendidos.

Referências bibliográficas

1. The glossary of prosthodontic terms. *The Journal of Prosthetic Dentistry,* 94(1), 10–92.
2. Tarnow, D. P., Magner, A. W., & Fletcher, P. (1992). The effects of the distance from the contact point to the crest of bone on the presence or absence of the interproximal dental papilla. *Journal of Periodontology, 63,* 995.
3. Gargiulo, A. W., Wentz, F. M., & Orban, B. (1961). Dimension and relations of the dentogingival junction in humans. *Journal of Periodontology, 32,* 262.
4. Color Atlas of Periodontology 1985 by H.F. Wolf, K.H. & E.M. Rateitschak T.M. Hassell Ed 3, Thieme, NY.

39
Resultados do Tratamento Periodontal e Cuidados Periodontais de Suporte Futuros

Terminologia importante

Terminologia/abreviatura	Explicação
Avaliação de risco periodontal	Processo de avaliação e atribuição do nível de risco aos pacientes, que auxilia na personalização do programa de manutenção periodontal de suporte com base nas necessidades individuais do paciente.
Estudos longitudinais clássicos	Estudos clínicos realizados em diferentes partes do mundo nas décadas de 1980 e 1990 que avaliaram a eficácia a longo prazo de várias terapias periodontais, incluindo raspagem e alisamento radicular e procedimentos cirúrgicos selecionados de redução da bolsa.
Gengivite experimental	Estratégia de pesquisa clínica em que os indivíduos foram solicitados a abster-se de práticas de higiene bucal para estabelecer a etiologia da gengivite e a sequência de alterações clínicas e microbianas associadas a essa condição.
Reavaliação periodontal	Realizado 4 a 8 semanas após a terapia periodontal não cirúrgica. Compreende a avaliação periodontal completa e a comparação dos achados com os dados do exame inicial.
Taxa de progressão da periodontite (evidência direta)	Taxa lenta: evidência de nenhuma perda de inserção em 5 anos. Taxa moderada: menos de 2 mm de perda de inserção em 5 anos. Taxa rápida: 2 ou mais mm de perda de inserção em 5 anos.
Terapia de manutenção periodontal de suporte	Pacientes com doença periodontal são colocados em um programa de acompanhamento individualizado após a terapia, durante o qual são realizados exames periódicos e raspagem/polimento.

Informações rápidas

Objetivos finais da terapia periodontal	• Eliminar ou controlar a etiologia e os fatores de risco • Criar um ambiente favorável para o paciente manter um periodonto saudável com cuidados domiciliares regulares • Criar um ambiente que seja propício para o controle efetivo dos fatores locais em uma base periódica.
Pré-requisitos para saúde gengival	• Manutenção da higiene bucal • Raspagem.
Gengivite experimental	Demora em média 21 dias de abstenção da higiene bucal para desenvolver gengivite. Após o reinício das práticas de higiene bucal, a inflamação gengival desaparece dentro de 1 semana.[1]
Padrões de progressão da doença periodontal	Em operários do chá no Sri Lanka sem acesso a cuidados bucais, três padrões de progressão da doença periodontal foram observados: rápido (8%), moderado (81%) e sem progressão (11%).
Terapia periodontal e perda de inserção	A ausência de terapia periodontal pode levar ao aumento progressivo das mensurações da profundidade da bolsa devido à perda óssea e de inserção.[3]
Terapia periodontal e perda dentária	A perda dentária é o resultado final da doença periodontal. A terapia periodontal reduz o número de dentes perdidos devido à doença periodontal, em comparação a nenhum tratamento.[3]
Programa de manutenção periodontal de suporte e perda dentária	A terapia de manutenção periodontal de suporte após a terapia periodontal é crítica para manter os resultados e reduzir a perda dentária.[4]
Eficácia da raspagem e alisamento radicular e profundidade de bolsa	Quanto maior a profundidade de sondagem, menor a eficácia da raspagem e alisamento radicular, devido ao acesso comprometido aos depósitos da superfície radicular.

(Continua)

Informações rápidas (*Continuação*)	
Componentes do programa de manutenção periodontal de suporte	• Exame clínico (tecido duro, tecido mole, avaliação periodontal etc.) • Tratamento (reforço de higiene bucal, raspagem, polimento etc.) • Redigir um relatório, limpar e agendar.
Intervalo de rechamada	O intervalo de rechamada é específico para cada paciente e não é fixo. Os pacientes que acabaram de entrar no programa de manutenção após o tratamento da doença periodontal são geralmente vistos a cada 3 a 4 meses. Em pacientes que demonstram resultados excelentes com resultados mantidos por 1 ano ou mais, é considerado um intervalo de rechamada de 6 meses.

Conhecimento fundamental

Introdução

A terapia periodontal de suporte (ou manutenção periodontal) é diferente, embora integrada à terapia periodontal ativa. Essa fase do tratamento periodontal é iniciada logo após a fase não cirúrgica da terapia (ver Capítulo 21 para o sequenciamento correto das fases do tratamento periodontal). A transferência do paciente do estado de tratamento ativo para um programa de manutenção é uma etapa *definitiva* no atendimento global do paciente, que requer tempo e esforço por parte do dentista e da equipe.

Justificativa para terapia periodontal de suporte (TPS)

A adesão insuficiente do paciente e a falta de manutenção periodontal direcionada e proativa após a terapia ativa podem causar:

- Formação de placa e cálculo
- Reinfecção de bolsas residuais
- Atividade persistente da bolsa e sangramento gengival, aumentando a profundidade de sondagem da bolsa
- Aumento da perda de inserção, mobilidade dentária, migração dentária e, se não houver supervisão, possivelmente a perda dentária
- Lesão cariosa cervical.

Objetivos da TPS

Os objetivos da TPS incluem:

- **Manutenção** – de resultados periodontais (p. ex., profundidade de sondagem reduzida), saúde bucal (incluindo rastreamento de câncer), função de mastigação, fonética, estética
- **Prevenção** – de nova infecção, reinfecção de bolsas residuais inativas, cárie dentária, perda dentária.

Programa de manutenção durante da TPS

Para pacientes que passaram por terapia periodontal, o intervalo de manutenção é normalmente definido inicialmente em 3 meses, mas pode variar de acordo com suas necessidades individuais. O tempo necessário para uma visita de retorno para pacientes com vários dentes em ambas as arcadas é de aproximadamente 1 hora. A Figura 39.1 ilustra os vários componentes da "hora de retorno".

CORRELAÇÃO CLÍNICA

Por que os pacientes não cumprem os programas de manutenção recomendados? Quais são os métodos possíveis para melhorar a adesão?

Os pacientes não cumprem os regimes de manutenção recomendados por muitas razões, incluindo:[5]
- Atitude negligente em relação à condição dentária
- Negação de que têm qualquer problema
- Medo de dentista/tratamento odontológico
- Comportamento indiferente/percebido/real por parte do dentista
- Eventos estressantes
- Fatores econômicos.

Os métodos possíveis que podem ser empregados para melhorar a adesão incluem:[5]
- Simplificar o comportamento necessário, tornando-o mais possível de ser realizado
- Atender às necessidades e valores do paciente
- Acompanhar os não cumpridores de perto, com lembretes gentis para compromissos futuros
- Fornecer reforço positivo de bons comportamentos de higiene
- Enfatizar as causas e a importância de medidas preventivas na periodontite.

Classificação Merin de pacientes no pós-tratamento

Algumas categorias de pacientes periodontais serão encaminhadas a um programa de manutenção após a terapia ativa. A Tabela 39.1 lista essas categorias, junto com um intervalo de rechamada sugerido para cada grupo. Os pacientes podem melhorar ou apresentar recidiva para uma classificação diferente devido à redução ou exacerbação da doença periodontal.

Capítulo 39 Resultados do Tratamento Periodontal e Cuidados Periodontais de Suporte Futuros

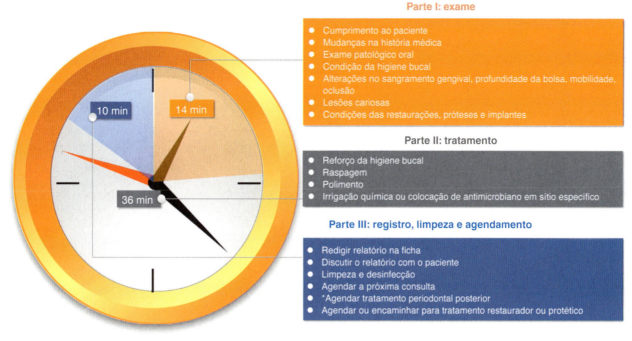

*Múltiplos locais ativos/recorrência verdadeira de periodontite exigirão consultas separadas para novo tratamento usando várias medidas apropriadas (alisamento radicular, cirurgia etc.)

• **Figura 39.1** A hora de retorno na terapia periodontal de suporte.

Tabela 39.1 Classificação Merin de pacientes pós-tratamento.

		Depois do primeiro ano		
Primeiro ano		Classe A	Classe B	Classe C
Terapia de rotina, cura sem intercorrências	Prótese complexa, envolvimento de furca, proporção coroa-raiz precária, adesão questionável do paciente	Excelente manutenção de resultados, boa higiene oral, sem próteses complexa, sem dentes com < 50% de osso remanescente	Higiene oral inconsistente, próteses complexas, alguns dentes com < 50% de osso remanescente, terapia ortodôntica em andamento, cárie recorrente, tabagismo, predisposição sistêmica e/ou genética, > 20% de locais com SS, implantes dentários	Além dos fatores da Classe B: cirurgia periodontal indicada, mas não realizada devido a razões médicas, psicológicas ou econômicas; ou condição muito avançada para ser melhorada por cirurgia periodontal
Rechamada a cada 3 meses	Rechama a cada 1 a 2 meses	Rechamada a cada 6 meses Pode ser acompanhada por um clínico-geral; exame radiográfico interproximal a cada 2 a 3 anos	Rechamada a cada 3 a 4 meses Alternativamente acompanhada por um clínico-geral e um periodontista; exame radiográfico interproximal e/ou periapical a cada 1 a 2 anos	Rechamada a cada 1 a 3 meses Preferencialmente acompanhada pelo periodontista; exame radiográfico interproximal e/ou periapical a cada 1 a 2 anos

SS, sangramento à sondagem.

EXERCÍCIO COM BASE EM CASOS CLÍNICOS

Cenário: uma paciente de 67 anos de idade se apresentou para reavaliação periodontal, tendo se submetido à terapia periodontal não cirúrgica (raspagem e alisamento radicular) 5 semanas antes nos dois quadrantes superiores para tratar de periodontite localizada Estágio II, Grau B. A reavaliação revelou redução significativa da profundidade de sondagem e melhora geral na saúde periodontal e higiene bucal do paciente. As profundidades de sondagem estavam na faixa de 1 a 4 mm e o SS era de 8% no dia da reavaliação.

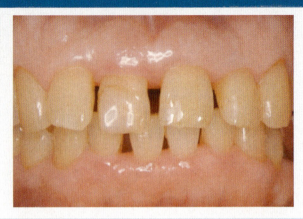

Questões

1. Com base nas informações fornecidas, qual será a próxima fase da terapia periodontal para esta paciente?
   a. Raspagem e alisamento radicular.
   b. Terapia regenerativa de redução de bolsa.
   c. Terapia periodontal de suporte.
   d. Terapia ressectiva de redução da bolsa.

2. Qual intervalo de terapia periodontal de suporte (TPS) seria melhor começar para esta paciente?
   a. 3 a 4 meses.
   b. 6 meses.
   c. 8 a 12 meses.
   d. 16 meses.

3. Qual das alternativas a seguir *não* é uma meta da TPS?
   a. Monitorar a progressão ou recorrência da doença.
   b. Fornecer limpeza profissional.
   c. Atualizar registros médicos e odontológicos e fazer exame radiográfico periódico (conforme necessário).
   d. Recrutar sujeitos de pesquisa clínica.

4. Após 1 ano de tratamento, se essa paciente for colocada em uma rechamada de 6 meses, com base na classificação Merin, ela será considerada:
   a. Classe A.
   b. Classe B.
   c. Classe C.

A foto clínica é de Newman, M.G., Takei, H.H., Klokkevold, P.R., et al. (2019). *Newman and Carranza's Clinical Periodontology* (13th ed.). Philadelphia: Elsevier.

Este capítulo foi desenvolvido com base nos Capítulos 72 e 73 do livro *Newman e Carranza Periodontia Clínica* (13ª edição) e é um resumo de muitas das seções importantes dos capítulos. O leitor está convidado a ler os capítulos de referência para uma compreensão completa deste importante tópico.

Respostas

1. Resposta: c
Explicação: como a paciente exibiu melhorias esperadas após raspagem e alisamento radicular e está em uma posição de manter a saúde periodontal por meio de autocuidado oral eficaz e manutenção periodontal periódica, ela agora pode ser colocada em TPS.

2. Resposta: a
Explicação: como acabou de ser tratada para periodontite, essa paciente deve ser vista com mais frequência para TPS, pelo menos durante o primeiro ano, para avaliar sua adesão à higiene bucal e monitorar locais seletivos para recorrência da doença, antes de colocá-la em rechamada com intervalo de 6 meses.

3. Resposta: d
Explicação: todas as outras opções listadas são objetivos da terapia periodontal de suporte, que geralmente dura cerca de 1 hora para cumprir.

4. Resposta: a
Explicação: ver Tabela 39.1.

Referências bibliográficas

1. Löe, H., Theilade, E., & Jensen, S. B. (1965). Experimental gingivitis in man. *The Journal of Periodontology, 36,* 177–187.
2. Löe, H., Anerud, A., Boysen, H., & Smith, M. (1978). The natural history of periodontal disease in man. *Journal of Periodontology, 49,* 607.
3. Becker, W., Berg, L., & Becker, B. E. (1979). Untreated periodontal disease: a longitudinal study. *Journal of Periodontology, 50,* 234.
4. Fardal, Ø., Johannessen, A. C., & Linden, G. J. (2004). Tooth loss during maintenance following periodontal treatment in a periodontal practice in Norway. *Journal of Clinical Periodontology, 31,* 550–555.
5. Wilson, T. G., Jr. (1998). How patient compliance to suggested oral hygiene and maintenance affect periodontal therapy. *Dental Clinics of North America, 42*(2), 389–403.

40
Anatomia, Biologia e Função Peri-Implantar

Terminologia importante

Terminologia/abreviatura	Explicação
Estabilidade primária do implante	Estabilidade obtida no momento da instalação do implante; influenciada pelo macro desenho (geometria) do implante e pela qualidade e quantidade de osso.
Estabilidade secundária do implante	Estabilidade obtida ao longo do tempo após a instalação do implante; influenciada pelo microdesenho (superfície) do implante e pela qualidade e quantidade de osso.
Fibras de Sharpey	Feixes de fibras de colágeno que passam pelo cemento e lamelas circunferenciais externas do osso alveolar.
Mucosa queratinizada	A contrapartida do implante da gengiva queratinizada.
Propriocepção	A recepção da estimulação dos terminais sensoriais nervosos dentro dos tecidos do corpo que fornecem informações sobre os movimentos e a posição do corpo; percepção mediada por proprioceptores.[1]

Informações rápidas

Osseointegração	Per-Ingvar Brånemark fez uma descoberta acidental enquanto estudava o suprimento sanguíneo nos ossos. Ele chamou a integração entre o implante de titânio e o osso de "osseointegração".
Tipos de implantes dentários	• Endósseo (em forma de lâmina, agulhado, disco ou em forma de parafuso) • Subperiosteal • Transmandibular.
Superaquecimento do osso e implantes dentários	O superaquecimento do osso durante a preparação da osteotomia para instalação do implante pode levar à necrose óssea. A temperatura crítica para que as células ósseas permaneçam viáveis, que não deve ser ultrapassada, é de 47°C por 1 min.[2]
Fixação epitelial em implantes dentários	O epitélio juncional longo da mucosa ao redor dos implantes dentários se fixa à superfície de titânio dos implantes por meio da lâmina basal e hemidesmossomos. O anexo epitelial mede cerca de 2 mm de comprimento na dimensão apicocoronal.
Tecido conjuntivo ao redor dos implantes dentários	• Ausência de ligamento periodontal e cemento (em comparação ao dente natural) • Sem inserção de fibras de colágeno (Sharpey); fibras correm paralelas aos implantes (exceto para alguns estudos que mostram orientação perpendicular quando implantes com ranhuras microtexturizadas a *laser* foram usados) • A inserção do tecido conjuntivo mede cerca de 1 a 2 mm de comprimento na dimensão apicocoronal.
Mucosa queratinizada e implantes dentários	A presença de mucosa queratinizada ao redor do colar dos implantes dentários oferece conforto aos pacientes durante a realização de procedimentos de higiene bucal e também reduz a inflamação da mucosa peri-implantar e outras complicações do implante.
Suprimento vascular	Em comparação com a gengiva ao redor dos dentes naturais, há uma redução geral da vascularização na mucosa peri-implantar devido à falta de ligamento periodontal e dos vasos sanguíneos presentes nele.
Comparações clínicas entre dentes naturais e implantes	• A ausência de ligamento periodontal com implantes significa fixação rígida do implante ao osso, sem qualquer possibilidade de movimento ortodôntico • Ausência de propriocepção em implantes devido à ausência do ligamento periodontal que contém os receptores necessários • É comum observar profundidades de sondagem mais profundas ao redor dos implantes em comparação aos dentes naturais, devido à relação anatômica da mucosa peri-implantar e do ombro do implante • A progressão da inflamação para os tecidos mais profundos é mais rápida em torno dos implantes em comparação aos dentes naturais.

Conhecimento fundamental

Introdução

Na década de 1950, Per-Ingvar Brånemark, um professor sueco de anatomia, teve um achado fortuito enquanto estudava a circulação sanguínea nos ossos; isso marcou o início da implantodontia moderna e o uso de implantes de titânio. Ele cunhou o termo *osseointegração* e desenvolveu um sistema de implante com um protocolo específico para atingir a esse fenômeno de maneira previsível. A descoberta de uma aposição osso-implante íntima com titânio que oferecia resistência suficiente para lidar com a transferência de carga permitiu que os implantes ancorassem as substituições protéticas dos dentes. Hoje, projetos de implantes, técnicas cirúrgicas de instalação, tempos de cicatrização e protocolos de reabilitação continuam a evoluir para acomodar demandas crescentes.

Osseointegração

Histologicamente, o termo *osseointegração* refere-se à conexão direta estrutural e funcional entre o osso requerido e vivo e a superfície de um implante de suporte de carga sem os tecidos moles intervenientes:

- *Clinicamente*, é a fixação rígida assintomática de um material aloplástico (implante) ao osso com capacidade de resistir às forças oclusais.

A Figura 40.1 descreve o processo de osseointegração.

Comparação da interface de tecido mole e duro em torno dos dentes e dos implantes

Os tecidos moles peri-implantares são principalmente semelhantes em aparência e estrutura aos tecidos moles periodontais, mas existem algumas diferenças em sua histologia:

- A mucosa peri-implantar não está "aderida" ao implante; em vez disso, é *selada* pelo epitélio de barreira ao implante
- Embora rica em fibras colágenas, a mucosa peri-implantar tem menos fibroblastos e suprimento sanguíneo limitado; é um tecido semelhante a uma cicatriz com potencial limitado de reparo quando comparado à gengiva ao redor dos dentes naturais.

A Figura 40.2 mostra uma comparação entre as interfaces de tecido duro e mole ao redor de dentes e implantes.

❖ CORRELAÇÃO CLÍNICA

Quais são alguns dos fatores clínicos que afetam a osseointegração de implantes dentários?

- **Imobilização**: micromovimentos superiores a 150 □m na interface osso-implante prejudicarão a diferenciação dos osteoblastos e ocorrerá encapsulamento fibroso entre o osso e a superfície do implante. Portanto, o carregamento do implante por forças oclusais durante o período de cicatrização deve ser planejado com cuidado
- **Fatores associados ao paciente**: os exemplos incluem hábitos deletérios (tabagismo, uso de álcool e drogas); má qualidade e quantidade óssea; história de radioterapia nas arcadas; e doença sistêmica mal controlada (p. ex., diabetes)
- **Fatores associados ao implante**: os exemplos incluem biocompatibilidade do material, tratamento de superfície, micro e macrodesenho do implante, protocolos de carregamento e considerações protéticas.

❖ CORRELAÇÃO CLÍNICA

Quais são as implicações clínicas de uma interface direta osso-implante sem um espaço intermediário de ligamento periodontal?

No nível ósseo, a ausência do ligamento periodontal (LP) ao redor de um implante tem consequências clínicas importantes:

- Dada a ausência de conexão resiliente entre os implantes e o osso de suporte, os implantes não podem migrar para compensar a presença de um contato oclusal prematuro (como os dentes naturais podem). Assim, qualquer desarmonia oclusal terá repercussões na conexão prótese-implante (p. ex., perda do parafuso, fratura do pilar), a interface osso-implante (perda de osseointegração) ou ambos
- A ausência de um LP ao redor dos implantes reduz a sensação tátil e a função reflexa (atribuídas aos receptores proprioceptivos dentro do LP ao redor dos dentes naturais). Isso é muito desafiador quando próteses fixas implantossuportadas estão presentes em ambos os arcos
- Os dentes naturais continuam a erupcionar e migrar durante o crescimento (uma função atribuída à presença de LP), enquanto os implantes não; portanto, os implantes instalados em indivíduos em crescimento (crianças e adolescentes) podem levar a desarmonias oclusais.

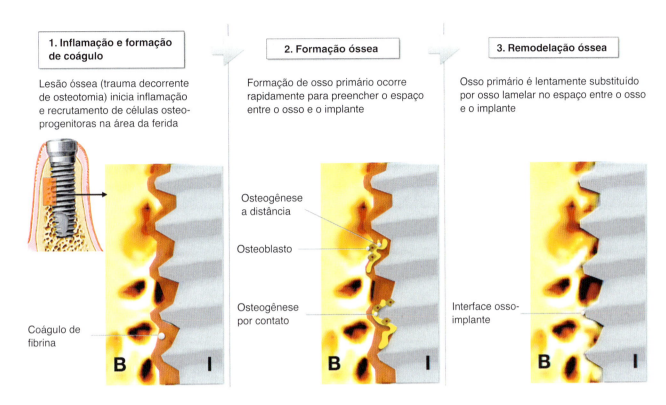

- **Figura 40.1** Estágios da osseointegração. O processo de osseointegração pode ser amplamente dividido em três fases:

Inflamação e formação de coágulo (48 h):
- Após a osteotomia (preparação do local do implante) e a instalação do implante (I) em contato próximo com o osso cortical e trabecular (B), um coágulo de sangue se forma no espaço entre as duas superfícies
- A resposta inflamatória à lesão cirúrgica visa remover os tecidos danificados e iniciar o processo osteogênico de cicatrização, que envolve a liberação de biomoléculas regenerativas (p. ex., fatores de crescimento ósseo) das células danificadas
- O coágulo de fibrina é substituído por tecido de granulação rico em vasos sanguíneos e células mesenquimais
- As células mesenquimais se diferenciam para formar células osteoprogenitoras e células formadoras de ossos (osteoblastos).

Formação óssea (1 a 4 semanas):
- Os osteoblastos da medula óssea migram para o tecido de granulação e estabelecem matriz osteoide ao redor dos vasos sanguíneos. Quando essa matriz osteoide é mineralizada por deposição de hidroxiapatita, o osso primário (imaturo) é formado
- O osso primário se forma tanto do lado do implante (osteogênese por contato por deposição direta do osso na superfície do implante) quanto do lado do osso alveolar (osteogênese a distância por deposição do osso distante do implante na superfície do osso)
- No caso de uma superfície de implante texturizada, a aderência da rede de fibrina à superfície do implante é promovida e isso atua como uma estrutura sobre a qual as células podem migrar para estabelecer a formação de osteoide *diretamente* sobre superfície do implante (osteogênese por contato). Esse mesmo processo não pode ser acionado por uma superfície usinada lisa
- No caso de uma superfície de implante usinada ou quando existe uma lacuna significativa entre o implante e o osso (também denominado "distância do salto"), a formação de osteoide é promovida mais na superfície do osso do que na superfície do implante (osteogênese a distância)
- Há uma coalescência gradual do osso primário através do espaço do coágulo, tanto da osteogênese a distância quanto por contato, levando à formação de pontes ósseas entre a superfície do implante e o osso. Isso representa os primeiros estágios da osseointegração, a saber, a conexão direta entre o osso recém-formado e o implante.

Remodelação óssea (até 18 meses):
- O osso primário é progressiva e lentamente substituído por osso lamelar com camadas organizadas e paralelas de fibrilas de colágeno e mineralização densa
- Por fim, um estado estacionário é alcançado, em que o osso lamelar é continuamente reabsorvido e substituído. Uma vez alcançada a osseointegração, os implantes podem resistir e funcionar sob as forças de oclusão por muitos anos
- Osseointegração, a união entre o osso e o implante, é medida como a proporção da superfície total do implante que está em contato com o osso (também chamado de contato osso-implante ou BIC).

(De Newman, M.G., Takei, H.H., Klokkevold, P.R., et al. (2019). *Newman and Carranza's Clinical Periodontology* (13th ed.). Philadelphia: Elsevier.)

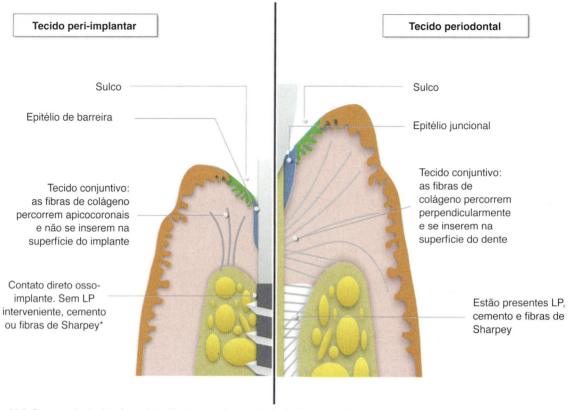

- **Figura 40.2** Comparação das interfaces de tecido duro e mole ao redor de dentes e implantes.
- Após a instalação do implante, uma delicada vedação da mucosa peri-implantar é estabelecida com a ajuda de um epitélio de barreira via hemidesmossomos. Isso é considerado idêntico ao da inserção do epitélio juncional longo ao redor dos dentes
- O tecido conjuntivo que está em contato direto com a superfície do implante tem fibras de colágeno paralelas à superfície do implante sem fixação/adesão ao corpo do implante (adesão). Como resultado, a resistência à sondagem ao redor dos implantes é menor do que ao sondar ao redor dos dentes, levando a maiores profundidades de sondagem ao redor dos implantes
- Os dentes naturais têm um ligamento periodontal com fibras de tecido conjuntivo que se inserem no cemento e as suspendem no osso alveolar. Os implantes osseointegrados não têm inserção de fibras de colágeno em qualquer lugar ao longo da interface osso-implante. O osso está em contato direto com a superfície do implante, sem intervenção dos tecidos moles; isso é considerado uma "anquilose funcional"
- Dada a ausência de um ligamento periodontal intermediário, o suprimento sanguíneo do implante é limitado a fontes como a mucosa peri-implantar e os vasos sanguíneos supraperiosteais
- *As *fibras de Sharpey* são feixes de fibras colágenas que passam nas lamelas circunferenciais externas do osso alveolar e no cemento dos dentes.
LP, ligamento periodontal.

EXERCÍCIO COM BASE EM CASOS CLÍNICOS

Cenário: um paciente do sexo masculino de 52 anos de idade apresentou-se à clínica com a queixa principal: "Estou perdendo um dente no lado superior direito e estou interessado em um implante dentário". O paciente não foi ao dentista por 3 anos; no exame clínico, foi feito o diagnóstico de gengivite com história de periodontite. A perda de inserção devido à doença periodontal anterior e seu tratamento era evidente. Foram observados sinais de inflamação gengival e acúmulo generalizado de placa. O sangramento à sondagem (SS) foi de 45% e as profundidades de sondagem estavam na faixa de 1 a 4 mm (as bolsas de 4 mm sendo pseudobolsas). O paciente tinha diabetes tipo II bem controlado e tomava metformina para a mesmo. A tomografia computadorizada de feixe cônico (TCFC) foi feita com uma guia instalada. A largura vestibulolingual no local edêntulo mede cerca de 8,5 mm.

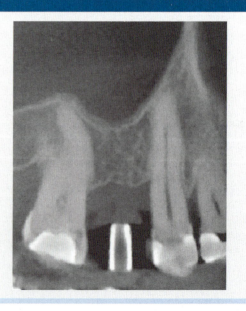

Questões

1. Com base nas informações fornecidas, qual deve ser a próxima etapa imediata no plano de tratamento?
   a. Elevação do seio para aumentar a altura do osso.
   b. Raspagem para tratar a inflamação.
   c. Elevação do seio e instalação de implante.
   d. Instalação do implante.
2. A varredura da TCFC revelou a presença de 7 mm de osso apicocoronalmente. Se estivermos planejando colocar um implante de 9 mm de comprimento, qual das seguintes abordagens é provavelmente necessária neste local?
   a. Aumento interno do seio (crestal).
   b. Abordagem externa (lateral).
   c. Combinação de abordagem interna e externa.
3. A história pregressa de doença periodontal do paciente pode ter um impacto _____ nos resultados de futuros implantes dentários.
   a. negativo.
   b. positivo.
4. A condição de diabético do paciente terá um efeito negativo sobre os resultados do implante.
   a. Verdadeiro.
   b. Falso.

A foto clínica é de Newman, M.G., Takei, H.H., Klokkevold, P.R., et al. (2019). *Newman and Carranza's Clinical Periodontology* (13th ed.). Philadelphia: Elsevier.

Este capítulo foi desenvolvido com base no Capítulo 74 do livro *Newman e Carranza Periodontia Clínica* (13ª edição) e é um resumo de muitas das seções importantes do capítulo. O leitor está convidado a ler o capítulo de referência para uma compreensão completa deste importante tópico.

Respostas

1. **Resposta: b**
   Explicação: a higiene bucal do paciente e a inflamação gengival devem ser tratadas primeiro, fornecendo instruções completas de higiene bucal e raspagem antes de submetê-lo a qualquer cirurgia.
2. **Resposta: a**
   Explicação: como apenas alguns milímetros de altura óssea são necessários para o implante planejado, este pode ser alcançado de forma previsível com aumento interno do seio.
3. **Resposta: a**
   Explicação: a prevalência de perda óssea marginal e complicações biológicas de implantes tende a ser mais alta em pacientes com história pregressa de doença periodontal.
4. **Resposta: b**
   Explicação: o diabetes deste paciente está bem controlado, então sua condição de diabético não deve afetar negativamente o resultado.

Referências bibliográficas

1. The Academy of Prosthodontics. (2017). The glossary of prosthodontic terms: Ninth edition. *The Journal of Prosthetic Dentistry*, 117(5S), e1–e105. https://doi.org/10.1016/j.prosdent.2016.12.001.
2. Eriksson, A. R., & Albrektsson, T. (1983). Temperature threshold levels for heat-induced bone tissue injury: A vital-microscopic study in the rabbit. *The Journal of Prosthetic Dentistry*, 50(1), 101–107.

41
Avaliação Clínica do Paciente para Implante

❀ Terminologia importante

Terminologia/abreviatura	Explicação
Classificação do estado físico[1] da American Society of Anesthesiologists (ASA)	ASA I: paciente normal e saudável. ASA II: paciente com doença sistêmica leve. ASA III: paciente com doença sistêmica grave. ASA IV: paciente com doença sistêmica grave que é uma ameaça constante à vida. ASA V: paciente moribundo de quem não se espera que sobreviva sem operação. ASA VI: paciente declarado com morte encefálica cujos órgãos estão sendo removidos para fins de doação.
Deficiência de crista	A perda do osso alveolar após a perda do dente leva à deficiência do rebordo alveolar. Pode ser horizontal (perda da largura da crista), vertical (perda da altura da crista) ou uma natureza combinada.
Dimensões da crista	A dimensão apicocoronal da crista alveolar (medida a partir da crista no local da instalação do implante) refere-se à altura da crista, enquanto a dimensão vestibulolingual ou vestibulopalatina denota a largura da crista. A altura do rebordo disponível é ditada pela presença de estruturas anatômicas, como seio maxilar e canal do nervo alveolar inferior nas regiões posteriores superior e inferior, respectivamente.
Tipos de densidade óssea	Com base na densidade óssea, o osso alveolar pode ser classificado em:[2] • Tipo I – osso altamente denso (principalmente cortical) • Tipo II – osso denso, mas não tão denso quanto o tipo I (osso cortical ótimo recobrindo osso trabecular) • Tipo III – osso mais denso do que o tipo IV, mas não tão denso quanto o tipo II (placa cortical fina recobrindo osso trabecular) • Tipo IV – osso menos denso (placa cortical muito fina recobrindo osso trabecular esparso). A mandíbula é mais densa do que a maxila, com o sextante posterior da maxila sendo o menos denso de todos.
Volume da crista	O volume total de osso no local planejado para a instalação do(s) implante(s) determina a posição do implante e a necessidade de procedimentos reconstrutivos adicionais. É necessária uma tomografia computadorizada de feixe cônico (TCFC) para avaliar adequadamente o volume da crista.

❀ Informações rápidas

Vantagens da prótese unitária implantossuportada	• Ajuda a manter o volume ósseo • Boa taxa de sucesso (mais de 90%) na população de baixo risco • Fornece suporte fixo à coroa protética (em comparação à prótese removível) • Oferece oportunidade para os pacientes realizarem a limpeza interdental (em comparação às próteses parciais fixas) • Evita a necessidade de alterar/preparar dentes adjacentes (em comparação às próteses parciais fixas).
Diagnóstico-chave para avaliação do pré-tratamento	• Avaliação clínica extraoral e intraoral completa (incluindo avaliação oclusal e periodontal) • Análise de imagem – radiografias apropriadas e TCFC (se necessário) • Modelos de estudo.

(Continua)

Informações rápidas (*Continuação*)

Fatores locais que ditam a instalação do implante em pacientes parcialmente edêntulos	Avaliação dos dentes adjacentes:
	• Condição periodontal e endodôntica dos dentes adjacentes
	• Inclinação e anatomia radicular dos dentes adjacentes. Avaliação tridimensional do espaço disponível para implante e prótese:
	• Dimensão mesiodistal edêntula (espaço interdental)
	• Dimensão apicocoronal edêntula (espaço interoclusal)
	• Espessura vestibulolingual do osso alveolar
	• Altura do osso alveolar
	• Marcos anatômicos:
	   ■ Maxila – localização do assoalho do seio maxilar (implantes na região posterior da maxila), cavidade nasal (implantes na região anterior da maxila) e canal nasopalatino (implantes na região anterior da maxila)
	   ■ Mandíbula – proximidade do canal alveolar inferior (implantes na região posterior mandibular) "crista milo-hióidea" e forame mentoniano (implantes na região de dos pré-molares inferiores)
	• Outras considerações:
	   ■ Largura e espessura da mucosa queratinizada
	• Esquema oclusal.

Vantagens da TCFC sobre a imagem bidimensional	• Fornece informações tridimensionais sobre o volume do osso (especialmente a espessura do osso) no local de interesse • Fornece informações detalhadas sobre as principais estruturas anatômicas (p. ex., seio maxilar, localização do canal do nervo alveolar inferior) • Ajuda no planejamento de implantes e na instalação de implantes guiada por computador.
Distância aceita entre implantes e dentes	• Entre implantes adjacentes: 3 mm • Entre implante e dente natural: 1,5 mm.
Espaço edêntulo mesiodistal mínimo necessário para implantes de vários diâmetros	• Implantes de diâmetro estreito (p. ex., 3,25 mm) = 6 mm • Implantes de diâmetro padrão (p. ex., 4,1 mm) = 7 mm • Implantes de diâmetro largo (p. ex., 5 mm) = 8 mm.
Largura óssea alveolar mínima	Para um implante de 4 mm de diâmetro, uma largura mínima de 6 a 7 mm é necessária para instalar o implante sem qualquer procedimento adicional de enxerto ósseo. Isso permite a presença de pelo menos 1 a 1,5 mm de osso circunferencialmente ao redor do implante.

Conhecimento fundamental

Introdução

Os implantes dentários são colocados para gerenciar parcial e completamente condições edêntulas. A seleção do paciente é fundamental para o sucesso em implantodontia. A maior parte da avaliação realizada para casos de implante é semelhante aos processos de avaliação clínica e radiográfica realizados rotineiramente (ver Capítulo 19); este capítulo trata apenas das considerações específicas que devem ser incluídas na avaliação clínica do paciente para implante. Para avaliação da imagem do paciente para implante, ver Capítulo 42.

A avaliação clínica do paciente para implante deve incluir os seguintes componentes:

- Avaliação geral do paciente: – histórico médico, comportamento, hábitos deletérios que aumentam o risco de falha do implante
- Avaliação oral/dentária: – inclui avaliações extraorais e intraorais para avaliar a viabilidade da instalação do implante.

Avaliação geral do paciente
Objetivo da avaliação médica em implantodontia

A terapia com implante envolve o tratamento de uma condição oral (edêntula); isso é diferente de outras cirurgias odontológicas realizadas para tratar uma doença ou infecção oral em curso. A avaliação médica de pacientes com perspectiva de implante é feita não apenas para ver se eles podem suportar a instalação do implante (risco cirúrgico), mas também para avaliar o risco de complicações associadas à terapia com implante (risco de falha do implante). Durante a avaliação clínica, deve-se considerar o seguinte:

- A instalação do implante dentário deve ser adiada em pacientes com doença ou condição sistêmica até que a condição sistêmica seja controlada e estabilizada
- Para todos os pacientes clinicamente comprometidos, é importante consultar um médico e obter autorização médica.

A triagem médica envolve:

1. Exames laboratoriais – hemograma completo, tempo de protrombina, razão normalizada internacional (RNI) e hemoglobina glicada (HbA1c).
2. Sinais vitais – pressão sanguínea, frequência cardíaca, frequência respiratória.
3. Sistema de classificação da condição física segundo a American Society of Anesthesiologists (ASA).

Após a avaliação médica, são identificados os fatores de risco para cirurgia e falha dos implantes.

Fatores de risco cirúrgico

Contraindicações absolutas – a terapia com implantes é desaconselhável em:

- Pacientes *em tratamento* com quimioterapia e radioterapia (cabeça e pescoço)
- Pacientes em uso de bisfosfonatos *intravenosos*
- Pacientes com doenças psiquiátricas (p. ex., esquizofrenia, demência)
- Pacientes com doença renal em estágio terminal
- Abuso de substâncias (p. ex., álcool, drogas).

Contraindicações relativas – a terapia com implantes pode ser realizada após a mitigação do risco apenas quando absolutamente necessário em pacientes com:

- Diabetes não controlado
- Hipertensão não controlada
- Distúrbios hemorrágicos
- Imunossupressão (terapia com esteroides, HIV/AIDS)
- Risco de má cicatrização de feridas (p. ex., bisfosfonatos orais, lúpus eritematoso, doença do refluxo gastresofágico).

❖ CORRELAÇÃO CLÍNICA

Quais precauções devem ser consideradas para aumentar o sucesso do implante em pacientes com câncer de cabeça e pescoço irradiados?[3,4]

- É melhor planejar uma cirurgia de implante > 21 dias antes da radioterapia (a radioterapia predispõe o indivíduo à necrose óssea devido ao efeito da endarterite)
- Para minimizar o risco de osteorradionecrose e falha na osseointegração, a dose total de radiação deve ser inferior a 66 e 50 Gy, respectivamente
- Se > 50 Gy for usado, deve ser administrado oxigênio hiperbárico
- A cirurgia de implante não deve ser realizada durante a radioterapia, e a instalação do implante é melhor se adiada por 9 meses, após a radioterapia
- Utilizar próteses implantossuportadas sem contato com a mucosa e evitar carga imediata
- Assegurar a assepsia estrita durante o procedimento cirúrgico de implante e considerar o uso de antibióticos.

Fatores de risco para falha do implante

- Indivíduos em crescimento (pacientes < 18 anos de idade)
- Tabagismo
- História de periodontite (tratada ou não)
- Doença óssea grave (p. ex., doença de Paget, osteoporose)
- Controle glicêmico precário.

Avaliação oral/odontológica

Avaliação extraoral: inclui avaliação da articulação temporomandibular, músculos mastigatórios, linfonodos da cabeça e do pescoço e simetria facial.

Avaliação intraoral: envolve uma análise detalhada de qualquer situação que possa representar risco para o posicionamento ideal, osseointegração bem-sucedida e a reabilitação de um implante dentário no nível do local do implante e dos dentes adjacentes (Figura 41.1).

❖ CORRELAÇÃO CLÍNICA

A instalação de implantes é contraindicada em pacientes com periodontite?

- Instalação de implante em periodontite *tratada* – terapia com implante dentário é uma opção viável e não contraindicada em pacientes com comprometimento periodontal que foram submetidos a tratamento e desde que estejam sob protocolos de manutenção adequados. Estudos longitudinais, durante um período de 3 a 16 anos, relataram taxas de sobrevida de implantes de mais de 90% quando os pacientes são bem mantidos periodontalmente.[5]
- Instalação do implante em periodontite *não tratada* – tem prognóstico questionável devido à possibilidade de translocação de microrganismos, recorrência/surtos da doença, higiene bucal deficiente e as complicações adicionais de influenciar distúrbios sistêmicos (p. ex., a periodontite influencia o controle glicêmico deficiente) que podem contribuir para a colonização do sulco peri-implantar e levar à peri-implantite. Portanto, a periodontite deve sempre ser tratada e a doença deve ser controlada antes da instalação dos implantes.

EXERCÍCIO COM BASE EM CASOS CLÍNICOS

Cenário: uma paciente de 52 anos de idade apresentou como queixa principal: "Eu estava comendo e meu dente da frente quebrou". Ela tinha sido vista por um dentista que confeccionou uma prótese parcial removível do tipo *flipper*, mas ela não gostou. A paciente estava interessada em reabilitar a área edêntula com uma prótese parcial fixa implantossuportada. Ela não tinha problemas médicos e nenhuma alergia a medicamentos.

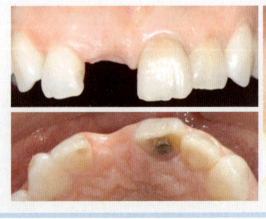
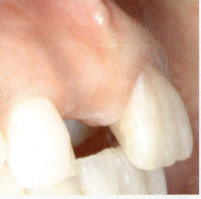

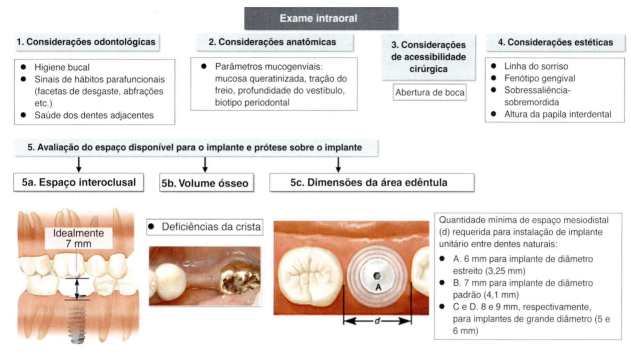

• **Figura 41.1** Avaliação clínica intraoral para terapia com implantes. Isso inclui uma avaliação sistemática para identificar fatores de risco potenciais para falha do implante:
1. Considerações odontológicas
   - A má higiene oral leva à peri-implantite e, se não tratada, à falha do implante
   - A carga oclusal excessiva aumenta o risco de complicações biomecânicas e deve ser levada em consideração ao projetar a prótese sobre o implante
   - Lesões apicais, restos radiculares e infecção endodôntica na mandíbula nas proximidades de um implante em integração podem interferir na osseointegração. Eles devem ser identificados e tratados antes da instalação do implante.
2. Considerações anatômicas
   - Os parâmetros mucogengivais são avaliados e aumentados, se necessário, para garantir a estabilidade do complexo mucoso peri-implantar
   - A avaliação radiográfica de estruturas anatômicas vitais é discutida no Capítulo 42.
3. Acessibilidade cirúrgica
   - Abertura da boca: para permitir o acesso para brocas e para a instalação ideal do implante (angulação, posição), especialmente nas regiões posteriores da cavidade bucal, um mínimo de 40 a 45 mm de abertura da boca é vital
   - É importante testar o acesso cirúrgico antes de confirmar a consulta cirúrgica.
4. Considerações estéticas
   - Uma linha do sorriso alta é muito desafiadora para a implantodontia, pois a junção entre os componentes reabilitadores e a crista da fixação do implante pode se tornar visível; esses pacientes mostrarão tecidos ao redor da prótese sobre o implante quando sorrirem
   - Pacientes com um biotipo ou fenótipo fino e recortado são considerados como de "alto risco estético", pois experimentam reabsorções ósseas mais pronunciadas após a exodontia do que pacientes com um biotipo espesso e plano. Esses locais também são mais propensos a retração da mucosa após a instalação do implante
   - Sobressaliência e sobremordida excessivos afetam o posicionamento tridimensional adequado do implante, levando a complicações funcionais e estéticas
   - O colapso ósseo proximal (como aquele observado quando dois dentes adjacentes são extraídos) pode resultar na perda da papila. Isso requer considerações especiais durante o planejamento do tratamento na região anterior da maxila.
5. Avaliação do local do implante
   - Espaço interoclusal – esta dimensão irá variar dependendo do projeto do implante e das dimensões do componente do fabricante. No entanto, uma dimensão interoclusal de 7 mm é considerada ideal para a reabilitação não complicada de implantes. Quando esta dimensão é < 5 mm, é prudente selecionar pilares aparafusados para, em vez dos cimentados, evitar complicações protéticas
   - Volume ósseo – deficiências da crista podem causar certos problemas:
     - Concavidades ósseas vestibulares (perda óssea horizontal/vestibulolingual) – os riscos associados incluem fenestração óssea e perfurações. As opções terapêuticas para mitigar esses riscos incluem implante cônico e regeneração óssea guiada (ROG)
     - Reabsorção vertical (perda da altura do osso alveolar) – os riscos associados incluem lesão de estruturas anatômicas (p. ex., nervo mandibular) durante a perfuração. Isso pode ser atenuado com implantes mais curtos, ROG e assim por diante
   - Dimensões da área edêntula – para um implante de tamanho padrão, o espaço mesiodistal necessário entre os dentes para a instalação ideal é como se segue: 1 implante – 7 mm; 2 implantes – 14 mm; 3 implantes – 21 mm e assim por diante. O espaço interdental inadequado requer modificações na posição, orientação, número do implante e, às vezes, terapia ortodôntica para a criação de espaço para o posicionamento ideal do implante. Outros pontos a serem considerados incluem:
     - Necessidade de um mínimo de 3 mm entre dois implantes
     - Necessidade de um mínimo de 1,5 a 2 mm entre um dente e um implante.

(De Newman, M.G., Takei, H.H., Klokkevold, P.R., et al. (2019). *Newman and Carranza's Clinical Periodontology* (13th ed.). Philadelphia: Elsevier.)

Questões

1. As imagens clínicas revelam todos, exceto um dos seguintes achados. Qual é a exceção?
   a. Discrepância nas margens gengivais.
   b. Inserção anormal do freio.
   c. Deformidade de crista horizontal.
   d. Saúde clínica periodontal.

2. Qual das seguintes modalidades de imagem é necessária para avaliar melhor a deformidade da crista no local de interesse?
   a. Radiografia oclusal.
   b. Cefalometria lateral.
   c. Tomografia computadorizada de feixe cônico (CBCT).
   d. Radiografia panorâmica.

3. Qual é o espaço interoclusal mínimo para uma prótese cimentada?
   a. 4 mm.
   b. 5 mm.
   c. 6 mm.
   d. 7 mm.

4. Todos os itens a seguir são precauções que podem aumentar o sucesso do implante em pacientes irradiados de cabeça e pescoço, *exceto* um. Qual é a exceção?
   a. Garantir assepsia estrita durante o procedimento cirúrgico.
   b. Deve ser considerado o oxigênio hiperbárico se for usado > 50 Gy.
   c. A cirurgia de implante é mais bem realizada > 21 dias antes da radioterapia.
   d. A instalação do implante é melhor se adiada 3 meses após a radioterapia.

Este capítulo foi desenvolvido com base no Capítulo 75 do livro *Newman e Carranza Periodontia Clínica* (13ª edição) e é um resumo de muitas das seções importantes do capítulo. O leitor está convidado a ler o capítulo de referência para uma compreensão completa deste importante tópico.

Respostas

1. Resposta: b
Explicação: com base na apresentação clínica, os tecidos parecem saudáveis com uma faixa adequada de tecido queratinizado. Existe uma discrepância entre as margens gengivais dos caninos e do incisivo central. É visível um defeito horizontal na crista ao redor da área edêntula, nas vistas lateral e palatina.

2. Resposta: c
Explicação: a TCFC fornecerá mais informações sobre a largura do osso vestibulolingual, o que permitirá ao dentista planejar melhor o tratamento.

3. Resposta: c
Explicação: a dimensão interoclusal irá variar dependendo do projeto do implante e das dimensões do componente do fabricante. No entanto, uma dimensão interoclusal de 7 mm é considerada ideal para reabilitações não complicadas de implantes. Quando essa dimensão é < 5 mm, é prudente selecionar pilares aparafusados para evitar complicações protéticas.

4. Resposta: d
Explicação: recomenda-se aguardar 9 meses após a radioterapia antes da instalação do implante.

Referências bibliográficas

1. American Society of Anesthesiologists. (2014). *Physical Status Classification System*. Available at: https://www.asahq.org/standards-and-guidelines/asa-physical-status-classification-system. [Accessed 11 July 2019].
2. Lekholm, U., & Zarb, G. A. (1985). Patient selection and preparation. In P. I. Branemark, G. A. Zarb, & T. Albrektsson (Eds.), *Tissue integrated prostheses: Osseointegration in clinical dentistry* (pp. 199–209). Chicago: Quintessence Publishing Company.
3. Granström, G. (2003). Radiotherapy, osseointegration and hyperbaric oxygen therapy. *Periodontology 2000, 33*, 145–162 2003.
4. Diz P, Scully C, Sanz M. Dental implants in the medically compromised patient. *J Dent.* 2013;41(3):195–206. doi:10.1016/j.jdent.2012.12.008.
5. Heitz-Mayfield, L. J., & Huynh-Ba, G. (2009). History of treated periodontitis and smoking as risks for implant therapy. *The International Journal of Oral & Maxillofacial Implants, 24*(Suppl), 39–68.

42
Diagnóstico por Imagem para o Paciente Implantado

Terminologia importante

Terminologia/abreviatura	Explicação
ALADA	Acrônimo que significa "tão baixo quanto diagnosticamente aceitável". Esse princípio enfatiza a importância de usar o menor campo de visão possível (FOV) para obter o benefício clínico.
ALARA	Acrônimo que significa "tão baixo quanto razoavelmente possível". Ressalta a importância de avaliar cuidadosamente a relação risco/benefício antes de submeter um paciente à radiação.
Campo de visão	Dita a extensão do volume da imagem. Um pequeno campo de visão terá uma pequena extensão, mas com maior resolução e vice-versa.
Cirurgia guiada	Um protocolo de instalação de implante no qual o especialista usa um guia cirúrgico fabricado com base na posição do implante que foi planejada usando um programa de simulação. O objetivo é melhorar a precisão da instalação do implante, especialmente nos casos em que o volume ósseo disponível é mínimo ou há uma estrutura anatômica importante nas proximidades.
Imagem digital e comunicação em medicina (DICOM, do inglês *digital imaging and communications in medicine*)	DICOM – o formato de arquivo padrão universalmente aceito para transmissão, armazenamento, recuperação, impressão, processamento e exibição de informações em imagens médicas.
Navegação dinâmica	Técnica de instalação de implante dentário que utiliza *software* especial e dispositivos de detecção para permitir que um profissional instale um implante em uma posição planejada de maneira mais interativa e em tempo real.
Programas de simulação	*Software* especializado de terceiros que utiliza dados de TCFC dos pacientes para ajudar os profissionais a planejar a posição do implante em formato tridimensional (3D).
Tomografia computadorizada (TC) *versus* tomografia computadorizada de feixe cônico (TCFC)	A tomografia computadorizada (TC) ou TC médica usa uma única fonte de raios X que produz um feixe em leque (em comparação à tomografia computadorizada de feixe cônico, TCFC). O equipamento de TC está localizado principalmente em hospitais e o procedimento é mais caro do que a TCFC.

Informações rápidas

Objetivos do diagnóstico por imagem do paciente de implante	• Identificar estruturas anatômicas e patologias • Mensurar a quantidade, a qualidade e a localização do osso.
Vantagens das radiografias periapicais	• Baixo custo • Pode ser obtida facilmente • Baixa radiação para o paciente.
Limitações das radiografias periapicais	• Fornece apenas dados bidimensionais para uma estrutura tridimensional • Campo de visão limitado • Potencial de sobreposição • Potencial para encurtamento ou alongamento.

(Continua)

Informações rápidas (*Continuação*)

Vantagens da TCFC	• Representação (fornece vista em corte transversal da crista) • Sem distorção • Detalhes suficientes • Dose de radiação razoável para as informações obtidas • Formato digital • Ajuda com planejamento digital e protocolo cirúrgico guiado • Amplo campo de visão.
Limitações da TCFC	• Relativamente caro • Requer equipamento especial.
Principais marcos anatômicos na maxila	• Seio maxilar • Cavidade nasal • Forame nasopalatino.
Principais marcos anatômicos na mandíbula	• Canal mandibular • Alça anterior do canal mandibular • Forame mentoniano • Fossa submandibular • Forame lingual da linha média.
Usos intraoperatórios de imagens	• Permite ao profissional saber a profundidade e a angulação da perfuração que precede a instalação do implante e fazer as modificações adequadas • Ajuda a confirmar a profundidade e a angulação do implante instalado • Evita estruturas anatômicas importantes durante a instalação do implante.
Usos pós-operatórios de imagens	• Permite o monitoramento dos níveis da crista óssea ao longo do tempo • Ajuda no diagnóstico precoce da perda óssea relacionada à peri-implantite.

Conhecimento fundamental

Objetivos do diagnóstico por imagem

Objetivos do diagnóstico por imagem no paciente para implante incluem:

- **Avaliação pré-operatória:**
1. Avaliar dentes adjacentes e dentição para lesões cariosas e problemas endodônticos e periodontais
2. Avaliar os sítios de extração para dimensões ósseas (altura e largura do osso alveolar são avaliadas para determinar o tamanho ideal do implante e a necessidade de procedimentos de enxerto de tecido duro)
3. Avaliar o osso ao redor dos dentes com prognóstico desfavorável, para verificar a viabilidade e planejar o tratamento futuro com implante
4. Avaliar a orientação tridimensional do osso em relação à orientação planejada da futura prótese implantossuportada usando guias radiográficos
5. Localizar estruturas anatômicas importantes (p. ex., nervo mandibular, seio maxilar, nervo mentoniano, raízes de dentes adjacentes inclinando no espaço do implante proposto) que precisam ser consideradas na instalação cirúrgica do implante
6. Avaliar a qualidade ou densidade óssea. Nota: isso é difícil de avaliar com precisão usando procedimentos de imagem; a perfuração cirúrgica fornece a melhor maneira de avaliar a densidade óssea com precisão:
- **Fabricação de *templates* cirúrgicos:** com base nas informações da avaliação pré-operatória, os arquivos de imagem são usados em conjunto com pacotes de *software* de *design* para fabricar *templates* cirúrgicos que podem orientar a instalação cirúrgica precisa do implante

- **Avaliação radiográfica intraoperatória da instalação do implante:** devido à facilidade de aquisição e à alta resolução, as radiografias periapicais são mais comumente realizadas *durante* a cirurgia para avaliar a proximidade de estruturas anatômicas importantes. As radiografias periapicais sequenciais orientam o profissional a fazer as alterações de angulação apropriadas durante a perfuração. A direção e a profundidade do procedimento de perfuração e o paralelismo aos dentes adjacentes e outros implantes podem ser mantidos corretamente com a ajuda de imagens radiográficas
- **Monitoramento pós-operatório do implante:** é realizado para garantir o funcionamento saudável da prótese sobre o implante sob cargas oclusais ao longo do tempo. Os recursos de imagem associados à osseointegração do implante e função protética bem-sucedidas incluem:

1. Ausência de radioluscência característica ao redor do corpo do implante, que deve exibir uma imagem de rosca nítida (as roscas do implante devem ser distinguíveis e não sobrepostas), encostando diretamente no osso (obtido com radiografia intraoral usando técnicas de paralelismo).
2. Uma perda óssea marginal ou de crista óssea máxima de 0,1 mm por ano após o primeiro ano de carregamento protético ao redor da interface implante/conexão do pilar protético.
3. Ausência de *gaps* entre os vários componentes do implante (implante, pilar protético, prótese).

As radiografias também são muito valiosas na detecção do excesso de cimento, especialmente se for radiopaco. O excesso de cimento retém a placa e está associado a

Capítulo 42 Diagnóstico por Imagem para o Paciente Implantado

complicações biológicas do implante; deve, portanto, ser evitado ou removido.

A Figura. 42.1 mostra um fluxo de trabalho de diagnóstico por imagem que atende a esses objetivos.

Técnicas de diagnóstico por imagem usadas em implantes dentários

Todas as imagens diagnósticas, independentemente da técnica, devem ser avaliadas para identificar ou excluir patologias e para identificar estruturas anatômicas normais. As modalidades de imagem para diagnóstico e avaliação de implantes incluem:

- Radiografia periapical intraoral
- Radiografia panorâmica
- Tomografia computadorizada de feixe cônico (TCFC).

Uma comparação das modalidades de imagem mais comuns usadas na avaliação do paciente para implante é apresentada na Tabela 42.1.

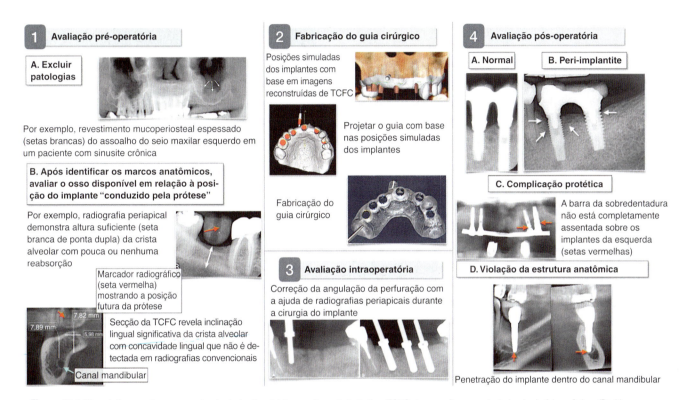

• **Figura 42.1** Diagnóstico por imagem em implantodontia: objetivos e fluxo de trabalho. TCFC, tomografia computadorizada de feixe cônico. (De Newman, M.G., Takei, H.H., Klokkevold, P.R., et al. (2019). *Newman and Carranza's Clinical Periodontology* (13th ed.). Philadelphia: Elsevier.)

Tabela 42.1 Características das técnicas de diagnóstico por imagem utilizadas na odontologia de implantes.

	Imagem 2D		Imagem 3D
	Intraoral (periapical)	Panorâmica	TCFC
Uso	• Avaliação pré-operatória • Monitoramento intraoperatório da osteotomia e instalação do implante • Monitoramento pós-operatório do implante ósseo integrado	• Avaliação pré-operatória • Monitoramento pós-operatório	• Planejamento detalhado e preciso da colocação do implante • Fabricação de *templates* cirúrgicos
Dose de radiação	Baixa	Baixa	Baixa
Custo	Acessível	Acessível	Relativamente oneroso
Distorção	Imprevisível	Imprevisível; distorção desigual nas dimensões verticais e horizontais	Sem distorção devido à magnificação

2D, bidimensional; 3D, tridimensional; TCFC, tomografia computadorizada de feixe cônico.

EXERCÍCIO COM BASE EM CASOS CLÍNICOS

Cenário: um homem de 63 anos de idade apresentou como queixa principal: "Quero restaurar meu dente perdido na área superior direita." Nenhuma condição médica significativa foi observada. Durante o exame clínico inicial, notou-se deformidade em crista na área edêntula 25 (Classe III de Seibert). No exame radiográfico foi observada uma altura óssea limitada, devido a possível pneumatização do seio e perda óssea alveolar após a extração do 25. Foi solicitada uma tomografia computadorizada de feixe cônico (TCFC).

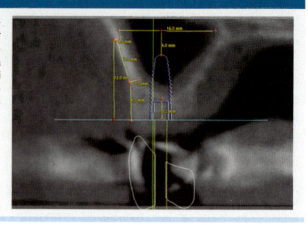

CORRELAÇÃO CLÍNICA

Qual princípio básico deve ser mantido em mente ao escolher entre as várias modalidades de obtenção de imagem?

Princípio ALARA (tão baixo quanto razoavelmente possível) – o objetivo é selecionar a técnica mais apropriada para obter a informação ideal com a dose mínima de radiação e o menor custo financeiro. Por exemplo:
- Para avaliar eficazmente vários locais potenciais para instalação de implante (p. ex., vários dentes perdidos em casos parcialmente edêntulos ou mesmo em casos completamente edêntulos), a opção por uma TCFC seria a melhor escolha
- Para avaliar um único local potencial de implante (p. ex., em um caso de instalação de implante unitário em um local que está livre de restrições anatômicas e tem volume ósseo suficiente para receber o implante), uma radiografia periapical ou panorâmica pode ser suficiente.

Questões

1. A técnica radiográfica que produz a menor distorção é:
   a. radiografia panorâmica.
   b. radiografia periapical.
   c. radiografia interproximal.
   d. TCFC.

2. Uma análise tridimensional do sítio cirúrgico usando TCFC fornecerá as seguintes informações, exceto para:
   a. Altura óssea apicocoronal.
   b. Proximidade do seio e necessidade de enxerto de seio.
   c. Largura do osso vestibulolingual.
   d. Tipo de prótese a ser usada.

3. Ao considerar uma abordagem em janela lateral para aumento do seio maxilar, qual é a artéria principal (espaço) que pode ser identificada pelo TCFC?
   a. Infraorbital.
   b. Oftálmico.
   c. Facial.
   d. Alveolar superior posterior.

4. Qual é a perda óssea marginal máxima aceitável (mm/ano) após a carga do implante, medida por meio de radiografias em série?
   a. 0,05.
   b. 0,1.
   c. 0,15.
   d. 0,2.

Este capítulo foi desenvolvido com base no Capítulo 76 do livro *Newman e Carranza Periodontia Clínica* (13ª edição) e é um resumo de muitas das seções importantes do capítulo. O leitor está convidado a ler o capítulo de referência para uma compreensão completa deste importante tópico.

Respostas

1. Resposta: d
Explicação: com uma dose de radiação relativamente baixa, a TCFC fornece imagens com o mínimo de distorção.

2. Resposta: d
Explicação: todas as outras variáveis listadas podem ser obtidas na análise TCFC.

3. Resposta: d
Explicação: em alguns casos, durante uma abordagem por janela lateral, a artéria alveolar superior posterior pode atravessar dentro do osso nas proximidades da preparação da janela.

4. Resposta: b
Explicação: é aceitável uma perda óssea marginal ou de crista óssea de no máximo 0,1 mm por ano, após o primeiro ano de carregamento da prótese ao redor da conexão implante-pilar.

43
Implantes Dentários: Considerações Protéticas

🌸 Terminologia importante

Terminologia/abreviatura	Explicação
Carga convencional	Reabilitação do implante após um período de cicatrização de 2 meses.[1]
Carga imediata	Reabilitação do implante dentro de 1 semana após a instalação do implante.[1]
Carga precoce	Carregamento do implante entre 1 semana e 2 meses de cicatrização.
Coroa aparafusada	Uma coroa que é conectada ao implante subjacente e ao pilar por meio de um parafuso.
Coroa cimentada	Uma coroa que é retida ao pilar do implante subjacente por meio de cimento. Não há orifício para parafuso de acesso nesse tipo de coroa em comparação com uma coroa parafusada ou híbrida.
Coroa híbrida	Também chamada de coroa "parafusável", esse sistema consiste em uma coroa que é cimentada a um pilar de titânio extraoralmente e então fixada no implante por meio de um orifício de parafuso de acesso na superfície da coroa. Tem a vantagem de evitar a retenção do excesso de cimento dentro do sulco e sua fácil identificação visual também torna o parafuso do pilar acessível para fácil retirada durante as consultas de manutenção.
Implante de corpo sólido	Um tipo de implante que contém o corpo do implante e o pilar como uma única unidade. A prótese sobre um implante de corpo sólido só pode ser retida com cimento, o que é uma limitação; além disso, as correções de angulação não são possíveis. Por tais motivos, não são muito populares.
Implante de plataforma reduzida	A troca da plataforma depende do uso de pilares mais estreitos em implantes de diâmetro largo. Implantes com plataforma reduzida mantêm mais crista óssea devido a: • Movimento da conexão implante-pilar para longe das margens ósseas • Menos infiltração, menos afrouxamento do parafuso e menos estresse no osso peri-implantar • Crescimento do tecido conjuntivo sobre o ombro do implante no nível da plataforma reduzida, o que fornece melhor vedação da barreira mucosa e proteção para a crista óssea.
Perfil de emergência	O contorno de um dente ou prótese que emerge da gengiva. A forma e o contorno do pilar desde a plataforma do implante até o nível marginal gengival (componente transmucoso) determina o perfil de emergência da prótese sobreposta.
Prótese cantiléver	Tipo de dente ou prótese implantossuportada em que o pôntico que substitui o dente ausente é suportado por um pilar (suportado por implante ou dente) em apenas um lado.
Reabilitação imediata	Semelhante ao carregamento imediato, mas a prótese é intencionalmente deixada de fora de qualquer oclusão funcional.[1]

Informações rápidas

Altura antecipada da papila	Para que a papila esteja presente, a distância do ponto de contato entre dois dentes naturais à crista óssea não deve exceder 5 mm.[2]
Cimento e complicações peri-implantares	O excesso de cimento durante a cimentação da coroa demonstrou estar associado a sinais de doença peri-implantar.[3]
Principais complicações protéticas sobre implantes	• Falha do implante • Perda óssea atípica do implante • Inflamação persistente dos tecidos moles • Infecção dos tecidos peri-implantares • Falha da cerâmica (requer substituição) • Perda da prótese • Parafusos, pilares ou implantes fraturados.
Complicações menores protéticas sobre implante	• Afrouxamento do parafuso • Delaminação da cerâmica (não requer substituição) • Perda da cimentação da prótese.
Vantagens e desvantagens da conexão de hexágono externo	Vantagens: • Maior flexibilidade e amplas opções protéticas • Maior imunidade à fratura do corpo do implante. Desvantagens: • O afrouxamento do parafuso é comum • É observada relativamente mais perda da crista óssea.

Conhecimento fundamental

Considerações sobre as partes de um implante e da prótese

A implantodontia é um ramo da odontologia orientado para a prótese e é importante ter uma compreensão básica das considerações protéticas para praticar a implantodontia com sucesso. Isso inclui um conhecimento prático das várias partes de uma prótese sobre implante, dos materiais usados e dos tipos de conexões entre as várias partes. A Figura 43.1 ilustra as partes de uma prótese implantossuportada e as várias considerações para o planejamento do tratamento protético.

 CORRELAÇÃO CLÍNICA

Quais precauções básicas devem ser tomadas durante a confecção de próteses provisórias retidas pelo implante a fim de manter a saúde peri-implantar?

- A prótese provisória sobre o implante deve ser parafusada porque (1) o uso de cimento deve ser evitado em novos sítios cirúrgicos e (2) a capacidade de remover, modificar e substituir a prótese é essencial nessa fase (que é mais fácil com provisórios parafusados do que cimentados)
- O perfil de emergência do provisório deve ser liso e bem polido
- Os 2 mm mais apicais do provisório devem ser titânio puro (sem poliéter-éter-cetona [PEEK], resina composta ou acrílica) devido aos seus efeitos comprovados nos tecidos moles e risco mínimo de fratura.

Capítulo 43 Implantes Dentários: Considerações Protéticas

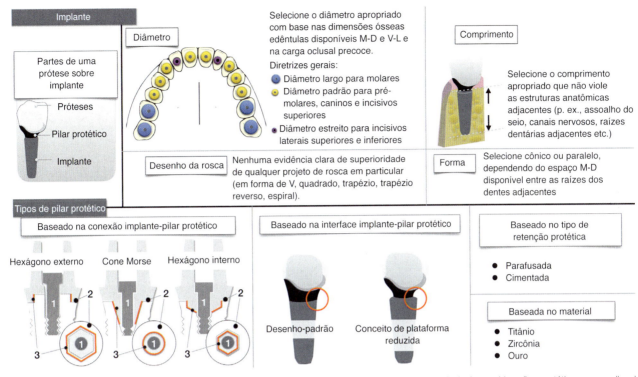

• **Figura 43.1** Escolha do implante e do pilar protético: considerações protéticas. Esta figura explica as principais considerações protéticas na escolha do implante e os tipos de pilares protéticos corretos para um cenário clínico. A caixa cinza no canto esquerdo mostra as três partes básicas de qualquer prótese implanto-suportada: o implante (porção de titânio rosqueada no osso), o pilar (porção que conecta o implante dentro do osso à porção protética na cavidade oral) e a prótese (p. ex., coroa, prótese, sobredentadura).

Principais características do implante e considerações da seleção:
- **Diâmetro do implante** – a maioria das empresas de implante fabrica implantes com diâmetros entre 3 e 7 mm. As vantagens protéticas de diâmetros maiores de implantes devem ser equilibradas com as considerações cirúrgicas da largura óssea disponível
- **Comprimento do implante** – implantes mais longos (> 10 mm) são indicados onde a ancoragem apical é vital para alcançar uma boa estabilidade primária (p. ex., na instalação imediata do implante ou ao lidar com a baixa qualidade óssea). Implantes mais curtos (4 a 8 mm) podem ser usados em condições particulares (p. ex., para evitar enxerto ósseo devido à falta de altura do osso)
- **Desenho da rosca do implante** – maior profundidade da rosca melhora o contato da superfície osso-implante e a estabilidade primária. É indicado em casos de má qualidade óssea, onde é carga oclusal alta é antecipada. É altamente recomendável ter cuidado ao interpretar os dados sobre o desenho da rosca do implante, pois a maioria deles é baseada no método de "análise de elemento finito", que é considerado um modelo "teórico"
- **Forma do implante** – implantes cilíndricos (paralelos) e cônicos são os desenhos mais comuns.

O uso de implantes maiores torna-se mais importante nas seguintes circunstâncias: músculos masseter/temporal aumentados, história de fratura dentária e de coroas, antagonistas a outros implantes e pacientes com hábitos parafuncionais que não desejam usar uma proteção oclusal.

Os projetos de pilares baseiam-se principalmente em:
- **Conexão implante-pilar** – a figura mostra uma vista em corte transversal e uma vista superior da plataforma do implante na crista para cada tipo de conexão.

Chave: 1. Orifício do parafuso com pilar rosqueável (cinza escuro); 2. Plataforma do implante sobre a qual o pilar é apoiado (branco); 3. Superfície do pilar que desliza sobre a conexão externa ou fendas na conexão interna do implante (linhas vermelhas).

Existem três tipos principais de conexões do pilar para implante:
  (a) **Hexágono externo:** implantes anteriores foram projetados com esse tipo de conexão. Apresenta uma junta de topo entre o pilar e o implante sobre um hexágono externo (i. e., o hexágono se projeta para cima a partir da superfície do implante). É adequado para próteses fixas sobre implantes, em pacientes totalmente edêntulos. A principal desvantagem da conexão de hexágono externo é o afrouxamento do parafuso.
  (b) **Cone Morse:** uma conexão interna; uma fenda é encontrada dentro do implante na porção coronal. A fenda é cônica com um desenho levemente cônico. A justificativa para incorporar um cone na conexão é para estabilizá-la ainda mais com forte ajuste de fricção, minimizando a infiltração, o movimento do pilar e o afrouxamento dos parafusos.
  (c) **Hexágono interno:** a superfície de conexão hexagonal é colocada internamente dentro do implante em vez de projetar-se coronariamente
- **Interface implante-pilar** – a existência de uma "microfenda" entre o implante e o pilar permite uma ameaça de colonização bacteriana nesse local e acredita-se que isso influencie a morfologia óssea peri-implantar. Os desenhos padrão dessa interface têm um diâmetro de base de pilar semelhante àquela da plataforma/cabeça do implante. O "conceito de plataforma reduzida" envolve tornar o pilar mais estreito do que a plataforma do implante. Isso move horizontalmente a região da microfenda para dentro e para longe das margens ósseas, o que, acredita-se, permite maior fluxo sanguíneo ao redor do implante, proporcionando espaço suficiente para os tecidos moles enquanto limita a perda da crista óssea
- **Tipo de retenção protética** – a prótese pode ser cimentada sobre o pilar ou parafusada no pilar e no implante, dependendo da relação das linhas de preparo do pilar com a margem gengival e o espaço interoclusal disponível. Se as linhas de preparo forem colocadas profundamente no sulco, será difícil limpar o cimento e as próteses parafusadas são preferíveis sobre implantes. Se o espaço interoclusal for muito limitado (p. ex., < 4 mm), as próteses parafusadas são melhores do que as próteses cimentadas.
- **Tipo de material** – os pilares podem ser feitos de titânio, zircônia ou ouro. Todos os pilares são conectados ao implante usando-se um parafuso de pilar de titânio que pode ser apertado por torque.

V-L, vestibulolingual; M-D, mesiodistal.

EXERCÍCIO COM BASE EM CASOS CLÍNICOS

Cenário: um paciente masculino de 63 anos de idade apresentou-se com a queixa principal: "Quero restaurar meu dente perdido". Sua história médica não mostrou condições relevantes e ele não estava tomando nenhum medicamento. A história dentária do paciente revelou que o 11 tinha sido extraído em caráter de emergência, e nenhum enxerto ósseo foi feito no momento da exodontia. Depois que o desenvolvimento do sítio foi alcançado, um implante foi colocado no local 11. A fim de garantir o condicionamento do tecido mole, foi confeccionado um provisório aparafusado.

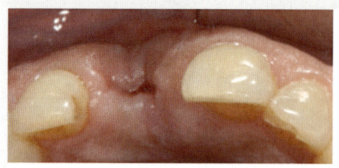
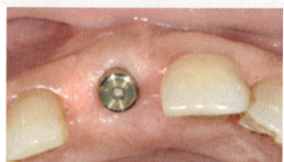
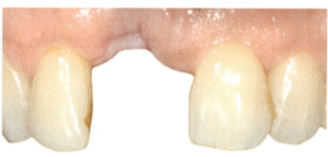
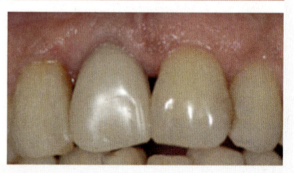

Questões

1. Qual a vantagem de uma prótese parafusada em relação à cimentada?
   a. Estética.
   b. Facilidade de confecção.
   c. Facilidade de recuperação.
   d. Nenhuma.
2. Considerando a linha alta do sorriso nessa paciente, qual é o material mais adequado para o pilar definitivo?
   a. Liga de ouro.
   b. Titânio.
   c. Cerâmica.
   d. Liga de titânio.
3. Para garantir maior precisão, que tipo de técnica de moldagem e material você aconselharia ao dentista usar para reabilitar o implante 11?
   a. Moldeira fechada/poliéter.
   b. Moldeira aberta/poliéter.
   c. Moldeira fechada/hidrocoloide irreversível.
   d. Moldeira aberta/hidrocoloide irreversível.
4. Para verificar se os *copings* moldados estão devidamente assentados sobre implantes, _____.
   a. realiza-se uma radiografia.
   b. sentido tátil é satisfatório.
   c. nenhuma verificação clínica é necessária.
   d. perguntar ao paciente se está confortável.

Este capítulo foi desenvolvido com base no Capítulo 77 do livro *Newman e Carranza Periodontia Clínica de* (13ª edição) e é um resumo de muitas das seções importantes do capítulo. O leitor está convidado a ler o capítulo de referência para uma compreensão completa deste importante tópico.

Respostas

1. Resposta: c
Explicação: em comparação à prótese cimentada, a prótese parafusada é mais fácil de recuperar.

2. Resposta: c
Explicação: como o implante está localizado em uma área estética, recomenda-se um pilar definitivo confeccionado em cerâmica.

3. Resposta: b
Explicação: a precisão das moldagens com poliéter é maior que com hidrocoloide irreversível. Para o dente 11, em que é essencial registrar o contorno do tecido mole na moldagem, é recomendado o uso de uma técnica de moldeira aberta.

4. Resposta: a
Explicação: para avaliar o posicionamento adequado, é necessária uma radiografia periapical. As outras opções não são aceitáveis.

Referências bibliográficas

1. Morton, D., Gallucci, G., Lin, W. S., Pjetursson, B., Polido, W., Roehling, S., et al. (2018). Group 2 ITI Consensus Report: Prosthodontics and implant dentistry. *Clinical Oral Implants Research*, *16*(Suppl.), 215–223. https://doi.org/10.1111/clr.13298
2. Tarnow, D. P., Magner, A. W., & Fletcher, P. (1992). The effect of the distance from the contact point to the crest of bone on the presence or absence of the interproximal dental papilla. *Journal of Periodontology*, *63*(12), 995–996.
3. Wilson, T. G., Jr. (2009). The positive relationship between excess cement and peri-implant disease: A prospective clinical endoscopic study. *Journal of Periodontology*, *80*(9), 1388–1392. https://doi.org/10.1902/jop.

44
Procedimentos Cirúrgicos em Implante

🌸 Terminologia importante

Terminologia/abreviatura	Explicação
Alargamento	Procedimento realizado em casos selecionados usando uma broca *countersink* que alarga a osteotomia na área da crista óssea para permitir a colocação subcrestal do colar do implante e do parafuso de cobertura.
Conformação de rosca	Procedimento realizado em casos selecionados (osso altamente denso ou ao instalar um implante mais longo em osso moderadamente denso), em que um padrão de rosca interna é criado no local da osteotomia para permitir a instalação do implante, de forma que não exija excesso de torque/força.
Estabilidade primária *vs.* secundária do implante	A estabilidade primária é a estabilidade mecânica oferecida por meios físicos (pelo osso) no momento da instalação, enquanto a estabilidade secundária é oferecida pela interação biológica do osso com a superfície do implante (osseointegração) após a instalação do implante.
Guia cirúrgico	Aparato usado no momento da instalação do implante que orienta o cirurgião na instalação do implante em uma posição pré-planejada orientada pela prótese.
Implante não submerso (protocolo de um estágio)	Procedimento que envolve inserir um pilar de cicatrização (em vez de um parafuso de cobertura) ao implante e deixá-lo exposto à cavidade oral.
Implante submerso (protocolo de duas etapas)	Procedimento que envolve a submersão de um implante no momento da instalação e a necessidade de um procedimento de segundo estágio para descobrir o implante. Um parafuso de cobertura é colocado no implante antes de submergi-lo.
Implantes autorrosqueáveis	Implantes afiados, com padrões de linha de corte que não requerem conformação de rosca adicional. São chamados de implantes autorrosqueantes.
Momento da instalação do implante	• Instalação imediata – um protocolo clínico no qual um implante dentário é instalado no alvéolo após a exodontia, na mesma consulta • Instalação precoce – instalado de um implante após a exodontia, mas com cicatrização adequada do tecido mole (normalmente 4 a 8 semanas após a exodontia); assim, o fechamento primário pode ser alcançado no momento da instalação (ao contrário da instalação imediata). Esse protocolo pode ser associado ao enxerto ósseo simultâneo no momento da instalado do implante • Instalação tardia – protocolo clínico no qual um implante dentário é instalado na crista alveolar após a cicatrização adequada (normalmente 6 meses após a extração).[2]
Momento da reabilitação final do implante	Carga imediata: protocolo clínico no qual um implante recebe uma coroa provisória com carga (colocado em oclusão) no dia da instalação do implante ou dentro de 1 semana após a instalação do implante. Isso é diferente de um protocolo de reabilitação imediata, em que o implante recebe um provisório no dia da instalação, mas a coroa é deixada fora da oclusão. Carga precoce: o implante é reabilitado proteticamente em 1 semana a 2 meses após a instalação e colocado em oclusão funcional. Carga convencional: o implante é reabilitado proteticamente, tipicamente após 2 meses de instalação, e colocado em oclusão funcional.[2]
Osteotomia de implante	Processo de perfuração sequencial para criar um alvéolo no osso para receber um implante.
Pinos-guia	Pinos metálicos de diâmetros crescentes usados durante a perfuração óssea (alargamento da osteotomia) para verificar a angulação tridimensional do processo de perfuração e sua relação com a dentição antagonista. Normalmente, as radiografias são realizadas durante o processo de perfuração com um pino-guia de diâmetro apropriado totalmente encaixado no local da osteotomia.
Procedimento de segundo estágio	Procedimento realizado para expor o implante ósseo integrado no protocolo de duas etapas. Isso pode ser feito usando um *punch* de tecido ou rebatendo um retalho em espessura total.

Informações rápidas

Sequência de perfuração	Normalmente começa com uma broca redonda para marcar o local da osteotomia, seguida por uma série de brocas de diâmetro crescente. Com base na necessidade, roscas e alargamento são realizados usando-se brocas especiais antes da instalação do implante.
Irrigação durante a instalação do implante	A irrigação abundante é crítica durante as perfurações para reduzir o calor e limpar os detritos, pois esses fatores podem ter efeito adverso na consolidação óssea.
Velocidades de perfuração	Velocidades mais altas (cerca de 800 a 1.500 rpm) são geralmente usadas para as perfurações iniciais; o rosqueamento e o alargamento são feitos em velocidades mais baixas. A instalação do implante é feita em velocidades muito baixas (aproximadamente 25 rpm).
Regime pós-operatório	• Terapia antibiótica (com cirurgia extensa ou quando o paciente está imunocomprometido) • Medicação analgésica • Enxaguatório bucal antisséptico.
Radiografias durante a instalação do implante	A radiografia permite a verificação de: • Angulação mesiodistal do implante e profundidade de instalação • Localização das brocas ou do corpo do implante em relação às estruturas anatômicas (raízes adjacentes, assoalho do seio nasal ou canal do nervo alveolar inferior).

Conhecimento fundamental

Introdução

A maioria dos procedimentos cirúrgicos de implante pode ser realizada no consultório odontológico sob anestesia local ou sedação consciente (oral ou intravenosa). Independentemente da abordagem cirúrgica, o implante deve ser instalado no osso com boa estabilidade primária para obter uma integração óssea previsível, e deve-se seguir uma técnica atraumática para evitar danos ao osso.

O osso compacto oferece uma área de superfície muito maior para o contato osso-implante (BIC) do que o osso esponjoso.

São realizados dois tipos fundamentais de cirurgias de implante:

- Instalação em um estágio, em que o implante é instalado e deixado exposto na cavidade oral
- Instalação em dois estágios, em que o implante é instalado, mas submerso nos tecidos gengivais/mucosos, e posteriormente exposto por um procedimento isolado.

A Figura 44.1 descreve os procedimentos cirúrgicos básicos do implante.

❖ CORRELAÇÃO CLÍNICA

Quais são os fatores que um especialista deve considerar quando confrontado com o dilema de submergir ou não um implante?

- Estabilidade primária e densidade óssea: quando a estabilidade primária é > 35 Ncm, um protocolo não submerso pode ser escolhido com segurança. No entanto, quando os implantes são colocados em osso mole com estabilidade primária precária, o protocolo submerso de dois estágios é empregado para que os micromovimentos que transmitem forças de carga indesejadas na interface osso-implante possam ser minimizados durante a cicatrização. Minimizar os micromovimentos que potencialmente levam ao encapsulamento do tecido mole do implante (durante a fase de cicatrização) aumenta as chances de uma osseointegração bem-sucedida do implante
- Aumento do tecido duro/mole: quando membranas de barreira e enxertos ósseos são usados para regeneração óssea guiada, espera-se que próteses provisórias possam transmitir forças excessivas no tecido em cicatrização, particularmente em pacientes totalmente edêntulos. Quando os procedimentos de aumento são realizados, é melhor usar a abordagem submersa de dois estágios para permitir a cicatrização sem perturbações

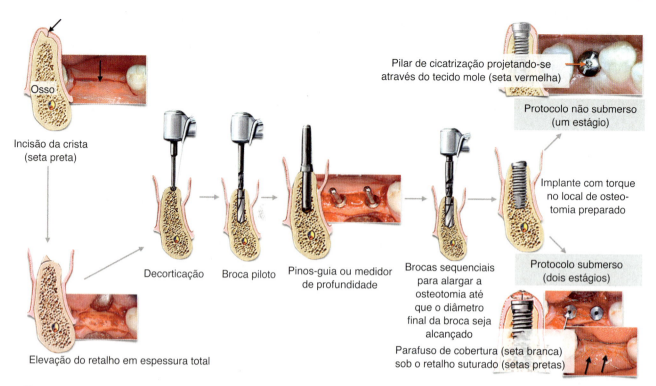

- **Figura 44.1** Colocação cirúrgica do implante: protocolo-padrão. A figura mostra o procedimento básico, passo a passo, durante a osteotomia no local do implante e a instalação cirúrgica do implante no local preparado pela osteotomia. Os diagramas esquemáticos que mostram vistas em corte transversal são acompanhados por vistas oclusais intraorais correspondentes, sempre que possível. Diferentes fabricantes recomendam protocolos diferentes para a colocação de implantes. A descrição fornecida do procedimento de osteotomia do implante segue o protocolo padrão recomendado para um cenário clínico simples e descomplicado que não requer aumentos de tecidos mole ou duro.

As etapas envolvidas na colocação do implante são:

1. **Incisão na crista média** é realizada em tecido queratinizado, com ou sem incisões verticais de relaxantes.
2. **Elevação do retalho em espessura total** é realizada para expor a crista alveolar subjacente.
3. **Osteotomia do implante** – todas as perfurações devem ser realizadas sob irrigação salina abundante (interna ou externa) para evitar o superaquecimento do osso, a uma velocidade de aproximadamente 800 a 1.500 rpm, usando brocas afiadas e com a devida consideração à densidade óssea. As brocas devem ser intermitente e repetidamente "bombeadas" ou puxadas para fora do local da osteotomia durante a perfuração para expor o osso à refrigeração (solução salina resfriada) e para facilitar a limpeza de resíduos ósseos das superfícies de corte. A perfuração pode ser realizada com ou sem guia cirúrgico. As etapas envolvidas na osteotomia são:
   (i) A crista alveolar pode ser opcionalmente modificada para apresentar uma superfície ampla e plana para a instalação do implante. Uma broca afiada ou redonda é usada para perfurar apenas o osso cortical e marcar a localização precisa do implante.
   (ii) Uma broca piloto/helicoidal (diâmetro de 2 mm) é usada para realizar a osteotomia inicial até a profundidade apropriada na direção correta dentro do osso.
   (iii) A angulação e a profundidade da osteotomia são verificadas e validadas usando-se pinos de paralelismo/medidores de profundidade e radiografias periapicais. Nessa conjuntura, qualquer correção nas angulações pode ser feita com relativa facilidade usando-se brocas mais largas.
   (iv) Brocas sequencialmente mais largas são usadas para alargar atraumática e progressivamente a circunferência da preparação até que a broca de diâmetro final seja usada. O diâmetro final da broca é geralmente menor que o diâmetro do implante, para auxiliar na estabilidade primária. No caso de alta densidade óssea, etapas adicionais de perfuração (p. ex., macho de rosca, broca óssea densa) são necessárias para permitir a instalação do implante sem torque excessivo.
4. **Instalação do implante** – o implante (de comprimento e diâmetro adequados) é colocado dentro do osso com a ajuda de uma chave de implante adaptada a uma peça de mão ou chave de torque. Tanto a perfuração do osso quanto a inserção do implante são feitas em velocidades muito lentas (20 a 40 rpm).
5. **Protocolos de fechamento da ferida** – uma vez que o implante foi colocado de forma que o ombro do implante seja posicionado no nível do osso marginal, existem duas abordagens para fechar a ferida:

- Protocolo de dois estágios (submerso): um parafuso de cobertura é inserido no implante. O retalho é colocado sobre o parafuso de cobertura e suturado para cobrir completamente a cabeça do implante. Esse protocolo requer uma cirurgia de segundo estágio para descobrir o parafuso de cobertura do implante para procedimentos protéticos, porque os tecidos moles cobrem completamente toda a ferida.
- Protocolo de um estágio (não submerso): um pilar de cicatrização de diâmetro e altura apropriados para transcender o tecido mole peri-implantar é inserido no implante. O tecido do retalho é adaptado ao redor do pilar de cicatrização e suturado. Esse protocolo não requer outra cirurgia para descobrir o implante. A fase protética pode começar diretamente após o período de cicatrização, simplesmente desaparafusando o pilar de cicatrização para obter acesso à plataforma do implante para procedimentos de moldagem.

(De Newman, M.G., Takei, H.H., Klokkevold, P.R., et al. (2019). *Newman and Carranza's Clinical Periodontology* (13th ed.). Philadelphia: Elsevier.)

EXERCÍCIO COM BASE EM CASOS CLÍNICOS

Cenário: uma mulher de 32 anos de idade apresentou como queixa principal: "Perdi um dente há anos – quero fechar o espaço". Ela não relatou nenhuma condição médica. História odontológica: saúde clínica sem profundidades de sondagem significativas, sangramento à sondagem ou mobilidade. O plano de tratamento para o dente 46 foi gerado em colaboração com o protesista.

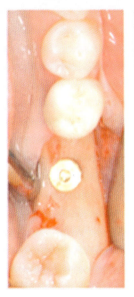
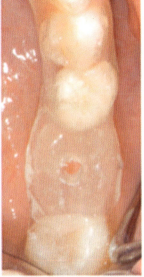
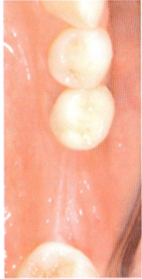
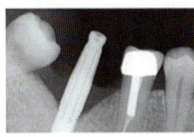
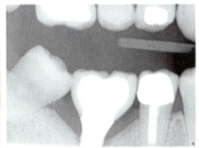

Questões

1. Qual técnica é comumente empregada para testar a estabilidade primária de implantes dentários?
   a. Análise de frequência de ressonância.
   b. Percussão.
   c. Teste de torque reverso.
   d. Teste de torque de corte (inserção).

2. A instalação imediata do implante é a colocação de:
   a. um implante no momento da exodontia.
   b. vários implantes de uma vez.
   c. uma prótese no momento da instalação do implante.
   d. uma prótese no momento da reabertura cirúrgica.

3. Qual distância da face gengival do contato interproximal à crista óssea alveolar subjacente resultará em 100% de preenchimento papilar?
   a. 8 mm.
   b. 5 mm.
   c. 6 mm.
   d. 7 mm.

4. Um retalho em espessura total inclui todos os seguintes, exceto um. Qual é a exceção?
   a. Epitélio gengival.
   b. Tecido conjuntivo gengival.
   c. Placa cortical óssea.
   d. Periósteo.

Este capítulo foi desenvolvido com base no Capítulo 78 do livro *Newman e Carranza Periodontia Clínica* (13ª edição) e é um resumo de muitas das seções importantes do capítulo. O leitor está convidado a ler o capítulo de referência para uma compreensão completa deste importante tópico.

Respostas

1. Resposta: a
Explicação: a análise da frequência de ressonância é um método comumente utilizado para testar a estabilidade primária do implante. Todas as outras técnicas não são apropriadas.

2. Resposta: a
Explicação: a instalação imediata do implante é a colocação de um implante no momento da exodontia. A introdução de uma prótese em função no momento da colocação do implante é chamada de carga imediata.

3. Resposta: b
Explicação: de acordo com Tarnow,[1] uma distância de 5 mm ou menos entre a crista alveolar do osso e o contato interproximal resultará em 100% de preenchimento de papila.

4. Resposta: c
Explicação: um retalho em espessura total inclui todas as opções listadas, exceto a placa óssea cortical.

Referências bibliográficas

1. Tarnow, D. P., Magner, A. W., & Fletcher, P. (1992). The effect of the distance from the contact point to the crest of bone on the presence or absence of the interproximal dental papilla. *Journal of Periodontology*, *63*(12), 995–996.

2. Gallucci GO, Hamilton A, Zhou W, Buser D, Chen S. Implant placement and loading protocols in partially edentulous patients: A systematic review. Clin Oral Implants Res. 2018;29 Suppl 16:106-134. doi:10.1111/clr.13276.

45
Desenvolvimento do Sítio do Implante

❖ Terminologia importante

Terminologia/abreviatura	Explicação
Aumento da crista (óssea)	Procedimento clínico realizado separada ou simultaneamente à instalação do implante com o objetivo de aumentar o volume do osso alveolar para um futuro implante ou aumentar o osso circunferencialmente em torno de um implante instalado, respectivamente.
Aumento do seio da janela lateral (direto)	Procedimento clínico realizado para aumentar o osso logo abaixo do seio maxilar, levantando a membrana sinusal. Em uma janela lateral ou procedimento direto de aumento do seio, a membrana sinusal é acessada, fazendo-se uma janela na face lateral da maxila.
Aumento do seio pela abordagem crestal (indireta)	Nessa abordagem, a membrana do seio maxilar é acessada por meio de uma osteotomia na crista que é realizada no momento da instalação do implante. Esta abordagem é, portanto, geralmente realizada simultaneamente com a instalação do implante.
Enxertos em bloco	Enxertos ósseos (autoenxertos ou aloenxertos) que são usados na forma de bloco (em vez de partículas) para aumentar uma crista. Esses enxertos são estabilizados na crista usando parafusos especiais.
Enxertos ósseos particulados	Enxertos ósseos na forma de partículas ou grânulos com uma faixa de tamanho específica que podem ser inseridos em defeitos ósseos ou alvéolos.
Fenestração e deiscência	A fenestração é uma pequena abertura em forma de janela no osso alveolar que tende a ocorrer na face vestibular de um dente ou implante. Se o defeito ósseo se estende até a crista, é chamado de deiscência.
Membrana schneideriana	A membrana que reveste a face interna dos seios maxilares; é pseudoestratificada, ciliada e colunar por natureza. Em um procedimento de aumento do seio, esta é a membrana que é cuidadosamente levantada para fornecer espaço para o enxerto ósseo.
Parafusos de tenda e tachinhas	Os parafusos tipo tenda são usados por baixo da membrana em um procedimento de regeneração óssea guiada para fornecer manutenção do espaço; parafusos de fixação são usados para fixar (prender) as bordas da membrana ao osso.
Preservação da crista	Procedimento clínico realizado imediatamente após a exodontia com o objetivo de minimizar a reabsorção do rebordo pós-extração. Outras terminologias usadas para descrever esse procedimento incluem preservação do alvéolo e enxerto do alvéolo.
Regeneração óssea guiada	Procedimento de aumento de crista que emprega os conceitos de exclusão epitelial e manutenção de espaço para aumentar a regeneração óssea. Isso é obtido pelo uso de membranas de barreira e enxertos ósseos particulados.

❖ Informações rápidas

Reabsorção pós-extração	Após a exodontia, o rebordo alveolar sofre reabsorção, especialmente na dimensão vestibulolingual (largura), mas também na dimensão apicocoronal (altura). A perda óssea é mais pronunciada na dimensão vestibulolingual e deve ocorrer dentro de 6 meses após a exodontia.
Tipos de enxertos de substituição óssea	Autoenxerto (do mesmo paciente), aloenxerto (fonte de cadáver), xenoenxerto (fonte animal) e aloplástico (sintético).

(Continua)

Informações rápidas (*Continuação*)

Fontes extraorais de enxertos ósseos autógenos	Crista ilíaca ou tíbia.
Fontes intraorais de enxertos ósseos autógenos	Sínfise ou ramo mandibular.
Justificativa para preservação da crista	A preservação da crista demonstrou minimizar a reabsorção da crista alveolar após a exodontia.
Justificativa para o aumento da crista	O aumento da crista, quando feito antes da instalação do implante, tem como objetivo aumentar o volume ósseo necessário para a futura instalação do implante em uma posição proteticamente favorável. Quando feito no momento da instalação do implante (abordagem simultânea), tem como objetivo aumentar o osso circunferencial em torno do implante instalado.
Etapas principais na preservação da crista	Exodontia minimamente traumática, seguida de tamponamento do enxerto ósseo particulado no alvéolo e cobertura do enxerto com uma membrana de barreira.
Membranas reabsorvíveis *versus* não reabsorvíveis	As membranas reabsorvíveis têm a vantagem de evitar a necessidade de um segundo procedimento para removê-la, enquanto as membranas não reabsorvíveis geralmente são melhores mantenedoras de espaço.

Conhecimento fundamental

Introdução

Reabilitações bem-sucedidas de implantes requerem a instalação correta de implantes dentários dentro de envelopes de tecido duro e mole em uma posição protética. Protocolos-padrão para colocação cirúrgica de implantes em áreas edêntulas com osso adequado e a cobertura de tecido mole foram revisados no Capítulo 44. No entanto, tais condições ideais nem sempre são encontradas em situações clínicas, e a necessidade de aumento de tecido mole e duro em locais deficientes torna-se evidente. O tópico do desenvolvimento do sítio do implante é bastante vasto, sugere-se que o leitor consulte o Capítulo 79 do livro *Newman e Carranza Periodontia Clínica* (13ª edição) para uma leitura detalhada. Este capítulo analisa as diferenças básicas entre vários procedimentos de aumento cirúrgico importantes usados para o desenvolvimento do sítio do implante e visa esclarecer o motivo por trás das diferentes modalidades.

Preservação e aumento da crista

Definições[2]

- **Preservação da crista** – procedimentos que visam manter o perfil da crista e preservar seu volume dentro do envelope ósseo que existe no momento da exodontia (Figura 45.1)
- **Aumento da crista** – ampliação do perfil da crista e aumento do volume da crista além do envelope esquelético que existe no momento da exodontia (Figura 45.2).

Classificação

Os defeitos da crista podem ser classificados como:[3]

- **Classe I** – deficiência vestibulolingual (horizontal) com altura de crista normal. Manejo mais previsível de todos os tipos de defeitos

 CORRELAÇÃO CLÍNICA

Há algum benefício em realizar procedimentos de preservação da crista em alvéolos pós-exodontia em comparação com a ausência de tais medidas?

Sim. Vários estudos indicam que há menor reabsorção da crista quando a preservação é feita no momento da exodontia usando materiais de enxerto dentro dos alvéolos do que em alvéolos sem preservação da crista (i. e., onde o local de extração é deixado para cicatrizar espontaneamente). Uma revisão sistemática recente indicou que a preservação da crista evita, em média, cerca de 2 mm de reabsorção na dimensão horizontal e 1,7 e 1,16 mm de perda óssea nas dimensões vestibulovertical e mediovertical, respectivamente.[1]

- **Classe II** – deficiência apicocoronal (vertical) com largura de crista normal. Mais difícil de tratar e geralmente o manejo é feito com enxertos em bloco
- **Classe III** – combinação de deficiências da crista vestibulolingual e apicocoronal. O tipo de defeito mais difícil de manejo requer vários procedimentos cirúrgicos.

Os procedimentos de aumento para preparação do sítio do implante variam dependendo da complexidade do defeito. Os defeitos maiores são de melhor manejo antes da instalação do implante, enquanto os defeitos menores podem ser tratados com eficácia no momento da instalação do implante.

A Tabela 45.1 compara os procedimentos de preservação e o aumento da crista.

Dentre os procedimentos de aumento de crista, a regeneração óssea guiada (ROG) e o enxerto ósseo em bloco são os mais comumente realizados. A Tabela 45.2 compara esses dois procedimentos.

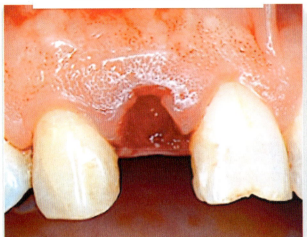
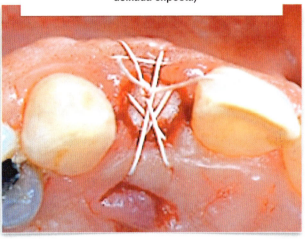

• **Figura 45.1** Preservação da crista. (De Newman, M.G., Takei, H.H., Klokkevold, P.R., et al. (2019). *Newman and Carranza's Clinical Periodontology* (13th ed.) Philadelphia: Elsevier.)

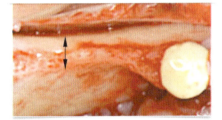
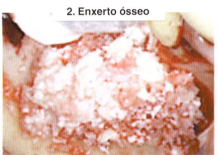
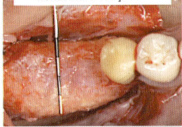
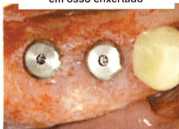

• **Figura 45.2** Aumento da crista. (De Newman, M.G., Takei, H.H., Klokkevold, P.R., et al. (2019). *Newman and Carranza's Clinical Periodontology* (13th ed.). Philadelphia: Elsevier.)

Tabela 45.1 Comparação de procedimentos de preservação e aumento da crista.

	Preservação da crista	Aumento da crista
Objetivo	Evitar a reabsorção óssea em alvéolos pós-exodontia e, portanto, minimizar as deficiências dos tecidos moles e duros. Pode exigir uma segunda cirurgia para aumento da crista.	Corrigir deficiências de tecidos moles e duros existentes em áreas edêntulas.

(continua)

Tabela 45.1 Comparação de procedimentos de preservação e aumento da crista. (*Continuação*)

	Preservação da crista	Aumento da crista
Momento do procedimento e justificativa	Realizado no momento da exodontia para limitar a reabsorção óssea alveolar fisiológica que normalmente segue a exodontia.	Realizado após a cicatrização do alvéolo de extração (antes ou no momento da instalação do implante, ou posteriormente) para permitir a colocação do implante direcionado à prótese na posição correta dentro do osso.
Materiais utilizados	• Usados dentro do alvéolo: autoenxerto, aloenxerto, substitutos ósseos etc. • Usados como membrana de barreira sobre os alvéolos que podem ou não ser enxertados: autoenxerto de tecido conjuntivo, enxerto gengival livre, membranas reabsorvíveis e não reabsorvíveis.	• Enxertos ósseos: autoenxerto (blocos ósseos ou enxertos particulados), aloenxerto, xenoenxerto, substitutos ósseos etc. • Membranas de barreira: membranas reabsorvíveis (p. ex., colágeno) e não reabsorvíveis (ePTFE reforçado com titânio) • Distração osteogênica: parafusos de distração vertical e horizontal.
Métodos	• Sem retalho, com membranas expostas, com ou sem materiais de enxerto dentro do alvéolo • Retalhos reposicionados, com membranas totalmente cobertas, com ou sem materiais de enxerto dentro do alvéolo.	As cristas residuais podem ser aumentadas vertical e horizontalmente usando os seguintes métodos: • Regeneração óssea guiada (ROG) • Bloco de enxerto ósseo: enxerto *inlay* e *onlay* • Distração osteogênica • Divisão/expansão da crista e materiais mistos de enxerto (apenas aumento horizontal).
Complicações	• Partículas de enxerto não integradas que comprometem a estabilidade primária do implante • Infecções de materiais enxertados ou membranas • Deiscência de tecidos moles e exposição da membrana • Falha precoce do implante • Perda do enxerto • Dor.	• Partículas de enxerto não integradas que comprometem a estabilidade primária do implante • Infecções de materiais enxertados ou membranas • Deiscência de tecidos moles e exposição da membrana • Falha precoce do implante • Perda do enxerto • Dor • Disfunção nervosa.

ePTFE, politetrafluoroetileno expandido.

Tabela 45.2 Comparação de procedimentos de regeneração óssea guiada e de enxerto ósseo em bloco.

	Regeneração óssea guiada (ROG)	Enxerto ósseo em bloco

Justificativa	• ROG trabalha pelos princípios de:
	  ▪ Estabilização de feridas e coágulos
	  ▪ Exclusão celular seletiva
	  ▪ Manutenção do espaço
	• Para cumprir esses objetivos, são utilizadas membranas e partículas de enxerto ósseo:
	  ▪ Papel da membrana – atuar como uma barreira que evita que as células epiteliais e do tecido conjuntivo (que têm uma cinética celular mais alta do que as células ósseas) ocupem e povoem o espaço destinado ao crescimento ósseo
	  ▪ Função dos enxertos ósseos – manter especificamente o espaço e atuar como uma estrutura para as células precursoras do osso se fixarem, proliferarem e se diferenciarem em osteoblastos que produzem a matriz óssea (osteoide), que eventualmente se mineraliza para formar o osso maduro que substitui o osso enxertado.
		• Enxertos ósseos do mesmo indivíduo são o "padrão-ouro" na reconstrução óssea, pois têm alto potencial osteogênico e são eficazes no tratamento de perda óssea alveolar horizontal grave
		• Enxertos ósseos autógenos podem ser colhidos para defeitos menores em locais intraorais (ramo, queixo, tuberosidade maxilar, trapézio zigomático); para defeitos maiores, sítios extraorais (crista ilíaca, calvária) podem atuar como fontes/sítios doadores.

Vantagens	• ROG pode ser realizada com aloenxertos e xenoenxertos sem morbidade do local doador • Quantidade de osso ilimitada disponível para enxerto.	• Deficiências alveolares horizontais potencialmente desafiadoras para reconstruir com enxertos particulados podem ser mais fáceis de reconstruir com um enxerto ósseo em bloco monocortical.

(*continua*)

Tabela 45.2 Comparação de procedimentos de regeneração óssea guiada e de enxerto ósseo em bloco. (*Continuação*)

	Regeneração óssea guiada (ROG)	Enxerto ósseo em bloco
Desvantagens	• A exposição prematura da membrana ou do parafuso causa infecção ou perda do enxerto (a incidência de infecção pós-operatória é maior com ROG do que com enxertos ósseos em bloco) • As membranas reabsorvíveis requerem material de enxerto sob elas para manutenção do espaço; podem colapsar no defeito e limitar o crescimento ósseo • Membranas não reabsorvíveis requerem uma segunda cirurgia para remoção.	• Morbidade do local doador (p. ex., sensações alteradas devido à lesão do nervo durante a coleta do bloco ósseo, dor, edema, perfuração do seio) • Reabsorção substancial do enxerto • Quantidade limitada de osso (fonte intraoral) disponível para enxerto • Limitação biológica da revascularização de grandes blocos ósseos • O fechamento primário é um desafio • O osso enxertado pode ser vulnerável a fratura ou reabsorção adicional durante a instalação cirúrgica do implante.

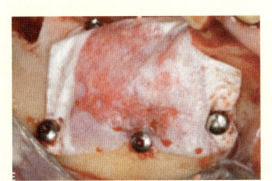
ROG usando enxerto ósseo particulado e membrana de barreira com parafusos

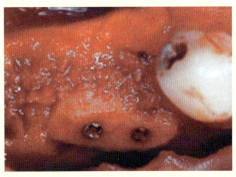
Bloqueio do enxerto ósseo com parafusos de fixação

Foto clínica de Newman, M.G., Takei, H.H., Klokkevold, P.R., et al. (2019). *Newman and Carranza's Clinical Periodontology* (13th ed.). Philadelphia: Elsevier.

❖ CORRELAÇÃO COM A CIÊNCIA BÁSICA

Quais são os requisitos biológicos para a regeneração óssea que as várias etapas do procedimento de ROG atendem e realizam?

- Suprimento sanguíneo: as perfurações corticais realizadas com brocas redondas durante a cirurgia aumentam o fenômeno aceleratório regional (FAR), que permite uma boa perfusão vascular do local da ferida e fornece células osteogênicas do osso esponjoso adjacente:
- Estabilização do enxerto: parafusos de fixação óssea e tachas de membrana garantem que a membrana de barreira seja mantida no lugar junto com qualquer material enxertado. O movimento do enxerto ósseo durante o processo de cicatrização pode interromper o fluxo sanguíneo, o que pode levar à cicatrização fibrosa em vez da formação e mineralização de tecido duro
- Exclusão de células: a membrana de barreira mantida no lugar sobre o material de enxerto garante que haja um espaço confinado dentro do qual o osso pode se regenerar sem interferência externa das células epiteliais
- Manutenção do espaço: parafusos de sustentação e materiais de enxerto ósseo sustentam a membrana de barreira e evitam seu colapso
- Cobertura da ferida: o manejo do retalho atraumático e o desenho adequado do retalho com sutura sem tensão permitem a cobertura adequada do local da ferida e a cicatrização dos tecidos moles sobrejacentes por intenção primária.

Procedimentos cirúrgicos de implante avançados

Incluem principalmente os procedimentos que lidam com as apresentações mais desafiadoras de graves deficiências verticais da crista, como:

- Procedimentos de elevação do seio maxilar (abordagens lateral e na crista)
- Aumento ósseo vertical usando ROG e distração osteogênica
- Engenharia tecidual usando fatores de crescimento para regeneração óssea (p. ex., plasma rico em plaquetas autólogo, proteína morfogenética óssea).

O leitor deve consultar o Capítulo 80 do livro *Newman e Carranza Periodontia Clínica* (13ª edição) para uma discussão detalhada dos procedimentos cirúrgicos de implante avançados.

EXERCÍCIO COM BASE EM CASOS CLÍNICOS

Cenário: uma jovem de 18 anos de idade apresentou como queixa principal: "Quero meu sorriso de volta. Tive um acidente e perdi os dentes da frente". Ela não relatou nenhuma condição médica. História odontológica: saúde clínica sem profundidades de sondagem significativas, sangramento à sondagem ou mobilidade. O plano de tratamento para 13 a 23 foi planejado em colaboração com o protesista. Para corrigir o desalinhamento na arcada inferior, um ortodontista foi consultado após a confirmação da vitalidade do dente por um endodontista.

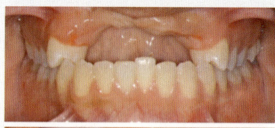
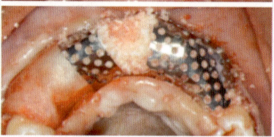

Questões

1. No caso mencionado, o dentista usou uma combinação de materiais de enxerto ósseo. O enxerto ósseo de origem bovina é denominado:
   a. enxerto autógeno.
   b. aloenxerto.
   c. aloplástico.
   d. xenoenxerto.

2. Um enxerto ósseo com propriedades osteogênicas, osteocondutoras e osteoindutoras é um:
   a. enxerto autógeno.
   b. aloenxerto.
   c. aloplástico.
   d. xenoenxerto.

3. Foram extraídos 13 a 23 na sala de emergência sem preservação do rebordo. Em geral, ocorre perda óssea pronunciada após a extração em que dimensão?
   a. Horizontal.
   b. Vertical.
   c. Nenhuma das alternativas.

4. Conforme mostrado na imagem, que tipo de membrana foi usada para reparar o defeito?
   a. Reabsorvível.
   b. Não reabsorvível.
   c. Ambas.

Este capítulo foi desenvolvido com base nos Capítulos 79 e 80 do livro *Newman e Carranza Periodontia Clínica* (13ª edição) e é um resumo de muitas das seções importantes dos capítulos. O leitor está convidado a ler os capítulos de referência para uma compreensão completa deste importante tópico.

Respostas

1. Resposta: d
Explicação: o enxerto ósseo obtido para uso clínico de outras espécies que não seres humanos é chamado de xenoenxerto.

2. Resposta: a
Explicação: dos exemplos listados, o enxerto autógeno é o único enxerto ósseo com propriedades osteogênicas, osteocondutoras e osteoindutoras.

3. Resposta: a
Explicação: a reabsorção da crista após a extração tende a ser mais pronunciada na dimensão vestibulolingual ou horizontal. A extração traumática pode levar à perda óssea nas dimensões horizontal e vertical.

4. Resposta: c
Explicação: conforme mostrado nas imagens clínicas, as membranas reabsorvíveis (colágeno) e não reabsorvíveis (malha de titânio) foram usadas para regenerar a deformidade da crista.

Referências bibliográficas

1. Avila-Ortiz, G., Chambrone, L., & Vignoletti (2019). Effect of alveolar ridge preservation interventions following tooth extraction: A systematic review and meta-analysis. *Journal of Clinical Periodontology*, 46(Suppl. 21), 195–223. https://doi.org/10.1111/jcpe.13057.

2. Hammerle, C. H., Araujo, M. G., & Simion, M. (2012). Evidence-based knowledge on the biology and treatment of extraction sockets. *Clinical Oral Implants Research*, 23(Suppl. 5), 80–82.

3. Seibert, J. S. (1983). Reconstruction of deformed, partially edentulous ridges, using full thickness onlay grafts. Part I. Technique and wound healing. *The Compendium of Continuing Education In Dentistry*, 4(5), 437–453.

46
Avanços na Implantodontia: Microcirurgia, Piezocirurgia e Cirurgia de Implante Digitalmente Assistida

❖ Terminologia importante

Terminologia/abreviatura	Explicação
Cirurgia de microposicionamento de implante em tempo real (CMPITR)	Uma abordagem que utiliza rastreamento ou orientação simultânea em tempo real para permitir que o profissional instale o implante na posição planejada. Em contraste com a instalação de implantes guiada por computador, nessa abordagem, a interação dos instrumentos com a imagem digitalizada é visualizada em tempo real pelo profissional no momento da cirurgia.
Corte seletivo	Capacidade de um dispositivo piezoelétrico de cortar apenas tecidos mineralizados (em vez de tecidos moles).
Dispositivo piezocirúrgico	Unidade que consiste em um transdutor ultrassônico alimentado por um gerador ultrassônico, com a capacidade de acionar uma variedade de pastilhas de corte especialmente projetadas.
Instalação do implante guiada por computador	A instalação do implante é realizada com um conjunto especial de brocas e com um guia estático confeccionado com base na posição virtualmente planejada do implante. O principal objetivo dessa abordagem é melhorar a precisão da instalação do implante (profundidade e ângulo de colocação).
Marcador predeterminado	Refere-se geralmente a um ponto ou linha usado como uma referência fixa para comparação de duas entidades; relevante na cirurgia de implante digitalmente assistida, em que um marcador confiável é usado para relacionar os dados de imagem à anatomia real do paciente durante a cirurgia de implante.
Microcirurgia	Procedimentos cirúrgicos realizados sob um microscópio de alta ampliação (≥ 10 ×).
Microprecisão	Uma característica da piezocirurgia, possibilitada por ondas de microchoques mecânicos (na faixa de aproximadamente 80 mm) produzidas por uma frequência ultrassônica específica.
Planejamento virtual do implante	Planejamento pré-cirúrgico que permite ao cirurgião colocar virtualmente o implante de forma tridimensional, utilizando um *software* específico que usa uma imagem tomográfica computadorizada de feixe cônico (TCFC). Permite ao cirurgião selecionar implantes com dimensões adequadas, planejar a profundidade e angulação de colocação do implante e estar bem preparado para procedimentos adicionais, como enxerto simultâneo de tecido duro.

Informações rápidas

Vantagens propostas da microcirurgia	• Auxilia na abordagem cirúrgica minimamente invasiva • Reduz a morbidade pós-operatória e melhora a cicatrização • Permite melhor posição ergonômica para o cirurgião.
Tipos de inserções piezoelétricas	Com base na função, as inserções podem ser classificadas em: • De corte – usada para osteotomia e osteoplastia • De alisamento – usada para suavizar a ação • Romba – usada para refinar um corte. Os códigos de classificação clínica (inserir identificação) incluem: • OT – usado para realizar osteotomia • OP – usado para realizar osteoplastia • EX – usado para realizar a extração • IM – usado para realizar a preparação do sítio do implante.

(Continua)

Informações rápidas (*Continuação*)

Vantagens da piezocirurgia	• Cortes precisos em tecidos duros (microprecisão) • Corte seletivo (corta apenas os tecidos duros) • Hemostasia (via cavitação), levando a melhor visibilidade • Melhor cicatrização de tecidos moles e duros.
Piezocirurgia e cicatrização óssea	A vibração imita a carga óssea e estimula a liberação de fatores de crescimento, como a proteína morfogenética óssea (BMP) e o fator de crescimento transformador beta 2 (TGF-b2) que auxiliam na consolidação óssea.
Aplicações da piezocirurgia em periodontia	Procedimentos não cirúrgicos: • Raspagem, alisamento e desbridamento. Procedimentos cirúrgicos: • Alongamento da coroa • Exodontia • Preparação do sítio do implante (osteotomia) • Preparação da janela lateral do seio.
Etapas da cirurgia de microposicionamento de implante em tempo real	• Aquisição de dados • Identificação • Cadastro • Navegação • Precisão.

Conhecimento fundamental

Microcirurgia

A *microcirurgia* é uma abordagem de tratamento que compreende procedimentos cirúrgicos (e outros procedimentos odontológicos diferenciados) realizados sob magnificação óptica, o que permite uma visualização aprimorada. Essa refinada modalidade cirúrgica também emprega a magnificação óptica básica para auxiliar nas técnicas e tecnologias ergonômicas, permitindo ao operador manter a postura correta sem comprometer uma visão mais próxima do campo operatório. A microcirurgia pode contribuir para melhorar a estética, uma cicatrização rápida, reduzir a morbidade e melhorar a aceitação do paciente. A Figura 46.1 revisa os conceitos relevantes relacionados ao uso da microcirurgia na implantodontia.

Piezocirurgia

O principal objetivo do trauma cirúrgico mínimo para a cicatrização e regeneração óssea ideal é alcançado pela cirurgia óssea piezoelétrica, que inclui propriedades de corte extraordinárias e tem muitas aplicações odontológicas. A piezocirurgia tem a capacidade de redefinir a ideia de cirurgia minimamente invasiva em procedimentos ósseos.

Princípio de trabalho

Os dispositivos de piezocirurgia empregam vibrações ultrassônicas para cortar tecidos mineralizados. Para tanto, uma frequência primária de 30 kHz é sobreposta a uma onda sonora de 30 a 60 Hz (chamada de *supermodulação de frequência*) para gerar uma ação de martelamento que efetivamente corta o osso sem danificar os tecidos moles e com produção mínima de calor. Isso é denominado *supermodulação de frequência*.

Vantagens do corte ultrassônico

- **Microprecisão** – o extraordinário controle cirúrgico que caracteriza a piezocirurgia é o resultado de suas microvibrações lineares que requerem apenas uma leve pressão (um toque semelhante à precisão suave usada para desenhar uma imagem) para ser aplicada à peça de mão
- **Corte seletivo** – microvibrações das pontas piezocirúrgicas são fisicamente incapazes de cortar tecidos moles, em que a energia cinética é facilmente dissipada. Isso ajuda a preservar a integridade dos tecidos moles (nervo alveolar, nervo mentoniano, membrana do seio maxilar, vasos sanguíneos etc.) enquanto corta efetivamente o tecido mineralizado (osso) nas proximidades desses tecidos
- **Visibilidade máxima** – isso é obtido por meio da criação de um campo cirúrgico livre de sangue durante o corte, devido ao efeito de "cavitação" (nebulização da solução salina resfriada quando entra em contato com a ponta vibratória à frequência ultrassônica), o que cria um micropulverizador que limpa os detritos do campo cirúrgico
- **Excelente reparação** – a melhora na cicatrização do tecido duro se deve à estimulação da liberação de fatores de crescimento (p. ex., proteína morfogenética óssea) e inibição da expressão de fatores inflamatórios após a piezocirurgia. A melhora da cicatrização do tecido mole também foi demonstrada em estudos histológicos, que mostraram menos danos ao periósteo rebatidos com pontas exclusivas de piezocirurgia do que com o uso manual de elevador de periósteo.

A Figura 46.2 mostra algumas aplicações clínicas da piezocirurgia em implantodontia.

Capítulo 46 Avanços na Implantodontia: Microcirurgia, Piezocirurgia e Cirurgia de Implante Digitalmente Assistida

	\multicolumn{3}{c	}{Sistemas de magnificação}	
	\multicolumn{3}{c	}{**Lupas**}	**Microscópio cirúrgico**
	Simples	Compostas	Prismáticas	
Princípio	Consiste em um par de lentes de côncavo-convexas simples, cada lente sendo limitada a apenas duas superfícies refratárias	Consiste em lentes com espaços de ar interpostos para obter superfícies refratárias adicionais	Consiste em prismas para alongar a trajetória da luz por meio de uma série de espelhos em ziguezague que dobram a luz	Consiste em óculos binoculares unidos por prismas compensados para estabelecer um eixo óptico paralelo e permitir a visão sem convergência ocular ou fadiga visual
Propriedades	Ampliação até 1,5×	Ampliação até 3×	Ampliação até 6×	Alta resolução óptica e maior versatilidade nas configurações de ampliação
Exemplos de procedimentos realizados sob ampliação	Osteotomia do implante	Enxerto vestibular de tecido mole para implante	Antes do acabamento / Após acabamento	Estabelecendo um bom perfil de emergência na coroa provisória parafusada sobre implante (estrela)

• **Figura 46.1** Microcirurgia em implantodontia. A microcirurgia refina fundamentalmente os procedimentos cirúrgicos para implantodontia por meio de melhor coordenação motora e é capaz de fornecer uma solução estética perfeita para dentes anteriores deficientes. A filosofia da microcirurgia abrange três valores fundamentais:
- **Habilidade motora aprimorada** para melhor desempenho cirúrgico – obtida por meio de acuidade visual aprimorada por magnificação e o uso de um instrumento para empunhadura precisa aumentam a acurácia
- **Trauma tecidual mínimo** – realizado por meio de incisões menores e campos cirúrgicos reduzidos
- **Fechamento passivo primário da ferida** – realizado por microssutura (microssuturas na faixa entre 6 a 0 e 9 a 0 são necessárias para aproximar as bordas da ferida com precisão para eliminar lacunas e espaços mortos em borda da ferida).

Sistemas de magnificação:
- **Lupas** – fundamentalmente, as lupas são telescópios com lentes lado a lado que convergem para focar o campo operatório (um sistema óptico de lente convergente é chamado de sistema óptico Kepleriano). A necessidade de os olhos do médico convergirem para o campo operatório pode resultar em fadiga ocular, fadiga e alterações patológicas na visão, especialmente após o uso prolongado. Os três tipos de lupas comumente usados em periodontia são lupas simples ou de um único elemento, lupas compostas e lupas telescópicas prismáticas
- **Microscópio cirúrgico** – microscópios cirúrgicos projetados para odontologia empregam ótica galileana, que tem óculos binoculares que permitem a visão sem convergência ou fadiga visual. A iluminação coaxial em fibra ótica é uma grande vantagem porque foca a luz, de forma que elimina sombras. As câmeras de vídeo de alta definição capturam imagens estáticas e em vídeo simultaneamente, permitindo a documentação dos procedimentos.

(De Newman, M.G., Takei, H.H., Klokkevold, P.R., et al. (2019). *Newman and Carranza's Clinical Periodontology* (13th ed.). Philadelphia: Elsevier.)

Cirurgia de implante digitalmente assistida

A cirurgia de implante assistida digitalmente, ou cirurgia de microposicionamento de implante em tempo real (CMPITR) (Figura 46.3), usa rastreamento simultâneo e "orientação" da instrumentação do implante para seguir o tratamento planejado com precisão *durante* a cirurgia. Variações da posição ideal ao usar CMPITR podem ser restritas no momento da perfuração pelo *software* por meio da inativação da broca (ação parar e prosseguir), ou por um sinal sonoro ou visual.

Vantagens clínicas do CMPITR

- Melhor precisão
- Complicações pós-operatórias reduzidas
- Perspectivas de melhoria do tratamento protético.

Desafios com CMPITR

- Curva de aprendizado e custo
- Tempo gasto para instalação (mas, no geral, a cirurgia é mais curta).

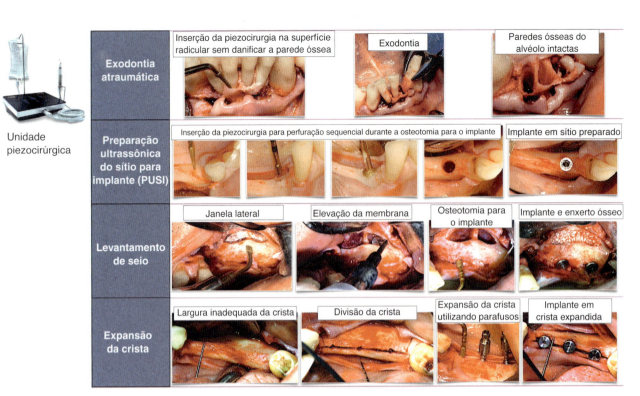

• **Figura 46.2** Piezocirurgia: aplicações em implantodontia. (De Newman, M.G., Takei, H.H., Klokkevold, P.R., et al. (2019). *Newman and Carranza's Clinical Periodontology* (13th ed.). Philadelphia: Elsevier)

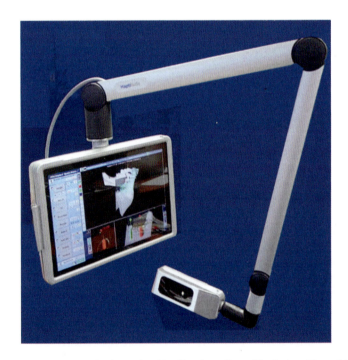

• **Figura 46.3** Sistema de navegação em tempo real para implantes dentários. Esta figura (Open Pilot System, Stereovision Haptitude) mostra um dispositivo com câmeras infravermelhas de estereovisão e uma tela de monitor que mostra a reconstrução ultrassônica tridimensional de uma mandíbula com o posicionamento planejado do implante em uma vista coronal e panorâmica. (De Newman, M.G., Takei, H.H., Klokkevold, P.R., et al. (2019). *Newman and Carranza's Clinical Periodontology* (13th ed.). Philadelphia: Elsevier.)

Capítulo 46 Avanços na Implantodontia: Microcirurgia, Piezocirurgia e Cirurgia de Implante Digitalmente Assistida

EXERCÍCIO COM BASE EM CASOS CLÍNICOS

Cenário: um estudante no último ano da graduação de odontologia está se preparando para seu primeiro procedimento de instalação de implante, no local edêntulo 24. Para facilitar seu aprendizado para o procedimento cirúrgico, ele planeja utilizar o sistema de navegação dinâmica (ver figura) e um modelo impresso em 3D, para "ensaiar" a instalação do implante antes do procedimento propriamente dito.

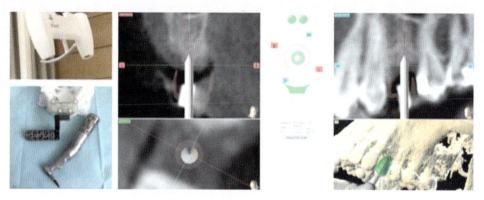

Questões

1. Qual componente é único para a navegação dinâmica de sistemas?
   a. Peça de mão.
   b. *Stent* cirúrgico.
   c. Marcador predeterminado.
   d. Luz odontológica.

2. Identifique uma vantagem de usar navegação dinâmica em comparação com o *stent*/guia cirúrgico clássico para colocar um implante.
   a. Custo reduzido.
   b. Precisão 3D diminuída.
   c. Redução do planejamento pré-cirúrgico.
   d. Aumento da irrigação para o local cirúrgico.

3. O corte ultrassônico (piezocirurgia) é indicado em todos os procedimentos cirúrgicos a seguir, *exceto* um. Qual é a exceção?
   a. Preparação da janela óssea para elevação do seio maxilar.
   b. Exodontia.
   c. Gengivectomia.
   d. Expansão da crista.

4. Todos os itens a seguir são características do corte ultrassônico (piezocirurgia), *exceto* um. Qual é a exceção?
   a. Microprecisão.
   b. Cicatrização tardia.
   c. Maior visibilidade.
   d. Corte seletivo.

Este capítulo foi desenvolvido com base nos Capítulos 67, 82, 83 e 84 do livro *Newman e Carranza Periodontia Clínica* (13ª edição) e é um resumo de muitas das seções importantes dos capítulos. O leitor está convidado a ler os capítulos de referência para uma compreensão completa deste importante tópico.

Respostas

1. Resposta: c
Explicação: o sistema de navegação dinâmico é uma tecnologia projetada para guiar a colocação de implantes dentários em tempo real por um computador com base nas informações geradas a partir da tomografia computadorizada do paciente. Um componente único no sistema de orientação cirúrgica dinâmica é o marcador predeterminado, fixado ao paciente durante a cirurgia.

2. Resposta: d
Explicação: embora o guia cirúrgico estático seja uma ótima ferramenta que pode aumentar a precisão do posicionamento do implante durante a cirurgia, existem algumas limitações que precisam ser consideradas. O acesso para irrigação adequada no local da osteotomia às vezes é uma limitação com guias estáticos. A navegação dinâmica permite maior irrigação no local da cirurgia.

3. Resposta: c
Explicação: a gengivectomia é um procedimento de ressecção de tecidos moles para o qual a piezocirurgia não é usada. Os demais são indicações clínicas de piezocirurgia.

4. Resposta: b
Explicação: todos os recursos listados são característicos do corte ultrassônico, exceto para cicatrização tardia. Na verdade, a cicatrização do tecido melhorada é observada devido à estimulação de fatores de crescimento (p. ex., proteína morfogenética óssea) após a aplicação de piezocirurgia.

47
Complicações em Implantodontia

Terminologia importante

Terminologia/abreviatura	Explicação
Hiperestesia	Neuropatia (lesão nervosa) que leva a uma resposta sensorial excessiva.
Hipoestesia	Neuropatia (lesão nervosa) que leva a uma resposta sensorial prejudicada/diminuída (p. ex., perda parcial sensorial).
Mucosite peri-implantar	Processo inflamatório reversível confinado à mucosa ao redor do pescoço do(s) implante(s), sem perda do osso de suporte além da remodelação óssea inicial.
Perda precoce do implante	Perda ou falha do implante que ocorre antes da reabilitação do implante.
Perda tardia do implante	Perda ou falha do implante que ocorre durante ou após a reabilitação do implante.
Perda *versus* falha do implante	Os implantes com falha apresentam perda óssea (como na peri-implantite), mas não têm mobilidade; um implante com fracasso está perdido ou tem mobilidade.
Peri-implantite	Processo inflamatório que afeta o osso ao redor do(s) implante(s) dentário(s) e leva à perda progressiva do osso de suporte além da cicatrização inicial. As profundidades de sondagem são geralmente ≥ 6 mm.
Reosseointegração	Refere-se principalmente à formação de novo osso e nova inserção óssea nas superfícies de implante previamente com ausência de osso devido à peri-implantite.
Saúde peri-implantar	Caracterizada pela ausência de eritema, edema ou sangramento à sondagem (inflamação) do tecido mole peri-implantar. As profundidades de sondagem são geralmente ≤ 5 mm, sem perda óssea além da cicatrização inicial (até 2 mm é aceitável).
Sobrevida do implante	Parâmetro que avalia a presença de implantes (reabilitados ou não reabilitados) que foram osseointegrados. Não considera a condição ou a função do implante.
Sucesso de implante	Parâmetro definido por critérios específicos que avaliam a condição e a função do implante. Em geral, o sucesso do implante pode estar associado a qualquer reabilitação retida por implante em que (1) o plano de tratamento original é realizado como pretendido sem complicações, (2) todos os implantes que foram instalados permanecem estáveis e em função sem problemas, (3) os tecidos peri-implantares duros e moles são saudáveis e (4) o paciente e os especialistas que o tratam estão satisfeitos com os resultados.

Informações rápidas

Exemplos de complicações biológicas	• Mucosite peri-implantar • Peri-implantite.
Exemplos de complicações protéticas	• Afrouxamento do parafuso e pilar protético • Fratura do implante ou prótese.
Exemplos de complicações cirúrgicas	• Implantes mal posicionados • Tecido mole e deiscência óssea • Impacto ou dano às estruturas anatômicas.
Complicações estéticas	Complicações associadas ao não atendimento das expectativas estéticas do paciente. Geralmente visto em pacientes com altas expectativas e demandas de tratamento.

(Continua)

Informações rápidas (*Continuação*)

Manejo de implantes mal posicionados	É possível corrigi-los até certo ponto usando pilares angulados personalizados, mas os implantes extremamente mal posicionados não são reabilitados; devem ser removidos e substituídos por um implante em uma posição favorável para a prótese.
Prevalência de mucosite peri-implantar e peri-implantite	Com base em uma recente revisão sistemática de 47 estudos, a prevalência de mucosite peri-implantar e peri-implantite foram próximos a 30% e 10%, respectivamente.[1]
Fratura do implante	Uma complicação rara que pode ser evitada por meio do gerenciamento de altas forças oclusais com o uso de proteções oclusais e evitando próteses em cantiléver. O afrouxamento repetido do parafuso e a perda óssea frequentemente precedem a fratura do implante.
Complicações após a instalação imediata do implante	Retração gengival, mau posicionamento do implante, faixa pós-operatória inadequada de mucosa queratinizada e resultados antiestéticos.
Complicações após o aumento da crista	Sangramento, infecção, disfunção nervosa, perda de enxertos ósseos, sinusite (após procedimentos de aumento do seio) e deiscência da ferida.
Complicações durante o aumento do seio por janela lateral	Perfuração da membrana schneideriana, sangramento, lesão do nervo alveolar superior posterior e perfuração do retalho vestibular.
Complicações durante o aumento dos seios pela crista	Rupturas da membrana schneideriana, falta de estabilidade primária adequada, vertigem posicional e dor de cabeça.

Conhecimento fundamental

Introdução

Os implantes oferecem uma opção de tratamento altamente previsível para a substituição de um ou vários dentes ausentes; entretanto, complicações cirúrgicas, biológicas, protéticas e estéticas podem ocorrer (ver Figura 47.1 para alguns exemplos clínicos). O leitor deve consultar o Capítulo 85 do livro *Newman e Carranza Periodontia Clínica* (13ª edição) para uma discussão detalhada sobre o manejo de várias complicações com implantes.

 CORRELAÇÃO CLÍNICA

Quando um implante é considerado clinicamente bem-sucedido?

Um implante é considerado clinicamente bem-sucedido quando há:[2]
- Ausência de dor persistente, sensação de corpo estranho e/ou sensação alterada
- Ausência de mobilidade
- Ausência de infecção peri-implantar recorrente com supuração
- Ausência de radioluscência ao redor do implante.

No recém-concluído *workshop* da American Academy of Periodontology/European Federation of Periodontology sobre classificação de doenças periodontais, os seguintes parâmetros foram considerados para indicar a saúde peri-implantar:[3]
1. Ausência de sinais visuais de inflamação da mucosa peri-implantar (eritema, edema)
2. Ausência de sangramento abundante à sondagem
3. As profundidades de sondagem permanecem estáveis ao longo do tempo
4. Ausência de perda óssea adicional além da cicatrização inicial (não deve exceder 2 mm após o carregamento do implante).

CORRELAÇÃO CLÍNICA

Com a terapia regenerativa, é possível a reosseointegração de um implante "doente"?

As superfícies do implante que perderam o osso de suporte devido à contaminação bacteriana podem ser tratadas por desbridamento com retalho aberto, em que a descontaminação da superfície do implante e procedimentos regenerativos podem ser combinados para potencialmente resultar em *reosseointegração*.[4]

No entanto, assim como no caso da regeneração periodontal, nos casos clínicos humanos, as radiografias pós-operatórias apenas indicam preenchimento ósseo após procedimentos regenerativos, e não necessariamente reosseointegração (que só pode ser confirmada pela histologia). Portanto, embora a reosseointegração seja possível, sua confirmação (especialmente em seres humanos) é extremamente difícil.

Peri-implantite

As doenças peri-implantares são lesões inflamatórias fortemente associadas à má higiene bucal e sua prevenção é semelhante às práticas de prevenção da doença periodontal. A Figura 47.2 mostra as diferenças entre tecido peri-implantar saudável, mucosite peri-implantar e peri-implantite.

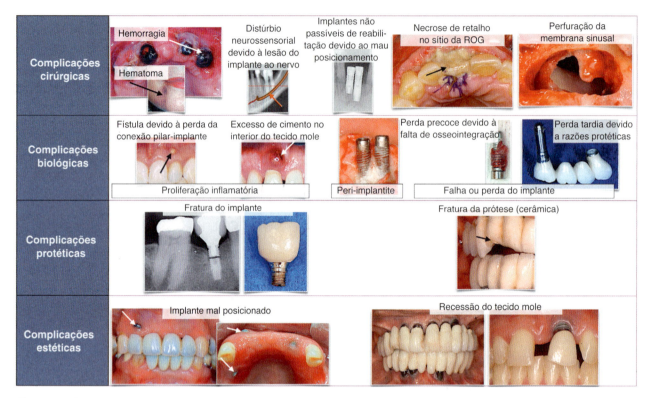

• **Figura 47.1** Complicações em implantodontia. Vários fatores podem influenciar o resultado do tratamento com implantes. Além de fatores relacionados ao paciente (higiene bucal inadequada, doenças sistêmicas, medicamentos, má qualidade óssea, hábitos deletérios como tabagismo etc.), o risco de falha do implante ou complicações também pode ser aumentado por fatores relacionados ao procedimento, incluindo:
- Inexperiência do profissional
- Superaquecimento ósseo e trauma cirúrgico excessivo
- Incapacidade de alcançar a estabilidade primária ideal do implante
- Esterilização insuficiente
- Protocolo de carga imediata realizado sem conhecimento ou treinamento adequado
- Número insuficiente ou tamanho inadequado de implantes de suporte
- Propriedades de superfície e desenho de implante não ideais
- Projeto protético precário
- Sobrecarga oclusal.

ROG, regeneração óssea guiada.

De Newman, M.G., Takei, H.H., Klokkevold, P.R., et al. (2019). *Newman and Carranza's Clinical Periodontology* (13th ed.). Philadelphia: Elsevier.

Tecidos peri-implantares saudáveis	Mucosite peri-implantar	Peri-implantite
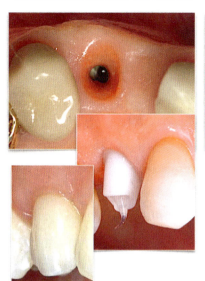	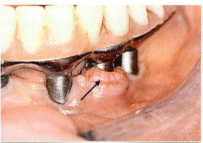	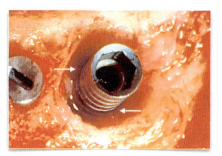
	Processo inflamatório reversível induzido por placa nos tecidos moles peri-implantares (seta preta), sem perda óssea	Processo inflamatório induzido por placa nos tecidos peri-implantares, caracterizado por perda óssea marginal localizada (setas brancas), com ou sem complicações dos tecidos moles

• **Figura 47.2** Saúde peri-implantar, mucosite peri-implantar e peri-implantite. As doenças peri-implantares apresentam-se como processos inflamatórios que envolvem os tecidos moles e/ou osso que envolve um implante dentário em função. Embora a lesão da mucosite peri-implantar seja restrita aos tecidos moles, a peri-implantite também afeta o osso de suporte. Para a detecção precoce de patologias peri-implantar, são utilizados, em conjunto, avaliação radiográfica, sangramento à sondagem (SS) e profundidade de sondagem (PS). A mucosite peri-implantar é geralmente tratada por terapia não cirúrgica envolvendo desbridamento mecânico, polimento e antissépticos (bochechos, irrigação subgengival ou antibióticos). A peri-implantite pode ser tratada com terapia não cirúrgica e antibióticos administrados localmente, ou combinações de terapia cirúrgica, antibióticos sistêmicos e procedimentos regenerativos.

EXERCÍCIO COM BASE EM CASOS CLÍNICOS

Cenário: um homem de 41 anos de idade apresentou-se à clínica para reabilitação do sítio edêntulo 11. O implante foi instalado 6 meses antes; desde então, o paciente mudou-se para uma cidade diferente. Ele apresentou-se à clínica para a prótese definitiva implantossuportada (imagem A). Dada a deficiência de tecido mole observada no local 11, na zona estética, com uma linha de sorriso alta, foi realizado enxerto de tecido conjuntivo subepitelial (ETCSE) para corrigir a deformidade mucogengival. Duas semanas após o ETCSE, o paciente apresentou necrose do enxerto (imagem B).

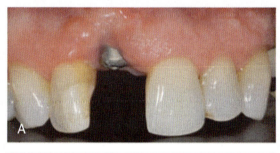

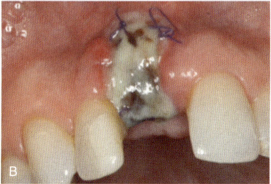

Questões

1. Todas as afirmações a seguir sobre complicações relacionadas ao tratamento com implantes são verdadeiras, exceto uma. Qual é a exceção?
   a. Uma complicação é uma condição secundária que se desenvolve durante ou após a cirurgia de implante.
   b. Complicações do implante podem ser de risco de perda.
   c. A ocorrência de uma complicação indica que o atendimento odontológico ofertado foi abaixo do padrão desejável.
   d. A ocorrência de uma complicação não é necessariamente uma falha clínica.

2. No caso atual, o dentista recomendou o ETCSE para melhorar o perfil _____.
   a. de convergência.
   b. angular.
   c. de emergência.
   d. de divergência.

3. Quais dos seguintes são fatores de risco identificados que podem contribuir para a doença peri-implantar?
   a. Má higiene bucal.
   b. Tabagismo.
   c. História de periodontite.
   d. Todas as alternativas.

4. A complicação mais comum com sobredentadura implantossuportada é _____.
   a. fratura da prótese.
   b. afrouxamento do *clip*/conexão.
   c. fratura do implante.
   d. afrouxamento do parafuso do pilar.

Este capítulo foi desenvolvido com base no Capítulo 85 do livro *Newman e Carranza Periodontia Clínica* (13ª edição) e é um resumo de muitas das seções importantes do capítulo. O leitor está convidado a ler o capítulo de referência para uma compreensão completa deste importante tópico.

Respostas

1. Resposta: c
Explicação: todas as afirmações são verdadeiras, exceto c). A ocorrência de uma complicação não indica que o atendimento odontológico fornecido foi abaixo do padrão. Vários fatores etiológicos que não podem ser controlados podem levar a complicações. É fundamental que o dentista esteja ciente das várias complicações intra e pós-operatórias, para que possam ser diagnosticadas e tratadas adequadamente.

2. Resposta: c
Explicação: a forma da secção transversal e as dimensões de um implante não são iguais às de um dente natural. Para obter um resultado estético, o contorno dos tecidos moles é muito importante. É aqui que o perfil de emergência da prótese implantossuportada se torna crítico.

3. Resposta: d
Explicação: há evidências crescentes de que higiene bucal inadequada, tabagismo e histórico de periodontite são fatores de risco para o desenvolvimento de doença peri-implantar.

4. Resposta: b
Explicação: o afrouxamento do *clip*/conexão é a complicação mais comum com sobredentaduras implantossuportadas.

Referências bibliográficas

1. Lee, C. T., Huang, Y. W., Zhu, L., & Weltman, R. (2017). Prevalences of periimplantitis and peri-implant mucositis: Systematic review and meta-analysis. *Journal of Dentistry*, 62, 1–12. https://doi.org/10.1016/j.jdent.2017.04.011
2. Buser, D., Weber, H. P., & Lang, N. P. (1990). Tissue integration of nonsubmerged implants. 1-year results of a prospective study with 100 ITI hollow-cylinder and hollow-screw implants. *Clinical Oral Implants Research*, 1(1), 33–40.
3. Renvert, S., Persson, G. R., Pirih, F. Q., & Camargo, P. M. (2018). Peri-implant health, peri-implant mucositis, and periimplantitis: Case definitions and diagnostic considerations. *Journal of Periodontology*, 89(Suppl. 1), S304–S312.
4. Lindhe, J., Meyle, J., & Group D of European Workshop on Periodontology. (2008). Peri-implant diseases: Consensus Report of the Sixth European Workshop on Periodontology. *Journal of Clinical Periodontology*, 35, 282–285.

48
Resultados do Tratamento e Cuidados Futuros de Suporte com Implantes

Terminologia importante

Terminologia/abreviatura	Explicação
Desfechos do implante	Referem-se às várias maneiras pelas quais os investigadores/pesquisadores clínicos individuais mensuram, interpretam e relatam os resultados do tratamento com implantes; por exemplo, sucesso do implante, sobrevida do implante, qualidade de vida relatada pelo paciente após o tratamento etc.
Implantoplastia	Remoção de roscas expostas do implante usando instrumentos rotatórios para produzir uma superfície lisa não contaminada, que desfavorece o acúmulo de placa no futuro.

Informações rápidas

Fatores que afetam a sondagem peri-implantar	• Tamanho da sonda • Força e direção de inserção da sonda • Saúde e resistência dos tecidos peri-implantares • Nível de suporte ósseo • Características do implante e projeto protético.
Recomendações de sondagem de implantes	• Estudos indicam que as sondas periodontais metálicas tradicionais podem ser usadas para sondar ao redor dos implantes • A sondagem do implante no momento da entrega da prótese fornecerá informações de base, que devem ser seguidas pela documentação das mensurações anuais de sondagem • É normal que as profundidades de sondagem sejam mais profundas do que aquelas ao redor dos dentes naturais, dependendo da profundidade da Instalação do implante • O principal objetivo desse processo é monitorar as mudanças na profundidade de sondagem da bolsa ao longo do tempo.
Percussão do implante	Um som sólido e ressonante normalmente indica osseointegração; um som abafado indica encapsulamento fibroso.
Tratamento da mucosite peri-implantar	• Tratado de forma não cirúrgica com o objetivo de remover biofilme supra e submucoso e cálculo usando instrumentos manuais e ultrassônicos • Podem ser usados antimicrobianos como adjuvantes.
Tratamento de peri-implantite	• Tratado por meios não cirúrgicos e cirúrgicos • O tratamento não cirúrgico é igual ao tratamento da mucosite peri-implantar • Os procedimentos cirúrgicos envolvem a elevação do retalho, seguida de descontaminação da superfície do implante e enxerto do defeito (quando aplicável) • Atualmente, não há evidências para recomendar uma abordagem mais eficaz para tratar peri-implantite.
Instrumentos e superfície do implante	Instrumentos metálicos são conhecidos por causar arranhões na superfície do implante e, portanto, pontas de instrumentos específicos são recomendadas para debridar uma superfície de titânio (p. ex., curetas revestidas de plástico, de teflon, de carbono e de ouro).
Fatores que afetam os desfechos do implante	• Localização anatômica – existem diferenças na densidade óssea entre diferentes áreas do osso alveolar; os resultados dos implantes tendem a ser melhores em áreas com osso de alta densidade. Por esse motivo, implantes colocados em sextantes posteriores superiores tendem a apresentar mais complicações do que aqueles colocados em sextantes anteriores inferiores • Características do projeto do implante – dimensões, geometrias e características da superfície • Protocolos de instalação e carregamento • Presença de fatores de risco (tabagismo, diabetes e periodontite).

Conhecimento fundamental

Introdução

O desfecho desejado da terapia com implantes inclui o sucesso protético e cirúrgico das próteses suportadas por implantes (ver Capítulo 47 para aprender sobre os critérios para a saúde peri-implantar). As variações do desfecho desejado da terapia com implante incluem:[1]

- Perda ou fratura do implante
- Implante ou prótese com mobilidade
- Prótese danificada
- Dor persistente
- Incapacidade de mastigar usando a prótese sobre o implante (perda funcional)
- Perda óssea progressiva e radioluscência peri-implantar persistente
- Inflamação/infecção persistente nos tecidos peri-implantares
- Incapacidade de reabilitar o implante osseointegrado.

◆ CORRELAÇÃO CLÍNICA

Qual é a justificativa por trás da realização de um tratamento de suporte em implantes?

- Embora os implantes dentários não sejam vulneráveis à cárie, são suscetíveis a complicações mecânicas e alterações inflamatórias do tecido peri-implantar induzidas por biofilme (mucosite peri-implantar e peri-implantite) ao longo do tempo
- A relação entre mucosite peri-implantar e peri-implantite é semelhante àquela entre gengivite e periodontite. Embora a mucosite peri-implantar não progrida necessariamente para peri-implantite, é provável que seja a precursora
- Apesar de a mucosite peri-implantar poder ser tratada de forma eficaz com terapias mecânicas não cirúrgicas, os resultados do tratamento cirúrgico para peri-implantite não são previsíveis. A prevenção, a detecção precoce e o tratamento precoce de doenças peri-implantares, com a ajuda do tratamento de suporte periódico dos implantes, são, portanto, cruciais para o sucesso a longo prazo da terapia com implantes dentários.

O sucesso na terapia com implantes é avaliado pela manutenção de uma substituição estável, funcional e esteticamente aceitável para o dente e as estruturas de suporte que foram perdidas. A Tabela 48.1 lista os componentes dos cuidados de suporte com implantes que devem ser realizados, em intervalos regulares, para monitorar a saúde peri-implantar e garantir um resultado bem-sucedido.

Manutenção de implantes

Controle de placa pelo paciente em torno dos implantes

Embora as técnicas de controle de placa para próteses implantossuportadas espelhem os procedimentos tradicionais de higiene bucal em dentes naturais, certas modifi-

◆ CORRELAÇÃO CLÍNICA

Como uma prótese sobre implante deve ser avaliada durante o tratamento de suporte do implante?

No momento da entrega da prótese:
- Radiografias perpendiculares ao implante devem ser obtidas para a documentação inicial e para verificar o assentamento completo das próteses, especialmente na interface implante-pilar
- Imediatamente após a instalação, as próteses implantossuportadas retidas com cimento devem ser cuidadosamente verificadas quanto ao excesso de cimento residual dentro e adjacente ao sulco peri-implantar; o excesso de cimento deve ser removido.

Durante as consultas de acompanhamento:
- As próteses implantossuportadas devem ser examinadas cuidadosamente quanto a fraturas e afrouxamento do parafuso
- O afrouxamento do parafuso do pilar deve ser avaliado, possivelmente substituído e dado torque adequado
- Componentes retentivos desgastados em próteses removíveis (*i. e.*, clipes Hader e inserções de *attachment locator*) devem ser substituídos, se necessário
- O desgaste oclusal dos dentes e o ajuste da superfície tecidual em uma prótese implantossuportada devem ser avaliados e corrigidos, se necessário
- Protetores oclusais devem ser recomendados para proteção de implantes e próteses em casos de parafunções orais.

cações são necessárias de acordo com o desenho protético. Os pacientes recebem instruções específicas de um profissional experiente (Figura 48.1).

- Como os implantes têm fendas mais profundas do que os dentes naturais, uma técnica de escovação sulcular (p. ex., o método de Bass) pode ser mais eficaz na limpeza de um implante abaixo da mucosa do que outras técnicas (ver Capítulo 27). Um método intrasulcular de escovação deve ser recomendado com cautela em indivíduos com largura estreita de mucosa queratinizada peri-implantar
- Uma ponta de algodão ou escova de dentes macia pode ser usada para delicadamente remover biofilme de pilares de cicatrização ou próteses provisórias durante a fase pós-operatória inicial de cicatrização. (Cuidado: antes da osseointegração do implante, o uso de escovas de dente elétricas e irrigação subgengival vigorosa durante o cuidado domiciliar deve ser limitado.)
- Após a osseointegração do implante ter sido alcançada e verificada, podem ser empregados a escovação com dentifrício e o uso de auxiliares de higiene dental (p. ex., fio dental, pontas de borracha e escovas interdentais).

Controle de placa pelo profissional em torno dos implantes

A manutenção periodontal é mais bem realizada a cada 3 a 4 meses se a razão para a instalação do implante for substituir dentes perdidos devido a lesões cariosas anteriores ou periodontite:

Tabela 48.1 Avaliação de implantes e próteses: possíveis achados durante os cuidados de suporte com implantes.[2,3]

		Saúde peri-implantar	Mucosite peri-implantar	Peri-implantite
Presença de placa e cálculo		+/−	+	+
Prótese sobre implante	Estabilidade	Estável	Pode ter mobilidade	Pode ter mobilidade
	Integridade	Intacta	Pode estar danificado	Pode estar danificado
	Cimento no sulco	Não	Pode estar presente	Pode estar presente
Tecidos moles peri-implantares	Aparência clínica	Tecido mole, rosado, firme e bem adaptado	Eritema Edema Pode estar presente tecido mole queratinizado inadequado Pode estar presente proliferação inflamatória Podem estar presentes fístula ou trato sinusal	Eritema Edema Pode estar presente tecido mole queratinizado inadequado Pode estar presente proliferação inflamatória Podem estar presentes fístula ou trato sinusal
	SS e/ou exsudato supurativo	−	+	+
	PS	≤ 5 mm	Aumento das PS em comparação com as mensurações obtidas na colocação da estrutura	Aumento das PS da bolsa em comparação com as mensurações obtidas na colocação da estrutura Na ausência de valores iniciais de PS, PS ≥ 6 mm em conjunto com sangramento abundante representa peri-implantite
	Dor à sondagem	−	+/−	+/−
Tecidos duros peri-implantares	Na percussão do implante	Som sólido e ressonante	Som sólido e ressonante	Possível som abafado e dor à percussão
	Estabilidade do implante	Estável	Estável	Pode ter mobilidade
Avaliação radiográfica	Junção implante-pilar	Nenhuma fenda	Pode haver fenda	Pode haver fenda
	Interface osso-implante	Sem radioluscência peri-implantar	Sem radioluscência peri-implantar	Vários graus de radioluscência peri-implantar
	Distância apicocoronal da plataforma do implante à crista óssea peri-implantar, após o primeiro ano de carga funcional	Não deve ser ≥ 2 mm (esse valor explica o processo de remodelação da crista óssea alveolar durante o primeiro ano após a instalação)	Não deve ser ≥ 2 mm (esse valor explica o processo de remodelação da crista óssea alveolar durante o primeiro ano após a instalação)	Presença de perda óssea além do esperado no nível da crista óssea alterada desde a remodelação inicial, em conjunto com SS após o implante instalado ter sido colocado em função (Na ausência de mensurações iniciais) Evidência radiográfica do nível ósseo ≥ 3 mm de distância apical da plataforma do implante

+, presente; −, ausente; +/−, pode ou não estar presente; SS, sangramento à sondagem; PS, profundidade de sondagem.

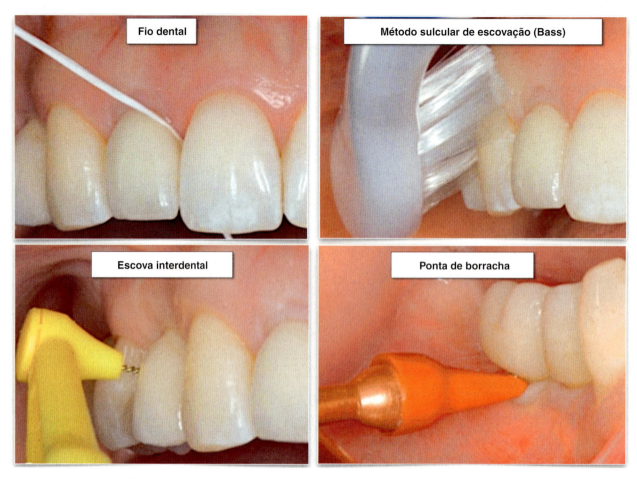

- **Figura 48.1** Auxiliares de controle da placa na manutenção de implantes. (De Newman, M.G., Takei, H.H., Klokkevold, P.R., et al. (2019). *Newman and Carranza's Clinical Periodontology* (13th ed.). Philadelphia: Elsevier.)

- Sondar com uma sonda metálica convencional não é um motivo de grande preocupação, pois a alteração da superfície causada pela ponta de uma sonda metálica contra um pilar protético é mínima; no entanto, sondas de plástico estão disponíveis e podem ser igualmente eficazes na mensuração da profundidade de sondagem
- Deve-se ter cuidado para minimizar os danos às superfícies transmucosas do implante (p. ex., colares de implante de titânio polido) durante a instrumentação para remoção de biofilme e cálculo. Taças de borracha e pasta de polimento podem ser usadas para remover biofilme de superfícies usinadas e polidas. Os materiais mais indicados para a superfície do pilar protético incluem pontas de teflon, titânio, ouro ou plástico
- Superfícies de liga de ouro ou cerâmica podem ser debridadas com a maioria dos raspadores e curetas (p. ex., plástico, revestido de ouro, aço inoxidável) sem danificar a superfície
- Devem-se usar instrumentos ultrassônicos magnetostritivos e piezoelétricos com pontas de metal (p. ex., Cavitron) com cuidado devido às irregularidades que podem ser facilmente criadas na superfície. Pontas ultrassônicas especiais estão disponíveis para limpar implantes com eficiência sem danificar a superfície do implante.

EXERCÍCIO COM BASE EM CASOS CLÍNICOS

Cenário: uma jovem de 18 anos de idade apresentou como queixa principal: "Quero meu sorriso de volta. Tive um acidente e perdi os dentes da frente". Uma equipe interdisciplinar participou da reabilitação dos dentes anteriores superiores com prótese implantossuportada. A paciente tinha visitado seu dentista para rechamadas periódicas a cada 6 meses, e seus dentes remanescentes eram periodontalmente saudáveis. Após 2 anos, ela voltou ao consultório para uma verificação pós-operatória de 2 anos. Foram realizadas radiografias periapicais.

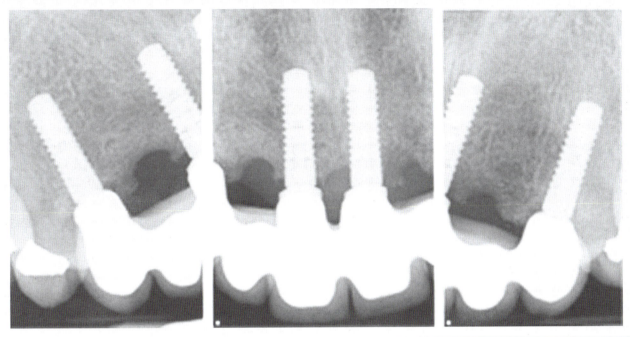

Questões

1. Qual das alternativas a seguir tem menos probabilidade de ser encontrada 2 anos após o término do tratamento?
   a. Problemas de fala.
   b. Dificuldade de limpeza.
   c. Parafuso fraturado.
   d. Parestesia.
2. A prótese final era parafusada. Qual a principal vantagem desse método em relação à prótese cimentada?
   a. Custo.
   b. Estética.
   c. Recuperabilidade.
3. A paciente mantinha excelente controle da placa. Quais são as ferramentas mais prováveis que ela usou?
   a. Fio dental sob a prótese.
   b. Dispositivo de irrigação por jato de água.
   c. Escova de dente.
   d. Todas as alternativas.
4. Considerando a etiologia da perda dentária inicial, com que frequência a paciente deve comparecer às consultas de controle periodontal?
   a. Mensalmente.
   b. Trimestralmente.
   c. Semestralmente.
   d. Anualmente.

Este capítulo foi desenvolvido com base nos Capítulos 86 e 87 do livro *Newman e Carranza Periodontia Clínica* (13ª edição), e é um resumo de muitas das seções importantes dos capítulos. O leitor está convidado a ler os capítulos de referência para uma compreensão completa deste importante tópico.

Respostas

1. Resposta: d
Explicação: parestesia é a complicação menos provável de ocorrer 2 anos após a conclusão do tratamento.

2. Resposta: c
Explicação: é mais fácil retirar uma prótese quando está parafusada do que quando está cimentada. A estética e o custo são comparáveis para os dois tipos de prótese.

3. Resposta: d
Explicação: a paciente obedeceu muito às instruções de higiene bucal. Ela usou todas as ferramentas recomendadas para manter a saúde peri-implantar.

4. Resposta: c
Explicação: considerando a saúde periodontal geral e a pouca idade da paciente, visitas de controle periodontal são recomendadas a cada 6 meses. Manutenção periodontal com um intervalo de 3 a 4 meses seria considerada se a perda dentária fosse resultado de lesão cariosa ou periodontite.

Referências bibliográficas

1. American Academy of Periodontology. (2000). Parameter on placement and management of the dental implant. *Journal of Periodontology*, *71*(Suppl. 5), 870–872.
2. Renvert, S., Persson, G. R., Pirih, F. Q., & Camargo, P. M. (2018). Peri-implant health, peri- implant mucositis, and peri-implantitis: case definitions and diagnostic considerations. *Journal of Periodontology*, *89*(Suppl. 1), S304–S312.
3. Berglundh, T., Armitage, G., Araujo, M. G., Avila-Ortiz, G., Blanco, J., Camargo, P. M., et al. (2018). Peri-implant diseases and conditions: consensus report of workgroup 4 of the 2017 World Workshop on the Classification of Periodontal and Peri-implant Diseases and Conditions. *Journal of Clinical Periodontology*, *45*(Suppl. 20), S286–S291. https://doi.org/10.1111/jcpe.12957

Índice Alfabético

A

Abertura da boca, 287
Ablação, 266
Abordagem
- de geração de hipóteses, 88
- de teste de hipótese, 88
- do gene candidato, 88
- regenerativa (aditiva), 241, 254
- ressectiva (subtrativa), 241, 254

Abrasivo, 203
Abreviações de *laser*, 266
Abscesso
- agudo, 194
- crônico, 194
- gengival, 194
- pericoronal, 110
- pericoronário, 194
- periodontal, 78, 126, 194, 196, 220

Absorção, 268
Acantólise, 114
Acessibilidade, 211
- cirúrgica, 287

Acesso pela cirurgia de retalho, 243
Acidente vascular cerebral, 93, 94
Ácido
- araquidônico, 56
- graxo poli-insaturado ômega 3, 56
- lipoteicoico, 31

Ações
- enzimáticas, 69
- terapêuticas de mediadores de resolução, 62

Acoplamento, 8
Actinomycetemcomitans, 40
Acúmulo
- de cálculo, 156
- de placa
- - e periodontite, 165
- - supragengival, 44

Adaptação, 18, 213
- genética ao meio ambiente, 85

Adesão
- bacteriana em superfícies de tecidos moles, 42
- do cálculo dentário à superfície dentária, 67
- e fixação bacteriana, 45
- inicial, três fases de, 43

Agente(s)
- bactericida, 216
- bacteriostático, 216
- dessensibilizante, 228
- evidenciadores, 203, 216

Aggregatibacter, 40
Agranulocitose, 72
Agregação familiar, 88, 142
Ajuste oclusal, 224
ALADA, 289
ALARA, 289
Alargamento, 114, 298
Alça do nervo mentoniano, 236
Alelo, 83
Alisamento radicular, 209
Aloenxerto, 247, 251
Aloplástico, 247, 251
Alterações
- de monócitos/macrófagos, 60
- de PMN, 60
- do ligamento periodontal ao redor do dente, 17
- microbianas na transição do sulco gengival normal para bolsa periodontal patológica, 127
- orais causadas pela menopausa, 190

Altos níveis de evidência clínica, 2
Altura antecipada da papila, 294
Alvéolo fresco de exodontia, 305
Amamentação, 190
Ambiente, 86
Amoxicilina, 216, 218
- + clavulanato de potássio, 218

Analgésicos durante a gravidez, 189
Análise
- de gene candidato, 83
- de ligação, 83, 88
- de segregação, 83, 88

Anatomia
- biologia e função peri-implantar, 279
- cirúrgica periodontal e peri-implantar, 236

Ancoragem, 18
- absoluta, 223

Anemia, 72
Anestesia local durante a gravidez, 189
Angina, 179
- de Ludwig, 237

Angulação, 213
- adequada das radiografias periapicais, 156

Anoxemia, 100
Anquilose, 8, 247
Anti-inflamatório(s), 56
- não esteroides, 216

Antibióticos
- contra biofilmes periodontais, 216
- de ação local e liberação controlada em periodontia, 217
- durante a gravidez, 189
- e modulação do hospedeiro para doenças periodontais, 216
- para doenças agudas, 217
- sistêmicos em periodontia, 217

Anticorpos salivares, 101
Antimicrobianos liberados localmente, 217
Aparelho oclusal, 223
Aplasia de cemento, 8
Apresentação de antígeno, 31, 37
Área
- do pôntico, 272
- interdental, 272

Arquitetura
- negativa, 126, 241
- óssea ideal, 241
- plana, 241
- positiva ou recortada, 241
- reversa, 126, 132, 241

Artéria alveolar superior posterior, 237
Arteríolas, 11
- supraperiosteais, 11

Articulação temporomandibular, 135
Asma, 94

Aspecto(s)
- microbiológicos da periodontite, 143
- radiográfico de periodontite, 156

Associação, 43
- entre patogênese e os sinais clínicos de doença periodontal, 34

Aterosclerose, 94

Ativação
- do instrumento, 211
- do macrófago, 37

Atividade da doença periodontal, 127

Atrofia por desuso/atrofia afuncional, 8

Aumento(s)
- da coroa indicações comuns para o, 270
- da crista, 271, 303, 304, 305, 306
- - complicações após o, 315
- - justificativa para o, 304
- de coroa, 270
- de tecido duro/mole, 299
- do(s) seio(s)
- - da janela lateral (direto), 303
- - - complicações durante o, 315
- - pela abordagem crestal (indireta), 303
- - - complicações durante o, 315
- estético da coroa, 270
- funcional da coroa, 270
- gengival(is), 114, 116
- - associados a doenças sistêmicas, 120
- - classificação dos, 116
- - condicionado(s), 114, 120
- - diagnóstico do, 116
- - induzido por fármacos, patogênese do, 117
- - influenciado por fármacos, 117, 118
- - tipos de, 117
- - tratamento de, 242
- inflamatório
- - da gengiva, 117
- - devido a gengivite, 115

Autoenxerto, 247, 251

Autossômico
- dominante, 83
- recessivo, 83

Autossomo, 83

Auxiliares de limpeza interdental, 203

Avaliação
- abrangente de distúrbios do sistema mastigatório, 136
- clínica do paciente para implante, 284

- clínica e radiográfica em periodontia, 155
- da bolsa de supuração, 160
- da cicatrização de feridas periodontais, 248
- da mobilidade dentária, 156, 160
- da perda de inserção clínica, 160
- da profundidade de sondagem, 160
- da progressão da doença, 229
- da recessão gengival, 160
- de implantes e próteses, 321
- de risco periodontal, 275
- do envolvimento da furca, 160
- do local do implante, 287
- do pré-tratamento, 284
- do risco, 165
- - periodontal, 168
- do sangramento à sondagem, 160
- do *status* de tabagista, 74
- e terapia oclusal, 223
- extraoral, 286
- geral do paciente, 285
- intraoral, 286
- médica em implantodontia, 285
- oral/odontológica, 286
- periodontal, 172
- radiográfica intraoperatória da instalação do implante, 290

Avanços na implantodontia, 309

Azitromicina, 219

B

Bactéria(s)
- anaeróbia, 31
- específicas na patogênese da periodontite, 165
- modo de vida no biofilme, 44

Bacteriemia, 92

Bainha da raiz epitelial de Hertwig, 8

Baixo(s)
- níveis de evidência clínica, 2
- peso ao nascer (BPN), 92

Base
- biológica de várias modalidades regenerativas, 249
- genética da doença periodontal, 86

Bebês prematuros com baixo peso ao nascer, 189

Bifurcação, 254

Bioestimulação, 267

Biofilme da placa, 50

Biomateriais regenerativos, 248

Biomecânica do sistema mastigatório, 136

Biomodificação da superfície radicular, 247

Biomodulação, 266

Bisfosfonatos, 72, 177
- características dos, 76

Bisturi
- de gengivectomia, 228
- interdental, 228
- periodontal, 228

Bolsa(s)
- classificação das, 129
- gengival, 126
- periodontal, 33, 126, 128
- - infraóssea, 126
- - intraóssea, 126
- - profundas, 229
- - supraóssea, 126

Bordas, 132

Bruxismo, 135, 223

C

Cálculo(s), 40, 65
- dentário, 67
- - no desenvolvimento da doença periodontal, 70
- - patogenicidade do, 70
- subgengival, 65, 68
- supragengival, 65, 68

Camada celular interna, 21

Campo
- de visão, 289
- operatório limpo, 211

Canal(is)
- acessórios, 198
- - da polpa, 254
- de Volkmann, 20
- mandibular, 236, 238

Candida albicans, 40

Candidíase
- atrófica crônica, 183
- oral, 148

Capacidade
- adaptativa do periodonto, 136
- tampão-salivar e fatores de coagulação, 101

Carga
- convencional, 293, 298
- imediata, 293, 298
- precoce, 293, 298

Cárie, 47
- radicular, 183

Categorias funcionais para idosos, 183

Catepsina C, 88

Cegamento, 1

Célula(s)
- apresentadoras de antígeno, 31
- B, 31
- CD4+, 148

Índice Alfabético

- compreendendo epitélio gengival, 11
- da matriz extracelular, 49
- de defesa, 16
- de Langerhans, 8, 14
- de Merkel, 8, 14
- de Tzanck, 106
- do ligamento periodontal, 11
- do tecido conjuntivo gengival, 11
- efetoras, 34
- imunes adaptativas, 49
- ósseas, 8
- plasmáticas, 31
- T, 31
- - auxiliares, 148

Células-chave do sistema imunológico inato, 49

Cemento, 17
- acelular
- - afibrilar, 18
- - de fibras extrínsecas, 17, 18
- - primário, 18
- celular
- - de fibras intrínsecas, 18
- - estratificado misto, 18
- - secundário, 18
- complicações peri-implantares, 294
- e osso, comparação de, 18
- funções do, 12, 18
- tipos de, 12, 18

Cementoblastos, 16

Cessação
- da infiltração de leucócitos, 58
- do tabagismo no periodonto, 77

Cicatrização
- de feridas periodontais, 249
- de tecidos periodontais, 249

Ciclo ovariano, 188

Ciclo-oxigenase (COX), 56

Cinzel e limas cirúrgicas, 234

Ciprofloxacino, 219

Cirurgia(s)
- de implante digitalmente assistida, 309, 311
- de microposicionamento de implante em tempo real (CMPITR), 309, 311
- - etapas, 310
- de redução da bolsa
- - abordagem regenerativa, 247
- - abordagem ressectiva, 241
- de retalho, 243
- gengival, 242
- guiada, 289
- periodontal
- - estética, 260
- - indicações e princí-

pios gerais da, 228
- - objetivos da, 228
- - para idosos, 184
- - plástica, 260
- - - e estética, 259, 260, 261
- - princípios gerais da, 232
- - tipos de, 228
- plástica periodontal, 261

Citocinas, 126
- em lesões de crescimento gengival excessivo, 115

Citotoxicidade, 36

Classificação
- de 2017
- - das lesões endodôntico-periodontais, 200
- - de doenças e condições periodontais e peri-implantares, 26
- do estado físico da American Society of Anesthesiologists (ASA), 284
- Merin de pacientes no pós-tratamento, 276, 277
- PCE, 254

Clindamicina, 219

Clique recíproco, 135

Clorexidina, 203, 219

Coagregação, 40

Cobertura da ferida, 307

Col gengival, 203

Colimação, 266

Colocação cirúrgica do implante: protocolo-padrão, 300

Colonização bacteriana e maturação da placa, 45

Colonizadores
- primários, 40
- secundários, 40

Complacência do paciente, 173

Complexo
- imunológico, 114
- radicular, 254
- vermelho de Socransky, 40

Complicações sobre implantes
- biológicas, 314
- cirúrgicas, 314
- estéticas, 314
- protéticas, 294

Componentes
- celulares da imunidade do hospedeiro, 50
- da cirurgia periodontal, 229
- da odontologia baseada em evidências, 2
- do *laser*, 266
- do ligamento periodontal, 16

- do programa de manutenção periodontal de suporte, 276
- do tecido conjuntivo, 14
- epiteliais, 14
- humorais da imunidade do hospedeiro, 50
- inorgânicos, 45
- orgânicos, 45

Composição
- da matriz da placa dentária, 45
- do biofilme subgengival, 42
- do cálculo dentário, 65
- do FGC, 100
- microbiana da placa dentária, 43
- óssea, 13, 19

Comprimento
- do implante, 295
- do tronco radicular, 256
- radicular, 256

Comunicabilidade, 106

Comunicação
- anatômica, 198
- não anatômica, 198

Conceito epitático, 69

Condição(ões)
- gengivais induzidas por placa, 108
- ortopédica, 181
- que requerem profilaxia antibiótica, 178
- sistêmicas
- - associadas à destruição periodontal, 76
- - influenciadas pela doença periodontal, 94

Condicionamento radicular, 250

Cone
- de corte, 19
- de fechamento, 19
- radicular, 254

Conexão
- de hexágono externo, 294
- implante-pilar, 295

Conformação de rosca, 298

Consideração das condições sistêmicas, 172

Conteúdo da bolsa periodontal, 127

Contornos ósseos bulbosos, 132

Contraceptivos orais, 190

Controle
- glicêmico, 92, 96
- químico da placa, 204, 217

Controle de placa, 203
- do paciente em torno dos implantes, 320
- profissional em torno de implantes, 320

Coroa

- aparafusada, 293
- cimentada, 293
- híbrida, 293

Corte
- seletivo, 309, 310, 313
- ultrassônico, 310, 313

Crateras ósseas, 126, 132
Creeping attachment, 259
Crescimento gengival excessivo, 114, 116
- associado à leucemia, 114
- induzido por fármacos, 115
- - histologia do, 115
- - tratamento para, 116
- patogênese da gravidez associada ao, 116

Crista
- alveolar, 21
- milo-hióidea, 238
- oblíqua externa, 238

Critérios
- de Socransky, 43
- para identificação de patógenos periodontais, 43
- - na infecção clássica, 43

Cromossomo, 83
Cuidados periodontais de suporte futuros, 275
Curativo, 233
- periodontal, 228

Cureta(s), 207
- de Gracey para áreas específicas, 207
- e foices cirúrgicas, 234
- tipos de, 208
- universais, 207

Curetagem, 210, 247
- gengival, 242

Cúspides êmbolo, 65

D

Defeitos
- avançados, 257
- da catepsina C, 88
- da crista, 304
- - classe I, 304
- - classe II, 304
- - classe III, 304
- de colágeno, 88
- de furca, 132
- - classificação dos, 256
- de recessão gengival, 263
- moderados, 257
- ósseos na doença periodontal, 131
- precoces, 257
- verticais (angular), 126

Defensinas alfa e beta, 100
Deficiência
- de adesão de leucócitos, 72
- de crista, 284
- de fosfatase alcalina, 89
- de vitamina C, 72
- - e doença periodontal, 75

Deformidades e condições mucogengivais, 23, 260
Deiscência, 8, 303
Densidade óssea, 284
Dente(s)
- estruturas do, 21
- naturais e implantes, 279
- posteriores com contato aberto, 66

Dentifrícios, 203
Dependência do tabagismo, 74
Derivado
- de lincomicina, 219
- de matriz de esmalte, 247

Desarmonia oclusal, 137
Desbridamento da superfície radicular, 210
Descontaminação seletiva, 92
Desenho
- da rosca do implante, 295
- de pesquisa, tipos de, 2
- do retalho, 233

Desenvolvimento
- do sítio do implante, 303
- do sulco gengival, 11

Desequilíbrio
- de ligação, 83
- funcional, 137

Desfechos do implante, 319
Desgaste dentário, 155
Desintoxicação radicular, 210
Desmossomos, 8, 114
Desoclusão durante movimentos excursivos, 223
Desordem(ns)
- alimentar, 189
- genéticas associadas à destruição periodontal, 75

Destruição
- do tecido periodontal, 50
- óssea causada por trauma de oclusão, 128

Determinação do risco, 165
Determinantes da instrumentação de sucesso, 208
Diabetes melito, 93, 95, 178
- complicações comuns do, 93
- critérios diagnósticos para, 177
- e doença periodontal, 77
- gestacional, 180
- não controlado

- - influência no periodonto, 74
- - manifestação oral de, 74
- tipo 1, 72, 180
- tipo 2, 72, 180

Diagnóstico, 173
- por imagem do paciente de implante, 289

Diâmetro do implante, 295
Diapedese, 35, 100
Dimensão(ões)
- da área edêntula, 287
- da crista, 284
- vertical oclusal, 270

Disbiose, 31, 40
Discussão da exodontia, 173
Disestesia, 236
Disfunção(ões)
- do sistema mastigatório, 136
- erétil, 93

Dispersão, 268
Dispositivo piezocirúrgico, 309
Distância
- aceita entre implantes e dentes, 285
- do JAC à crista alveolar, 13

Distribuição/extensão da periodontite, 142
Distrofia oclusal, 137
Distúrbios
- do sistema mastigatório, 135, 139
- endócrinos e alterações hormonais, 77
- genéticos, 77
- hematológicos e deficiências imunológicas, 77
- hemorrágicos, 180
- sanguíneos associados à doença periodontal, 75

Divergência radicular, 254, 256
DNA, 83
Doença(s)
- bucais relacionadas ao envelhecimento, 184
- cardíaca(s)
- - congênita, 76
- - isquêmicas, 179
- cardiovascular, 94, 95, 178
- endócrinas e alterações hormonais associadas à periodontite, 74
- endodôntico-periodontal, 256
- gengival(is), 220
- - descamativas orais, 121
- - diagnósticos para, 24
- - e periodontais
- - - agudas, 194
- - - na infecção pelo HIV, 150
- - induzidas por biofilme, 167
- mendelianas simples, 86

Índice Alfabético

- peri-implantares, 315
- - diagnósticos-chave para, 24
- periodontal(is)
- - acidente vascular cerebral e, 93
- - asma e, 94
- - associação
- - - com aterosclerose, doença cardiovascular e AVC, 94
- - - entre patogênese e os sinais clínicos de, 34
- - ativa, características dos períodos de destruição óssea, 128
- - bebês prematuros com baixo peso ao nascer e, 189
- - classificação da, 23
- - diabetes melito e, 93, 95
- - diagnósticos para, 24
- - disfunção erétil e, 93
- - doença pulmonar obstrutiva crônica e, 94
- - em idosos, 185
- - envolvimento de furca e progressão da, 255
- - histopatologia da, 33, 34
- - induzidas por placa e trauma de oclusão, 136
- - infecções respiratórias agudas e, 94
- - influência das condições sistêmicas e do tabagismo na, 72, 77
- - métodos de análise genética e, 87, 88
- - necrosantes, 23, 149, 150
- - parto prematuro e, 94
- - patogênese da, 31, 32
- - suscetibilidade do hospedeiro à, 37
- pulmonar obstrutiva crônica, 92, 94
- pulpar
- - classificação da, 198
- - diagnóstico diferencial da, 198
Dor, 229
- orofacial, 139
- - diagnóstico diferencial de, 136
- pós-operatória, 234
Doxiciclina, 218, 219

E

Ecovírus, 40
Efeito(s)
- adversos de antibióticos, 216
- da estratégia de exodontia no prognóstico, 167
- da infecção periodontal na aterosclerose e doença cardiovascular, 93
- da menopausa, 75
- da progesterona elevada na gengiva, 189
- da puberdade e menstruação, 75
- da terapia periodontal no resultado da gravidez, 94
- do diabetes na saúde periodontal, 79
- do envelhecimento
- - na dimensão gengival, 13
- - no periodonto, 184
- - no tecido conjuntivo gengival e no ligamento periodontal, 13
- do estrogênio e progesterona elevados
- - na composição da placa subgengival durante a gravidez, 189
- - na gengiva, 189
- - na resposta imune materna durante a gravidez, 189
- do fumo, 74
- do tabagismo na terapia
- - com implantes, 74
- - periodontal, 74
- dos corticosteroides no periodonto, 76
- em monócitos/macrófagos, 96
- fototérmico, 267
- iatrogênico, 183
- na coagulabilidade do sangue, 96
- no endotélio vascular, 96
Eferocitose, 58
Eficácia da raspagem e alisamento radicular e profundidade de bolsa, 275
Eixo
- de rotação, 12
- hipotálamo-pituitária-adrenal, 72
Elementos celulares, 16
Eletrocirurgia, 228
Eletrocoagulação, 228
Elevação do retalho em espessura total, 300
Elevadores periosteais, 228, 234
Eliminação, 43
- da bolsa, 228
Endarterectomia, 94
Endocardite infecciosa, 181
Endoscópios, 210
Endósteo, 8
Energia ultrassônica, 207
Engenharia tecidual, 250
Ensaio
- clínico randomizado, 1
- randomizado controlado, 2
Enterovírus, 40
Entrada da furca, 254
- da junção amelocementária, 255
- e limpeza, 255
Envelhecimento
- das células, 183
- e periodontite, 184
- e periodonto, 20
Envolvimento de furca, 254
- etiologia do, 255
- e progressão da doença periodontal, 255
Enxaguatório de óleo essencial, 203, 216
Enxerto(s)
- de substituição óssea, 303
- ósseo(s), 249, 250, 251
- - autógenos
- - - fontes extraorais de, 304
- - - fontes intraorais de, 304
- - em bloco, 303, 306
- - particulados, 303
Enzimas salivares, 101
Epidemiologia genética, 83
Epigenética, 83
Epitélio
- da bolsa, 31
- gengival, 14
- - funções do, 11
- juncional, 8, 14, 15, 31
- - longo, 228, 247
- oral, 14
- reduzido do esmalte, 9
- sulcular, 9, 14, 31, 92
Epúlide, 114
Equilíbrio do instrumento, 208
Equipamento de emergência, 233
Equipe interdisciplinar de atendimento ao idoso, 184
Erupção
- ativa, 15, 259
- forçada, 223
- passiva, 15, 259
Escolha dos instrumentos, 233
Escova de dentes, 203
Escovação agressiva dos dentes, 66
Espaço(s)
- anatômicos, 236, 237, 239
- biológico, 106, 270, 271, 273
- bucal, 239
- do ligamento periodontal, 21
- edêntulo mesiodistal mínimo necessário, 285
- fasciais, 237
- interoclusal, 287
- mastigatório, 239

- mentoniano, 239
- sublingual, 237, 239
- submandibular, 239
- submentoniano, 239

Espécies bacterianas
- associadas à
- - periodontite, 42
- - saúde periodontal, 42
- benéficas de bactérias, 43

Especificidade
- do local da doença periodontal, 126
- microbiológica de doenças periodontais, 45

Espessura do cemento, 12
Espículas ósseas, 241
Esquema de classificação para doenças e condições periodontais e peri-implantares, 25

Estabilidade primária
- do implante, 279
- e densidade óssea, 299
- secundária do implante, 279, 298

Estabilização
- do enxerto, 307
- do instrumento, 211
- do retalho, 233
- e ativação de instrumentos, 212, 213

Estagnação da saliva, 67
Estase, 100
Esterilização e assepsia, 233
Estimulantes salivares, 101

Estomatite
- medicamentosa, 114
- necrosante, 148
- venenata, 114

Estresse
- como determinante de risco, 166
- e distúrbios psicossomáticos, 77
- e doenças periodontais, 75, 80
- influência nos resultados da terapia periodontal, 75

Estruturas neurovasculares, 237

Estudo(s)
- caso-controle, 1, 83
- de coorte, 1
- de gêmeos, 88
- do genoma de ampla associação (GWAS), 83, 88
- epidemiológico sobre diabetes e periodontite em indígenas do povo pima em AZ, 74
- longitudinais clássicos, 275

Eventos
- clínicos, 52
- do hospedeiro, 52

Evidência, 1
Ex-fumante, 72
Exame(s), 173
- da cavidade oral, 156
- de estruturas extraorais, 156
- do periodonto, 156
- tátil
- - da gengiva, 156
- - do periodonto, 159
- visual
- - da gengiva, 156
- - do periodonto, 159

Exclusão de células, 307
Éxon, 84
Exostose, 236
Explicação do plano de tratamento, 173
Explorador, 207, 210
Explosão oxidativa, 35
Exposição e resultado final, 1
Extensão da gengivite, 107

Extração
- de terceiros molares impactados, 66
- ou preservação de um dente, 172

Extrusão ortodôntica, 270

F

Fabricação de *templates* cirúrgicos, 290
Fagocitose, 31, 35
Fármacos sedativos-hipnóticos durante a gravidez, 189

Fase(s)
- de acúmulo de biofilme de placa dentária, 42
- emergencial, 172

Fator(es)
- ambientais e comportamentais da periodontite, 143
- anatômicos
- - locais que influenciam o envolvimento da furca, 255
- - no prognóstico, 166, 167
- de contribuição local, 107
- de crescimento
- - derivado de plaquetas humanas recombinantes, 247
- - em lesões de crescimento gengival excessivo, 115
- de risco, 165
- - cirúrgico, 285
- - para falha do implante, 286
- - para reabsorção radicular, 66
- de virulência, 40, 43, 44
- - de periodontopatógenos, 46

- genéticos como determinantes de risco, 166
- locais
- - da periodontite, 143
- - relacionados aos dentes, 24
- na determinação do prognóstico, 166
- predisponentes locais para doença periodontal, 65, 66
- que afetam
- - a sondagem peri-implantar, 319
- - o manejo clínico de idosos, 185
- - os desfechos do implante, 319
- que influenciam positivamente o sucesso das cirurgias periodontais plásticas, 260
- restauradores, 166
- - e periodonto, 271
- sistêmicos
- - da periodontite, 143
- - que afetam a prática rotineira de higiene bucal, 76
- - que afetam a resposta do hospedeiro, 76
- - que afetam os tecidos periodontais, 76
- - que contribuem para gengivite, 107

Fechamento passivo primário da ferida, 311

Feixe
- de raios X na aparência da imagem radiográfica, 157
- neurovascular palatino, 260
- ósseo, 21

Fenestração, 9, 303
Fenômeno
- aceleratório regional, 223
- de reversão, 65

Fenótipo, 84, 86

Fibras
- de Sharpey, 279
- do tecido conjuntivo em tecido conjuntivo gengival, 11
- extrínsecas, 17
- imaturas de elastina, 16
- intrínsecas, 17
- periodontais, 16
- principais do ligamento periodontal, 11, 16
- sensoriais, 11

Fibroblastos, 16, 31
Fibroma, 114
Fibromatose gengival, 114
Fibrose, 115
Fímbrias e *pili*, 40

Fios retorcidos previamente pesados, 103
Fixação
- do cálculo ao cemento, 65
- epitelial em implantes dentários, 279
Fluido crevicular gengival, 11, 31, 100, 102
Foice, 207
Folículo dentário, 9
Fontes
- de evidência, 2, 3
- primárias, 3
- secundárias, 3
Forame
- mentoniano, 236, 238
- no palato duro, 236
Forças oclusais, 135
- excessivas, 135
Forma do implante, 295
Formação
- da bolsa, 127
- da película, 45
- da placa, 43
- - impacto da idade do indivíduo na, 43
- - impacto da inflamação gengival e saliva sobre, 43
- de cálculo dentário, 65, 67
- de escova de tubo de ensaio, 40
- de espiga de milho, 40
- do biofilme, 45
- do ligamento periodontal, 11
- óssea, 281
- - alveolar, 13
Fórnice da furca, 254, 255
Fossa canina, 239
Fotobiomodulação, 266
Fratura do implante, 315
Frêmito, 223
Frenectomia *versus* frenotomia, 259
Fumante, 72
Funções
- da gengiva, 14
- da saliva, 101
- do cemento, 12, 18
- do epitélio gengival, 11
- do ligamento periodontal, 16
- do osso alveolar, 20
- em grupo, 223
- físicas do ligamento periodontal, 12
Furca(s)
- considerações do tratamento no manejo da, 256
- diagnóstico e classificação das, 255
- e perda dentária, 255
Fusobacterium nucleatum, 52

G

Genes, 84, 85
Genética da doença periodontal, 83
Gengiva, 13, 100
- edemaciada, 78
- funções da, 14
- inserida, 13
- interdental, 14
- marginal, 13
- queratinizada, 259
Gengivectomia, 15, 241 a 244
Gengivite, 23, 103, 106
- características clínicas de, 106, 108
- crônica, 108
- descamativa, 114, 115, 120
- - características clínicas da, 116
- - etiologia da, 116
- - tratamento da, 116
- difusa, 107
- etiologia da, 106
- experimental, 275
- generalizada, 107
- grave, 107
- gravidade da, 107
- impacto do tabagismo na, 107
- incipiente, 108
- induzida por placa, 107, 108
- leve, 107
- localizada, 107
- marginal, 107
- moderada, 107
- na gravidez, 191
- necrosante, 107, 108, 109, 111, 149, 194, 220
- papilar, 107
  prevalência de, 106
- puberal, 191
- ulcerativa necrosante aguda, 109
- *versus* periodontite, 32
Gengivoestomatite herpética, 106
- primária, 110, 111, 194
- - características da, 107
- - expectativas de tratamento para a, 194
Gengivoplastia, 241, 243, 244
Genoma, 84
Genótipo, 84, 86
Geriatra, 183
Gingipaína, 31, 40, 43
Glicemia, 92
Granuloma piogênico, 115
Gravidez, 191
- e gengivite, 75
Guia
- anterior, 223
- canina, 223
- cirúrgico, 298

H

Habilidade motora aprimorada, 311
Hábito parafuncional oral, 223
Haplótipo, 84
Hemidesmossomos, 9, 115
Hemissecção, 254
Hemoglobina glicosilada/glicosilada, 92, 178
Hemostasia, 233
Hemostatos e pinças de tecido, 234
Herdabilidade para doenças periodontais, 86
Herpes-vírus humano 8, 40
Herpes-vírus simples 1 (VHS-1), 41
Herpes-vírus simples 2 (VHS-2), 41
Heterozigoto, 84
Hiperestesia, 314
Hiperglicemia, 79
Hiperparatireoidismo, 75
Hiperplasia, 115
- de cemento/hipercementose, 9
Hipersensibilidade
- dentinária, 234
- radicular, 228
Hipertensão, 179
Hipertrofia, 115
Hipoestesia, 314
Hipoplasia de cemento, 9
Hipótese(s)
- de placa, 46
- - ecológica, 41, 46
- - específica, 41, 46
- - inespecífica, 41, 46
- do patógeno-chave, 41
- patógeno-chave/sinergia polimicrobiana e modelo de disbiose, 46
História
- odontológica, 156
- prévia de doença periodontal como marcador de risco, 166
Histórico de saúde, 156
HIV/AIDS
- desafios no controle a longo prazo do, 149
- diagnóstico de, 149
- estadiamento do, 148
- indicador de risco, 166
- manifestações periodontais, 149
- patogênese do, 149
- populações de alto risco para, 149
- problemas periodontais em pacientes com, 150
- regimes terapêuticos combinados para, 149
Homozigoto, 84

I

Idade
- como determinante de risco, 166
- fator de risco para falha do implante, 185

Imagem digital
- e comunicação em medicina, 289
- 2D, 291
- 3D, 291

Impactação de alimentos, 65
Impacto oclusal abrupto, 137
Implante(s) dentário(s)
- autorrosqueáveis, 298
- de corpo sólido, 293
- de plataforma reduzida, 293
- em pacientes
- - com câncer de cabeça e pescoço irradiados, 286
- - parcialmente edêntulos, 285
- mal posicionados, 315
- não submerso, 298
- submerso, 298
- tipos de, 279

Implantodontia, complicações em, 314, 316
Implantoplastia, 319
Imunofluorescência
- direta, 115
- indireta, 115

Imunopatologia das doenças gengivais descamativas orais, 121
Imunossupressão induzida por estresse, 75
Incisão(ões), 233, 242
- e drenagem, 194
- na crista média, 300
- usadas em cirurgia periodontal, 244

Indicadores de risco, 165
Índice de atividades de higiene bucal diária (IAHBD), 183
Infarto do miocárdio, 179
Infecções
- extrarradiculares, 199
- gengivais agudas, 107, 108

Inflamação, 57
- aguda, 57
- - autolimitada, 58
- autolimitante, 59
- crônica, 57, 61
- - não resolvida na doença periodontal, 60
- gengival, 103, 104
- - estágio
- - - I (lesão inicial), 104
- - - II (lesão precoce), 104
- - - III (lesão estabelecida), 104
- - - IV (lesão avançada), 104
- - lesão
- - - avançada, 101
- - - estabelecida, 101
- - - inicial, 101
- - - precoce, 101
- - na gengivite, 109
- - não resolvida, 61
- protetora, 58
- sinais cardinais de, 57

Influências nutricionais, 75, 77
Inibidores de tecido de metaloproteinases (ITMPS), 31, 126
Inserção(ões)
- piezoelétricas, 309
- supracrestal de tecido, 106, 259

Instabilidade ortopédica das articulações temporomandibulares, 135
Instalação do implante, 300
- contraindicada em pacientes com periodontite, 286
- guiada por computador, 309
- imediata, 298
- - complicações após a, 315
- precoce, 298
- tardia, 298

Instruções pós-operatórias, 234
Instrumentação
- objetivos da, 208
- periodontal moderna, 210
- princípios gerais da, 211

Instrumento(s)
- afiados, 211
- de implante, 207
- de limpeza e polimento, 211
- de terapia periodontal, 210
- e superfície do implante, 319
- elétricos, 207
- excisionais e incisionais, 234
- manuais e ultrassônicos na terapia periodontal não cirúrgica, 213
- periodontal(is)
- - classificação dos, 210
- - não cirúrgicos, classificação de, 208
- - partes típicas de um, 208
- - ultrassônicos magnetoestritores e piezoelétricos, 207
- usados para terapia periodontal não cirúrgica, 212

Insuficiência
- adrenal, 177, 178
- cardíaca congestiva, 179
- renal, 177

Integridade arquitetônica do epitélio gengival, 11
Inter-relações periodontal-restauradoras, 270
Interação(ões), 217
- bacteriano-hormonais, 75
- biológicas, 86
- física e biológica do *laser*, 267
- hospedeiro-microbiota, 32, 50
- *laser*-tecido, 266
- microbiota e hospedeiro, 49
- PMAM-RRP, 53
- relevantes hospedeiro-microbiota para a doença periodontal, 50
- RRP-PMAM na periodontite, 53, 54

Interface implante-pilar, 295
Interferência, 223
Interleucinas (IL), 32
Interrupção da inflamação, 57
Intervalo de rechamada, 276
Íntron, 84
Irrigação
- durante a instalação do implante, 299
- oral, 204
- subgengival, 203

Isoforma, 84

J

Junção(ões)
- amelocementária, 9, 12
- cementodentinária, 9
- mucogengival e envelhecimento, 13
- oclusivas, 9

L

Lacunas de Howship, 9
Lâmina
- basal
- - externa, 15
- - interna, 15
- cribriforme, 9, 21
- densa, 9
- dura, 9, 21
- lúcida, 9
- própria, 9

Largura
- da gengiva inserida, 10
- mínima da gengiva inserida e saúde gengival, 259
- óssea alveolar mínima, 285

Laser(s), 266
- comumente usados em odontologia, 266
- de diodo *versus laser* de CO_2, 266
- em periodontia, 266
- na terapia periodontal
- - cirúrgica, 267
- - não cirúrgica, 267
- no tratamento de doença peri-implantar, 267
- usados atualmente em odontologia, 268
Laterotrusão, 223
Lavagens intrassulculares, 103
Lesão(ões), 139
- atrófica, 115
- autoinfligidas que afetam o periodonto, 66
- avançada, 33
- combinada verdadeira, 198
- de gengivite necrosante, 194
- endodôntico-periodontal, 23, 198, 199
- estabelecida, 33
- gengivais não induzidas por biofilme, 167
- inicial, 33
- periodontal primária, 198
- precoce, 33
- pulpar primária, 198
- traumáticas da gengiva, 106
- vesiculobolhosas, 115
Leucemia, 73
Leucócito(s)
- na saliva, 101
- polimorfonuclear (PMN), 32
Leucoplasia pilosa oral, 148
Leucotoxina, 41, 43
Leucotrienos, 56
Ligação, 84
- sistêmica, 60
Ligamento periodontal, 12, 15, 16, 32
Ligante, 84
- do RANK (RANKL), 32, 34
Linfócitos T4, 148
Linha(s)
- "de descanso" de cemento, 9
- mucogengival, 13
- reversa de cemento, 9
Lipo-oxigenase (LOX), 56
Lipopolissacarídeo (LPS), 32, 41
Lipoxinas, 57
Líquen plano, 116
Lisozima, 100
Locus, 84
Lupas, 311

M

Maços-ano, 73
Macrófago, 32
Macrolídeos, 219
Magnetoestricção, 207
Manchas dentárias, 155
Mandíbula, 237
- marcos anatômicos na, 290
Manejo dos defeitos, 248
Manifestações orais
- de diabetes não controlado, 74
- e periodontais de pacientes com HIV/AIDS, 149, 150
Manipulação do tecido, 233
Manutenção
- da saúde periodontal em idosos, 184
- de implantes, 320
- do espaço, 307
Marca-passo cardíaco, 178
Marcador(es)
- inflamatórios sistêmicos, 92
- predeterminado, 309
Marcos anatômicos
- na mandíbula, 290
- na maxila, 290
Margem(ns)
- da coroa, 272
- restauradoras subgengivalmente, 271
- subgengival, 271
Matéria alba, 41, 65
Materiais
- de substituição óssea, 251
- de sutura, 242
Matriz
- dérmica acelular, 259
- orgânica do cemento, 12
Maxila, 237
- marcos anatômicos na, 290
Mecanismo(s), 57
- associados à perda de colágeno durante a formação de bolsa, 127
- de ação do desbridamento ultrassônico, 208
- de defesa gengival, 100
- potencial
- - de trabalho de parto prematuro, 94
- - pelo qual a terapia periodontal afeta HBA1c, 94
Mediadores
- especializados pró-resolução (MEPR), 57, 58, 60
- lipídicos, 56, 57
- - pró-inflamatórios e pró-resolução, 59
- pró-inflamatórios, 61
Medicamentos, 77
- a serem evitados durante a amamentação, 190
Medicina periodontal, 92
Mediotrusão, 223
Medula óssea, 9
Melanócitos, 9, 14
Melanossomo, 9
Membrana(s)
- de barreira, 250
- mucosa, 123
- reabsorvíveis versus não reabsorvíveis, 304
- schneideriana, 236, 303
Menopausa, 188, 191
- e pós-menopausa, 190
Menstruação, 191
Metaloproteinases de matriz, 32, 126
Método(s)
- de análise genética usados para estudar a doença periodontal, 87, 88
- de cessação do tabagismo, 74
- de coleta de FGC, 100, 103
- de controle da placa, 205
- de randomização, 1
- de terapia da bolsa, 232
Metronidazol, 216, 219
Microbiologia periodontal, 40
Microcirurgia, 309, 310
Micropipetas, 103
Microprecisão, 309, 310
Microscópio cirúrgico, 311
Microtopografia da parede gengival, 127
Mieloperoxidase, 100
Migração do dente
- fisiológica, 9
- patológica, 135
Minociclina, 218, 219
Mobilidade dentária, 137, 167
Modelo(s)
- animais, 43
- assíncrono múltiplos surtos, 142
- contínuo de progressão da periodontite, 142
- de surto aleatório ou episódico, 142
Modo(s)
- de adesão do cálculo à superfície dentária, 68
- de atividade, 57
Modulação do hospedeiro, 216, 219
Moléculas
- efetoras, 34
- promotoras, 34

Momento
- da instalação do implante, 298
- da reabilitação final do implante, 298
Monocromático, 266
Morfologia superficial da parede dentária da bolsa, 127
Movimentação dentária ortodôntica e periodonto, 12
Movimento(s), 213
- excursivos, 223
Mucosa queratinizada, 279
- e implantes dentários, 279
Mucosite peri-implantar, 314, 317
- prevalência de, 315
- tratamento da, 319
Mudança(s)
- de classe, 56
- microbiana da saúde para a doença, 43
- no periodonto com a idade, 184
Músculos
- e nervos do sistema mastigatório, 136
- encontrados em cirurgias periodontais, 237
Mutações, 84, 87
- de um único gene, 86
- *frameshift*, 84
- gênicas, 86

N

Não fumante, 73
Natureza porosa, 70
Navegação dinâmica, 289
Nd:YAG *versus* Er:YAG, 266
Nervo
- alveolar inferior, 238
- lingual, 238
Neutropenia, 73
Nicho, 41
Nicotina, 77
Nitroimidazol, 219
Nível(is)
- de evidência, 3, 4
- de inserção clínica, 32
- leucocitários na gengiva saudável, 100
- ósseo em radiografias, 156
Nova inserção, 247
Nucleação heterogênea, 69
Nucleotídios (bases), 84

O

Oclusão, 272
- cêntrica, 224

- e inflamação periodontal, 224
- traumática, 66, 137
Odontogeriatria, 183
Odontologia
- baseada em evidências, 2
- de precisão, 84
Opérculo, 194
Orogranulócitos, 100
Ortodontia osteogênica acelerada periodontalmente, 224
Ortoqueratinização, 9
Osseointegração, 279, 280
Osso(s)
- alveolar, 9
- - estruturas do, 21
- - funções do, 20
- - propriamente dito, 10
- - propriedades do, 20
- - classificação dos, 19
- cortical, 12
- endocondrais, 19
- esponjoso, 10, 12
- - de suporte, 21
- humanos, características gerais dos, 19
- imaturo/tecido ósseo primário, 19
- inter-radicular, 21
- interdental, 21
- - alveolar, 161
- intramembranosos, 19
- maduro, 19
Osteoblastos, 10, 16
Osteócitos, 10
Osteoclastos, 10, 16
Osteocondução, 247
Osteogenicidade, 247
Osteogênico, 251
Osteoindução, 247
Osteoindutiva, 251
Osteonecrose
- da mandíbula relacionada a medicamentos (OMRM), 24, 177
- dos maxilares relacionada ao bisfosfonato (OMRB), 73
- - estadiamento da, 76
- - riscos de, 76
Osteopenia, 73
Osteoplastia, 241
Osteoporose, 73
- como indicador de risco, 166
Osteoprotegerina, 32
Osteorradionecrose, 67
Osteotomia, 241
- de implante, 298, 300
Óstio, 236

P

Pacientes
- com câncer, 178
- com diabetes, 178
- com doença hepática, 178
- com história de AVC, 177
- com insuficiência adrenal, 178
- em hemodiálise, 178
- na menopausa e pós-menopausa, 190
Padrão(ões)
- de destruição óssea, 156
- de perda óssea, 126, 257
- de progressão da doença periodontal, 275
- funcional de idosos, 184
- moleculares associados
- - a danos (PMADS), 52
- - à microbiota (PMAMS), 49, 51, 53
- socioeconômico como determinante de risco, 166
Papel absorvente/celulose, tiras de, 103
Papila interdental, 14
Papiloma, 115
Papilomavírus, 41
Parafusos de tenda e tachinhas, 303
Paraqueratinização, 10
Parestesia, 236
Parto prematuro, 94
Patologia
- apical de origem endodôntica, 198
- plausível, 57
Película adquirida, 41
Penetração da sonda, 10
Penetrância, 84
Pênfigo vulgar, 116, 123
Penfigoide cicatricial, 116, 123
Penicilina, 218
Peptídeos antimicrobianos, 49, 50
Percussão do implante, 319
Perda(s)
- de inserção clínica, 36, 128, 144, 155, 160
- óssea, 126
- - com profundidade de bolsa, 128
- - e padrões de perda óssea, 128
- - horizontal, 126, 132
- - na periodontite, 127
- - vertical ou angular, 132
- precoce do implante, 314
- tardia do implante, 314
- *versus* falha do implante, 314
Perfil de emergência, 293

Peri-implantite, 314, 315, 317
- retrógrada, 198
Pericoronarite, 106, 110
- aguda, 112
- características da, 107
Peri-implantite
- retrógrada, 199
- tratamento de, 319
Perimólise, 188
Período de tempo de reavaliação após a fase I da terapia, 229
Periodontite, 23, 78, 93, 142, 220
- agressiva, 23
- - características da, 143
- - generalizada, 142
- - localizada, 142
- aspecto(s)
- - microbiológicos da, 143
- - radiográfico de, 156
- associada a
- - distúrbios de neutrófilos, 87, 89
- - doenças metabólicas, estruturais ou defeitos de proteínas imunológicas, 88
- - lesões endodônticas, 24
- características clínicas e radiográficas da, 144
- classificação da, 25, 27, 143, 144
- com padrão molar-incisivo, 220
- como manifestação de doença sistêmica, 23, 184, 220
- considerações terapêuticas em pacientes com forma agressiva de, 143
- crônica, 142
- definição clínica de, 145
- diagnóstico clínico de, 144
- durante a gravidez, 190
- estadiamento da, 27
- experimental, 56
- formas
- - não sindrômicas da, 85, 89
- - sindrômicas da, 85, 87, 89
- gravidade da, 143
- necrosante, 148, 149, 150, 220
- - achados histológicos de, 149
- - características clínicas da, 149
- - correlação entre gravidade e imunossupressão, 149
- osteoporose e, 76
- patobiologia da forma agressiva de, 143
- peptídeos antimicrobianos na, 49, 50
- perda óssea na, 127
- progressão da, 143
- resultado líquido da, 33
- retrógrada, 198
- sinais clínicos de, 142
- sintomas de, 142
- sistema complementar na, 50
- terapia fotodinâmica no tratamento de, 266, 267
Periodonto
- anatomia do
- - estrutura e função do, 8
- - radiográfica normal do, 157
- - influência do diabetes não controlado no, 74
Periósteo, 10
- estruturas do, 21
Permeabilidade vascular, 58
Pérolas de esmalte, 254
Pico cementário, 10
Piezocirurgia, 309, 310, 312
- cicatrização óssea e, 310
- em periodontia, aplicações da, 310
- vantagens da, 310
Piezoeletricidade, 207
Pigmentação fisiológica, 11
Pinos-guia, 298
Placa, 203
- cortical externa, 21
- dentária, 41
- - formação do biofilme da, 45
- microbiana e cálculo, 203
- subgengival e cálculo, 41
- supragengival e cálculo, 41
Planejamento virtual do implante, 309
Plano de tratamento periodontal, 172, 174
- em idosos, 184
- justificativa para o tratamento, 172
- objetivo(s)
- - a longo prazo do, 172
- - imediatos do, 172
- - intermediários do, 172
- - terapêuticos e possibilidade de cicatrização de feridas, 173
Pneumatização, 236
Pneumonia bacteriana adquirida
- em hospital, 93
- na comunidade, 93
Polimorfismo(s), 87
- de nucleotídio único, 84, 86
- gênicos, 86
- *versus* mutações, 86
Ponte intermediária na furca, 254
Pontilhado, 10, 106
População idosa, 184
Populações de alto risco para HIV/AIDS, 149
Porphyromonas gingivalis, 52
Porta-agulhas, 228, 234
Posição de máxima intercuspidação, 270
Postulados de Koch, 43
Potencial(is)
- de regeneração, 57
- terapêutico, 57
Prática clínica baseada em evidências, 1
Pré-eclâmpsia, 188
Pré-requisitos para saúde gengival, 275
Precipitação mineral, 67
Preditores/marcadores de risco, 165
Preenchimento
- de papila e osso subjacente, 259
- ósseo, 252
- - radiográfico, 247
Preparação
- do paciente, 233
- do túnel, 254
Presença de cálculo, 166
Preservação da crista, 270, 303, 304, 305, 306
- etapas principais na, 304
- justificativa para, 304
Pressão
- da língua, 65
- lateral, 213
Prevotella intermedia, 188
Pró-resolução, 56
Problemas periodontais em pacientes com infecção pelo HIV, 150
Procedimento(s)
- cirúrgicos
- - em implante, 298
- - periodontais plásticos, 259, 261
- - pré-protéticos, 270
- de fixação
- - com auxílio de *laser* (LANAP), 247
- - excisional (ENAP), 242
- de preservação da crista em alvéolos pós-exodontia, 304
- de retalho, 243
- de segundo estágio, 298
- de tunelamento, 259
- mucogengivais antes dos procedimentos restauradores, 271
- ósseos ressectivos, contraindicações para, 241

- ressectivos, indicações para, 241
Processamento e apresentação de antígenos, 35
Processo(s)
- alveolar, 12, 19, 237
- - da maxila, 236
- de tomada de decisão baseada em evidências, 5
- e habilidades da TDBE, 4
- frontal, 237
- palatino, 237
- PICD, 1
- zigomático, 237
Produtos
- de engenharia tecidual usados em cirurgias periodontais plásticas, 260
- finais de glicação avançada (PFGAS), 73, 79
- químicos tóxicos da fumaça do tabaco, 73
Profilaxia antibiótica, 177
Profundidade
- biológica, 155
- crítica de sondagem, 229
- de penetração óptica, 266
- de sondagem, 155, 157, 160
- vestibular rasa, 259
Prognóstico, 165, 173
- geral, 165
- individual, 165
- periodontal, 165, 168, 169
Programa(s)
- de cessação do tabagismo, 74
- de manutenção periodontal de suporte e perda dentária, 275
- de simulação, 289
Projeções cervicais de esmalte, 254
Propriocepção, 279
Prostaglandinas (PGS), 56
Proteínas
- de adesão celular, 10
- não colágenas
- - comuns ao cemento e osso, 12
- - exclusivas do cemento, 12
Prótese(s)
- cantiléver, 293
- provisórias, 294
- unitária implantossuportada, 284
Protocolo(s)
- de desinfecção total da boca, 216
- de fechamento da ferida, 300
- de tratamento periodontal em infecção pelo HIV, 150
Protrusão, 223
Proximidade radicular, 224

- aos dentes adjacentes, 256
Pseudobolsa, 23
Puberdade, 188, 191
Púrpura trombocitopênica, 73

Q

Qualidade da evidência, 2
Quantidade de suporte ósseo remanescente, 256
Queilite angular, 73
Queimadura química induzida por ácido acetilsalicílico, 66
Queratinócito, 14
Quimiotaxia, 32, 35
Quinolona, 219

R

Radiocirurgia, 228
Radiografia(s)
- auxiliar no diagnóstico da doença periodontal, 157
- durante a instalação do implante, 299
- em condições periodontais, 157
- interproximal, 155
- limitações das, 161
- periapicais
- - limitações das, 289
- - vantagens das, 289
Radioterapia, 66
Raio de ação, 127
Raspagem, 209
- e alisamento de radicular, 207, 250
- - sem enxertos ósseos ou membranas adicionais, 250
Rastreio de xerostomia, 183
Reabilitação imediata, 293
Reabsorção
- do cemento, 12
- e remodelação óssea, 34
- pós-extração, 303
- radicular, 12
Reação
- imune crônica e perda de inserção, 37
- inicial à placa, 37
Reavaliação periodontal, 172, 275
Receptor(es)
- ativador do fator nuclear kB (RANK), 32
- citosólicos, 51
- de reconhecimento de padrões ou RRP, 51
- do tipo NOD, 49
- RANK, 34

- *toll-like* (RTL), 49
- transmembrana, 51
Recessão gengival, 106, 160
- causas comuns de, 260
- e gengiva queratinizada inadequada, 261
- possíveis consequências da, 260
Recomendações
- atuais para o tratamento de pacientes grávidas, 190
- de sondagem de implantes, 319
- para ingestão ótima de cálcio, 190
Reconhecimento do receptor padrão (RRP), 49
Recontorno gengival, 194
Recrutamento
- de monócitos, 58
- de neutrófilos polimorfonucleares (PMN), 58
Redução
- da bolsa, justificativa para, 241
- da constante de precipitação por um aumento local no pH, 67
- na HBA1c, 98
Reflexão, 268
Regeneração, 248, 252
- óssea guiada, 303, 306
- periodontal, 249
- tecidual guiada, 248, 249
- - em combinação com enxerto ósseo, 251
Regime(s)
- pós-operatório, 299
- terapêuticos combinados para HIV/AIDS, 149
Registro de controle de placa, 203
Regulação
- da largura do ligamento periodontal, 17
- da remodelação óssea, 13
Relação cêntrica, 224, 270
Relevância da idade do paciente no prognóstico, 166
Remoção de microrganismos da cavidade oral, 42
Remodelação
- adaptativa, 139
- óssea, 13, 19, 281
Reosseointegração, 314
Reparação, 139
Reparo, 19
Reservatórios extracreviculares, 217
Resistência, 217
Resolução da inflamação, 34, 56, 57
Resposta(s)
- do hospedeiro, 43

- do tecido ao aumento das forças oclusais, 135
- imune inata periodontal, 50
- imunoinflamatória desregulada, 33
- imunológicas na patogênese periodontal, 35, 37
- inflamatória(s)
- - aguda, 33
- - crônica, 34
- - no periodonto, 33
- vascular, 58

Ressecção/amputação radicular, 254
Restos de células epiteliais de Malassez, 10, 16
Resultados
- do NHANES III, 74
- do tratamento
- - e cuidados futuros de suporte com implantes, 319
- - periodontal, 275
- finais verdadeiros *versus* substitutos, 1
- pós-operatórios adversos esperados após as abordagens ressectivas, 241
- terapêuticos, 173

Retalho(s)
- convencional, 243
- de preservação da papila, 243
- deslocado, 243
- em espessura
- - parcial, 243
- - total, 243
- em mucosa ou em espessura dividida, 243
- mucoperiósteo, 243
- não deslocado, 243
- para procedimentos regenerativos, 248
- pediculares, 259

Retenção
- protética tipo de, 295
- temporária de um dente, 173
Retrusão, 223
Reversibilidade de lesões traumáticas, 136
Revestimentos ósseos, 20
Revisão sistemática *versus* metanálise, 2
Risco periodontal, 165, 168
Ruptura do cemento, 10

S

Saliva, 103
- funções da, 101
- influência da, na microbiota oral, 103
- papel da, nos mecanismos de defesa oral, 103
- reduzida, 101
Sangramento à sondagem, 106, 144, 156, 165
Sarcoma de Kaposi, 148
Saúde
- peri-implantar, 314, 317
- sistêmica, impacto da infecção periodontal na, 92
Secreção de mediador inflamatório, 35
Sedação e anestesia, 233
Seleção
- de antibióticos, 217
- do procedimento, 233
Semeadura mineral, 69
Sensi quorum, 42
Separação do espaço, 236
Septos do seio maxilar, 237
Sequência
- de perfuração, 299
- de tratamento periodontal, 173
Sequenciamento, 84
- de alto rendimento, 84
- de DNA de última geração, 84
Série(s)
- de radiografias intraorais da boca toda, 155
- resolvinas, 57
Seta de furca, 254
Sexo como determinante de risco, 166
Simbiose, 32
Sinal de Nikolsky, 115
Sinalização
- do receptor de reconhecimento de padrões (RRP), 50
- PMAM-RRP durante a doença periodontal, 51
Síndrome(s)
- da imunodeficiência adquirida, 148
- de Chédiak-Higashi, 73, 85
- de Down, 73
- de Ehlers-Danlos, 85, 88
- de Haim-Munk, 88
- de Papillon-Lefèvre, 73, 85, 88
- inflamatória de reconstituição imunológica, 148
- metabólica, 74
- - e periodontite, 75
- pré-menstrual, 188
- supino-hipotensiva, 188
Sistema

- complementar, 49
- complemento, 32
- de classificação de fármacos da FDA com base no potencial de causar malformações congênitas, 189
- de classificação para diagnóstico e tratamento de doenças e condições periodontais, 25, 26
- de inserção supracrestal, 271
- de navegação em tempo real para implantes dentários, 312
- de prognóstico
- - de Kwok e Caton, 167
- - McGuire, 167
- haversiano/ósteon, 20
- lactoperoxidasetiocianato na saliva, 100
- mastigatório, 135
- RANK/RANKL/OPG, 34
Sobremordida anterior excessiva, 66
Sobrevida do implante, 314
Solução de problemas clínicos tradicional *versus* baseada em evidências, 3
Sonda periodontal, 207, 210
Sondagem
- óssea, 270
- periodontal, 208
- - automática e eletrônica, 155
Splicing, 85
Substância fundamental do ligamento periodontal, 12, 16
Substitutos de saliva, 183
Sucessao
- alogênica, 42
- autogênica, 42
Sucesso de implante, 314
Sulco gengival, 13, 127
- livre, 13
Superaquecimento do osso e implantes dentários, 279
Supermodulação de frequência, 310
Suprimento
- sanguíneo, 307
- - e nervoso do seio maxilar, 236
- - para a gengiva, 11
- vascular, 279
Suscetibilidade do hospedeiro, 36, 37, 93

T

Tabaco sem fumaça, 66
Tabagismo

- e doença periodontal, 76
- e periodontite, 73
Taxa
- de perda óssea, 127
- de progressão da periodontite, 275
Tecido
- aderido supracrestal, 270
- conjuntivo ao redor dos implantes dentários, 279
- doador do enxerto, 261
- ósseo, 19
Técnica(s)
- combinadas, 250
- de Bass, 203
- de Brill de coleta de FGC, 100
- de diagnóstico por imagem usadas em implantes dentários, 291
- de paralelismo de cone longo, 155
- de ressecção óssea, 242
- para aumentar a faixa de gengiva inserida
- - apical à recessão, 260
- - coronal à recessão, 260
- para estudar a genética da doença periodontal, 85
Tempo(s)
- de renovação do epitélio oral, 11
- de sondagem, 156
- para iniciar a terapia de suporte periodontal, 173
Temporalidade, 1
Teoria(s)
- sobre a mineralização do cálculo, 67
- tensional, 17
- viscoelástica, 17
Terapia(s)
- a *laser* de baixa potência, 266
- antibiótica sistêmica adjuvante, 142
- cirúrgica de redução da bolsa, 229
- combinada de drogas, 216
- de manutenção periodontal de suporte, 275
- de reposição
- - com estrogênio, 188
- - hormonal, 188
- fotodinâmica, 266, 267
- imunomoduladoras, 49, 50, 52
- mucogengival, 260
- ortodôntica
- - em pacientes periodontais, 224
- - papel adjuvante da, 225
- periodontal, 175
- - antes do tratamento restaurador, 270
- - cirúrgica, 172, 233
- - de suporte, 172, 276
- - e perda

- - - de inserção, 275
- - - dentária, 275
- - não cirúrgica, 172, 207, 211, 214
- - objetivos finais da, 275
- - regenerativa periodontal, 248
Tesouras, 234
Teste
- de tempo
- - de protrombina, 177
- - parcial de tromboplastina, 177
- genético para previsão de risco de periodontite, 85
Tetraciclina, 218
Tipo de defeito ósseo no prognóstico, 167
Tipo de material, 295
Tolerância, 49
Tomada de decisão baseada em evidências, 2, 3
Tomografia computadorizada, 289
- de feixe cônico, 289, 291
- - limitações da, 290
- - sobre a imagem bidimensional, 285
- - vantagens da, 290
Tonofilamentos, 10
Topografia óssea, 13
Tórus, 236
Toxicidade da fumaça do tabaco, 73
Tradução, 85
Transcrição, 85
Translocação, 42
Transmissão, 268
Tratamento, 173
- de suporte em implantes, 320
- oclusal em terapia periodontal, 224, 225
- ortodôntico
- - de defeitos ósseos, 224
- - e perda óssea alveolar, 66
- periodontal
- - de idosos, 183
- - em pacientes
- - - com HIV/AIDS, 149
- - - do sexo feminino, 188
- - - sistemicamente comprometidos, 177
- - no diabetes melito, 96
Trato sinusal de origem pulpar, 199
Trauma
- associado a joias orais, 66
- de oclusão, 10, 135, 136, 137
- - agudo, 137
- - características clínicas e radiográficas, 138
- - classificação, 137
- - crônico, 137
- - e periodontite, 224

- - estágios da resposta do tecido, 138
- - patogênese do, 135
- - primário, 137
- - secundário, 137
- - sinais clínicos e radiográficos de, 136
- primário de oclusão, 135
- secundário de oclusão, 135
- tecidual mínimo, 311
Traumatismo oclusal, 137
- não resolvido, 224
Travamento, 135
Triângulo preto, 259
Trígono retromolar, 236, 238
Tronco radicular, 254
Túbulos dentinários, 198
Tumor gravídico, 115, 191

U

Unidade dentogengival, 15
Uso(s)
- adjuvante de sistemas de droga de ação local, 219
- de fluoreto no pré-natal, 189
- intraoperatórios de imagens, 290
- pós-operatórios de imagens, 290

V

Validade externa *versus* validade interna, 1
Variável(is)
- de confusão, 1
- individuais na formação da placa, 43
Vasos do ligamento periodontal, 11
Velocidades de perfuração, 299
Vesículas herpéticas, 194
Vestibuloplastia, 259
Vias
- da inflamação na destruição óssea, 130
- de infecção
- - periodontal sobre a polpa, 198
- - pulpar sobre o periodonto, 198
- respiratórias inferiores, 93
Vigilância, 49
Virulência, 32
Vírus
- Coxsackie A, 42
- da imunodeficiência humana, 148
- - 1 (HIV-1), 42
- - 2 (HIV-2), 42
- Epstein-Barr, 42
- varicela-zóster, 42
Visibilidade, 211
- máxima, 310

Visitas pouco frequentes ao dentista como indicador de risco, 166
Vitalidade dentária no prognóstico, 167
Volume
- da crista, 284
- ósseo, 287

X
Xenoenxerto, 248, 251
Xerostomia, 100

Z
Zênite gengival, 10

Zona(s)
- crítica na cirurgia periodontal, 228
- críticas de tecido na terapia da bolsa, 231
- da mucosa oral, 10
- de gengiva, 10